总主审　王鸿利　沈　霞　洪秀华　熊立凡　吴文俊
总主编　胡翊群　王学锋

临床检验
一万个为什么
检验质量管理分册

主　审　熊立凡
主　编　胡晓波　项明洁　李　莉
副主编　杨　蔺　马　展　罗　军　张　洁
秘　书　李　莉（兼）

U0387171

人民卫生出版社

图书在版编目（CIP）数据

临床检验一万个为什么．检验质量管理分册/胡晓波，项明洁，李莉主编.—北京：人民卫生出版社，2017

ISBN 978-7-117-25179-2

Ⅰ.①临… Ⅱ.①胡…②项…③李… Ⅲ.①临床医学-医学检验-质量管理 Ⅳ.①R446.1

中国版本图书馆 CIP 数据核字（2017）第 226388 号

人卫智网	www.ipmph.com	医学教育、学术、考试、健康，购书智慧智能综合服务平台
人卫官网	www.pmph.com	人卫官方资讯发布平台

临床检验一万个为什么
检验质量管理分册

总　主　编：胡翊群　王学锋

主　　　编：胡晓波　项明洁　李　莉

出版发行：人民卫生出版社（中继线 010-59780011）

地　　　址：北京市朝阳区潘家园南里 19 号

邮　　　编：100021

E - mail：pmph @ pmph.com

购书热线：010-59787592　010-59787584　010-65264830

印　　　刷：三河市宏达印刷有限公司（胜利）

经　　　销：新华书店

开　　　本：787×1092　1/16　　**印张**：22

字　　　数：535 千字

版　　　次：2017 年 12 月第 1 版　2017 年 12 月第 1 版第 1 次印刷

标准书号：ISBN 978-7-117-25179-2/R·25180

定　　　价：87.00 元

打击盗版举报电话：010-59787491　**E-mail**：WQ @ pmph.com

（凡属印装质量问题请与本社市场营销中心联系退换）

编者（以姓氏笔画为序）

马　展　上海交通大学附属儿童医院
王　瑛　上海交通大学医学院附属第九人民医院
王佳余　上海交通大学医学院附属国际和平妇幼保健院
左雪梅　上海交通大学医学院附属同仁医院
朱莉莉　上海交通大学医学院附属精神卫生中心
刘遵建　上海交通大学医学院附属精神卫生中心
孙康德　上海交通大学医学院附属第九人民医院
李　莉　上海交通大学医学院
杨　蔺　上海交通大学医学院附属上海儿童医学中心
吴　京　上海交通大学附属胸科医院
沈　薇　上海交通大学医学院附属仁济医院
张　洁　上海交通大学医学院附属仁济医院
林孝怡　上海交通大学医学院附属瑞金医院
罗　军　上海交通大学医学院附属国际和平妇幼保健院
金伟峰　上海交通大学医学院附属精神卫生中心
孟磊俊　上海交通大学附属儿童医院
项　盈　上海交通大学医学院附属上海儿童医学中心
项明洁　上海交通大学医学院附属瑞金医院
赵　霞　上海交通大学医学院附属新华医院
胡晓波　上海中医药大学附属龙华医院
施新明　上海交通大学医学院附属瑞金医院
高　琼　上海交通大学医学院附属精神卫生中心
郭竹英　上海交通大学医学院附属第九人民医院
黄　盛　上海交通大学附属第一人民医院

内容简介

本书介绍了临床实验室检验质量管理相关知识。保证临床检验结果准确、可靠、及时，不仅需要具备良好的临床实验室质量管理体系，同时也需要临床医师和患者的积极配合和支持。本书旨在帮助读者了解检验质量管理相关知识，理解检验质量管理的重要意义。

全书分六章，第一章从质量定义、规范、体系及人员管理四个方面简要介绍检验质量管理基本知识；第二章主要介绍实验室安全和信息管理，包含实验室设计、实验室安全管理、试剂和耗材管理和实验室信息管理；第三章介绍易忽视而又极重要的检验前过程管理，内容涵盖临床准备、患者准备、标本采集、运送及处理，以引起检验人员、医师、护理人员、工勤人员和患者的共同重视；第四章是检验程序评价，主要介绍设备选择和评价、方法选择和评价，供专业人员参考；第五章是临床实验室工作重中之重，即检验质量保证，重点介绍室内质量控制、室间质量评价、检验结果内部比对和量值溯源；第六章是检验后过程质量，也是临床实验室检验质量管理的重要环节，主要包含检验结果审核、报告、咨询和解释。

全书均以"问"和"答"的形式编写，共948问。读者可根据个人所需，查阅目录相关章节与问题，在书中寻找答案。本书已将同一知识点若干相关问题编排于相邻位置，方便读者查阅解惑。

本书是丛书《临床检验一万个为什么》分册之一，编写者大多是上海交通大学医学院附属医院检验科从事检验质量管理工作人员，有丰富临床检验质量管理经验。鉴于编者水平有限，书中内容如有不妥之处，恳请读者批评指正。

序言

"科技创新、科学普及是实现创新发展的两翼,要把科学普及放在与科技创新同等重要的位置"。科学普及要求广大科技工作者以提高全民科学素质为己任,把普及科学知识、弘扬科学精神、传播科学思想、倡导科学方法作为义不容辞的责任。在医学发展的当下,普及医学知识,更好地服务人民大众,显得尤为重要。在上海交通大学医学院(原上海第二医科大学)建校65周年之际,在我国著名检验医学教育家,也是我的亦师亦友的王鸿利、沈霞、洪秀华、熊立凡和吴文俊教授等指导下,我的同事和挚友胡翊群和王学锋教授领衔组织我院所属12所附属医院的三代"检验学人"精诚合作、和衷共济,共同编写了《临床检验一万个为什么》,并将由人民卫生出版社出版。对此,我由衷地感到高兴,并乐意为此写上几句,以表敬意和祝贺。

《临床检验一万个为什么》是一套系列的临床检验科普实用型丛书,由基础检验、血液学检验、输血检验、病原检验、免疫学检验、生物化学检验、分子生物学检验、遗传检验、检验质量管理及特殊检验等10个分册组成,是检验医学专业专著的新尝试。全书特点鲜明,既体现了科普理念和服务模式的创新,又增强了医学科普教育的知识性趣味性。我以为,该丛书至少有如下三个特点:其一,内容丰富、全面。丛书以临床检验为主线,串联着体外诊断器材(仪器设备、试剂)、实验室检测(技术和方法,质量管理)和临床应用(诊治、预防)三大板块,贯穿着检验医学的各个方面和各个系统。其二,格式新颖、别致。全书均以"问""答"格式阐述,以提出问题为"锁",以回答问题为"钥匙",一问一答专一性和针对性极强,配合十分默契,宛如"一把钥匙开一把锁"。其三,临床解惑、实用。全书80%以上的内容为科普实用型,10%~20%为基础进展型。因此,"普及"和"实用"是本书的重要特点,适用于广大民众和中、初级检验人员对检验医学知识的渴望和需求。

随着科技的发展,人类已跨入"大健康"和"精准医疗"时代,检验医学也随之进入"大检验"和"精准检验"阶段。我期待《临床检验一万个为什么》系列丛书作为医学知识普及和专业知识更新的读物,能有力地推动我国检验事业的发展和提高,更为普遍提高全民检验医学科学素质做出贡献。

陈国强

中国科学院院士

上海交通大学医学院院长

上海交通大学副校长

2017年4月15日

前言

今年是上海交通大学医学院建校 65 周年。为庆祝母校华诞，我们组织了本校从事临床检验诊断的教师、专业技术人员及部分校友，共同编写《临床检验一万个为什么》丛书，作为检验医学专业同仁向母校校庆献礼；也借此机会，为我国的检验医学事业做出一些贡献。

光阴似箭，逝者如斯。丛书编写团队中不论是古稀之年的老教授，还是正当年华、经验丰富的检验工作者，他们都见证了祖国检验医学事业飞速发展并趋于国际先进水平的历程；也见证了我国医学检验教育事业从无到有、从小到大、由弱至强的各个发展阶段。当前，检验医学在疾病诊断、治疗、预防和康复各个方面都发挥着无可替代的作用；尤其随着基因组学、蛋白组学和代谢组学的腾飞，精准检验与个体化治疗得以实施，检验医学各个亚专科正在蓬勃发展。

丛书名为《临床检验一万个为什么》，意指编者以"问""答"显而易见的编写格式向大众、读者介绍临床检验领域内的丰富、普及与实用的医学知识。丛书共有 10 个分册，力求涵盖检验医学的亚专科，分别为《基础检验分册》《血液学检验分册》《免疫学检验分册》《分子生物学检验分册》《病原检验分册》《输血检验分册》《生物化学检验分册》《遗传检验分册》《特殊检验分册》与《检验质量管理分册》。每本分册既独立成书，又与其他分册紧密联系。

期待本书的出版能够为广大中初级医师、临床检验专业人员、患者及家属答疑解惑，成为读者的良师益友。我们将不定期对丛书的内容进行更新，使之与医学事业的发展同步。由于编者人数众多，水平有限，整个丛书难免出现瑕疵，敬请专家和读者不吝指正，在此谨致以衷心的谢忱。

胡翊群　王学锋
2017 年 9 月 1 日于上海

目录

第三章　检验前过程质量

第一节　临床准备

第四章 检验程序评价 ···················· 155

第一节 设备选择 ······················· 155

第六章　检验后过程质量 ·················· 259

第一节　检验结果审核 ·················· 259

第一章　质量管理基本知识

第一节　质量定义

1. 为什么医学领域要设立临床实验室

答：为了解人体结构和疾病产生原因，古埃及人、古罗马人和古希腊人建立了解剖实验室，并在尸体解剖基础上逐渐形成了以尸体解剖为主的病理学。尸体解剖的目的在于了解患者死因，此外，人类还需了解疾病起因和发展，了解组织细胞变化与疾病发展间关系，以便采取预防和治疗措施。检验医学就是在上述基础科学理论上发展形成的，随着科学进步，实验过程变得越来越复杂，一些熟知检验技术的医师，开始培训专门人员来帮助执行众多的实验，这样就逐渐形成了临床实验室。临床实验室作用就是利用必要的实验技术来建立或确认疾病的诊断、筛查、发展过程和观察治疗反应等。

按 ISO 15189《医学实验室质量和能力的要求》定义，临床实验室（clinical laboratory 或 medical laboratory）是以提供人类疾病诊断、管理、预防和治疗或健康评估的相关信息为目的，对来自人体的材料进行生物学、微生物学、免疫学、化学、血液免疫学、血液学、生物物理学、细胞学、病理学、遗传学或其他检验的实验室，该类实验室也可提供涵盖其各方面活动的咨询服务，包括结果解释和进一步的适当检查的建议。这些检验也包括确定、测量或其他描述各种物质或微生物存在与否的程序。

2. 为什么国内外所指的"临床实验室"含义有所不同

答：按 ISO 15189 定义，临床实验室是对人体的物质进行生物学、微生物学、免疫学、化学、免疫血液学、血液学、生物物理学、细胞学、病理学或其他检验的实验室。按我国《医疗机构临床实验室管理办法》定义，临床实验室是对取自人体的各种标本进行生物学、微生物学、免疫学、化学、血液免疫学、血液学、生物物理学、细胞学等检验的实验室。

从中可看到，在一些发达国家，病理学包括解剖病理学和临床病理学，其中：临床病理学就是我国医院内的临床检验学科，包括临床化学、临床免疫学、临床血液学、临床微生物学等亚专业，也就是通常医院内的检验科所承担的相关工作；解剖病理学是我国医院内的临床病理学科，主要从事组织病理学和细胞病理学相关工作。

3. 为什么目前我国有多类实验室符合国内临床实验室定义

答：按我国临床实验室定义，如不考虑行政隶属关系，就检验技术而言，我国临床实验室主要存在形式为：医院内临床实验室和部分临床科室所属实验室；门诊部、诊所所属实验室；妇幼保健院（所）所属实验室；性病、结核病防治院（所）所属实验室；采供血机构所属实验室；卫生防疫部门从事人体健康检查实验室；卫生检疫部门对出入境人员进行健康检查实验室；独立临床实验室；疗养院等机构所属实验室。而病理检验实验室、法医检验实验室、临床或研究所所属科研实验室、部分药品检验实验室等不属于临床实验室范畴。

4. 为什么临床实验室服务范畴不只是标本检验

答：临床实验室服务是一个全面的定义，不只局限于对标本的检验。其内容至少包括安排检验申请、患者准备、患者识别、标本采集、标本运送和保存、标本处理、检验后结果解释、结果报告到进一步检验的建议。从广义上来说，临床实验室服务还包括检验工作安全和伦理方面相关事项，并鼓励为患者提供检验咨询，积极参与疾病预防，为专业人员提供适宜的教育和科研机会等。根据上述服务范畴，常将临床实验室服务概括为：①临床化学，是检测人体不同化学成分浓度；②临床血液体液学，是研究血液和体液及其组成成分，提供白血病、贫血和出凝血异常的实验诊断；③临床免疫学，是评价免疫反应相关因素，如正常免疫反应，如病毒感染，异常免疫反应，如人类免疫缺陷病毒（HIV）感染和自身免疫反应，如类风湿关节炎；④临床微生物学，是检测人体内病原生物体，如细菌、真菌、病毒和寄生虫等；⑤临床输血学，是开展血液采集、输血安全和血液发放等工作。

5. 为什么临床实验室可有诊断方面功能

答：临床医师根据检验结果并综合患者症状、体征和物理检查，对患者所患疾病进行诊断，其中，检验结果是诊断的重要依据之一，主要原因是：①有些检验是临床诊断的"金标准"指标，如感染性疾病的病原体阳性检查结果，白血病细胞和恶性肿瘤的脱落细胞检查；②是临床诊断的重要指标之一，如糖化血红蛋白（HbA1c）测定对糖尿病的诊断，总胆固醇（TC）、三酰甘油测定对高脂血症的诊断、丙型肝炎病毒（HCV）抗体和HCV-RNA测定对丙型肝炎的诊断等；③有些检验是临床鉴别诊断的指标，如病原体检查、白细胞计数（WBC）和分类对判断发热患者是否存在细菌感染有重要价值，红细胞沉降率（ESR）检测对判断某些疾病是否处在活动期有重要意义，降钙素原（PCT）检测有助于鉴别不同病原微生物感染，甲状腺功能相关指标检测正常可排除甲状腺功能亢进或减退，D-二聚体检测阴性可排除非高危患者的静脉血栓可能性。

6. 为什么临床实验室具有筛查方面功能

答：对某些特定人群，如献血员、餐饮行业人员和新生儿进行相关疾病筛查，以保证医疗安全和良好的公共卫生环境。对出入境人员进行健康筛查，以预防疾病（如疟疾）在不同国家或地区间流行。对某些地区人群进行健康筛查，以了解该地区人群的普遍健康缺陷，如碘缺乏与甲状腺功能减退，以及早采取干预措施。对已知危险人群，如乙肝表面抗原携带者亲属进行乙肝筛查、对有心血管病家族史人员进行血脂检查、对有某疾病易感基因人群进行筛查等，均可能早期预测疾病，并采取措施，实现个体化预防和治疗，达到早发现、早诊断和早治疗的目的。

7. 为什么临床实验室对某些疾病具有预后和预防功能

答：检验结果也可提供预后信息，如血清肌酐水平可提示患者预后，以及何时需进行透析治疗，如患者术前有高浓度肿瘤标志物或术后持续不降，常提示肿瘤预后不良。检验结果也可为疾病防控提供重要决策依据，在一些突发性事件如严重急性呼吸综合征、甲型流感、禽流感等疾病防控过程，临床实验室也可提供重要的信息。

8. 为什么临床实验室可有治疗方面功能

答：检验结果可用于追踪疾病发生发展过程，监测治疗效果，指导治疗用药，如乙型肝炎病毒 DNA（HBV-DNA）定量检测可帮助患者治疗，治疗后明显下降说明治疗效果良好，当某基因位点突变后，可能对某些治疗药物不敏感，应选择其他治疗药物。还可监测治疗引发的并发症，如监测利尿剂治疗心衰时可能出现的低钾血症。

9. 为什么社会环境变化会对临床实验室工作产生影响

答：随着经济、社会发展，临床实验室不可避免受到下列因素影响，如：

（1）人口素质变化的影响：随着教育事业的不断普及和深入，使公众自身素质得到极大提高，良好的健康教育和广泛通畅的信息来源，使公众对医疗服务有了比较深入的了解，床旁检验试剂盒开发与普及，使公众对检验医学有了更多的感性认识，因此，随着公众对自身健康水平予以越来越多关注，对临床实验室检验质量和服务水平会提出更新、更高的要求。

（2）医保制度的影响：随着医保制度改革，强调医疗资源和费用的合理应用，在保障公众健康水平基础上更有效地、更经济地利用临床实验室服务，因此，引入循证检验医学理念对现行检验项目重新进行评估和管理，对新检验技术和项目实行准入，合理利用检验资源、限制检验费用势在必行，提高医疗卫生资源合理利用，对现有临床实验室资源重新定位布局。

（3）预防意识的影响：检验医学的进步会使临床医师更多应用检验结果。临床医师和患者对检验结果的有效性、准确性和时效性会提出更高要求，更多的医疗卫生资源将应用到临床实验室，检验工作量将会进一步增加。申请检验的临床医师应提供相关信息以证明申请检验项目的必要性，临床实验室将为临床正确使用检验项目和避免检验项目滥用承担更多责任。

（4）寿命和疾病变化的影响：社会、经济和技术的迅速发展使我国人口的寿命越来越长，中老年人口逐年增加，中老年人易患的慢性病如心血管病、脑卒中等也相应增加，临床实验室会增加相关疾病的检测以反映这一趋势，临床实验室的检验项目及工作内容会发生相应变化。

（5）先进技术的影响：随着医学生物技术的发展，计算机和检验医学的紧密结合大大促进了学科发展，提高了临床实验室处理大量复杂分析实验的能力，如对人类基因图谱认识的不断深入，新的基因诊断技术逐步形成。数据或图像如细胞和组织三维图像可通过数字化形式在网上传递，临床医师和患者均可得到远程快速服务。小型床旁检验和大型自动化临床实验室都将对检验未来的工作模式和学科划分产生根本影响。

（6）医学伦理学的影响。先进的检验技术，特别是基因检测技术可预测某种疾病发生

3

概率，对受试者参军、上学、就职、结婚和购置健康保险产生影响，检验报告会涉及受试者及其后代就业、结婚、生育、健康保险等问题，如何适当应用检验技术服务于社会也是所需面临的重大课题。

10. 为什么临床实验室会从医学检验向检验医学发展

答：临床实验室传统习惯是根据方法学不同分为临床生化、临床免疫、临床血液体液、临床微生物和临床基因扩增等不同专业。目前，新技术已使检验项目组合成为现实，一份标本在测量系统中可完成生化、免疫、血液、体液等多项检查，同时也可实现标本处理、分析、贮存一体化流程。当全自动化测量系统引入临床实验室后，能在短时间内以组合方式完成大量多专业实验，将引发临床实验室内部组织结构变化，专业实验室的合并能促进人力、设备和空间等资源的有效利用，减少费用支出。检验技术的不断创新和进步对检验人员的技术要求产生了重大变化，过去一些技术要求不高、重复工作，如标本采集和处理可由非检验人员负责，而检验人员需负责维护设备正常运行，控制检验质量，分析和解决可能出现问题。随着自动化程度不断增强，检验项目不断增多，高级检验人员需求将有所增加，对熟知实验诊断学，并具备临床经验的检验医师需求将大大增加，因此，临床实验室将从医学检验走向检验医学，临床实验室将会有更多的咨询服务需求，检验也将从纯技术操作走向为临床疾病诊断、鉴别诊断、疗效观察和预后判断提供各种意见和建议。

11. 为什么说临床实验室管理是一门科学

答：现代生活中，管理渗透各个方面，凡存在组织的地方就存在管理，成功的临床实验室应以下列方式进行管理：

（1）有管理预期目标：临床实验室工作目标是对患者伤害最小方式和最经济方式，提供有效的、及时的、准确的检验信息，满足临床医师对患者在疾病诊断、预防、治疗方面的需求。当目标确定后，临床实验室应进一步确定分目标以保证总目标实现，这些分目标应紧紧围绕总目标而定，如检验质量水平分目标、周转时间（turnaround time，TAT）分目标、营利水平分目标、检验覆盖范围分目标等，总目标是长远计划，分目标是近期计划。

（2）管理者有领导团队达到目标责任和权利：要达到临床实验室设定目标，临床实验室管理者应有相应的责任和权利，如临床实验室内部组织结构设定权、人事安排权、财务分配权等。医疗机构的领导只有授权管理者职权，才能保证管理者的领导职责、地位和权威，有利于临床实验室工作目标的实现，有利于医院总目标的实现。目前，多数临床实验室管理者在内部无人权和财务权，这些因素制约了对管理工作的深入开展、实现临床实验室工作目标。

（3）有必要的人力、设备、资金等资源：资源是实现临床实验室工作目标的基础，无资源作为保证，任何形式组织目标都会成为空中楼阁。如检测 TAT 目标非常明确，但如无足够的合格检验人员，无自动化设备，就很难满足临床尽快报告的要求；如没有了解检验技术，没有熟知临床医学的检验医师，就不能达到对临床提供咨询服务目标。无人、财、物等资源保证，临床实验室就失去了实现工作目标的基础。

（4）有个人岗位描述和工作目标：临床实验室管理者应能有效整合工作目标和个人目标，每个岗位的工作内容应围绕完成实验室总体工作目标而设定。因此，要对每一工作岗位包括领导岗位进行详细描述，并明确职责，同时明确专业组之间、检验人员间关系。切忌一个工作岗位受多人领导情况，对每个岗位工作描述最好能有量化指标，以便了解和评价检验人员具体表现。

（5）有评估与改进措施：临床实验室应定期评估自身工作情况，这种评估要紧密结合所定目标是否能实现、在资源整合上是否存在缺陷、检验人员是否能达到岗位需求等内容。评估目的是为了改正工作中存在不足，有利于工作目标的实现。当目标制订过高、无法达到时，也可对工作目标进行适当修正。

12. 为什么临床实验室由不同部门组成

答：我国大多数临床实验室属于各类医院、诊所、采供血机构和疾病预防控制中心等，少数是独立临床实验室，是独立法人单位。其中，大多数临床实验室不包括临床病理检验，而在欧美等发达国家，临床检验作为临床病理的一部分向临床提供服务，如美国的临床实验室通常提供4类服务，包括常规检验、组织病理检验、特殊检验和药物滥用检验等，多数临床实验室开展的是常规检验，特殊检验常外包给独立实验室或专门从事这种实验的专业实验室。因此，我国临床实验室划分常用3个原则：

（1）按检验专业划分：如临床血液体液实验室、临床化学实验室、临床免疫学实验室、临床微生物学实验室、临床基因扩增诊断实验室等，这种划分主要优点是通过把专业技术、研究方向相近的人分配到同一部门，实现规模化工作，提高工作效率。因临床实验室工作目标、规模大小不一、管理层次不同，不同临床实验室部门划分也不完全一样。

（2）按工作地域划分：如病房检验室、门诊检验室、急诊检验室等，这种划分适用于标本量大、检验项目多实验室，将核心检验任务集中在病房检验室，不仅为病房患者提供服务，而且承担所有患者临床生化、临床免疫和临床微生物检验，该区域是检验设备、检验人员配置最雄厚的部门，基本反映了该临床实验室检验能力。

（3）独立临床实验室：又称为医学检验实验室，是以提供人类疾病诊断、管理、预防和治疗或健康评估的相关信息为目的，对来自人体的标本进行临床检验，包括临床血液与体液检验、临床化学检验、临床免疫检验、临床微生物检验、临床细胞分子遗传学检验和临床病理学检查等，并出具检验结果，具有独立法人资质的医疗机构。因为是单独设置的医疗机构，为独立法人单位，独立承担相应法律责任，并由省级卫生计生行政部门设置审批，所以其部门划分与医院内临床实验室有很大不同，常采用董事会领导下总经理负责制，根据自身特点一般划分为病理与检验中心、行政部（人事、办公）、采购部、财务部、质量保证部、物流部、信息管理部等部门。

13. 为什么临床实验室组织结构设计有不同原则

答：组织结构是组织的全体成员为实现组织目标，在管理工作中进行分工协作，在职责、权利方面所形成结构体系，是整个管理体系框架。对临床实验室而言，组织结构是临床实验室在职、责、权方面的动态结构体系，其本质是为实现工作目标而采取的一种分工协作体系。因此，不同国家、地区的临床实验室组织结构不会有固定模式，不会一成不变，因临床实验室类型不同而异，随着工作目标改变而调整。其组织结构设计原则通常为：

（1）直线型结构：是较古老最简单组织形式，特点是各级部门从上到下实行垂直领导，下属部门只接受上级指令，各级部门负责人对所属部门一切事物负责。优点是结构简单、责任分明、指挥统一，缺点是要求负责人通晓多种知识和技能，亲自处理各种业务。因此，直线型结构只适用于规模较小临床实验室，如一级或二级医院临床实验室。

（2）职能型结构：是按分工原则进行设计，临床实验室负责人设立一些职能人员，如技术负责人、质量主管、科秘书等协助管理。这种结构要求负责人把一些相应管理职责和权力交给相关职能人员，各职能人员有权在自己职责范围内向下级多部门发布指令。因此，下级部门负责人除接受上级专业管理外，还应接受职能人员领导。优点是管理工作比较精细，能充分发挥职能人员的专业管理作用，减轻直线型领导人的工作负担，缺点是妨碍了必要的集中领导和统一指挥，形成多头领导，不利于建立和健全各级部门及负责人责任制，另外，在上级行政领导和职能人员的指导和命令发生矛盾时，下级就无所适从，影响工作正常进行。适用于规模较大的实验室，如二级或三级医院临床实验室。

14. 为什么不同级别医疗机构临床实验室设置会有差异

答：在设计不同医疗机构临床实验室时，有3个重要因素应予以考虑：工作任务、人员情况和工作地点。其中，工作任务是临床实验室建设的关键因素，设备类型、自动化水平、产品和服务特性都与组织结构建设相关。人员情况，特别是检验人员现有技能和知识决定实施、监督工作力度和范围，在工作中需求也会影响机构组织形式。在组织结构设定计划中，应考虑检验人员所受教育水平、人格，甚至文化背景。工作地点是第三个影响因素，储藏室、休息室大小，检验人员和监督人员视野及监督程度都会影响组织建设。

在实践中，不同组织结构的变化很大，因临床实验室是医院内较复杂的一个科室，管理者需有良好的检验技术、临床经验和管理能力作为基础。此外，临床实验室是一个高度规范化部门，需严格技术标准和操作规范才能保证检验结果准确和可靠。按《医疗机构基本标准》规定，一级、二级和三级医院都要设立临床实验室，三级综合医院要设立输血科。每床最少配置0.7名检验人员，设备最少配置是显微镜和离心机等。

按《医学检验实验室基本标准》规定，独立实验室设置的基本要求：

（1）专业设置与工作范围要求：包括临床血液与体液、临床化学、临床免疫、临床微生物、临床细胞分子遗传学和临床病理等专业。

（2）人员要求：至少有1名副高及以上专业技术职称的临床类别执业医师，临床检验各专业至少有5名以上检验人员，其中至少有1名副高以上、2名中级以上专业职称的检验人员。

（3）环境和设施要求：设置1个临床检验专业的，建筑面积不少于500平方米，设置2个及以上临床检验专业的，每增设1个专业建筑面积增加300平方米。符合生物安全管理和医院感染管理等相关要求，严格区分清洁区、半污染区、污染区，生物安全设施齐备。

（4）设备要求：基本设备包括冰箱、离心机、加样器、压力蒸汽灭菌器、生物安全柜等；检验设备如生化类分析仪、血细胞分析仪、尿液分析仪、酶标仪、发光分析仪、细菌培养和鉴定仪、核酸类分析仪、质谱色谱分析仪等；病理专业设备包括标本柜、切片机、蜡块柜、大体摄影装置、数字切片系统、光学显微镜等；有实验室信息管理系统。

（5）规章制度要求：建立质量管理体系，制定各项规章制度，人员岗位职责，实施由国家制定或认可的诊疗技术规范和操作规程。规章制度至少包括设施与设备管理、试剂管理、标本管理、检验前、中、后三个阶段质量管理、患者登记和医疗文档管理、消防安全管理、信息管理、患者隐私保护、生物安全管理、危化品使用管理等制度；制定各检验项目的质量控制指标和标准操作程序。

15. 为什么临床实验室是做"检验"而不是单纯做"检测"

答：按 JJF 1001《通用计量术语及定义》的规定，检测是对给定产品，按规定程序确定某一种或多种特性、进行处理或提供服务所组成的技术操作；而 ISO 9000《质量管理体系 基础和术语》的规定，检验是通过观察和判断，适当时结合测量、试验或估量所进行的符合性评价。

两者不同之处，主要体现在符合性方面。检验通过将结果与规定要求进行比较对被检样品作出符合性判定。检测是依据双方认同的技术文件，仅提供检测数据或对实际情况描述，在无明示要求时不必作出符合性规定。

临床实验室是采用确定、测量或其他描述程序对人体各种物质或微生物存在与否进行检查，其结果用于人体疾病的诊断、管理、预防、治疗和健康评估等，所以临床实验室开展的大部分实验诊断项目是检验。

16. 为什么临床实验室要规定伦理行为

答：按国际生物医学实验科学联合会（International Federation of Biomedical Laboratory Science，IFBLS）、国际标准化组织（International Organization for Standardization，ISO）、美国临床实验室科学学会（American Society for Clinical Laboratory Science，ASCLS）的要求，作为自愿从事生物医学实验的科学家来说，有责任用已掌握的专业知识对健康事业做贡献，伦理方面应能做到对社会负责、对客户负责、对同事和团队负责。例如：

（1）ISO 15189：要求临床实验室管理层确保：①不卷入任何降低能力、公正性、判断力或诚信性等可信度方面的活动；②不受任何对工作质量产生不利的、不正当的商业、财务或其他压力和影响；③公开且适宜地作出声明利益竞争中可能存在的潜在冲突；④员工按相关法规要求处理人类标本、组织或剩余物程序；⑤维护信息保密。

（2）IFBLS：要求生物医学实验人员应具备：

1）社会责任：①致力于使用生物医学实验技术造福人类；②开展生物医学实验研究，提高和改善公众健康；③负责建立新标准，改善现有标准，促进检验技术和保障患者安全；④对国际和地区相关环境问题负责，并发挥主导作用。

2）客户责任：①从申请检验、数据生成到最终检验报告应遵守规范的程序；②有义务讲生物医学实验服务的质量和诚信；③熟练运用专业判断和专业技能，谨慎满足国际标准；④维持严格的患者和（或）客户信息和检验结果的保密；⑤维护患者/客户的尊严和隐私；⑥紧跟对患者/客户有益的科学进步，提高检验结果报告速度。

3）同事和团队责任：①支持和维护职业尊严和尊重，保持公正、诚信和可靠；②不断提高专业技能和知识；③积极寻求与其他医护人员建立合作和和谐工作关系；④为学生、同事和全体医护人员提供专业知识和建议、教育和咨询；⑤在不违背职业道德的基础上，遵守工作地点的政策、法律和法规。

（3）ASCLS：要求检验人员应具备：

1）社会责任：①遵守与检验实践相关的法律法规；②在道德范围内积极寻求改变不符合高标准的照护，以满足专业实践的承诺。

2）患者责任：①有义务讲解检验服务的质量和诚信，包括保持个人判断和执行能力，与对患者安全无益的或违反操作的个人作斗争；②保持高标准的实践，为检验项目的建立、实施和评价作全面判断；③对患者信息和检验结果严格保密；④保证患者的尊严和隐私，为其他医护人员相关服务提供准确的信息。

3）同事和职业责任：①支持和维护职业尊严和尊重，为维护公正、诚信和可靠声誉而奋斗；②通过提升自身知识，采纳有益于患者的科学进步而献身于职业，维持高标准实践和教育，寻求专业人员公平的社会经济的工作环境；③与其他医护人员努力建立合作的和尊重的工作关系，确保实现高标准的患者照护目标。

17. 为什么临床实验室要注重成本-效益分析

答：成本-效益分析（cost-effectiveness analysis，CEA）是比较使用卫生资源不同方案的经济效益的技术经济分析和评价方法之一。成本-效益分析中成本是卫生资源投入或消耗，包括人、物和财的投入或消耗；效益可用钱来计算。成本-效益分析要解决的最大难题是经济价值和健康价值通约性问题，是一种宏观分析方法，是使卫生规划方案的长期结果本身经济可量化。

临床实验室成本包括直接成本和间接成本。主要构成是：①人力成本，是临床实验室成本支出重要部分，包括人力资源获得成本、人力资源开发成本、人力资源使用成本和员工离职成本等；②设备成本，包括折旧成本、维修成本和水电成本；③试剂成本，包括直接使用试剂成本，配套试剂成本如稀释液、定标液、参比液等；④质量成本，包括预防成本和缺陷成本；预防成本是为预防质量缺陷发生所支付费用，缺陷成本是因未能满足规定质量要求所造成的损失；⑤器材成本，是活动中为消耗而储备的各种资产，包括低值易耗品、卫生材料和达不到固定资产标准的工具、器具等；⑥其他成本，包括保障服务费，如制冷、取暖、被服、车辆使用费等，科研教育训练费和用房折旧费等。

成本-效益分析指标应科学准确、操作简便，应根据管理要求，筛选出全面反映科室经营状况和成本效益的指标，如人均产值、医疗收入增长率、总资产收益率和日均业务量等，管理者通过了解成本，能更好控制成本，产生更好经济效益。效益评估可通过比较找出指标间差异，查明影响原因和程度，找出降低成本和提高效益方法，也可将性质不同但又相关的指标进行比较，计算出比率，以反映生产、经营、成本核算等分析方法，如将总收入与员工人数比较，得到劳动生产率，反映生产效率的高低。

因此，临床实验室定期进行成本-效益评估，有利于加强经营管理，为更新资源提供科学依据，同时提高管理水平及资源使用效益。

18. 为什么用满意和不满意来衡量质量

答：按 ISO 9000 定义，质量（quality）是一组固有特性满足要求的程度。其中，"固有"就是本来就有;"特性"就是特有性质,凭此可区分事物;特性可以是定性的,也可以是定量的,包括物理的(如机械、电、化学和生物学)、感官的(如嗅觉、触觉、味觉、视觉和听觉)、行为的(如礼貌、诚实和正直)、时间的(如准时性、可靠性和可用性)、人因工效的(如生理的、人身安全的)和功能的(如飞机的最高速度);"要求"可以是明示的、隐含的或应履行的需求或期望;"程度"是一个形容词,用差、好或优秀来修饰,表达为满意或不满意。因此,质量就是为了满足已知的、隐含的或应履行的需求或期望,从物理、感觉、行为、时间、人因工效或功能等固有特征上进行规范,以使用户感到满意。

19. 为什么医疗质量满意度会随时代而变化

答:从医疗质量定义上来说,是个人和人群对医疗服务达到所希望的健康结局可能性的满意程度,并与目前医疗知识相一致。健康服务包括躯体和精神的服务,适用于各类医疗机构(如医院、诊所、护理院、社区医疗和家庭病床等)和医疗服务提供者(如临床医师、护士、技师等),做到两者同时健康实际是很困难的。在医疗质量中,充分强调了与目前医疗知识相一致,说明医疗服务水平只能与目前科学发展同步,医疗服务受到自然规律和人类对人体疾病了解程度的限制,而要使这种有限的医疗服务能全面满足患者的需求显然是不现实的,但同时也说明医务人员应不断学习新的专业知识,跟上医学科学发展,满足患者不断增长的合理需求。医务人员有责任向患者解释治疗过程和预期治疗结果,以利于医疗工作的质量管理和改进。

20. 为什么临床实验室必须提供准确的检验报告

答:按世界卫生组织(World Health Organization,WHO)定义,检验质量(laboratory quality)可表达为检验结果报告的可靠性、准确性和及时性;也就是要求检验操作可靠,检验结果尽可能准确,检验报告及时,以利于临床对患者疾病的诊治。

在检验过程中,总存在一些造成检验结果不准确的因素,临床实验室应通过了解测量系统的局限性,以确定并尽可能降低不准确的水平。通常结果99%准确似乎是一件可接受的事情,但在医疗方面1%的错误都可能会产生很大的问题,导致一系列错误,如不必要的治疗、发生治疗并发症、提供不恰当治疗、延误正确诊断、增加不必要的附加检验等,这些后果不仅增加了医疗费用,而且影响患者情绪和预后。为了能得到高度准确和可靠的结果,就要求临床实验室能以最佳方式开展所有操作,运行所有程序。临床实验室本身是一个复杂的系统,涉及许多人和各种活动,此时就需规范所有过程和程序,确保检验结果达到准确目的。

21. 为什么实验室认可不等同于法定计量检定机构考核

答:实验室认可和法定计量检定机构考核都是对实验室能力的考核,要求建立完整的质量管理体系并有效运行,两者间既有联系,又有区别。主要区别是:

(1)性质不同:认可是证明实验室开展的特定检验项目的能力得到了权威机构的承认,是实验室自愿的行为。考核是针对国家法定计量实验室,为建立全球测量体系,最终实现各国政府间多边互认进行的审查考核,是强制的行为。

（2）对象不同：认可适用于第一、二、三方实验室。考核适用于计量行政部门依法设置和授权建立的技术机构，是申请承担计量检定、校准、商品量/商品包装计量检验、计量器具型式评价及能源效率标识计量检测等的计量检定机构。

（3）内容不同：认可重点是实验室检测能力的基本要求，不包括实验室应符合法制和安全要求。考核包括国家计量法律法规对计量检定机构的法制要求。

（4）依据不同：认可依据 ISO 17025《检测和校准实验室能力的通用要求》或 ISO 15189。考核依据 JJF 1069-2012《法定计量检定机构考核规范》。

（5）程序不同：认可是同步审核技术要求和管理要求。考核是机构的计量检定人员和计量标准通过考核取得相应资格的前提下进行的。

（6）结果不同：认可是证明实验室具备向客户、社会、政府提供其认可范围内检验服务和自身质量保证的能力。而通过考核后可开展核准的计量检定、校准、商品量/商品包装计量检验、计量器具型式评价及能源效率标识计量检测等工作。

22. 为什么要成立国际计量局

答：为了确保世界范围内物理测量的一致，在 1875 年 5 月 20 日米制外交会议的最后一次会议上，与会 17 国在巴黎签署了米制公约，根据该公约，成立了国际计量局（the Bureau International des Poids et Mesures，BIPM）。BIPM 总部设在巴黎，其经费由米制公约成员国共同负担。BIPM 工作内容包括：为基本物理量的测量建立基本标准，维护国际原器；开展国家和国际基准比对；协调相应测量技术；开展和协调与这些测量活动有关的基本物理常数的测量。

BIPM 活动一开始仅限于长度和质量计量，以及与这些量有关的计量研究，后来扩展到电子计量、光度、辐照量、电离辐射和时标，主要从事计量研究，实现单位的国际比对和计量标准的校准。

23. 为什么要成立国际法制计量组织

答：法制计量是由政府制定并实施的行政和技术法规的全部，政府以法规和合约形式来规定和确保与政府执法、贸易、健康、安全和环境保护有关的测量质量和可靠性。

为了进一步协调全球法制计量，促进计量实践的全球性合作。国际法制计量组织（Organisation Internationale de Métrologie Legale，OIML）于 1955 年成立。OIML 在协调国家计量技术法规和法制计量相关程序方面取得了相当大的成功，特别是在贸易计量领域。已公布的计量指南文件，包括采用国际单位制（Systeme International Unites，SI）作为法定计量单位，研究可供国家法规采纳国际建议，保证恰当的型式、检定和符合法制要求的计量器具使用。1991 年 OIML 引入计量器具证书制度，用于符合法制要求的计量器具管理和降低国际贸易成本。

OIML 是一个政府间条约组织，成员包括各成员国（积极参加技术活动的国家）和通讯成员（作为观察员参加 OIML 国家）。OIML 和某些机构（如 ISO、IEC）建立了合作协议，其目的在于避免在要求上相互矛盾。这样，计量仪器的厂商、用户及检测实验室等可同时采用 OIML 和其他机构出版物。

24. 为什么国际实验室认可合作组织在国际实验室互认中起重要作用

答：因为国际实验室认可合作组织（International Laboratory Accreditation Cooperation, ILAC）的宗旨是通过提高对获认可实验室出具的检测或校准结果的接受程度，以便在促进国际贸易方面建立国际合作。1996 年 ILAC 成为一个正式的国际组织，其目标是在履行这项宗旨的认可机构间建立一个相互承认协议网络。ILAC 目前有 100 多名成员，分为正式成员、协作成员、区域合作组织和相关组织等。ILAC 目标是：研究实验室认可程序和规范；推动实验室认可发展，促进国际贸易；帮助发展中国家建立实验室认可体系；促进世界范围实验室互认，避免不必要重复评审。

ILAC 通过建立同行评审制度，形成国际多边互认机制，并通过多边协议促进对认可的实验室结果的利用，从而减少技术壁垒。

25. 为什么亚太实验室认可合作组织在亚太地区实验室互认中起重要作用

答：因为成立于 1992 年的亚太实验室认可合作组织（Asia Pacific Laboratory Accreditation Cooperation, APLAC）是一个区域性的实验室认可合作组织，其成员由环太平洋国家和地区的实验室认可机构和主管部门组成。主要目标是在亚太地区内为实验室认可机构提供信息交流、能力验证（proficiency testing, PT）、人员培训和文件互换等合作。其长远目标是达成成员之间的互认，实现与相应的区域性组织的互认，从而达成多边互认协议。

通过 APLAC 全面系统的同行评审，其认可制度符合国际准则全部要求的 APLAC 成员中实验室认可机构之间签署 APLAC 多边相互承认协议（mutual recognition arrangement, MRA）（APLAC/MRA），这些认可机构组成 APLAC 集团，通过区域间实验室认可机构的相互承认协议，促进一个国家、地区获准认可的实验室所出具的检测或校准数据与报告可被其他签署机构所在的国家、地区承认和接受。

26. 为什么质量手册和程序文件编制格式不同

答：根据 GB/T 19023《质量管理体系文件指南》4.4.1 条规定，"允许各类组织在将其质量关系体系形成文件时，在文件的结构、格式、内容或表述的方法方面有灵活性"。

质量手册（quality manual）是对质量要素（过程）进行原则性描述，包括或引用支持性程序。一般不对每个要素（过程）目的、适用范围和职责进行叙述。一个要素（过程）控制可能涉及多项工作，每项工作程序都有自己的目的、适用范围、涉及相关部门或人员职责。质量手册是实验室内部法规性文件，从篇章结构上看是一部完整的书，有前言、概述、引用文件、术语和定义、主题、索引，有的手册还有后记，分章节，有附录。

程序文件（procedure document）是围绕一项工作而展开的，需对某些问题作出具体解释或说明并提出质量标准要求。结构和格式应当由组织通过文字内容、流程图、表格和上述形式组合，或组织所需任何其他适宜规定。文件应包括标题、目的、范围、职责和权限、活动描述、记录、附录等方面。每个程序都需对目的、范围、职责进行描述，但对某一个质量要素过程而言，描述其目的、适用范围、职责是不恰当的。程序文件间是靠相互引用进行关联，每个程序文件相对独立，内容单一，只针对实验室的某一项工作。

27. 为什么文件化的质量手册也要规范

答：按 GB/T 19023 的 4.4.1 条款要求，"本标准允许各类组织在将其质量管理体系形成文件时，在文件的结构、格式、内容或表述的方法方面有灵活性"。"对小型组织，将对管理体系整体的描述写成一本质量手册可能是适宜的。对大型、跨国的组织而言。可能需在不同的层次上形成相应的质量手册，并且文件化的层次结构也更为复杂"。

就内容的编排顺序来说，大多数质量手册按批准页、修改页、手册目标、实验室行为准则、前言、质量方针、质量目标和质量承诺、管理要求、技术要求、手册附录等顺序排列。二级法人实验室质量手册中包括授权书，授权书一般紧随批准页。其中前言部分包括实验室背景、历史和规模、机构设置、经济性质、工作形态，业务类别、实验室法律地位、资质和通信资料；质量目标可作为一份独立文件，也可作为质量手册一部分在手册中阐述。以组织结构图、流程或岗位说明书表示职责、权限及相互关系，这些可直接包括质量手册中，也可被质量手册所引用。

28. 为什么质量手册需单列规范性术语

答：ISO 17025 准则中指出 "ISO/IEC 17000《合格评定 词汇和通用原则》、ISO/IEC 指南 2《有关标准化及标准化活动的通用词汇》和 ISO/IEC 指南 99《国际计量学词汇基本和通用概念及相关术语》中及以下术语和定义适用于本准则"，因此，在质量手册中重复这些定义既显累赘，也浪费篇幅。此外，在中国合格评定国家认可委员会公开文件中出现的定义，实验室质量管理体系文件中也可直接引用。但以下 4 种情况下临床实验室应在质量手册中单列名词术语，包括：①相关技术文件虽已有定义，但该术语在质量手册中的内涵发生了变化，在质量手册中被赋予了特殊意义；②标准化组织对该术语尚无定义，需在质量手册中予以解释和说明；③在不同标准化文件中给出的定义因不相同，需说明该术语在本质量手册中的意义；④实验室自创的术语。

29. 为什么质量管理体系文件之间要做好衔接工作

答：质量管理体系文件从质量手册、程序文件到作业指导书是逐步细化的文件系统。质量手册是大纲，程序文件是质量手册具体化展开的次级文件，作业指导书是程序文件具体化展开的次级文件，是实施完成每一项具体任务的指导性文件，如实施 WBC 检验工作，而质量记录、技术记录、结果记录等记录文件是实施质量管理的检验活动留下的印迹。

质量手册应包含或引用程序文件，明确过程控制涉及的程序。质量手册一般应在每章最后的支持性文件部分列出相关程序文件，同时在质量手册附录中提供程序文件清单。程序文件应包含或引用相关作业指导书（如通用规则、导则类作业指导书），表格名称。这些文件名称和编号应在每个程序文件中"相关程序和记录"中列出。

30. 为什么临床实验室内有些信息需要保密

答：临床实验室制定的检验程序凝聚着全体检验人员的心血和智慧，对此采取保密措施是恰当的，除要求检验人员对程序文件、作业指导书保密外，对各类资源（如客户资源、设备资源）的拥有情况、项目发展规划等也应保密。

临床实验室通过用人合同，对员工设定保守本实验室和客户秘密义务。对不执行规定致使临床实验室或客户信息泄露并造成利益受损者，应规定处罚办法。

有人认为，保密是受控的一个方面，受控就应保密，因而体系文件均应保密。这一说法欠妥，受控目的是让执行者按规定要求去做，而保密目的是防止不正当竞争，两者是有区别的。为增强客户信任，向客户展示完善的质量管理体系是必要的，因此，临床实验室可主动向客户提供公开的质量管理体系文件。

（胡晓波）

第二节　质量规范

31. 为什么在我国临床实验室要实现法制化和规范化管理

答：随医学科学不断发展，对临床实验室管理要求也在不断提高。实验室管理不善、规章制度执行不严、技术人员违规操作、安全防范措施不力等，都可能导致临床实验室发生差错，进而引起各类医疗事故、安全事故等严重危害社会的事件。加强法制化和规范化管理已成为临床实验室建设中一项重要且紧迫的任务。我国制定了一系列临床实验室相关法律法规及各种规范，明确临床实验室在人力资源、环境设施、实验设备、检验前质量、检验程序和测量系统、检验后标本和结果报告、实验室信息系统、实验室安全防护和废物处理等各环节应规范化管理，标准化操作，并运用质量管理工具强调质量持续改进，强调全员参与，注重实际运作规范化，为临床实验室质量管理提供参考依据，全面提升我国临床实验室工作质量。

32. 为什么质量规范在临床实验室质量管理中起中心作用

答：现代质量管理（quality management）涉及内容要比日常工作中执行的简单统计学质量控制丰富得多。在质量管理中，还包括质量保证（quality assurance，QA）、质量改进（quality improvement，QI）和质量计划（quality planning，QP），这些要素组成了检验医学领域全面质量管理的基础。在我们控制、实践、保证或提高质量前，应准确知道确保满意的临床决策需何等质量水平。因此，规定要求的质量，即质量规范是建立质量管理的前提条件，是帮助临床医学决策所需执行的水平。理想情况下，检验程序的每一性能特征都应有质量规范。为执行适当实验室质量管理体系，应规定精密度、正确度（偏移，bias）和允许总误差（allowable total error，TEa）等质量规范。

33. 为什么 1999 年斯德哥尔摩会议要分级制定质量规范

答：国际理论和应用化学联合会（International Union of Pure and Applied Chemistry，IUPAC）、国际临床化学和检验医学联合会（International Federation of Clinical Chemistry and Laboratory Medicine，IFCC）和 WHO 于 1999 年 4 月在瑞典斯德哥尔摩举办会议，讨论在检验医学设定质量规范的全球策略上是否能协商一致。该份协商一致的声明发表在《斯堪的纳维亚临床与实验室研究杂志》（Scandinavian Journal of Clinical and Laboratory Investigation）上，"声明"中将可获得的质量规范模式以分级方式分为 5 级（表 1-1）。

表 1-1 质量规范模式分级

等级	策略	条款
1	评价分析性能影响对特定临床决策的影响	特定临床情况下质量规范
2	评价分析性能影响对一般临床决策的影响	A. 基于生物学变异的成分 B. 基于临床选择的数据
3	专业组织发布	A. 国家和国际专家小组指南 B. 个人或地区性专家指南
4	性能目标设定	A. 法规机构 B. 由 EQA 组织者制定的质量规范
5	基于当代技术的目标	A. 由 PT 和 EQA 的数据证明 B. 已发表的当代方法学文献

注：PT：能力验证；EQA：室间质量评价

质量规范层次模式是按临床化学杂志（Clinical Chemistry）建议。层次中较高的质量规范模式优于低的模式。通常建议是适当的模式用于特定的临床用途。这些建议并不是固定不变的，因为有可能获得新的或更好的模式。

34. 为什么 2014 年米兰会议要更新质量规范分级

答：2014 年 11 月，欧洲检验医学联合会（European Federation of Clinical Chemistry and Laboratory Medicine，EFLM）与米兰大学检验医学计量溯源性中心、欧洲联合研究中心委员会参考物质和测量研究院合作，在意大利米兰召开了议题为"斯德哥尔摩会议 15 年后确定分析性能目标"的会议。会议达成共识，将质量规范的分级进行简化，将原 5 级简化为 3 级。分别是：

（1）模式 1：对临床后果有影响。其中，直接法即研究分析性能对临床后果影响；间接法即研究分析性能对临床分类或决策影响。通过模拟或决策分析对患者临床后果可能造成影响。优点是着重于质量规范对与患者和社会有关的临床后果影响；缺点是仅适用于依质量规范作出的临床决策与临床后果关系是直接的和紧密的关系，其次，由临床后果研究导出的质量规范在很大程度上受实际检验方法、研究人群、卫生保健措施等近期检验质量和结果的影响。

（2）模式 2：依项目生物学变异，尽力排除"分析性变异"对生物学变异影响。优点是可用于大多数检验项目，可建立以人群为基础的、特定的生物学变异数据；缺点是需仔细评估生物学变异数据的关系和有效性，如存在"恒稳态"、检测时间间隔、近期疾病和浓度水平。

（3）模式 3：依操作水平而定，取决于技术上可实现的最高分析性能水平。可按需设定临床实验室实现比例，如最好临床实验室仅能实现某个质量规范，或按模式 1 或 2 设定的较好质量规范，就需对检验技术进行改良。如大多数临床实验室可实现某个质量规范，则不符合该质量规范的临床实验室就需改进其检测能力。优点是"操作水平"性能数据随时可用；缺点是需确定哪个"操作水平"是技术上可实现的。

35. 为什么引入新测量系统需使用质量规范

答：临床实验室质量管理包括良好的实验室规范、质量保证、质量改进和质量策划。每种检验方法可按性能特征描述，分为两类：①实用性特征：是关于执行程序的详细描述，包括技术熟练程度、分析速度、标本量、标本类型等多方面要求；②可靠性特征：是关于方法的科学方面，如精密度、正确度、检出限和测量范围等多方面要求。

理想情况下，检验程序每一性能特征都应有质量规范，特别是可靠性特征精密度和正确度。因此，在购买和引入新的测量系统或设备前或用于实验室服务前，常需简单或详细地评价测量系统或设备性能，建立室内质量控制（internal quality control，IQC）方法，并规定质量管理所有其他方面要求。当质量计划需明确检测多少个质控品，采用何种质控规则时，如无详细质量规范就不能完成此项工作。当检验项目尚未开展 PT 或室间质量评价（external quality assessment，EQA）计划时，最好使用客观设定的质量规范来判断其可接受性。

36. 为什么应按《医疗机构临床实验室管理办法》要求执行质量管理

答：医疗机构应按《医疗机构临床实验室管理办法》要求加强临床实验室质量管理工作，因临床实验室工作涉及检验人员、环境设施、检验设备和试剂耗材，以及检验程序等多方面，所以只有加强质量管理工作才能提供有质量的检验报告。在临床实验室中，应制定并严格执行检验项目标准操作规程，检验仪器标准操作规程和维护保养规程；使用的仪器、试剂和耗材应符合国家有关规定；应保证测量系统完整性和有效性，对需校准的测量系统应定期校准；应开展检验项目的 IQC，绘制质控图，当出现失控时，应及时查找原因，采取纠正措施，并详细记录；应参加 EQA，对尚未开展 EQA 的检验项目应与其他实验室进行比对，或用其他方法验证结果可靠性；应建立质量管理记录，包括标本接收、储存、处理、仪器、试剂和耗材使用、测量系统校准、IQC、EQA、检验结果、报告发放等方面内容，质量管理记录应至少保存 2 年。

37. 为什么《医疗机构临床实验室管理办法》要强调监督管理

答：近年，我国临床实验室硬件环境有了较大改善，检验人员技术素质也有了提高。在迅速发展的同时，应注重实验室管理发展方向的把控，学习和借鉴国际上先进的实验室管理经验，把实验室管理纳入法制化、规范化轨道。卫生行政部门作为临床实验室的第三方监管机构，应对辖区内临床实验室的质量与安全等管理情况进行督查，发现存在质量问题或安全隐患，应责令医疗机构立即整改。监督临床实验室是否按核准登记的临床实验室下设专业诊疗科目开展检验工作，不得擅自新增下设专业，不得开展超出登记专业范围的检验工作。

当接到对临床实验室举报或投诉后，卫生行政部门应对临床实验室进行现场检查，了解情况，调查取证；查阅或复制质量和安全管理资料；采集和封存标本；责令违反《医疗机构临床实验室管理办法》及有关规定的临床实验室停止相关违法、违规行为；对违法、违规行为进行查处。卫生行政部门委托临床检验中心负责对辖区域内医疗机构临床实验室检验质量和安全管理进行检查和指导。

38. 为什么临床实验室要求的是认可而不是认证

答：认可（accreditation）是正式表明合格评定机构具备实施特定合格评定工作能力的第三方证明。也就是说，认可是认可机构按相关国际标准或国家标准，对从事认证、检测和检验等活动的合格评定机构实施评审，证实其满足相关标准要求，进一步证明其具有从事认证、检测和检验等活动的技术能力和管理能力，并颁发认可证书。而认证（certification）是对组织体系、产品、人员进行第三方证明。

认证与认可是合格评定链中不同环节，两者不能互相替代。如认证证书带认可标识，表明认证结果更可信，可有效提高消费者购买信心。认可与认证主要区别是：①对象不同：认可对象是检测实验室或（和）校准实验室。认证对象是产品、过程或服务；②负责机构不同：认可由权威机构进行；认证由第三方机构进行；③性质不同：认可是正式承认，说明经批准可从事某项活动；认可结果常得到国家承认；④结果不同：认可是证明具备能力，是对能力评审，说明经认可实验室具有从事某个领域检测或（和）校准工作能力；认证是证明符合性，证明产品、过程、服务符合特定标准要求，是对符合性审核。

对临床实验室而言，认可要求包含了质量体系认证要求，但质量体系认证要求不包含对技术能力要求。如临床实验室通过质量体系认证，只能说明该实验室建立了质量管理体系，并按 ISO 9000 要求来管理，但绝不能证明该实验室具备可靠的技术能力，特别是正确可靠地出具检测或校准结果的能力。

39. 为什么 ISO 9000 只能证明实验室建立了质量管理体系

答：按 ISO 指南 2 定义，认证是由一个第三方对（一个组织）产品、过程、服务符合规定要求给予书面保证程序。当实验室通过质量体系认证时，只证明实验室质量管理体系符合 ISO 9000 要求，不能证明其具有可靠技术能力，特别是正确可靠地出具检测或校准数据的能力。现行实验室认可准则 ISO 17025 或 ISO 15189 前言中明确指出"依据 ISO 9001《质量管理体系要求》进行认证，并不证明实验室具有出具检测或校准结果数据的能力"。因此，ISO 9000 是目前实验室认可标准（ISO 17025 或 ISO 15189）母体标准，但认证活动不能代表认可行为，认可和认证也不能互相替代。

40. 为什么要使用最新版 ISO 17025

答：ISO 于 1999 年 12 月 15 日发布了用以取代 ISO 导则 25 的 ISO 17025《检测和校准实验室能力的通用要求》国际标准，该标准"包含了对检测和校准实验室所有要求"，用于实验室希望证明自己"实施了质量管理体系并具备技术能力，同时能出具技术上有效结果"的使用。

ISO 17025 标准是开展实验室认可活动基础。实验室认可是 ISO 17025 的载体与结果。ISO 17025 标准前身是导则 25，从 1978 年起至今已 40 年，其间经历有五个版本修订、换版、改版等过程，至 2005 年发布现行有效版 ISO 17025《检测和校准实验室能力的通用要求》，已为全球认可机构及实验室所接受并使用。ISO 和 IEC 从 2004 年开始组织依据 ISO 9000 对 ISO 17025 进行修订，2005 年 5 月 15 日正式发布 2005 版 ISO 17025。将管理体系分为管理要求和技术要求两大条款，其中，管理要求包括组织、管理体系、文件控制、要求、标书和合同评审、检测和校准分包、服务和供应品采购、服务客户、投诉、不符合检测和（或）校准工作控制、改进、纠正措施、预防措施、记录控制、内部审核和管理评审等 15 个要素，技术要求包括总则、人员、设施和环境条件、检测和校准方法及方法确认、设备、测量溯源性、抽样、检测和校准物品处置、检测和校准结果质量保证和结果报告等 10 个要素。新版标准在管理要素方面增加了沟通、改进、服务客户、数据分析、质量控制等新要求，同时调整一些名词表述，明确了"实验室质量管理体系仅符合 ISO 9001 要求，不能证明实验室具有出具技术上有效数据和结果能力。实验室质量管理体系符合 ISO 17025，也不意味其运作符合 ISO 9001 所有要求"，突出了对实验室检测或校准能力的要求。

41. 为什么质量管理体系符合 ISO 17025，不一定符合 ISO 9001 所有要求

答：ISO 17025 包含了 ISO 9001 中与实验室管理体系所覆盖的检测和校准服务有关的所有要求，因此，符合 ISO 17025 检测和校准实验室，也是依据 ISO 9001 运作的，但不能保证符合 ISO 9001 要求。正如 ISO 17025 前言中所说"实验室质量管理体系符合 ISO 9001 要求，并不证明实验室具有出具技术上有效数据和结果能力；实验室质量管理体系符合本准则，也不意味其运作符合 ISO 9001 所有要求"。

ISO 17025 的 1.4 条指出"本准则并不意图用作实验室认证基础"，道出了准则适用于实验室认可，而非认证。1.6 条指出"如检测和校准实验室符合本准则要求，其针对检测和校准所运作质量管理体系也满足了 ISO 9001 原则。本准则包含 ISO 9001 中未包含技术能力要求"。这一条款强调了认可准则对实验室技术能力方面有别于 ISO 9001 要求。

总之，实验室符合 ISO 17025 可证明其管理体系和技术能力运作有效性，而获得 ISO 9001 认证，并不能证明实验室具备技术能力。

42. 为什么 ISO 17025 可作为证明实验室质量和能力通用标准

答：ISO 17025 准则规定了实验室进行检测和（或）校准活动（包括抽样）通用要求。这些检测和校准包括应用标准方法、非标准方法和实验室制定方法进行的检测和校准。准则适用于所有从事检测和（或）校准以及将检测和（或）校准作为检查和产品认证工作一部分的实验室，无论其人员数量多少或检测、校准活动范围大小，当实验室不从事本准则所包括的一种或多种活动，如抽样和新方法设计（开发）时，可不采用本准则中相关条款要求。

ISO 17025 是中国合格评定国家认可委员会（China National Accreditation Service for Conformity Assessment，CNAS）对检测和校准实验室能力认可依据，也可为实验室建立质量、管理和技术运作管理体系，为实验室客户、法定管理机构对实验室能力进行确认或承认提供指南。实验室获得了 CNAS 认可，标志其已依据国际标准建立了一套质量管理体系，只要严格按体系开展工作，实验室技术能力就有保障，实验室为客户所提供检测或校准服务就符合国际标准要求。

43. 为什么临床实验室要建立 ISO 15189 认可体系

答：2003 年 2 月，ISO 发布了 ISO 15189《医学实验室质量和能力的要求》，这是专门针对临床实验室认可而制定的标准，承袭了 ISO 17025 两大要素描述的特点，同时吸收了

ISO 9000 过程控制的思想，将"检测/校准方法及方法确认""测量溯源性""抽样""标本处置"等要素融入了"检验前、中、后程序"等 3 个过程中，有利于临床实验室理解和操作。ISO 15189 把"咨询服务"和"持续改进"作为两个独立要素，体现了临床实验室固有服务特点。在技术要求中，ISO 15189 根据现阶段检验技术水平和发展阶段，淡化了 ISO 17025 中"测量不确定度"和"测量溯源性"要求，对"人员""设备""设施"等要素以及检验程序和结果报告等要点作出规定，以符合现阶段临床实验室实际工作情况。在管理方面，描述了实验室组织和管理以及质量管理体系、服务活动要素等方面。因此，ISO 15189 是指导临床实验室建立完善和先进质量管理体系的最适标准。

44. 为什么要使用最新版 ISO 15189

答：从 1996 年起，TC 212 第一工作组就开始起草 ISO 15189，目前已发布了 2012 版 ISO 15189。ISO 15189 通常于发布后第五年开始启动下一版更新工作。2002 年，我国正式批准等同采用 ISO 15189 制定我国临床实验室的国家标准。2006 年 6 月 1 日颁布 ISO 15189 医学实验室质量和能力专用要求。2008 年 6 月 16 日发布 2007 版 ISO 15189 医学实验室质量和能力专用要求，并于 2008 年 12 月 1 日开始实施。2012 年 11 月 22 日发布改版的 2012 版 ISO 15189 医学实验室质量和能力要求，于 2014 年 11 月 1 日开始实施。2012 版在 2007 版基础上去掉"专用"两字，说明标准的通用性更强，适用范围和使用方更广泛，增加了"临床生理学、医学影像学和医学物理学"等学科，使用方除认可机构外，增加了"实验室客户和监管机构"等。新版将原版内容整合放入相应技术或管理要求，更具条理性、系统性，更清晰明确。标准将质量管理体系分为 2 大部分：第一部分是管理要求，包括组织和管理责任、质量管理体系、文件控制、服务协议、受委托实验室检验、外部服务和供应、咨询服务、投诉解决、不符合识别和控制、纠正措施、预防措施、持续改进、记录控制、评估和审核、管理评审等 15 个要素；第二部分是技术要求，包括人员、设施和环境条件、实验室设备、试剂和耗材、检验前过程、检验过程、检验结果质量的保证、检验后过程、结果报告、结果发布、实验室信息管理等 10 个要素。

45. 为什么 ISO 15189 可作为临床实验室质量管理专用标准

答：ISO 15189 是国际标准化组织发布的临床实验室认可准则，也是我国临床实验室的认可准则。包括 15 个管理要素和 10 个技术要素，是一套详细规定和完善执行的过程管理模式，含标本采集、检测和报告的整个体系，支持疾病诊断、预防和管理；产生有临床实用性和对健康结果有最佳影响的信息；满足正确度、精密度和溯源性等事先规定目标；努力使误差达到最小，做到及时、安全、有效和经济地发布检验结果；关注用户的满意度和持续改进等方面。ISO 15189 是当前指导临床实验室建立完善、先进质量管理体系的最适标准。若临床实验室按 ISO 15189 建立质量管理体系，能更适应以患者、竞争、变化为特征的现代医院运营环境，得到不断完善和发展。

46. 为什么通过 ISO 17025 或 ISO 15189 认可后可使用认可标识

答：合格评定机构指获得 CNAS 认可资格的认证机构、实验室及相关机构、检验机构和其他评估/核查机构。CNAS 认可标识可对获准认可的合格评定机构的认可项目提供凭证，也可用于国际互认等。

通过合格评定机构或组织，在认可范围和认可有效期内按相关要求规定使用认可标识或声明认可状态，拥有 CNAS 认可标识使用权，但不得转让认可标识使用权，不得在与认可范围无关的其他业务中使用认可标识或声明认可状态。同时，应在认可范围和认可有效期内按规定准确、客观地声明认可状态，不得将认可状态声明用于其他活动。应以认可证书上标注的机构名称或 CNAS 同意的名称使用认可标识或声明认可状态。

47. 为什么 ISO 9001、ISO 15189 和 ISO 17025 有异同

答：ISO 17025、ISO 15189 都是以 ISO 9001 作为质量管理活动母体标准。ISO 17025 作为实验室质量和能力的通用要求，适用于从事检测或校准活动的所有实验室，用管理要求和技术要求等要素，规范了实验室检测活动和校准活动的关键要素。ISO 15189 从医学专业角度，更细化地描述临床实验室质量管理要求，专用性更强，更便于临床实验室使用，临床实验室应严格遵守相关要求，确保规范开展工作。临床实验室通过质量管理体系认证只能说明管理体系符合 ISO 9001 要求，不能证明其具有可靠技术能力，特别是正确可靠地出具检测或校准报告的能力。现行 ISO 9001、ISO 17025 和 ISO 15189 既有相同之处，又有差异，其比较见表 1-2。

表 1-2　ISO 9001、ISO 17025 和 ISO 15189 的比较

ISO 9001：2008	ISO 17025：2005	ISO 15189：2012
1 范围	1 范围	1 范围
1.1 总则		
1.2 应用		
2 规范性引用文件	2 引用标准	2 规范性引用文件
3 术语和定义	3 术语和定义	3 术语和定义
4 质量管理体系	4.2 管理体系	4.2 质量管理体系
4.1 总要求		4.2.1 总则
4.2 文件要求		4.2.2 文件化要求；5.5.3 检验程序文件化
4.2.1 总则		4.2.2.1 总则
4.2.2 质量手册		4.2.2.2 质量手册
4.2.3 文件控制	4.3 文件控制：4.3.1 总则；4.3.2 文件的批准和发布；4.3.3 文件变更	4.3 文件控制
4.2.4 记录控制	4.13 记录的控制：4.13.1 总则；4.13.2 技术记录	4.13 记录控制；5.1.9 人员记录；5.3.1.7 设备记录；5.3.2.7 试剂和耗材—记录；5.8.3 报告内容

续表

ISO 9001：2008	ISO 17025：2005	ISO 15189：2012
5 管理职责	4 管理要求；4.1 组织	4 管理要求：4.1 组织和管理职责；4.1.1 组织；4.1.2 管理职责
5.1 管理承诺		4.1.2.1 管理承诺
5.2 以客户为关注焦点		4.1.2.2 用户需求
5.3 质量方针		4.1.2.3 质量方针
5.4 策划		4.1.2.4 质量目标和策划
5.4.1 质量目标		4.1.2.4 质量目标和策划
5.4.2 质量管理体系策划		4.1.2.4 质量目标和策划
5.5 职责、权限与沟通		4.1.2.5 职责、权限和相互关系
5.5.1 职责和权限		4.1.2.5 职责、权限和相互关系
5.5.2 管理者代表		4.1.2.7 质量主管
5.5.3 内部沟通		4.1.2.6 沟通
5.6 管理评审	4.15 管理评审	4.15 管理评审：4.15.1 总则
5.6.2 评审输入		4.15.2 评审输入；4.15.3 评审活动
5.6.3 评审输出		4.15.4 评审输出
6 资源管理	5 技术要求：5.1 总则	5 技术要求：5.3 实验室设备、试剂和耗材
6.1 资源提供		
6.2 人力资源	5.2 人员	5.1 人员
6.2.1 总则		5.1.1 总则；5.1.2 人员资质；5.1.3 岗位描述；5.1.4 新员工入岗前介绍
6.2.2 能力、培训和意识		5.1.5 培训；5.1.6 能力评估；5.1.7 员工表现的评估；5.1.8 继续教育和专业发展
6.3 基础设施		5.2 设施和环境条件：5.2.1 总则；5.2.2.1 实验室和办公室设施；5.2.3 存储设施；5.2.4 员工设施；5.2.5 患者样本采集设施
6.4 工作环境		5.2.6 设施和环境条件
7 产品实现		
7.1 产品实现的策划	4.4 要求、标书和合同的评审；4.7 服务客户	4.4 服务协议；4.7 咨询服务
7.2 与客户有关的过程		

ISO 9001：2008	ISO 17025：2005	ISO 15189：2012
7.2.1 与产品有关的要求的确定		4.4.1 建立服务协议
7.2.2 与产品有关要求的评审		4.4.2 服务协议评审
7.2.3 客户沟通		
7.3 设计和开发		
7.3.1 设计和开发策划	5.3 设施和环境条件	5.2 设施和环境条件；5.3 实验室设备
7.3.2 设计和开发输入		
7.3.3 设计和开发输出		
7.3.4 设计和开发评审		
7.3.5 设计和开发验证		
7.3.6 设计和开发确认		
7.3.7 设计和开发更改的控制		
7.4 采购	4.6 服务和供应品的采购	4.6 外部服务和供应
7.4.1 采购过程	4.5 检测和校准的分包	4.5 受委托实验室的检验；4.5.1 受委托实验室和顾问的选择与评估；4.5.2 检验结果的提供
7.4.2 采购信息	5.5 设备	5.3 实验室设备、试剂和耗材；5.3.1 设备；5.3.1.1 总则；5.3.2 试剂和耗材；5.3.2.1 总则；5.3.2.2 试剂和耗材—接受和储存
7.4.3 采购产品的验证		5.3.1.2 设备验收试验；5.3.2.3 试剂和耗材—验收试验
7.5 生产和服务提供	5.4 检测和校准方法及方法的确认；5.7 抽样；5.10 结果报告：5.10.1 总则；5.10.2 检测报告和校准证书；5.10.3 检测报告；5.10.4 校准证书；5.10.5 意见和解释；5.10.6 从分包方获得的检测和校准结果；5.10.7 结果的电子传送；5.10.8 报告和证书的格式；5.10.9 检测报告和校准证书的修改	5.4 检验前过程；5.5 检验过程；5.7 检验后过程；5.8 结果报告；5.9 结果发布

续表

ISO 9001：2008	ISO 17025：2005	ISO 15189：2012
7.5.1 生产和服务提供的控制		
7.5.2 生产和服务提供过程的确认	5.4.1 总则；5.4.2 方法的选择；5.4.3 实验室制定的方法；5.4.4 非标准方法；5.4.5 方法的确认；5.4.6 测量不确定度的评定；5.4.7 数据控制	5.5.1 检验程序的选择、验证和确认；5.5.1.2 检验程序验证；5.5.1.3 检验程序的确认；5.5.1.4 被测量值的测量不确定度
7.5.3 标识和可溯源性		5.4.6 样本接收
7.5.4 客户财产	5.8 检测和校准物品（样本）的处置	5.7.2 临床样本的储存、保留和处置
7.5.5 产品防护		5.10 实验室信息管理
7.6 监视和测量设备的控制	5.6 测量溯源性：5.6.1 总则；5.6.2 特定要求；5.6.2.1 校准；5.6.2.2 检测；5.6.3 参考标准和标准物质（参考物质）；5.6.3.1 参考标准；5.6.3.2 标准物质（参考物质）；5.6.3.3 期间核查；5.6.3.4 运输和储存	5.3.1.3 设备使用说明；5.3.1.4 设备校准和计量学溯源；5.3.1.5 设备维护与维修；5.3.1.6 设备不良事件报告；5.3.2.5 试剂和耗材—使用说明；5.3.2.6 试剂和耗材—不良事件报告
8 测量、分析和改进	4.14 内部审核	4.14 评估和审核
8.1 总则		4.14.1 总则
8.2 监视和测量	4.8 投诉	4.14.3 用户反馈的评审；4.14.4 员工建议；4.8 投诉的解决
8.2.1 客户满意		
8.2.2 内部审核	4.14 内部审核	4.14.5 内部审核
8.2.3 过程的监视和测量	5.9 检测和校准结果质量的保证	4.14.2 申请、程序和样本要求适宜性的定期评审；4.14.6 风险管理；4.14.7 质量指标；4.14.8 外部机构的评审；5.6 检验结果质量的保证
8.2.4 产品的监视和测量		
8.3 不合格品控制	4.9 不符合检测和（或）校准工作的控制	4.9 不符合的识别和控制
8.4 数据分析		
8.5 改进		
8.5.1 持续改进	4.10 改进	4.12 持续改进

续表

ISO 9001：2008	ISO 17025：2005	ISO 15189：2012
8.5.2 纠正措施	4.11 纠正措施：4.11.1 总则；4.11.2 原因分析；4.11.3 纠正措施的选择和实施；4.11.4 纠正措施的监控；4.11.5 附加审核	4.10 纠正措施
8.5.3 预防措施	4.12 预防措施	4.11 预防措施

48. 为什么六西格玛质量管理是"用数据说话"的精益管理理念

答：西格玛（σ）是一个希腊字母，在统计学中常用来表达数据离散程度，即标准差，是连续可计量的质量特性值。六西格玛（6σ）质量管理是一项以数据为基础，追求近乎完美的质量管理方法，通过消除变异和缺陷来实现零差错。6σ质量管理方法的重点是，将所有工作作为一种流程，采用量化方法来分析流程中影响质量因素，找出最关键改进因素，消除缺陷，提高质量和客户满意度。6σ中心思想是，如能测量一个过程中有多少缺陷，便能有系统地进行分析，着手消除和尽可能接近"零缺陷"。6σ是一种精细的质量管理理念，"用数据说话"是最突出特点，数据是测量结果，也是决策依据。"用数据说话"增加了管理科学性，以科学分析为依据，找出医疗和服务工作中存在的质量问题和缺陷，采取措施加以改进。

6σ常用统计单位为：①单位不合格数（defects per unit，DPU）：是将不合格数除以单位数，其中每个数字都从某个特定控制点而来；②百万次机会不合格数（defects per million opportunities，DPMO）：是将单位不合格数除以单位出错机会数，可用于生产、服务和一般办公室等所有部门；③均值偏移和将DPMO换算为西格玛水平。在目前科技水平下，过程均值平均有1.5σ偏移，在6σ情形下，无论是左偏或右偏1.5σ都可得到超出规范界限的部分不合格概率P为3.4DPMO，也就是说6σ换算为3.4DPMO是在有1.5σ偏移的条件下加以换算的。以此为基础，1σ质量水平换算后为697670DPMO，2σ质量水平换算后为308770DPMO，3σ质量水平换算后为66807DPMO，4σ质量水平换算后为6210DPMO，5σ质量水平换算后为233DPMO，6σ质量水平换算后为3.4DPMO，7σ质量水平换算后为0.019DPMO。

49. 为什么六西格玛质量管理可推动临床实验室全面质量管理工作

答：临床实验室检查涉及标本采集、运送、处理、分析、审核、报告等多个环节，6σ质量管理可对每个环节作出定量评价，并提供统一而简单的评价标准，便于实验室客观准确地定位自身质量水平，发现问题，制订解决方案，实现质量改进。临床实验室建设核心目标是向临床提供高质量（准确、可靠、及时）的检验报告，并得到患者和临床信赖与认可，而这一核心目标实现必然离不开全面质量管理。近年，随先进仪器普及，各种现代生物医学实验技术进步，以及人员素质不断提高，质量管理理念也在不断更新发展。6σ质量管理继承了ISO质量管理等全面质量管理体系本质，追求质量"零缺陷"，在质量管理领域掀起了一股新浪潮。已有文献报告，6σ质量管理可用于临床实验室定量检测的质控方面，如血细胞分析、临床生化分析等，并可用于评价临床实验室检验性能等。

50. 为什么六西格玛质量管理可用于临床实验室质量控制

答：目前，临床实验室质量管理大部分关注于检验中质控，而质控主要集中在 IQC 和 EQA 两方面。IQC 和 EQA 无疑是质量管理的基础，此两项指标的合格与否，提示临床实验室检验质量的高低。根据临床实验室在诊断和治疗中地位和作用，应在原有质量基础上不断改进，以使检验结果无限接近于患者病理、生理状态，达到更好地为临床诊疗服务的目的。6σ 质量管理体系是一种基于统计技术的质量改进方法和管理理念，其出发点是提高客户满意度和降低企业成本，采用科学方法，以数据为依据，以项目为驱动，实现产品和流程质量突破性改进。6σ 质量管理体系采用定义、测量、分析、改进、控制（define，measure，analyze，improve，control，DMAIC）流程保持持续改进，DMAIC 每个阶段都有具体技术和工具支撑，每阶段都集成了许多现代管理和统计方法和工具，因此从应用角度出发，6σ 管理提供了系统发现问题、分析问题、解决问题，并保持持续改进的技术路线和方法。

51. 为什么1967年美国国会通过了《临床实验室改进法案》

答：由于临床实验室肩负着为疾病诊断、治疗效果监测和疾病预后判断提供客观依据的任务，其服务质量直接涉及患者身体健康乃至生命安全。因此，对临床实验室质量和能力有着特殊要求。1960 年代，美国公众和国会就对医院实验室报告的质量提出质疑，对美国不同实验室的结果不一致产生强烈不满，为此进行了一系列讨论，最终制定了一个专门针对临床实验室的法律，即 1967 年临床实验室改进法案（Clinical Laboratory Improvement Act 1967，简称 CLIA 67），规定对跨州经营的临床实验室进行强制性认可，将现场检查法制化，采用规定的检查表，核查下列文件：①标本申请和报告合适；②申请单有所需信息；③报告保存完好并含必要信息；④能得到检验方法手册，有质控记录和仪器维护记录；⑤环境适宜，包括安全措施和预防生物危害措施；⑥检验人员资格符合要求等。检验质量一直是检验人员关注的核心，做好质量管理工作，明确基本资格要求，建立适用于不同级别临床实验室的质量管理方案。

52. 为什么1988年美国国会通过了《临床实验室改进修正案》

答：1988 年，美国国会通过了 CLIA 67 修正案《临床实验室改进修正案》（Clinical Laboratory Improvement Amendments of 88，简称 CLIA 88），并于 1992 年正式实施。CLIA 88 基于试验的复杂性将临床检验项目分为豁免试验、人工镜检试验、中度复杂试验和高度复杂试验，并对不同类型试验提出具体质控要求。美国临床实验室认可机构，如美国医疗机构评审联合委员会（The Joint Commission on Accreditation of Health Care Organization，JCAHO）、美国病理学家协会（College of American Pathologist，CAP）、美国医保与医助服务中心（Centers for Medicare and Medicaid Services，CMS）等在评审各种规模实验室时，要求实验室至少应满足 CLIA 88 要求。美国从 1992 年开始执行 CLIA 88 以来，已对其进行了 5 次修订，2003 年进行的第 5 次修订称为最终法规，即 CLIA Final Rule。在 CLIA 88 中提到了临床实验室应参加 EQA 计划，开展 IQC 和 QA 活动，对患者检验进行管理，管理人员要有明确资格和能力要求。在实施 CLIA 88 以来，通过强制性实验室认可、注册和登记，明显改善临床实验室管理，提高了检验质量。

53. 为什么在美国临床实验室广泛应用《临床实验室改进修正案》

答：临床实验室改进修正案的最独特之处在于临床实验室自建检验项目（laboratory developed tests，LDT）即使在无 FDA 批准情况下，也完全可在临床实验室内提供相应检测业务以指导临床，不仅大大加速了新技术推广，而且还能满足临床日新月异的需求。CLIA 88 着眼于政府对临床实验室质量的外部监控，是政府对临床实验室强制执行的要求。因为，CLIA 88 是美国全国范围内普遍的执法活动，所以标准要求不能太高，能为绝大多数临床实验室所接受并通过。CLIA 88 适用于所有检测人体标本的临床检验项目，但不包括药物临床试验和基础研究实验室。CLIA 88 为各种临床实验室检验设定标准，并进行认可，其目的是保证检验结果的准确、可靠和及时。因此，通过 CLIA 88 认可意味着临床实验室检验结果具备准确性、可靠性和时效性，从而为承接更多临床检验项目铺平道路，也意味着临床实验室能根据市场现实需求，快速开发 LDT，并使之在临床得到应用，给予临床指导。相比其他认可程序，CLIA 88 认可时间短，与产品或技术申请审批相比，可在较短时间内上线，提高申请单位竞争优势，这也是临床实验室倾向于申请 CLIA 认可的主要原因。

54. 为什么美国《临床实验室改进修正案》对质量保证活动更为具体化

答：质量保证的概念在 1980 年代中期被应用于医疗机构，定义为通过有计划和有系统的活动提供对正确操作过程的信心。将临床检验分为检验前、检验中和检验后三个过程。检验前过程包括检验方法选择、标本采集、标本运输和标本处理；检验过程包括检验操作、结果复核和解释；检验后过程包括结果报告、标本存储和管理。质量保证要求实验室评价整个实验效率和时效，实验室可通过拒收标本数、标本 TAT、被污染标本数、报告差错数等明确质量指标监测整个实验过程。CLIA 88 明确将 QA 活动分为 11 个部分，这些规定比较具体，实验室易于执行，也易于检查。虽美国 CLIA 88 在质量保证方面有其独特优点，但也有不足之处，如对 QI 未给予足够重视，也未提到质量管理体系等概念。

55. 为什么美国病理学家协会要推动质量改进计划

答：美国病理学家协会（CAP）是世界上最大的由专业临床检验专家和病理学家组成的联合会，始建于 1960 年初，为美国联邦政府所承认，其专业水准被国际同行所公认。CAP 认可是对临床实验室质量改进计划的一种评价模式，是一个被查科室和检查者间互相学习、互相教育的过程，其宗旨是保证检验全过程质量不断改进，并为医师和患者提供最高水准服务。目前，全球有 6000 多家临床实验室通过了 CAP 认可。通过 CAP 认可有助于提高临床实验室检验质量，确立临床实验室质量监控指标，强化内部审核和持续改进措施，加强与临床沟通，提高检验标本合格率，提高临床对实验室的满意度，缩短 TAT 等。建立一个完整的质量保证体系，不断提高质量，才能保证每份合格标本的检验结果可靠、及时和有价值，为医师和患者提供最高水准服务。只有对确定的质量目标不懈地坚持，通过系统质量管理将已知的不足通过细致观察、认真总结，提出整改措施并反复实践，才能全面持续提高管理水平。

56. 为什么美国病理学家协会质量改进计划对全面质量管理更具体化

答：CAP 认可对临床实验室各领域都有相关和完善核查条例，约 3200 多条。CAP 认可基础是首先要有一套完善的文件化管理制度，其次是需要一支管理团队，通过系统学习找出影响检验结果质量的根源。CAP 认可有 4 项核心标准：①科主任资质和日常管理、临床咨询工作；②硬件设施和安全性，有足够资源满足临床实验室日常工作，且工作场所应符合安全要求；③质量控制和质量改进，包括 IQC、EQA、仪器维护、持续改进和继续教育等方面；④自查和备查要求，定期自我评估。

CAP 认可证书有效期只有 2 年，通过认可后第 1 年自查，第 2 年现场复查。CAP 要求临床实验室每一个专业科室都应核查 9 个方面的条款：①PT；②质量管理和质量控制；③标本采集、数据处理和报告；④纯水质量和玻璃器皿洗涤；⑤方法性能评估；⑥计算机化实验室信息系统（laboratory information system，LIS）；⑦员工档案和能力评估记录；⑧空间和设施；⑨安全。CAP 认可包含临床实验室所有专业组室以及科主任领导下的所有场所。

57. 为什么美国病理学家协会质量改进计划是对临床检验全过程的质量保证

答：CAP 质量改进计划是按全面质量控制精益思想制订的计划，优化或改善目前运作系统以满足临床需求。包括：

（1）质量控制（quality control，QC）：是使检验结果有效控制在客观存在"允许误差"范围内，通过 IQC 来实现。IQC 主要通过连续观察质控结果，监测测量系统和操作过程稳定性，是对检验结果即时性评价。质控品和质控规则的选择应由不同的测量系统和项目而定。

（2）PT：每个专业科室都应参加 CAP 提供 PT 项目或参加 CAP 认可的可供选择的计划，用于评估实验室测定结果的质量。PT 是对检验结果回顾性评价，主要目的是评价和修正检验结果正确性，并与各参加单位比较结果，了解检验结果的偏移程度，是发现系统误差的重要手段之一。

（3）QA：用 QA 制度和程序来监测整个系统，保证结果报告的准确和及时，证明检验人员能力。

（4）QI：是对发现问题的解决机制，发现问题，追踪问题根源，解决问题，并采取预防措施，有助于改进日常工作。

58. 为什么国际联合委员会医院管理评审标准是"以患者为中心"标准

答：国际联合委员会（Joint Commission International，JCI）标准主要关注的是医院的医疗质量和患者安全，目的在于刺激医疗机构通过采用国际认可的标准，持续改善医疗服务质量。JCI 标准是最大限度地实现医疗服务以患者为中心，从患者利益和安全出发，对医院管理人员、医护人员、后勤保障人员提出严格要求，为患者提供完善、统一、安全的医疗服务。

以患者为中心的标准包括：国际患者安全目标（international patient safety goals，IPSG）、医疗可及性与连续性（access to care and continuity of care，ACC）、患者与家属权利（patient and family rights，PFR）、患者评估（assessment of patient，AOP）、患者治疗

（care of patients，COP）、麻醉和外科治疗（anesthesia and surgical care，ASC）、药品管理和使用（medication management and use，MMU）、患者与家属教育（patient and family education，PFE）等8个方面。

医疗机构管理标准包括：质量改进与患者安全（quality improvement and patient safety，QPS）、感染的预防与控制（prevention and control of infections，PCI）、治理、领导和管理（governance，leadership and direction，GLD）、设施管理与安全（facility management and safety，FMS）、人员资格与教育（staff qualifications and education，SQE）、信息管理（management of information，MOI）等6个方面。

实施JCI是围绕患者安全进行流程改进和优化，并将优化的流程进行标准化，针对存在的质量问题按标准进行重建的过程。

59. 为什么国际联合委员会医院管理评审标准能不断改进和提高检验质量和医疗安全

答：JCI评审标准遵循ISO 9001主要原则和流程，其理念是质量管理和持续改进，分为IPSG、管理和领导（management and leadership，MGT）、政策和程序建立和控制（development and control of policies and procedures，DCP）、资源管理和实验室环境（resource management and laboratory environment，RSM）、质控过程（quality control processes，QCP）等5大部分。其中，核心标准包括：①实验室负责人负责制订实验室计划；②书面化实验室在管理和临床服务方面责任，同时明确其他领导责任；③实验室负责人应为实验室与其他外部客户提供沟通和合作；④实验室负责人负责计划、文件化、实施和监控质量管理和改进计划；⑤应建立和维持实验室政策和程序，明确文件化过程；⑥应书面化检验程序申请；⑦应书面化描述和说明实验室现用检验方法和程序；⑧实验室应建立检验后过程的政策、程序和控制；⑨应书面化程序，明确记录贮存和维护要求，包括标本、涂片、组织和蜡块；⑩管理者应提供足够资源来支持连续的、不中断的检验操作；⑪应保存每位员工的文件化信息；⑫实验室负责人应策划基础设施，包括足够的空间、环卫设施和设备；⑬实验室负责人应确保有足够的、恰当的和可用的提供服务所需的分析、其他设备和相关物资；⑭应有计划确保实验室服务和设施安全；⑮应有库存、处理、贮存、使用危险物品和控制、处置危险废弃物的计划；⑯环境设计应安全、易用、有效和高效，并与其任务、服务和法律法规一致；⑰应建立每个检验方法的质控程序，用于检验程序数据，监测和确保测量系统稳定性。每条标准下有一条或数条衡量要素，明确评审标准的具体要求，便于执行。

60. 为什么国际联合委员会医院管理评审标准更关注床旁检验的检测质量

答：美国临床化学协会（American Association of Clinical Chemistry，AACC）在制定床旁检验（point of care testing，POCT）循证实践指南中，将POCT定义为"在患者就诊和治疗的地方，由未接受临床实验室专业训练的临床人员或患者自己进行的实验室检测活动"。POCT是在传统或中心实验室以外进行的检验活动，在医疗机构内包括急诊、监护室、门诊、病房和手术室等场所。JCI评审标准要求，对散在医院各部门的POCT活动应与临床实验室实行相同的质量管理要求。要求如下：

（1）建立全程质量管理程序，涵盖检验前、中和后各环节，明确规定POCT中对患者、操作人员安全相关内容，以及患者标本处理等。每台仪器有专人负责，按厂商要求定期进行维护保养并记录。当仪器发生故障时有专人处理。

（2）建立 POCT 设备档案，包括仪器三证、性能评估（含精密度、正确度、分析测量范围）等，同时有设备定期校准、维护保养等。

（3）建立标准操作程序（standard operating procedure，SOP），含仪器名称、型号和序列号、试剂、校准、质控、技术参数、标本要求、操作步骤、方法性能、参考区间、临床意义、注意事项和干扰因素、结果报告程序和生物安全防护等。

（4）开展 IQC，参加 EQA。

（5）操作人员为培训后具备资质的人员。

61. 为什么国际联合委员会医院管理评审标准规范了危急值管理

答：JCI 评审标准在 IPSG 的 IPSG.2.1 中明确指出，医院制定并实施相应的流程，以报告检查的危急值。检查危急结果的报告同样属于患者安全问题。诊断性检查包括但不限于实验室检查、放射检查、核医学检查、超声检查、磁共振成像检查和心脏诊断等。包括床边进行的任何诊断性检查的危急值结果，如 POCT、便携式 X 光摄片、床边超声或经食管超声心动图。若检查结果超出危急值范围，表明存在高风险或危及生命。正式报告系统可明确指出向医疗人员传达诊断性检查的危急值方式、信息记录方式和降低患者风险。医院在实施过程中，应明确各类诊断性检查危急值，并确认危急值报告者和接受者，并在患者病历中记录。通过规范化危急值管理，临床医师能及时得到准确的检验信息和数据，迅速给予患者有效治疗，患者生命就有可能得到挽救，否则就有可能危及患者生命。

（项 盈）

第三节 质量体系

62. 为什么在我国要引入质量体系概念

答：ISO 9001 对质量管理体系（quality management system，QMS）进行了定义："在质量方面指挥和控制组织的管理体系"。其中，组织是职责、权限和相互关系得到安排的一组人员及设施；体系是相互关联或相互作用的一组要素；管理体系是建立方针目标并实现这些目标的体系。质量管理体系涉及下列活动：通用管理活动、资源供给与管理活动、检验前、中和后过程、质量评估和持续改进活动。体系通常包括制定质量方针和质量目标，以及质量控制和质量改进。质量管理体系具备质量的所有特性。

对临床实验室来说，主要工作是为临床诊断和疾病治疗提供实验数据，其最终成果主要体现在检验报告上，所以，能否向临床提供高质量（准确、可靠、及时）的检验报告，得到患者和临床的信赖与认可，满足患者和临床的要求，始终是临床实验室质量管理体系的核心问题。

63. 为什么质量体系由多个方面构成

答：按 ISO 17025 对质量体系（quality system）定义，质量体系由组织结构、过程、程序和资源四部分组成。组织结构是指一个组织为行使其职能，按某种方式建立的职责权限及相互关系。过程是将输入转化为输出的一组彼此相关的资源和活动。程序是为进行某项活动所规定的途径。资源包括人员、设备、设施、资金、技术和方法。从定义可知，组织的质量管理是指挥和控制组织与管理有关的相互的协调的活动。是以质量管理体系为载体，通过建立质量方针和质量目标，并为实施规定的质量目标进行质量策划，实施质量控制和质量目标，并为实施规定的质量目标进行质量策划，实施质量控制和质量保证，开展质量改进等活动予以实现。组织在整个生产和经营过程中，需对诸如质量、计划、劳动、人事、设备、财务和环境等各方面进行有序的管理。

64. 为什么要设立质量管理体系文件

答：编制 QMS 文件是建立标准化的质量管理体系过程中的一项重要工作。质量管理体系文件是质量体系存在的基础和依据，也是体系评价、改进、持续发展的依据。

质量管理体系文件一般分为四个层次：质量方针、质量过程、质量程序、质量记录（表格、报告等）。质量方针是按规定方针和目标以及适用的国际标准描述质量管理总框架；质量过程和质量程序是描述实施质量体系要素所涉及的各部门活动的流程和具体步骤；质量记录是实施各项管理活动的证据。

65. 为什么临床实验室要建立质量管理体系

答：临床实验室质量管理体系是指挥和控制临床实验室建立质量方针和质量目标，并实现质量目标的相互关联或相互作用的一组要素。在美国、澳大利亚等发达国家往往通过立法，要求在临床实验室建立最基本的质量管理体系。ISO、WHO 等国际组织也制定了国际通用的实验室质量管理体系标准，并被各国接受和采纳。临床实验室质量管理体系建立依据应基于国家或国际标准，如 ISO 9001、ISO 17025、ISO 15189 等。对质量管理体系的理解是，将基本质量活动充分结合在一起，使人员培训、事故管理、文件控制等质量活动标准化，以有效满足政府的法律法规和认可要求，因此，在临床实验室建立质量管理体系是一个非常重要的达到良好实验室性能的方法。

66. 为什么临床实验室要设立质量方针

答：质量方针（quality policy）是由组织的最高管理者正式颁布的该组织总的质量宗旨和方向。最高管理者是指组织的最高领导层中具有指挥和控制组织的权限的一人或多人。质量方针是组织质量方向，应针对如何满足客户和其他相关方需求和期望制定组织质量方针。对临床实验室而言，"客户和其他相关方"主要指临床医师、患者、卫生保健机构、第三方支付费组织或机构和制药公司等。

正式发布的质量方针应与组织的总方针一致。质量方针内容是为本组织全体员工指明质量方向而具有实质性内容，不是用几句空洞口号或豪言壮语来表达。

质量方针应为制定质量目标提供框架，以确保围绕质量方针提出的要求确定组织的质量目标，通过全体成员努力实施质量目标，才能保证质量方针实现。

组织质量方针一般是中长期方针，应保持其内容相对稳定性，亦可根据实际情况变化进行调整或修订。

质量方针是组织活动纲领，经最高管理者批准签署发布后应公开告示全体成员、客户和其他相关方，以便取得各方面对质量方针理解、信任和支持。质量方针应形成文件，并按规定要求对质量方针实施有效贯彻和控制。

67. 为什么要在临床实验室内设立质量目标

答：质量目标（quality objectives）是在质量方面所追求的目的。质量目标通常建立在组织的质量方针的基础上。通常对组织的相关职能和层次分别规定质量目标。质量目标是组织为了实现质量方针所规定追求的事务，组织在建立方针的基础上应针对质量方针规定的方向作出承诺，确立组织的质量目标，作为组织全体员工共同努力应达到的具体要求。质量目标是实现这些意图和策略的具体要求。如某实验室质量方针为"公正、准确、高效"，质量目标为"主要数据和结论的准确率为100%，客户有效投诉率小于0.1%"。

质量目标的实现程度应是可测量的或可考核的，以便在实现质量目标的检查、评价是否达到目标时便于对比，但并不意味着应定量。

建立质量目标时要具有现实性和挑战性，以激发全体成员的积极性。目标的内容应符合质量方针所规定的框架，应符合对持续开展质量改进的承诺所提出的质量目标以及满足产品要求的内容。一个组织除有一个总目标外，下层有关部门还应根据总目标确定自己的分目标。按组织机构形式建立各部门的质量目标，目标要定量化，有目标值。

制定质量目标应依据：①国家有关政策法律法规要求，以及对国家对产品的要求和上级指令等；②通过调查预测用户对质量、品种、数量和价格要求；③国内外同行业的技术质量状况；④社会经济动向，包括能源以及其他资源状况；⑤本单位现状，包括单位长远计划、条件、现状以及上期完成计划项目的情况和存在问题等。

68. 为什么临床实验室要建立质量保证的概念

答：质量保证（QA）是实验室采取有计划和有组织的措施来确保产品、过程或服务满足所规定的质量要求。在ISO 9001中QA定义为：质量管理的一部分，致力于提供质量要求会得到满足的信任。临床实验室应建立并遵守质量保证的政策和程序，根据服务对象的要求通过所建立的质量保证政策和程序来实施一系列有计划的活动，监测和评价整个检验过程（检验前、中、后）的质量。QA是进行可靠分析的重要基础。QA与下列事项及达到水平有关，如人员培训和管理、设备维护和校准、标本采集和完整性、适当实验环境、检验报告和检验记录等。实验室质量保证计划应能评价其政策和程序有效性，识别并纠正问题，保证检验结果的准确和及时。

69. 为什么质量手册和程序文件不能掺杂编写者个人的想法

答：质量手册和程序文件是对实验室具有法规性质的应用文体，是在全面满足认可准则的基础上，管理层就质量管理体系达成的共识。因此，高层管理者对质量工作的认识和管理体系的科学构建，是文件编写工作的基础和前提。要求质量手册和程序文件不能掺杂编写者个人的意思，而应体现管理层的要求。

虽然，质量手册和程序文件编写不同于专业技术论文。要求起草人不仅对认可准则有较为全面、准确和深刻理解，对实验室现状有正确、真实的认识，对高层管理者的意图能充分领会，而且还具驾驭文字能力，掌握文件编写技巧。只有具备了以上条件，起草人才能编写出好的质量管理体系文件。

70. 为什么临床实验室的组织结构要由不同部分组成

答：实验室的组织结构分为内部结构和外部结构。临床实验室或其所在组织应有明确法律地位，实验室应梳理内部各部门之间关系。如实验室由若干个专业实验室构成，各专业实验室负责各自专业领域检验，各专业实验室又可设若干工作小组，从事专门的检验工作。根据需要可设立技术管理层和质量管理层，技术管理层和质量管理层既保持协调统一关系，又服从于实验室负责人领导。临床实验室组织结构一般用结构图，并辅以文字说明来描述。组织结构无固定模式，应有利于工作和提高质量为前提。

实验室外部结构是为了明确实验室与外部关系，如与医院所属其他实验室和研究室关系，与医院人事、财务、器材等部门关系。这种关系也可用结构图来描述。临床实验室还可能与其他机构发生关系，如各省市临床检验中心、学术团体质量管理中心、计量部门等，如与这些机构发生关系，就应对这种关系进行明确规定。

71. 为什么要确保临床实验室的质量体系有效运行

答：质量管理体系运行的准则是建立质量管理体系所依据的国际或国家标准。当然在质量体系运行过程中，有时需随时根据具体情况对文件进行修改，特别是在质量管理体系运行初期。质量管理体系运行的第一步是质量管理层对所有成员进行质量体系宣贯，要注意以下几点：首先，要充分注意实验室具体情况；其次，运行过程中要准确及时地收集反馈信息；再次，运行过程中要注意协调各方面、各部门工作；最后，要加强监督。质量管理体系运行一段时间后，要及时进行内审、检验程序评审，并采取纠正和预防措施，使质量体系能成功运作。

72. 为什么质量管理体系要持续改进

答：依国家、国际标准建立质量管理体系是实验室提高管理水平的一种有效途径，但仅建立质量管理体系是不够的，还要保证有效运行和持续改进。实验室质量改进是质量管理的一部分，通过一系列活动，使实验室满足各方（包括医师、患者、实验室本身等）在质量方面的要求。质量管理体系是动态发展的，在发展过程中，不可能只进行一次质量改进，应不断持续改进。持续改进是质量管理的原则（以顾客为关注焦点，领导作用，全员积极参与，过程方法，改进，循证决策，关系管理）之一。

持续改进总体业绩是组织的一个永恒目标。在 ISO 15189 条款中也体现了"持续改进"原则：

（1）在"组织和管理责任"中要求：4.1.2.1 管理承诺：实验室管理层应通过以下活动提供建立和实施质量管理体系的承诺的证据，并持续改进其有效性；4.1.2.3 质量方针：包含对良好职业行为、检验适合于预期目的、符合本准则的要求以及实验室服务质量的持续改进的承诺。要求管理者不仅要遵循准则，还要从持续改进的角度来理解、运行管理体系，并作出承诺。

（2）在"质量管理体系"中要求：4.2.1 总则：实验室应按照本准则的要求，建立、文件化、实施并维持质量管理体系并持续改进其有效性；实施必要措施以达到这些过程的预期结果并持续改进。

（3）在"持续改进"中要求：4.12 持续改进：实验室应通过实施管理评审，将实验室在评估活动、纠正措施和预防措施中显示出的实际表现与其质量方针和质量目标中规定的预期进行比较，以持续改进质量管理体系（包括检验前、检验中和检验后过程）的有效性。改进活动应优先针对风险评估中得出的高风险事项。适用时，应制定、文件化并实施改进措施方案；应通过针对性评审或审核相关范围的方式确定采取措施的有效性；实验室管理层应确保实验室参加覆盖患者医疗的相关范围及医疗结果的持续改进活动。如持续改进方案识别出了持续改进机会，则不管其出现在何处，实验室管理层均应着手解决。实验室管理层应就改进计划和相关目标与员工进行沟通。其内容对应于 ISO 9001 的 8.5 条，是对持续改进的基础的阐释。

（4）在评估和审核中要求：4.14.1 总则：持续改进质量管理体系的有效性。可认为是"持续改进"的延续。

（5）在管理评审中要求：4.15.2 评审输入：持续改进的结果，包括纠正措施和预防措施现状。实际上，采取预防措施是实现管理体系持续改进的方式之一，因此，也可认为是"持续改进"的延续。

73. 为什么临床实验室要做"内部审核"

答：内部审核对质量管理体系的改进和服务质量的提高都有重要的作用。内审依据一般包括实验室质量管理体系文件、认可准则、应用说明以及其他认可要求等。实验室也可根据审核目的不同来决定审核依据。管理者应认真研究如何建立内审组织机构，确定其职责和制定工作方针。其中，最重要的是任命负责内审的管理者代表或内审组组长。内审组组长负责组建内审小组，建立内审组织和程序，培训人员，制订计划，实施内审和审批内审报告。内审需一批合格、称职的审核员，因此培训审核员是一项重要工作。内审员应有一定的数量，足以应付例行的、特殊的内审任务，还要尽量保证其独立于被审核的部门和活动，即内审员应与受审部门和活动无责任关系，以确保内审的独立性和公正性。

74. 为什么临床实验室要进行管理评审

答：管理评审是一项重要质量活动，是实验室最高层对质量体系全面检查。ISO 9001 对管理评审进行了定义："由最高管理者就质量方针和目标，对质量体系的现状和适应性进行的正式评价"。与内审不同，管理评审是针对实验室质量管理体系及实验室全部医疗服务（包括检验及咨询工作）而言的，而内审是针对实验室整个质量管理体系而言，内审结果是管理评审内容之一。ISO 9001、ISO 15189 等标准都要求实验室建立内审书面程序，但对管理评审却不作要求，因为管理评审可能涉及质量体系以外内容。

临床实验室管理评审输入的信息应包含：①对申请、程序、标本要求适宜性定期评审；②用户反馈评审；③员工建议评审；④内部审核评审；⑤风险管理评审；⑥质量指标评审；⑦外部机构评审；⑧参加实验室间比对计划结果评审；⑨投诉监控和解决评审；⑩供应商表现评审；⑪不符合识别和控制评审；⑫持续改进结果评审，含纠正措施和预防措施现状；⑬前期管理评审后续措施评审；⑭可能影响质量管理体系工作量、范围、员工、检验场所改变评审；⑮改进建议评审，含技术要求。管理评审的输入可按需删减，但应有充分的理由。

管理评审涉及的议题可能很大，也可能十分具体，对什么样的问题作出决策，不同的管理者会有所不同，但细节问题、不涉及全局问题，可在平时解决，不一定要到管理评审时才提出和解决。全局性的、涉及资源调配的、具有普遍意义的、需有关各方深入研讨获得最佳解决方案的，是管理评审重点议题。对内审导致的纠正或预防措施验证效果不满意的，也可提交管理评审。为此，有关部门需收集大量信息，作出初步分析和判断，在此基础上形成书面材料提交管理评审决策。因此，管理评审输出包含质量管理体系及其过程有效性的改进、用户服务的改进和资源需求等相关管理评审决议和措施。

75. 为什么要在质量体系建立时进行策划和准备，并遵循"计划-执行-检查-处理"程序

答：质量管理体系策划与准备是成功建立质量管理体系关键，尤其在我国现阶段，质量管理体系对大多数临床实验室来说是新生事物，从管理层到一般检验人员对质量管理体系概念、依据、方法，甚至目的都缺乏了解，更无建立质量管理体系经验，所以质量管理体系建立过程中的策划与准备就显得尤为重要。首先要对全体人员进行教育培训、制定质量管理体系方针和目标。此外，要对实验室现状进行调查和分析，目的是为了合理地选择质量管理体系要素。

质量管理工作程序是基于一套科学的、合乎认识论的办事程序，即 PDCA 循环法，PDCA 是英文计划（plan）、执行（do）、检查（check）和处理（action）几个词的首字母，反映了质量管理应遵循的 4 个阶段。

P 阶段是要适应客户要求，并以取得经济效益为目标，通过调查、设计、试运行，制定技术经济指标、质量目标，以及达到这些目标的具体措施和方法，这是计划阶段；D 阶段是按所制定的计划和措施去实施，这是执行阶段；C 阶段是对照计划，检查执行的情况和效果，及时发现和总结计划实施过程中经验和问题，这是检查阶段；A 阶段是根据检查的结果采取措施，巩固成绩，吸取教训，以利再干，这是总结处理阶段。

质量管理工作程序可分为以下几步：①调查研究，分析现状，找出存在质量问题；②根据存在问题，分析产生质量问题各种影响因素，并对这些因素逐个加以分析；③找出影响质量主要因素，并从主要影响因素着手解决质量问题；④针对影响质量主要因素，制订计划和活动措施。计划和措施应尽量做到明确具体；⑤按既定计划执行；⑥根据计划要求，检查实际执行情况；⑦根据检查结果进行总结，把成功经验和失败教训总结出来，对原有制度、标准进行修正，巩固已取得成绩，同时防止重蹈覆辙；⑧提出这次循环尚未解决的遗留问题，并将其转到下次 PDCA 循环中去。以上第 1~4 步为 P 阶段，第 5 步为 D 阶段，第 6 步为 C 阶段，第 7~8 步为 A 阶段。

4 阶段要周而复始地循环，而每次循环都有新的内容和目标，因而就会前进一步，解决一批问题，质量水平就会有新的提高。推动 PDCA 循环的关键在于 A 阶段，A 阶段就是总结经验，肯定成绩，纠正错误，提出新的问题以利再干。未将成功经验和失败教训纳入有关标准、制度和规定中，就不能巩固成绩，吸取教训，也就不能防止同类问题的再次发生。

76. 为什么各层次质量管理体系文件既存在区别又存在联系

答：质量手册的核心是质量方针和目标，组织架构及质量体系要素描述。

质量管理体系程序文件是对完成各项质量活动的方法所作规定，其含义理解：①对影响质量活动进行全面策划和管理，规定对象是"影响质量的活动"；②含质量体系一个逻辑上独立部分；③不包括纯技术性细节，这些细节应在作业指导书中加以规定；④不是工作程序文件，是管理程序文件。

作业指导书是某项工作的具体操作程序的指导文件，也就是临床实验室常用的"操作手册""操作规程"或"操作程序"。临床实验室作业指导书大致分为四类：方法类、设备类、标本类、数据类。依据认可标准，临床实验室还应制备原始标本采集手册，对与原始标本采集有关患者准备、申请者指导、申请单填写、采集方法及注意事项、原始标本保存等一系列内容进行详细确定。

记录文件是阐明所取得的结果或提供所完成活动证据文件，具有可追溯性，是表达实验室活动和结果已发生效果的证据文件。

77. 为什么临床和实验室标准协会将质量体系列在《质量阶段层次表》中第三阶段

答：临床和实验室标准协会（Clinical and Laboratory Standards Institute，CLSI），即原美国临床实验室标准委员会（National Committee for Clinical Laboratory Standards，NCCLS）曾制定一个名为"医疗的质量体系模式"文件，将质量分为5个阶段，其中，第一阶段为质量控制，即满足质量要求和符合规章作业技术；第二阶段为质量保证，即提供信任，表明组织能满足质量要求的有计划、系统的活动；第三阶段为质量管理体系，为达到质量目的全面和协调的工作；第四阶段为质量成本管理，包括质量体系、质量保证和质量控制，包括经济方面"质量成本"；第五阶段为全面质量管理，以质量为中心，通过让客户满意达到长期成功管理途径。其中，质量体系是将必要的质量活动结合在一起，以符合实验室认可要求。必要的质量活动包括人员培训、检验过程改良、文件控制，所有实验室操作都应标准化并被检验人员所了解。

78. 为什么国际联合委员会医院管理标准下组织构架有利于服务质量提高

答：组织是有意识地协调两个或两个以上人的活动或力量的协作系统。建立组织架构，将利用完成临床实验室质量管理项目，以便完成计划目标。通过建立组织构架，合理配置实验室内部的人、财、物等资源，妥当划分工作范围，高效利用现有资源，努力实现既定目标。

临床实验室组织结构为金字塔形，通常以组织框架图来表示，明确实验室内部上下级关系，专业组间以及检验人员间关系。管理者应投入一定精力建立和维持这种层次关系，维护这种层次关系主要通过制定实验室规章制度、工作流程、程序文件来实现。在进行组织活动时，规范化执行流程。组织架构要求是：①目标明确原则，每个岗位都有明确的工作目标和任务，这些岗位应与实验室总体目标保持一致；②权威原则，应明确界定每岗位权限范围和内容；③责任原则，每一检验人员都应对其行为负责，责任应与工作权限相对应；④分等原则，每一检验人员都应清楚其在实验室组织结构中所处位置；⑤命令唯一性原则，每位员工应只有一个上级，不宜实行多重领导；⑥协调性原则，实验室活动或工作应很好结合，不应发生冲突或失调。

79. 为什么国际联合委员会医院管理标准从医疗流程上关注检测质量和安全

答：JCI标准与实验室检测质量和安全相关条款有：①ACC.2设立和实施保证服务连续性程序，保证医疗服务协调一致；②AOP.5医疗服务符合地方、国家标准、法律法规要求，并满足患者需求；③AOP.5.1临床检验服务可依赖其他受委托实验室以满足需求；④AOP.5.2有完善的实验室安全方案，执行并有记录；⑤AOP.5.3人员具备完成实验和解释结果资质；⑥AOP.5.4患者在规定时间内得到结果；⑦AOP.5.5所有设备要进行常规检查、维护和校准，并有记录；⑧AOP.5.8使用确定参考区间解释和报告检验结果；⑨AOP.5.10有质控程序，执行并记录；⑩COP.2.3已完成临床操作要记入病历；⑪COP.5.3有指导血液及血制品处理、应用、管理制度和程序；⑫QPS.3.2有实验室安全和质控监测指标；⑬QPS.3.6有应用血液及血制品监测指标；⑭GLD.5.1科主任要以书面形式确定本部门提供的服务；⑮GLD.5.1.1提供服务在部门内和部门间要保证协调一致；⑯GLD.5.4科主任应对部门所有员工提供业务培训，以保证圆满履行各自职责。各标准下均有一个或数个可测量要素，明确标准具体要求，便于执行。

80. 为什么国际联合委员会医院管理标准强调负责人员的资质

答：临床质量管理活动出色，临床治疗、患者治疗结果和医院总体管理才会表现卓越。卓越表现需具有资质个人的明确领导。在规模较大的科室或服务部门，可能会有多位领导。此时，需对每个角色职责进行书面定义。在JCI标准GLD章节的医院科室和服务部门管理章节GLD.9指出，医院各科室或服务部门由一个或多个具有与所提供服务相匹配的资历、教育背景和经验资质的个人进行管理。AOP.5.1指出，临床实验室服务由拥有相关记录培训、专业知识和工作经验具有资格的人员进行指导，并符合适用法律法规；此人员负有对实验室设施和实验室提供服务以及在实验室外进行测试的专业责任，如床旁检验。对实验室外服务监督责任包括确保一致的医院政策和实践，如培训和供应管理。当此人员提供临床会诊或医疗意见时，则应是内科医师，最好是病理学家。专业和附属专业实验室服务应在有相应资格人员指导下进行。实验室领导职责包括制定、执行、维护政策和程序，管理监督，维护必要的质控程序，对实验室服务外部资源提出建议，监测和审查所有实验室服务。

81. 为什么国际联合委员会医院管理标准要求拟定人员配置计划

答：JCI标准SQE.6和SQE.6.1明确指出，适当而充足的员工配置不但对患者医疗至关重要，而且对医院可能参加的所有教学和研究活动也至关重要。员工计划应由部门/服务负责人制定，计划流程采用公认方法判定员工配置水平。如使用患者病情评价系统（patient acuity system）确定一间10张病床儿科重症监护病房需配置多少名有儿科重症监护经验护士。应有针对个人职位或类似职位类别所需教育、技能、知识和任何其他要求；医院部门/服务负责人应根据当地法律、法规制定关于员工配置书面计划，使用员工配置方法在计划中规定员工数量、类型和所需资质，此计划应对员工任命和再任命作出规定，持续监控员工配置计划有效性，必要时对计划进行修订和更新，由部门/

服务负责人共同协调。

82. 为什么国际联合委员会医院管理标准强调第三方实验室监管

答：JCI标准指出，应拥有并遵循实验室服务的质量控制程序，并进行相应记录。精心设计质控系统对提供一流临床实验室服务至关重要。质控程序包括验证所用检验方法，以确保正确度、精密度和可报告范围；由具有资质的检验人员执行结果的日常监督；试剂检测；确定缺陷后快速纠正措施；结果和纠正措施记录。开展PT就是与采用相同方法的其他实验室相比，评价检验结果的准确性，识别IQC未识别性能问题。因此，对未开展PT项目，实验室可和其他组织的实验室交换实验标本以执行同行比较测试。实验室应参与所有专科实验室服务和PT或替代方案，根据法律、法规要求，对每个专业、附属专业、分析物或检验，实验室PT结果应达到符合要求性能标准，实验室应保留其参加PT记录。

83. 为什么国际联合委员会医院管理标准强调感染控制项目合规性

答：JCI标准PCI.1指出，医院感染预防和控制目的是在患者、员工、医务人员、合同工、志愿者、学生和探视者之间，识别并降低可获得和传播感染的风险。感染风险和控制项目可因医院而异，具体取决于院临床活动和服务、所服务患者群体、地理位置、患者数量和员工数。因此，对感染预防和控制项目监督应符合医院规模、活动复杂性、风险水平以及项目范围。由一人或多人（无论是全职还是兼职）负责监督，并将其作为已分配职责或工作描述一部分。PCI.5医院制定并实施全面项目，以求降低患者和医务人员中医疗相关感染风险。为使感染预防和控制项目卓有成效，其覆盖面应广泛，同时，包含患者治疗和员工健康。根据医院规模、地理位置、服务和患者，项目还需涵盖医院所有层面各种策略。

84. 为什么国际联合委员会医院管理标准强调运用数据进行质量体系评估

答：JCI评审标准的QPS章节支持医院依据已确定优先级别的数据收集和分析，以改进质量。其中，对院内警讯事件、不良事件、近差错事件数据收集和分析，以及应对措施。QPS.3明确质量和患者安全项目采用先进科学和其他信息，以支持患者治疗、医学专业教育、临床研究及管理。此类信息包括科学和管理文献、临床实践指南、研究结果和教育方法。互联网、图书馆印刷材料、在线搜索资料和个人材料都是最新信息宝贵来源。衡量数据分析和验证QPS.4提出收集和分析综合数据，从而为患者治疗和医院管理提供支持。综合数据是医院长期状况提供简要说明，并比较医院与其他医疗机构绩效。数据还包括风险管理、公共设施系统管理、感染预防及控制、效用评估等综合数据。外部数据库，医院可将自身与当地、全国和国际上其他类似医院进行比较，识别改进机会有效手段。适当时，应在检验过程中使用统计工具和技术。数据分析支持内部各时期比较，包括与类似医疗机构数据库比较，与最佳实践比较，与客观科学专业来源比较，并进行数据验证和分析、实施改进措施，评估改进活动，从而达到持续改进的目的。

85. 为什么美国病理学家协会质量体系成为公认临床实验室质量管理体系

答：美国病理学家协会实验室认可计划（College of American Pathologists Laboratory Accreditation Program，CAP-LAP）是世界上最大的由专业临床检验专家和病理学家组成的联合会，为美国政府所认可，其认可水准是公认的临床实验室质量保证领导者和权威。CAP 认可是对临床实验室全程质量改进计划的一种评价模式，是一个被查科室和检查者之间互相学习、互相教育过程，宗旨是保证检验全程质量的不断改进，并为医师和患者提供最高服务水准。认可标准把临床实验室全面质量管理条理化、具体化。CAP 在美国医疗机构管理中对临床实验室管理体系制定了严格标准。了解和熟悉有关临床实验室全面质量管理标准是有效从事实验室工作和管理所必需的，也是检验人员应当了解的重要内容。目前，全球有 6000 多家临床实验室通过了 CAP 认可。

86. 为什么美国病理学家协会能力验证试验可提高临床实验室检验质量

答：作为一个外部质量控制指标，开展 EQA 有其必要性，CAP 能提供 250 多项 EQA 试验，用来评估临床实验室状态和医疗服务改进情况。PT 参与者检测未知标本，测定结果与同组结果比较，以 CLIA 88 检验项目总允许误差作为 EQA 评分标准。同时，也提供参加实验室评价报告和所有参加实验室总结报告。参加者可通过评价报告，了解本实验室与同一测量系统或同一方法组差异，同时通过完整总结报告，了解本实验室与其他测量系统或方法组差异，以上两种报告为参加者提供大量继续教育信息。EQA 是对实验操作和实验方法回顾性评价，质控小结是对质控整体回顾和分析。因此，临床实验室应充分利用质控小结来分析本检验结果。在质评小结中，CAP 会详细列举每个厂商各质评标本靶值、标准差和偏移。参加实验室通过研究 CAP 质评小结发现实验室 EQA 结果 CV 趋势。通过总结历年参加 EQA 结果，能判断实验室检测能力，及时了解存在问题并采取相应纠正措施，持续改进标准操作程序，培训相关检验人员，做好仪器校准、维护和保养工作，并记录，保证检验结果更准确、更可靠、更好满足临床需求。

87. 为什么国际上有很多临床实验室参加美国病理学家协会能力验证活动

答：CAP 依据 CLSI 业务标准和操作指南，和 CLIA 88 对临床实验室各学科所有方面制定详细检查表，通过严格要求来确保实验室符合质量标准，改进实验室实际工作。同时，参加 CAP PT 能及时了解实验方法整体发展趋势，使实验室能紧跟专业发展前沿。如国内大多数医院 HIV 抗体检测用 ELISA 法，卫生部临床检验中心质评工作也以 ELISA 法为主，但通过 CAP 质评小结发现，国外大多数用户已采用化学发光法，所以在了解整体实验方法趋势后，将 HIV 检验方法更改为化学发光法，以提高检测质量。参加 CAP PT 活动还有诸多益处，如能强化和完善质控和质量保证体系，促进检验结果国际认可，表明实验室在管理和技术上已与国外实验室处于相同水平，EQA 目的是为了实现各实验室间检验结果准确性和可比性，这也是检验结果互认基础，提高检验品牌影响力，承接更多国际研发合同和增加经济效益等。

88. 为什么美国病理学家协会质量体系同样强调过程管理

答：CAP 宗旨是保证检验全程质量不断改进，并为医师和患者提供最高水准服务。

CAP 认可内容有 3 个基本文件，即实验室认可标准、检查细则和检查者总结报告（inspector's summation report，ISR）。CAP 认可计划检查实验室检验前、检验中和检验后涉及质量管理的各个方面，包括质控、检验方法性能特征、试剂和耗材、设备、标本处理、结果报告、IQC 和 EQA，人员能力要求、安全、文件管理、计算机服务和信息系统管理等方面。CAP 对分析性能要求并不是孤立的，而是建立在完整检验过程的质量保证体系下。如检验前过程是医师开检验申请单、患者准备、标本采集、标本运输、标本接收和准备等各关键步骤，依据评估结果，回顾性检验过程中存在的缺陷，采取纠正措施，查找原因，解决问题，达到质量改进。

89. 为什么美国病理学家协会对员工管理更具系统性、针对性和实效性

答：CAP-LAP 员工管理核心是员工岗位能力培训与评估。员工管理方面应建立人事制度和教育制度。明确员工岗位职责，岗位能力培训与评估等内容。岗位设置上，以科主任为核心；岗位职责上，明确各岗位对学历、工作经历、身体素质、职业道德（医德医风、服务态度、组织纪律和工作态度）等方面要求，明确具体事项。根据员工岗位能力培训与评估规定，具备岗位能力是员工正确执行各项检验工作基础，应在岗位能力培训后适时评估，并及时纠正。建立员工档案，呈现完整的员工培训与评估过程，员工档案能反映每位员工培训与评估内容，每年更新。员工档案常包括：①岗位职责；②业务培训；③能力评估；④绩效考核；⑤健康记录；⑥学历和工作经验等内容。

90. 为什么世界卫生组织要提供临床实验室质量管理体系手册

答：WHO 提供临床实验室质量管理体系手册就是指导各国临床实验室建立自己的质量管理体系。质量管理体系定义为实施质量管理所需的组织结构、程序、过程和资源，彼此间是相对独立的，但又有互相依存的内在联系。因此，能向临床提供高质量的检验报告和信息，满足临床工作和患者要求，得到临床医师和患者信赖与认可，是临床实验室质量管理体系建设的核心。临床实验室作为检验学科发展的载体，应在知识结构、人才构架、学科发展方向、质量管理等方面作出相应调整，以展现学科发展作用，并最终推动学科长足发展。为实现这一目标，在具有扎实的基本理论与操作技能的同时，应加强临床实验室全面质量管理工作。临床实验室要向临床诊疗提供稳定、可靠的检验结果，应建立一个全面的质量管理体系，该体系是保证检验质量的核心。

91. 为什么世界卫生组织质量管理体系要由 12 个要素组成

答：WHO 实验室质量管理体系手册（2011 年）是基于 ISO 15189 和 CLSI 相关文件、适用于各国临床实验室参考的权威文件，其质量体系由 12 个要素组成。此 12 个要素是：组织（organization）、人员（personnel）、设备（equipment）、采购和库存（purchasing and inventory）、过程控制（process control）、信息管理（information management）、文件和记录（documents and records）、事件管理（occurrence management）、评估（assessment）、过程改进（process improvement）、客户服务（customer service）和设施和安全（facilities and safety）。

组织作为第一因素，明确职责权限及其相互关系，以实现质量方针、目标，内涵是实

验室员工在职、责、权方面结构体系，建立集中统一、步调一致、协调配合管理结构。衡量一个实验室资源保障，主要反映在是否具有满足检验工作所需人员、设备（含各类试剂）、设施和安全、信息、技术和方法等，是保证具有出高质量检验报告必要条件。而资源有效管理和应用，由若干检验过程或相关过程构成，包括采购和库存、信息管理、事件管理、评估等，故需进行过程控制，并书面化过程及其相关资源和方法，记录执行情况。必要时，进行过程改进。实验室为了保证最终产品（检验报告）满足用户的质量要求，把实验室质量管理要素整体优化，构成实施实验室质量管理的质量体系，以确保客户服务质量。

（项盈　赵霞）

第四节　人员管理

92. 理想的临床实验室由哪些人员组成

答：从技术人员方面讲，临床实验室主体是检验人员，主要有主任技师、副主任技师、主管技师、技师和技士等；另外，还有一定量的检验医师和护士（师）。检验医师主要职责是参与确定开展检验项目和组合检验项目，联系临床，参与会诊，解释结果等；护士主要工作有静脉采血、标本采集和报告查询等。护士工作也可由检验人员来完成。除上述技术人员外，临床实验室还要有一些管理人员，包括实验室主任、技术主管和质量主管等。

93. 临床实验室人员培训有哪些类型

答：人员培训涉及多方面，包括质量保证和质量管理方面专门培训、所分派的工作过程和程序、实验室信息系统、实验室生物安全和伦理行为等。同时，应做好详细完善培训记录，包括培训时间、地点、内容、参加培训人员、培训后考核和验证等。针对不同层次检验人员应制定教育、培训和技能目标，确定培训需求和提供人员培训与考核政策和程序。实验室制定每月业务学习制度，安排技术骨干对检验人员、新职工、轮岗人员、进修实习人员进行专业理论和实践技能培训。实验室建立有针对性控制和防范措施，训练检验人员学会识别各项风险，预防职业暴露等事故发生及防止事故后果恶化技能。

94. 为什么临床实验室要建立人员技术档案

答：人员技术档案不等于人事档案，后者由医院人事部门保管，反映该员工全面情况，而人员技术档案反映一个人的专业能力，是岗位安排、岗位培训、绩效考核，甚至是技术资格晋升依据。ISO 15189指出"实验室管理层应保持所有人员教育和专业资质、培训和经历以及能力的相关记录"，这就是对人员技术档案的要求，因此，实验室应建立全部员工档案，实行"一人一档"，实施动态管理。

人员技术档案内容应包括：相关教育背景、专业资格、专业培训、工作经历、工作能力及成果等记录，并有相应证书、证明文件及执照。档案中还应有健康状况记录，如既往史、诊治情况、家族史、现病史、体检结果等，应有职业危害记录及免疫接种情况等。个人档案具有保密性，未经授权，不得随意查看。

95. 为什么质量手册中要有实验室各类人员的授权

答：授权是组织涉及的基本原则之一，有的实验室在质量手册中明确了所有授权行为的授权内容和授权对象。这样，一旦发生了变化，虽然质量管理体系并无改变，质量手册却要更改。

作为实验室关键人员，可在质量手册中给出报告授权签字人及其签发范围。如授权签字人可签发报告的项目很多，又能用专业名称来覆盖，可不必逐一列举项目名称，只需注明专业范围或领域。报告签发以外的授权，一般可采用授权书的形式来明确。

实验室可对各类授权人员的手签笔迹进行备案。有的实验室在新建立质量管理体系时，为使实验室全体员工，尤其是被授权人员清楚在新体系中地位，将实验室所有授权情况在质量手册中给出。

96. 为什么要对临床实验室特定岗位进行授权

答：临床实验室岗位授权应明确几点要求：①确定被授权人；②所授职权范围、任务、责任、要求和权力；③向被授权人提供履行职责时所必需资源。如实验室负责人应根据实验室实际运行需求，确定技术负责人、质量负责人人选，并明确其职责范围，任务一旦确定，应授予相应权力，如决定权、指挥权、监管权等，并要求员工应服从。

通常，临床实验室会根据工作需求，组织和规划各种职权部门和相应岗位，对所有人员岗位进行描述，包括职责、权限和任务，同时要求确定每个岗位人员资质，并形成文件，该资质应反映教育、培训、经历和所需技能证明，并与所承担工作相适应。实验室管理层应授权允许具备相应知识和技能的人员操作。对实验室负责人来说，应具有相应的资格，包括技术职称、检验专业背景或相关专业背景经医学检验培训，以及若干年临床工作经验等。实验室特定工作和特殊岗位，如 PCR、HIV 抗体初筛、产前筛查，或操作特殊类型设备，需特殊知识和特定技能，检验人员应取得相应上岗证。

97. 哪些检验报告的签发对检验人员有特定的要求

答：对检验结果作出专业判断的检验人员，如分子诊断检验报告签发者、实验室专门向临床部门和患者提供解释和咨询人员等，应具备适当理论知识和实践背景，并有近期从事相关工作经验。如国家、地区法规对此类人员的执业有特殊规定都应遵守。

98. 为什么应注意临床实验室人力资源设置的各种问题

答：人力资源配置是根据经济和社会发展客观要求，科学合理地分配人力资源，使其实现与生产资料合理结合，充分发挥人力资源作用过程。当今检验医学人力资源科学设置应注意以下几个问题：①与临床服务相适应，从"医学检验"到"检验医学"转变，要求临床实验室工作除保证及时、准确发出检验报告外，还应更多地参与临床工作。如何根据能力和学历将不同素质人员安排在合理岗位上，各尽其才，充分发挥自己才能，是当今临床实验室人力资源急需解决问题；②与医、教、研三方面相适应，合理处理临床实验室医、教、研关系是临床实验室持续发展的重要因素之一；③有称职管理人才，现代实验室管理很重要的内容是实验室管理层、技术层及相关岗位设立。

99. 什么是二、三级医院临床实验室工作人员的三级管理

答：检验人员一般实行三级管理，即主（副主）任技（医）师、主管技（主治医）师，技（医）师或技士等等级，各级行使相应岗位职责。实行等级管理应根据医院规范、实验室大小、承担任务、技术人员素质而定。一般在三级医院、较大二级医院实行三级管理，较小医院实行二级管理。

100. 为什么临床实验室人员培训有多种类型

答：依据培训与岗位关系，培训类型分为：①岗前培训：岗前培训分为新录用人员上岗前和本科室人员从事新岗位培训两种。新录用人员上岗前培训，其内容涉及医院和科室基本情况介绍、岗位规范学习、从业要求等；老员工到新技术岗位时也要进行培训，其内容包括实验方法学、质量控制措施、影响检验结果各种因素及临床价值等；②在岗培训：又称不脱产培训，即边工作、边学习；③脱产培训：包括外派进修学习、参加脱产学习培训班、保留公职参加学历教育等。此外，还包括转岗培训、待岗培训等。

101. 为什么临床实验室人员培训方式分为内部培训和外部培训两大类

答：临床实验室人员培训方式分为：①内部培训：指在院内进行的培训，如住院医师规范化培训、院内各科室学术讲座、科内各种新技术培训等。内部培训是培训的最主要途径，优点是培训面可大可小，视对象和条件可灵活掌握，具有投入少、简便易行、方便管理特点；②外部培训：一般是安排人员到外单位学习，由本院支付培训费，或由医院与学习者个人共同支付费用，或相关单位、组织赞助经费，派出学习是一种组织行为，培训结束后，被培训者应返回本单位工作。

102. 为什么要进行员工绩效考评

答：绩效考核是一种正式的员工评估制度，通过系统方法、原理来评定和测量员工在职工作行为和工作效果。绩效考核是实验室管理者与员工之间的一项管理沟通活动。绩效考核结果可直接影响到薪酬调整、奖金发放及职务升降等员工诸多切身利益。绩效考核作用众所周知，绩效考核最终目标是改善员工工作表现，以达到实验室运营目的，提高员工满意度和未来成就感。因此，绩效考核最显而易见的用途是为员工工作调整、职务变更提供依据。在实际工作中，通过绩效考核还可让员工明白实验室对自己评价、自己优势、不足和努力方向，这对员工改进自己工作有很大好处。另外，绩效考核还可为管理者和员工之间建立起一个正式沟通桥梁，促进管理者和员工理解和协作。

103. 为什么员工管理有多个绩效考评方法

答：绩效考评方法有：①等级评估法，是一种常用方法。根据工作分析，将被考评岗位工作分为相互独立的几个模块，考评人根据被考评人实际工作表现，对每个模块进行评估，总成绩为该员工考评成绩；②目标考评法，是根据被考评人完成工作目标情况进行考核的方式；③序列比较法，是对相同职务员工进行考核的方法，将相同职务所有员工在同一考评模块中进行比较，根据工作状况排列顺序，最后将每位员工几个模块排序数字相加，得到考评结果。

104. 为什么临床实验室要进行人力资源的整合

答：所谓人力资源整合是通过测试、评估、培训等一系列手段，对现存人力资源进行结构优化、重组，以挖掘潜能的系统工程。为人力资源问题提供一个新的解决方案。人力资源整合的对象是人，主要有两大方面内容：

（1）开发：人力资源所包含内容广泛，概括地说是要科学合理、充分自由地发展和利用人力资源。通过投资、培训、使用、激励等一系列手段，对人力资源进行规划、组织、指导，其目的在于人尽其才、人尽其能。

（2）调配：着重解决的问题是人力资源科学的、合理的配置。一个成功的实验室并不要求每个个体应是全才，但通过制度整合、文化整合、结构优化，使每个个体都能发挥最大能量；通过知识共享、技能共享、经验共享，取长补短，相互竞争，共同完成所在团队既定目标。

105. 为什么临床实验室要设立专业组长

答：临床实验室是集物理、化学、生物、生理、基础医学及临床医学等多学科为一体的学科，涉及血液学、体液学、生物化学、微生物学、免疫学和分子生物学检验等多个专业。检验技术简繁不一，所需知识程度和理论基础也不同。所以，需各专业有一个在理论和操作上都能把关的负责人进行最终报告审核。各专业组是完成日常工作的基本单位，专业组长由实验室负责人指定，并对其负责，具体职能包括本专业组日常管理工作（含行政管理）；组织本专业组检验工作；监督和指导本专业组人员按操作规程操作，保证在规定时间内完成检验任务；对本专业组员工遵守相关规章制度等有监督检查责任。

106. 为什么临床实验室要对员工进行激励和思想素质培训

答：这是调动员工积极性、是否"以人为本"首要问题之一，如何通过激励机制，最大限度地发挥员工潜能是值得进一步探讨的管理艺术。目前，行之有效的激励方式有：①精神激励；②物质激励；③生涯发展激励。所有激励应公开、公正、实事求是，才能真正起到既激励本人也激励全体员工效果。

临床检验是诊断疾病的"耳朵"、"眼睛"，所以实验室所得出的每个数据，都对疾病诊断、治疗、监测起重要指导作用。检验结果应客观，不任意涂改，伪造数据，不因责任心不强或违反操作规程而造成标本丢失，结果明显错误而出现差错和事故，是思想素质教育的重要任务，通过加强岗位责任制和规章制度学习，加强每个员工责任心，树立严肃认真的工作态度和作风。

107. 美国病理学家协会如何规定临床实验室人员能力评估内容

答：CAP 规定《员工培训和评估手册》应详细而准确地描述每个岗位不同培训和评估要求，包括判断检验结果和解释检验结果的临床意义等技能。评估记录应使评审员能确定哪项技能已被评估和如何评估的。员工能力考核和评估应在培训后，且至少每年 1 次。新职工定岗后第 1 年应每 6 个月考核和评估 1 次，考核和评估不合格应进行再考核和再评估。

员工能力评估应包括以下内容：①直接观察常规操作，包括：患者准备（如可能）、标本处理、测试；②监控检验结果报告和记录；③检查中间结果或工作表、质控记录、EQA 结果和定期检修记录；④现场观察仪器保养和功能检查操作；⑤通过已知结果标本检测、室间和室内盲样检测来评估操作能力；⑥评估解决难题能力。

108. 为什么要健全临床实验室能力评估内容

答：按 ISO 15189 要求，实验室应根据所建立标准，评估每位员工在适当培训后，执行所指派管理或技术工作能力。人员能力评估是通过对个人承担岗位所需资质条件、岗位知识和技能水平、职业道德素养、行为特征等系统而客观评价，确定人员履职能力。评估目的是将合适人员安排在合适岗位，同时也为检验人员培训、绩效考核、员工职业生涯发展等提供技术支撑。对人员能力评估应针对每个岗位具体情况，结合不同层次人员情况进行评估，不同岗位和不同人员应有不同要求。

109. 为什么临床实验室要制订人员培训计划

答：由于不同岗位所要求能力不同，在人员能力评估时应以岗位要求内容为基础进行评估，不同岗位制定相应能力评估表，经评估后表明某个员工能力是否满足所承担岗位要求。给予"很好胜任、胜任、基本胜任、不能胜任"岗位评价。评估内容包括：

（1）专业资质：专业学历、学位证书、专业技术职称证书、特殊岗位培训上岗证。

（2）岗位培训：人员培训计划中所要求培训的所有记录，如新员工岗前培训中要求的医院和科室层面培训、专业组岗位培训等；老员工质量安全管理体系文件培训、专业组质控培训、外出培训等。

（3）岗位经历：从事被评估岗位工作年限、工作调动情况等。

（4）应熟悉和执行岗位职责。

（5）基本知识：专业岗位涉及理论知识考核。

（6）基本操作：岗位中项目检测、设备操作与维护、质控检测等考核结果。

（7）检验结果准确性：盲样比对、留样再测、EQA 标本检测等情况。

（8）检验报告质量：岗位人员报告质量评价结果。

（9）质量缺陷或投诉情况等。

110. 临床实验室人员培训后效果评估的要求和内容有哪些

答：人员培训后效果评估要求和内容是：

（1）评估人根据能力评估表中内容逐项确认或验证。

（2）查看资质文件：人员相关证书，如学历、学位、职称、特殊岗位上岗证等。

（3）理论考试：岗位相关检验知识、岗位 SOP、岗位职责等。

（4）专业岗位培训考核情况：①直接观察常规操作、设备维护保养、实际操作正确率>90%；②检查日常工作执行情况，如日常质量和技术记录、IQC 结果、失控处理记录、EQA 结果及分析报告等；③检验结果考核：盲样比对、留样再测、EQA 标本比对等，偏差小于规定允许误差；④解决疑难问题能力：异常结果审核，相关案例考核等。

（5）按评估表，说明给出评估结论或建议，评估人和被评估人签字确认。

（6）能力评估结果进入员工个人档案。

111. 为什么临床实验室人员考核要有方法和记录

答：除岗位能力评估外，实验室管理层要对员工综合能力进行评估。从医德医风、临床岗位履职能力、管理能力、个人素质、教学能力、科研能力、学习能力、进修经历、沟通能力和团队协作等方面进行评价。对综合能力强的员工，管理层应注意把握这些员工发展意向，并将这些人员作为各层面后备梯队进行重点培养，为其搭建一个良好发展平台。

实验室要保持全体人员相关教育和专业资质、培训、经历和能力评估记录。这些记录应随时可供相关人员利用，包括：教育和专业资质、工作经历、岗位描述、当前岗位培训、能力评估、继续教育和成果记录、员工表现评估、事故报告和职业危险暴露记录等。

112. 为什么临床实验室新员工岗前介绍和在岗教育不同

答：新员工入岗前应由实验室负责人或指定人员介绍实验室基本情况，内容包括：医疗机构及临床实验室基本情况；相关临床实验室管理要求；工作制度；执业要求；将从事工作岗位及岗位职责；必要技术培训（包括检验方法、SOP、IQC、影响检验结果各种因素及临床意义等），必要安全防护要求培训等。

在岗教育内容为使检验人员：①有扎实理论知识和丰富实践经验，较高操作技能，具有分析问题、解决问题能力，尤其是对数据解释咨询；②知识面广、善于学习、勇于创新；③具有安全意识和知识，有处理各类突发事件能力。

113. 为什么对临床实验室负责人有多项要求

答：临床实验室主任、副主任组成负责人，是负责实验室职能待以全面运行的领导者。临床实验室主任由院长任命和授权，三甲医院临床实验室主任应由受过高等教育，具有丰富实验室和（或）临床经验（检验）医师或检验技师担任，应具有组织领导能力、技术业务能力、影响号召能力。但在不能完全满足这三种能力要求时，更主要的是组织领导能力。要乐于管理、敢于管理、善于管理，具有一定人文知识和人格魅力，能在科室形成凝聚力，使全科人力资源得到最大限度的发挥。

114. 为什么临床实验室主任是实验室管理的核心

答：因临床实验室主任需具备承担专业、学术、顾问、咨询、组织、管理和教育事务职责。实验室主任应能根据所在机构赋予职能范围，对实验室服务实行有效领导，包括预算策划和财务管理；能与认可和监管部门、行政管理人员、卫生保健团体、所服务患者人群和正式协议方有效联系并发挥作用；能确保有适当数量具备所需教育、培训和能力员工，以提供满足患者需求和要求实验室服务；能确保质量方针实施；应建立符合良好规范和适用要求的安全实验室环境；能在所服务机构发挥作用；能确保为实验选择、利用实验室服务、检验结果解释提供临床建议；能选择和监控实验室供应方；应选择受委托实验室并监控其服务质量；能为实验室员工提供专业发展计划，为其提供机会参与实验室专业性组织科学和其他活动；应制定、实施并监控实验室服务绩效和质量改进标准；应监控实验室开展的全部工作，以确定输出给临床相关信息；能处理实验室员工和实验室服务用户投诉、要求或建议；应设计和实施应急计划，确保实验室在服务条件有限或不可获得等紧急或其他情况下提供必要服务；能策划和指导研发工作。

　　实验室要取得成功就应要有具有领导和管理才能的人员承担实验室管理工作，实验室主任要有清晰的管理思路和工作方式，拥有敏锐的洞察力，善于发现检验技术发展方向，接受良好的教育，具备相应的管理能力，有良好的身体条件，精力充沛，反应敏捷，思路开阔，勇于开拓，愿意承担责任，有从事检验工作知识、经验和教训，对经费、财务管理等专业知识有一定了解。

115. 为什么我国要建立检验医师制度

　　答：随着检验医学对临床发挥日益重要的指导作用，临床实验室作用不再局限于完成标本检测和报告发放，应更积极地与临床一线医师和患者沟通，深入参与整个临床诊断和治疗。我们从国际顶尖实验室的经验认识到，临床实验室提供的不仅是检验报告，更应是一系列增值服务；临床实验室要独具慧眼地将国际基础研究领域最新成果转化到临床应用中；临床实验室要改变对临床科室简单依附的局面，需更积极主动的参与临床一线诊治过程。

116. 为什么要规定检验医师的职责

　　答：检验医师应具有临床检验各项目临床意义知识结构和临床经验，收集和了解临床医师需求，收集和评估临床医护人员对临床检验工作技术、质量和服务问题反馈，并组织持续改进。因此，检验医师职责包括：①控制检验质量、保证检验结果准确、评价检验方法、评估检验能力、应用检验新技术和培养检验人员职责；②参与临床活动，负责检验与临床沟通，担负解释临床疑难检验结果、病案分析、参与疾病诊断、治疗和预防工作责任。

　　检验医师在检验前能对检验申请、患者准备、患者识别、标本采集、运送、保存、处理、检测和检验结果给予指导、培训、答疑和接受咨询。检验中指导各实验项目溯源、校准、质控和方法评价及各项目 PT；检验后具备对检验结果解释分析能力，并在实验室所涵盖检测范围内提供正确咨询服务。能参与临床查房和疑难、危重病例会诊，正确解释分析检验报告，对临床诊断和治疗提出建议，用循证医学方法评价检验项目，制定疾病诊断指标，合理选择，规划和开展临床检验新项目，推动临床应用。参与指导和培训临床医护人员和检验人员，承担专科、本科、研究生教学任务，不断提高教学水平，推动教学改革。承担实验室诊断相关科学和技术研究任务，新技术推广与应用，及时发现问题，解决问题。

117. 为什么要建立检验医师档案

　　答：建立检验医师档案是对培训基地内部各种文件、记录进行规范管理和监控，保证检验医师培训工作有据可查。档案包括：①文字档案，包括管理文件、图书资料、教师资质、培训记录、考核记录、工作会议记录、奖状等；②音像档案，包括培训或检验医师参加各类活动照片、培训课件音像化资料等；③电子档案，包括所有基地管理文件、各类规章制度、考核试题、教师资质电子资料等。

　　检验医师培训基地记录应完整，涵盖整个培训过程，至少应包括检验医师轮转表、检验医师培训考核表、检验医师基地文件归档记录表、检验医师基地文件借阅记录表和检验医师基地文件销毁记录表等。

118. 为什么加拿大检验医师培训有其特色

答：加拿大检验医师不承担实验操作任务，但要对实验准确性和精密度负责，参加临床会诊和病例讨论，为临床医师和患者提供直接和专业咨询服务，并在一系列培训过程中培养成为运行和管理临床实验室专家。

检验医师从被认可的医学院校毕业，获得医学博士学位，即具备申请参加毕业后培训资格，毕业后培训分为住院医师培训和专科医师培训两阶段，大部分培训计划需 5 年时间。

第 1 年进行实习医师培训，但偏向于检验医学，是培训计划基础（除血液病理学和微生物学外）。在第 1 年中要求培训者在不同专业轮转，培训结束后，加拿大或美国医学院校毕业生可参加住院医师培训，其他国家医学毕业生还须参加为期不超过 3 个月的住院医师前培训，以确认其具备足够科学和医学背景，以及足够的英语水平。

第 1 年实习期满后即可申请医师资格证，但须完成规范化住院医师培训和一定期限临床实践并取得医师资格证后，才具备检验医师培训申请资格。

后 4 年检验住院医师培训由皇家内科医师和外科医师学会（the Royal College of Physicians and Surgeons of Canada，RCPSC）负责。前 2 年在大学附属医院的诊断试验室中学习，以熟悉各种分析仪和方法，这些知识通过定期举办的讨论会和讲座获得，由实验室中不同检验人员讲授；第 3 年进行临床学习，其中至少 6 个月在内科学习，6 个月学习某一合适的亚科或儿科，或 6 个月内科/儿科，6 个月内科以外其他专业；第 4 年可按前 2 年内容学习，在大学或医院实验室中进行基础或应用研究。

119. 为什么美国检验医师和病理医师有培训和准入制度

答：美国临床检验专科医师和解剖病理医师培训有共同培训部分，也有根据各自专业特点的不同培训要求。从事临床检验和解剖病理的专科医师资格证由美国病理学会（the American Board of Pathology，ABP）颁发，获得相应专科医师资格证书一般需以下 4 步：

（1）在美国或加拿大批准认可的医学院校完成医学专业教育或正规医学院完成专业教育，并获得执业医师资格证。

（2）完成足够时间的临床检验和病理学专科培训，并达到要求的能力水平。培训应在美国毕业后医学教育认可委员会（Accreditation Council for Graduate Medicine Education，ACGME）或加拿大 RCPSC 认可培训基地中进行。

（3）由培训基地负责人对培训人资格进行确认，并由培训计划主任向 ABP 确认培训已开展并成功完成，培训人正准备参加资格证书考试，培训基地主任对被培训者书面评估报告是 ABP 决定是否授予被培训者考试资格及资格证书的关键因素。

（4）通过客观笔试和实践考试，培训人员具备临床检验专业知识及诊断、咨询和解释问题能力。

120. 为什么对人员能力评估有缺陷者需进行再培训和再评估

答：如有人员能力评估未通过，或评估合格授权后发现不能胜任岗位时，实验室管理层或专业组应制订针对性再培训，按计划培训后再评估。培训计划在分析评估失败原因上制订，重新培训重点是针对某些检验项目或内容不合格情况，如是操作问题就只能培训操作，如是理论问题就强化学习检验相关知识。人员经培训考核后再次对其能力进行评估，评估合格后可恢复岗位授权，如再次能力评估仍不合格，科主任将根据科室和该员工具体情况相应调整其工作岗位。

（赵　霞）

第二章　实验室安全和信息管理

第一节　实验室设计

121. 为什么临床实验室要讲安全

答：医疗机构临床实验室是对取自人体的各种标本进行微生物学、生物学、免疫学、化学、血液免疫学、血液学、生物物理学、细胞学等检验，并为临床提供医学检验服务的实验室。换而言之，临床实验室也是医疗机构病原体最集中的区域（如进行的病原微生物、寄生虫检查），因而要格外注意生物安全控制和防护。除生物安全外，还包括化学品安全、辐射安全、用电安全、消防安全等。

由于临床实验室的特殊环境会不可避免地造成不同程度的生物污染，这些污染通常是由于处理感染性物质时操作不当造成的。这些病原体对检验人员、周围人员健康及环境具有一定潜在危害。此外，检验人员工作时会使用化学试剂，因而加强化学试剂安全管理也是极为重要的。随着化学发光技术在临床实验室推广应用，原来应用的放射性核素检验项目在逐渐减少。但由于放射性核素对人体辐射危害，因而对临床实验室放射性物质的管理也不容忽视。

122. 为什么临床实验室环境设计要有严格要求

答：临床实验室环境应适合其所从事工作，重点保证环境对标本、设备、检验人员和检验结果不产生影响。因此，在临床实验室设计时应注意各项环境方面要求，使各项因素处于在控状态。临床实验室环境设计要求如下：

（1）安全：实验室要注意防止发生医源性感染，使患者和检验人员免遭病原性感染危害。同时，也要注意用电、用水、用火安全和加强易燃易爆及放射免疫等试剂管理。

（2）安静：为保证实验室良好工作环境，周围环境中不允许嘈杂、吵闹，尽可能避免噪声。国外实验室允许噪声为 $38 \sim 42dB$，国内实验室一般在 $40 \sim 50dB$ 为宜。

（3）温度、湿度：实验室温、湿度会影响设备运转和有效检测，要求见表2-1。

（4）洁净度：实验室如灰尘过多，微粒落在设备内元件表面，可造成障碍，引起短路和其他潜在危险，同时这些微粒也会影响元件表面散热，增加元件表面热电阻。此外，这些微粒还可影响以微粒作为检测指标的检验结果准确性。对一些洁净度要求高的特殊实验室，除减少空气中尘埃，安装有效过滤装置外，还对室内墙面、顶棚有特殊要求。

（5）电磁屏蔽：设备对电磁干扰特别敏感，电磁辐射会影响实验室内仪器正常工作。因此，设备要远离产生电磁辐射电子设备，尽可能减少电磁污染。

表 2-1 临床实验室温度、湿度要求

	季节	温度（℃）	湿度
一般实验室	夏季	18~28	小于70%
	冬季	16~20	大于30%
精密实验室	夏季	26	50%
	冬季	20	50%

123. 为什么要考虑临床实验室总体布局

答：临床实验室总体布局应符合安全性、灵活性、适应性和可拓展性原则，并充分考虑流程设计和文化建设。临床实验室总体布局具体要求如下：

（1）安全性：应严格遵循法规，其设计和大小应考虑安全性，满足紧急和疏散出口建筑规则，并配备安全设备。生物安全性区应远离通道，并设门禁和自动关门系统，所有实验室和患者直接接触地方均应设洗手池。距危险化学试剂或高风险操作区域 30m 内，应设紧急洗眼和喷淋装置。

（2）适应性：空间设计应满足实际工作需求，制订空间分配计划前，应对设备数量和工作原理、家具数量、检验人员数量、工作量等因素做全面分析，根据其功能和活动情况不同决定其分配空间，以适应临床工作。

（3）灵活性：可选用灵活性较强工作台，以减低开支和适应未来发展。

（4）可拓展性：根据现实需求决定空间合理化分配同时，从发展眼光确定实验室空间大小，以便较长时间内容纳新添置设备。

（5）优化流程，提高工作效率和改善服务：设计布局时不仅要进行有效功能分区，合理资源配置，减少繁琐工作步骤，使内部工作流程合理、通畅、高效，还应优化外部服务流程，特别是窗口设计，要有利于患者标本采集、送检、等候、报告、咨询和投诉等，还有利于保持实验室与患者和医护人员沟通。

（6）促进文化建设，提高凝聚力：实验室设计除保证工作有效外，还应注意色彩、感官等人文因素，并能促进科主任与员工、员工与员工间沟通协作，营造舒适、温馨氛围，充分体现团队精神，提高凝聚力。

124. 为什么要对临床实验室进行空间规划

答：空间规划是实验室设计最重要部分，适当实验室空间是保证临床实验室检测质量和检验人员安全基础。空间不足是实验室安全隐患，并影响实验室工作质量。

空间分配总则是让检验人员感到舒适，又不浪费，综合考虑检验人员数量、人流和物流、分析方法、仪器大小等因素，对门诊和急诊还需考虑患者舒适性和合理流程。工作空间大小应保证最大数量的检验人员在同一时间工作。应将有效空间划分为清洁区、半污染区、污染区和缓冲区。工作区应包括检验人员所占面积和来回走动空间。工作空间和走动空间应转化为占地面积的大小。

临床实验室空间规划的具体要求如下：

（1）清洁区：正常情况下无致病因子污染风险区域，如办公室等。

（2）半污染区：有致病因子轻微污染风险区域，是污染区和清洁区间过渡区，如实验室内走廊和过道。

（3）污染区：有致病因子最高污染风险区域，如工作区、洗涤区、标本储存区。

（4）缓冲区：有相应洁净度区域，如物品储存区、供给区等，储存区和供给区大小和位置对实验室正常运行和安全有重要影响，储存区包括工作台下、储物架上、冷藏区和冷冻区。

125. 为什么临床实验室往往采用分隔式和开放式相结合的模式

答：临床实验室根据自身工作需求，采用各种不同运行模式。具体模式如下：

（1）分隔式临床实验室：当实验室开展项目少、手工项目多时，实验室常按专业划分为几个相对独立区域。优点：工作相对独立，人员、仪器噪声和电磁场等相互干扰少，交叉污染少。缺点：标本检测分散，采集患者标本时所需试管数多，工作沟通协调困难，人力、空间等资源浪费。

（2）开放式临床实验室：随检验项目和标本量不断增加，自动化仪器和 LIS 发展，特别是自动化流水线和标本前处理应用，如实验室采用开放式大操作空间布局，将血液学、化学、免疫学检验等相关仪器集中在一个大的操作大厅。优点：标本集中，工作流程优化，合理使用配置，节省空间，整齐美观，人员集中调配，易于实现自动化和流水作业。缺点：易产生交叉污染，人员，各种设备噪声和电磁场等因素相互干扰。

（3）开放式/分隔式相结合临床实验室：操作模式相似，可共同使用资源（包括水、电、标本），仪器相互干扰少，不易交叉污染项目（血细胞分析、血凝分析等）可集中在相对开放空间，要注意防噪声和保证温度、湿度均衡等。对体液、微生物、PCR 和一些免疫检验（如 HIV）项目实验室则要严格采用分隔式，甚至封闭模式，并符合国家或行业相应法规和标准。

126. 为什么临床实验室用电有不同种类

答：临床实验室根据用电功能分为：动力用电、设备用电、照明用电和弱电系统。

（1）动力用电：也称"三相用电"，为三条火线和一条零线，零线和每条火线间电压为220V，而每两条火线间电压为380V。一些设备如离心机、冰箱、空调、抽风机、空压机、生物安全柜等，需带电机启动，如不予以用电区分，易于设备启动运行，产生不同程度干扰电流，影响检验设备。因而将这些设备并入动力用电网。

（2）设备用电：设备电力网络常采用不间断电源系统（uninterruptible power system，UPS）与市电双回路设计，确保仪器运行不受停电或 UPS 故障影响。

（3）照明用电：又称"单相用电"，为一条火线和一条零线，电压为220V。

（4）弱电系统：弱电一般指直流电，一般在32V内，主要有音频、视频线路、网络线路、电话线路等。

127. 为什么临床实验室需有弱电系统设计要求

答：实验室弱电系统是医院智能化系统重要组成部分，包括远程医疗系统、医疗示教系统、屏幕显示系统、信息管理系统等。弱电系统设计是反映实验室自动化程度高低的重要标志,因而实验室弱电系统在设计时需遵循各项要求,以满足实际使用需求。

(1) 先进性、成熟性和实用性:使用先进、成熟、实用和具有良好发展前景的技术,使各子系统具有较长生命周期,不要盲目追求高档次,要既能满足当前需求,又能适应未来发展。

(2) 可靠性:高效稳定系统,应提供每天 24h 不停顿运行。对安装服务器、终端设备、网络设备、控制设备与布线系统,应能适应严格工作环境,以确保系统稳定。

(3) 易操作性:先进且易于使用图形人机界面功能,提供信息共享与交流、信息资源查询与检索等有效工具。

(4) 高效率性和实时性:注重各子系统信息共享,提高整个系统高效率的传输与运行能力。设备和终端应反应迅速,充分配合实时性需求。

(5) 完整性和可查询性:提供与各种外界系统的通信功能,确保信息的完整性,充分利用在整体系统运作上,提供易于使用数据库功能,让用户能随时查询信息及制作所需报表。

(6) 可扩展性:把各子系统有机结合起来,充分考虑将来需求发展空间,所提供系统平台与技术将充分配合未来功能及扩充项目需求,避免将来重复投资。

128. 为什么临床实验室要格外注意用电安全

答:临床实验室电力系统是实验室重要的基础设施之一。电力系统分为照明用电、动力用电和设备用电,电力系统设计要科学计算负载及相匹配电网线、开关、插座,否则有严重的用电安全隐患。

临床实验室总用电安全原则为:要有合理的用电回路;要设置切断电源的总闸刀和电源安全保护;要满足设备对电源电压要求;要配备应急电源系统;要有防雷及接地系统。

临床实验室用电设备较多,为保护设备及确保用电安全,在建设和装修过程中,对实验室用电布线、供电方式、设备功率大小和摆放位置、电线容量、用电安全、防静电措施都要进行总体设计,使实验室有一套功能完备、运作良好用电系统。

129. 为什么生物安全实验室不能与建筑物内其他实验室和场所共用配电箱

答:生物安全实验室是医疗机构病原体最集中区域,也是科研工作特殊场所。因而会不可避免地造成不同程度生物污染。这些病原体对检验人员、周围人员及环境具有一定潜在危害。生物安全实验室用电设备较多,为保护设备及确保用电安全,在建设和装修过程中,需对实验室用电布线、供电方式、设备功率大小和摆放位置、电线容量、用电安全及防静电措施都要进行总体设计。

根据 GB 50346《生物安全实验室建筑技术规范》,每个生物安全实验室应设有一个独立专用配电箱。二级到四级生物安全实验室专用配电箱应设在该实验室清洁区内。因此,生物安全实验室不能与建筑物内其他实验室和场所共用配电箱。

130. 为什么临床实验室设计时要保证通风性

答:临床实验室在实验过程中,经常会产生各种有毒的、有腐蚀性的、刺激性的物质或具有生物危害的气溶胶。如不及时排出室外,不仅会造成室内空气污染,危及检验人员健康和安全，还可能影响设备正常运行和检验结果准确性。因此，在风险评估基础上，进行实验室通风设计，提供安全、舒适工作环境，减少人员暴露在危险空气下可能。

临床实验室通风设施要达到如下要求：①实验室相对的走廊应是负压空气。规则是空气从清洁区流到非清洁区；②实验室宜有不少于 3~4 次/h 通风换气次数，高等级生物安全实验室宜有 12~16 次/h 通风换气次数；③排出空气直接到户外，来自实验室空气不能在设备里再循环。

实验室通风方式有两种：局部通风和全室通风。

局部通风是在有害物质产生后立即就近排出，该方式能以较少风量排走大量有害物质，是改善现有实验室条件可行和经济方法，被大多数实验室广泛采用。常用局部通风排风设备有：通风柜、生物安全柜、排气扇等。

全室通风有自然通风和机械通风。常用于室内不设通风柜而又需排出有害物质房间，或局部通风无法满足要求时。当自然通风不能满足室内换气要求时，应采用机械通风，机械通风系统包括通风机、通风管、排气罩和净化设备。

131. 为什么要对临床实验室的送、排风系统进行风量和压力控制

答：为保证生物实验室的负压和压力梯度，尤其是控制实验室内生物安全柜等实验设备的启停对压力梯度影响，一般要对临床实验室送、排风系统进行风量、压力控制，其控制方案有 7 种，分别有不同的特点和克服外界干扰的能力。其中，变频送、排风机和变风量阀相结合为最佳运行控制方案。该方案不仅可以很好地实现负压控制，且具有较好的节能效果，尤其是对于具有多个排风实验设备的生物安全实验室，其节能潜力更大。

132. 为什么临床实验室选择工作台有特殊要求

答：临床实验室工作台和附属设备的质量、类型和布局影响着实验室安全性、工作质量和舒适性。因此，实验台设计应最大限度地满足实验室功能，最好选择一小型建筑单元，可随意移动，重新设置或重新组装。

选择工作台原则是具有良好的使用功能、操作舒适性和安全性以及简洁实用外观和色彩。在选择工作台和附属设施时，应注意以下几点：

（1）外观：实验室应有足够多的外形美观工作台。

（2）实用性和功能性：检验人员应注重设施（备）实用性和功能性。

（3）实验室门：一般实验室大门宽度为 1.2m，各组室门宽约 0.91m，将工作台设计为单元式灵活样式，可方便搬运。

（4）工作台高度：供坐着操作工作台一般高度为 76.2cm，供站着操作的工作台一般高度为 91.4cm。

（5）工作台类型：工作台按结构和用途可分为以下 4 种，每个实验室均可由固定式、模块式和组合式工作台组成（比例为 60%，30% 和 10%），可移动工作台根据各实验室需求配备。①固定式工作台：可选用钢材、木材或塑料薄板；②模块式工作台：高度、抽屉和高架台储存区均可重新组装、容量大和耐久性；③可移动式工作台：可支撑重的台式仪器，以便在仪器四周工作；④组合式工作台：适合经常有暂时变动实验室。

（6）工作台面：承受力、对热、酸、碱、染液、有机溶剂和冲击的抵抗力，是选用工

作台材料的重要因素。另外，生物安全实验室还应考虑到不能选用微生物易生长的特殊材料台面。

133. 为什么临床实验室储存空间有要求

答：由于实验室有不同性质工作，在决定储存空间（冷藏和非冷藏）大小和种类时，应作相应计划。不同性质工作包括实验类型、实验数量、实验总有效空间、检验人员数量、工作流程等都影响着储存空间。

（1）设计储存空间考虑因素：①每个专业年均工作量，估计因技术或服务内容改变，工作量增加或改变情况（增加或减少）；②每年一次性耗材、试剂和化学品用量、订购和使用周期；③实验材料储存寿命和温度要求；④各种资料、材料保存年限和数量；⑤使用危险品、菌株量和特性；⑥是否需冷藏库、冷冻库或冰箱配置。

（2）储存管理系统：可利用计算机进行管理，编制各种材料（试剂）最低储存限，当某种材料（试剂）储存量低于此限时，计算机即报警提醒管理者购买所需材料。适当储存空间应占实验室净面积的12%～17%。

（3）储存温度和湿度：冰箱和冷冻柜温度应满足厂商推荐的物品储存要求。此外，此类设备因可产生大量的热，在通风和空气循环方面，应考虑放置这些设备的房间大小。装配温度监控器时，冰箱和冷冻柜应带警铃的独立温度监控系统。

134. 为什么临床实验室信息系统在设计时要考虑影响因素

答：随检验医学、信息技术不断发展和大型检验设备引进，实验室信息系统（LIS）已成为临床实验室重要组成部分，在简化流程、减少人为差错、提高工作效率等方面发挥重要作用。

LIS在设计时需考虑因素有：检验申请、标本接受和识别、标本检测、结果报告、质量控制等各方面数据。设计LIS时应遵循开放性、实用性、先进性、可靠性、扩展性和安全性原则，注意贯彻检验前、中、后各环节和关键点，并与医院信息管理系统（hospital information system，HIS）对接。同时还要考虑服务器存放位置，做好布线工作。

135. 为什么要控制临床实验室的温度、湿度、空气洁净度及进行电磁屏蔽

答：临床实验室需借助诸多仪器完成各项检测，温度、湿度、空气洁净度及电磁干扰等均会影响设备运转和各项精密检测完成，对这些因素应加以控制。

（1）温、湿度：临床实验室要进行有效的检测和设备运转，温、湿度是有一定要求的。室内微小气候变化包括室温、湿度、气流速度等，均会影响临床实验室正常工作。理想实验室温湿度为：夏季温度为18～28℃，冬季为16～20℃；湿度为30%～70%，冬季>30%，夏季<70%。

（2）空气洁净度：在临床实验室中含尘量不能过高，如灰尘过多，微粒落在设备元件表面，就有可能造成故障，甚至造成短路和其他潜在危险，同时这些微粒也会影响元件表面散热，增加元件表面热电阻。此外，这些微粒还可影响以微粒为检测指标的检验结果准确性。因此，保持实验室洁净度非常重要。对一些洁净度要求高的特殊实验室除要减少空气中尘埃，安装有效过滤装置外，还对室内的墙面、顶棚有特殊的要求。

（3）电磁屏蔽：在临床实验室内有许多检测仪器，对外来电磁干扰特别敏感，电磁辐射会影响实验室内仪器正常工作。为了保证仪器正常工作，一定要避免电磁辐射，尽可能不受电磁污染。

136. 为什么临床基因扩增检验实验室要划分不同区域

答：分子生物学已逐渐成为现代检验医学领域一门新兴学科，为临床诊断和疾病治疗提供十分重要信息。但临床基因扩增检验不同于其他检验项目，该技术敏感性强，可将微量目的片段扩增一百万倍以上，因此，该技术应用对实验室环境条件、设备、试剂耗材、人员技术能力和质量控制等有严格要求，否则易导致污染，检验结果质量得不到保证。

原则上，临床基因扩增检验实验室应设置以下区域：试剂储存和准备区、标本制备区、扩增区和产物分析区。这4个区域在物理空间上应相互独立，并始终处于完全隔离状态，无空气直接相通。

（1）试剂储存和准备区：贮存试剂制备、试剂分装、扩增反应混合液制备及离心管、吸头等耗材贮存和准备。

（2）标本制备区：核酸提取、贮存及加样。涉及临床标本操作，应符合生物安全二级实验室防护设备，个人防护和操作规范要求。

（3）扩增区：cDNA合成、DNA扩增和检测。

（4）产物分析区：扩增片段进一步分析测定，如杂交、测序等。各区设备、工作服和所用物品应标有不同区域醒目标记，不能混用。

137. 为什么要设立人类免疫缺陷病毒初筛实验室

答：医源性感染是指在医学服务中，因病原体传播引起感染。凡在医疗、护理、预防过程中因所用医疗器械、设备、药物、制剂、卫生材料、医务人员手或提供医学服务环境污染导致的感染，均应称为医源性感染。因此，使用了被污染而又未经严格消毒的医疗器械（注射器、针灸针、口腔科器械、胃镜、肠镜、膀胱镜等介入检查和治疗设备），都有感染艾滋病病毒及其他病毒的可能性。在临床治疗中，进行术前艾滋病病毒初筛可帮助医师针对不同患者制订不同治疗方案，同时防止因漏检引起的医源性感染。

HIV初筛实验室的必备要求有：

（1）人员：初筛实验室至少有3名以上检验人员，其中中级卫生技术职称人员1名以上（采供血机构HIV抗体检验人员须有技师及以上卫生技术职称），从事病毒血清学检测技术工作两年以上，接受过国家或省级HIV检测确认中心举办的HIV检测学习班培训，并获得合格证书。现场筛查点需有1名以上技术人员，并经确认培训合格。

（2）设备和设施：初筛实验室需有独立实验用房（或至少有专用检测台，污染区和清洁区要分开），各区都有自来水管和水池。

对用酶联免疫吸附试验检测HIV抗体实验室，需配备该法所需专用器材，如酶标仪和洗板机等。此外，还需配备专用精密移液器、冰箱、离心机、冲眼器、生物安全柜、安全防护用品等，以保障质量和生物安全。

138. 为什么结核菌实验室要划分不同区域

答：结核菌实验室按功能和污染程度可划分为不同区域，不同区域须有与其服务级别相应装备，以符合国家关于生物安全实验室规划，满足该级别实验室需求，使检验人员得到充分防护，避免造成环境污染。

结核病实验室按功能用房划分区域：①主实验室：是生物安全柜或动物隔离器所在房间，或穿正压防护服工作实验室，是生物安全实验室中污染风险最严重区域；②其他实验室：进行辅助实验，无生物安全柜或动物隔离器，也无需穿正压防护服的一般实验室；③辅助用房：如缓冲室、更衣室、洗手间、浴室等。

结核病实验室按污染程度划分为：①清洁区：无致病因子污染风险的区域；②半污染区：在污染区和清洁区间，有受到轻微污染风险，但通常不会发生；③污染区：为主实验室，有受到严重污染的风险。

139. 为什么非相关人员不能进入临床实验室

答：因临床实验室不可避免地会造成不同程度生物、化学及物理污染。且临床实验室在实验过程中，经常会产生各种有毒的、有腐蚀性的、有刺激性的物质或有生物危害的气溶胶。其中，因检验人员进行一般操作及处理感染性物质、血液和体液标本，使临床实验室中充满各种可能感染、过敏或中毒微小生物因子（包括基因修饰的、细胞培养的、寄生于人体的一切微生物和其他相关生物高活性物质）。非相关人员缺乏自我防护意识，不清楚实验室各项注意事项，易造成医源性感染及实验室污染。

检验人员需配戴安全防护用具（如实验服、护目镜、面罩、手套等）。外来人员因缺乏安全防护常识，缺乏自我防护意识，易被各种致病因子感染，或通过与医护人员、物品或其他患者直接或间接接触，造成病原体传播，产生二次感染。

140. 为什么要控制临床实验室的空气流向

答：在实验过程中，经常会产生各种有毒的、有腐蚀性的、有刺激性物质或有生物危害的气溶胶。如不及时排出室外，不仅会造成室内空气污染，危及检验人员的健康和安全，还可能影响设备正常运行和检验结果准确性，因而需对空气流向进行控制。

临床实验室走廊应是负压空气。规则是空气从清洁区流到非清洁区。实验室宜达到不少于3~4次/h通风换气次数，高等级生物安全实验室宜达到12~16次/h通风换气次数。排出空气直接到户外，来自实验室空气不能在设备里再循环。

以基因扩增检验实验室为例，因基因扩增检验技术的敏感性较强，即使是微量的目的核酸片段也可扩增一百万倍以上，因而若不规定实验室空气流向，易使扩增产物顺空气气流进入扩增前区域，引起污染，使检验结果质量不能得到保证。基因扩增检验实验室空气流向：试剂储存和准备区→标本制备区→扩增区→扩增产物分析区，以空气压力递减的方式进行。

141. 为什么要规划临床实验室的常规出入路线

答：临床实验室按不同功能分为四区，通常按清洁区→缓冲区→半污染区→污染区方向行走，且不能由污染区进入清洁区。如违反该方向，易因走动时产生的气流将各种生物危险因子带入清洁区，对检验人员健康产生隐患，且会造成不同功能区间污染，影响检验结果准确性。

以基因扩增检验实验室为例，行走方向为：试剂储存和准备区→标本制备区→扩增区→扩增产物分析区。

142. 为什么临床实验室的给水系统选择有要求

答：实验室供水主要从室外给水管道，按所需压力、水质、水量将水输送到实验室用水设备、辅助用水系统、各种配备水龙头和消防设备等，以满足实验过程用水、日常生活用水和消防用水需求。在设置系统时，应综合考虑实验室规模、设备、实验过程对水质、水量、水压和水温等要求，并结合室外给水系统情况，经技术、经济比较后确定。实验室内部给水系统应尽量利用室外给水管网中压力直接供水，在高层实验室内，当室外管网压力不能满足要求时，低层部分应充分利用室外管网压力直接供水，上层部分可设置局部加压设备。

实验室常用给水方式有以下三种：

（1）直接供水：用于室外给水管网在任何时间均能保证用水设备连续工作时所需水压和水量。

（2）高位水箱供水：用于在用水高峰期不能满足室内上层用水要求。

（3）加压泵和水箱供水：用于室外管网水压偏低或高层大型实验室。

143. 为什么临床基因扩增检验实验室的标本制备区极易污染

答：临床基因扩增检验实验室标本制备区是一个很重要区域，在此区域内要进行抽提DNA等系列标本处理工作，因而在标本混合、核酸纯化过程中极易发生气溶胶所致污染。

防污染措施有：①临床实验室走廊应是负压空气，避免从邻近区进入本区的气溶胶污染；②为避免标本间交叉污染，加入待测核酸后，应盖好含反应液反应管；③对具有潜在传染性材料，应在生物安全柜内开盖，并有明确标本处理和灭活程序；④用过的吸头、标本容器等立即放入含0.5%次氯酸钠溶液废液缸中，标本处置应符合生物安全相关要求；⑤工作台应配备利器盒，将所有存在刺破皮肤危险利器放入盒内；⑥生物安全柜、离心机、加样器使用后应使用0.5%次氯酸钠溶液消毒，之后用蒸馏水或70%乙醇去除残留次氯酸钠。

144. 为什么临床实验室要建立生物安全管理规章制度

答：生物安全管理规章制度是保证实验室安全管理重要步骤。检验人员都应自觉遵守各项安全管理制度，才能保证安全管理工作落实，保证检验人员、环境及标本安全。

建立生物安全管理规章制度的基本原则是：应根据相关法律法规、标准，结合本实验室情况，并考虑其科学性、合理性和可操作性，才能达到控制源头、切断途径、避免危害。

生物安全管理制度的基本规章制度：①实验室安全管理制度；②生物安全防护制度；③内务清洁制度；④消毒灭菌制度；⑤安全培训制度；⑥微生物菌（毒）种管理制度；⑦传染病病原体报告制度；⑧防火、防电、防意外事故管理制度；⑨尖锐器具安全使用制度；⑩医疗废弃物处理制度。

145. 为什么不能戴医用手套按电梯

答：由于临床实验室是医疗机构病原体最集中区域，因而会不可避免地造成不同程度生物、化学及物理污染。检验人员应配戴安全防护用具。常用安全防护用具有实验服、护目镜、面罩、手套等。在进行实验室一般操作及处理感染性物质、血液和体液时，检验人员应配戴一次性手套。手套表面会沾染各种具有感染性或潜在感染性生物危险因子，当配戴手套按电梯时，会造成与患者或其他人员交叉污染。这些危害源对检验人员、周围人员及环境具有一定潜在危害，甚至可造成疾病流行，环境污染和对公众造成伤害。

因而，在操作完感染性物质、结束生物安全柜中工作、离开实验室前，均应摘除手套并彻底洗手，将用过的一次性手套与感染性废弃物一起丢弃，离开实验室，并用洁净的手按电梯按钮。

146. 为什么要区分医疗垃圾和生活垃圾

答：医疗废弃物是医疗卫生机构在医疗、预防、保健及其他相关活动中产生的具有直接或间接感染性、毒性及其他危害性的废物。临床实验室废弃物管理属于医疗废弃物的管理范畴。废弃物处置要严格按《医疗废物管理条例》《医疗卫生机构医疗废物管理办法》《医院器械监督管理条例》《一次性使用无菌医疗器械监督管理办法》和《临床实验室废物处理原则》等法律法规，严格处理医疗废弃物，防止二次污染。各种医疗废弃物处理规定如下：

（1）感染性污染物：置于有"生物危害"标识垃圾桶或黄色专用袋内。生活垃圾应放于黑色专用袋内。

（2）利器（针头、小刀、金属和玻璃等）：直接弃置于防渗漏、耐刺的锐器收集容器内，无害化处理。不得对废弃针头等锐器弯折、回盖等处理。禁止用手直接操作。

（3）废弃物处理原则：灭菌、灭活，达到无害化，应在实验室内清除污染，达到生物安全水平。一般采用化学消毒和高压灭菌等方式。

（4）废弃物应置于适当密封且防漏容器安全运出实验室。每天按规定将废弃物交废弃物处理部门统一处理。清运及交接均应有严格的记录，记录应妥善保管。

（5）有害气体、气溶胶、污水、废液应经过适当的无害化处理后排放，动物尸体和组织处置和焚化应符合国家相关要求。

（6）所有废弃物容器颜色和危害均应符合通用标准。

147. 为什么碘伏不适合作为实验室一般消毒剂

答：碘伏的杀菌范围广，不仅能杀灭细菌，还可杀灭真菌、病毒（如乙肝病毒），杀菌强度明显高于红汞、紫药水，但毒性低，对伤口几无刺激，患者易接受。碘伏不仅可用于外伤消毒，还用于食品（如草莓、葡萄等水果）的消毒，使用时需注意：①碘伏浓度为0.5%，用于注射部位消毒需30s以上，用于皮肤创伤消毒需保留2min以上，用于口腔、妇科等黏膜消毒需用纯净水稀释10倍；②碘伏用于餐具、蔬菜、水果、玩具等消毒需用30倍水稀释，浸泡5~10min，因稀释液性质不稳定应现用现配；③碘伏应在酸性或中性环境中使用，在碱性环境中杀菌作用减弱。有机物（如油脂、蛋白质等）也会降低其疗效，须避免接触；④碘伏有效期为2年，应密封存放于阴凉、避光、防潮地方，但不可存放在冰箱冷藏室，因最佳杀菌温度为30~40℃。

碘伏对金属有腐蚀性，不可用于金属容器的消毒和浸泡，因而不能用于临床实验室设备的消毒。

148. 为什么要格外注意手卫生

答：在各种临床服务活动中，医护人员的手既要进行无菌操作又要直接或间接地接触污染物品或患者。因此，手是医院感染最重要的传播媒介。洗手是最重要的环节，手部清洁是防止传染病传播的最重要措施。

医院感染病原菌从感染源排出后，即存在于患者皮肤或周围环境中。当医护人员进行各项无菌操作时，病原菌传播到医护人员的手。如后者手卫生不到位，则病原菌就从污染的手传播给其所接触的患者。

戴手套替代洗手，这是手卫生的一大误区。手套能避免检验人员的手被可见污染物污染，在一定程度上能降低医护人员感染风险，也可防止患者感染。在诊疗、护理过程中，医务人员应配戴手套，手套因其质量不一，可能出现破损，也可能在使用过程中被污染。因此，戴手套前仍应洗手。怎样改善手卫生，既需通过长期教育，改变人的错误观念；也需医院决策者在诊疗区建筑布局上，将洗手槽、洗手产品、手套与污物桶安排在检验人员易接触部位，使洗手成为一种习惯，用后手套也能及时地、安全地丢弃，避免二次污染。

149. 为什么临床实验室要张贴安全标识

答：为使检验人员避免受到实验室污染与伤害，国际上对生物、化学、放射危害等均有专门的警示标识，对消防疏散通道、紧急出口也有相应标识。

（1）生物危害标识：在处理危险度 2 级或更高危险度级别病原微生物实验室入口及在一些安全设备（如生物安全柜、离心机等）外面均应贴有生物危害警示标识（图 2-1）。

（2）感染性物品标识：在保存、运输、操作含感染性物质物品外包装上贴有感染性物品标识（图 2-2）。

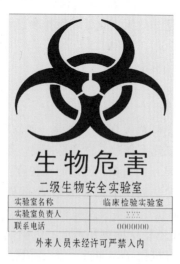

图 2-1 生物危害标识

图 2-2 感染性物品标识

（3）电离辐射标识：当实验区域存在电离辐射危险时，应在门上贴有"当心电离辐射"警示标识（图2-3）。

（4）危险化学品警示标识

1）爆炸品：在外界因素作用下（如受热、受压、撞击），能产生剧烈化学反应，瞬时产生大量气体和热量，使周围压力剧烈上升、发生爆炸，如叠氮钠（图2-4）。

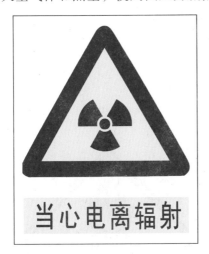

图2-3　电离辐射标识

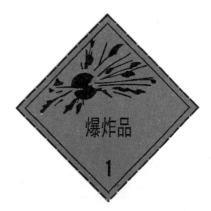

图2-4　爆炸警示标识

2）压缩气体或液化气体：是在一定温度下加压液化后充装在钢瓶里气体。分为易燃气体、不燃气体、有毒气体等。如一氧化碳、氮气、氨气等（图2-5）。

3）易燃液体：是常温下易燃烧液态物质，一般闪光点在45℃下液态物质属于易燃液体，如乙醇、丙酮等（图2-6）。

4）氧化剂：如高锰酸钾等（图2-7）。

5）腐蚀品：酸性腐蚀品，如硫酸等；碱性腐蚀品，如氢氧化钠等（图2-8）。

图 2-5　有害气体、易燃气体、不燃气体标识

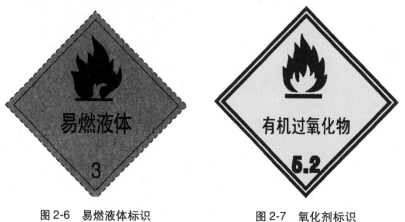

图 2-6　易燃液体标识　　　　　　图 2-7　氧化剂标识

图 2-8　腐蚀品标识

150. 为什么微生物检验操作要在生物安全柜中进行

答：生物安全柜（biological safety cabinets，BSC）是在操作具有感染性实验材料时，为保护检验人员、实验室内外环境和实验材料，使其避免在操作过程中可能产生感染性气溶胶和溅出物而设计的一种实验防护设备。

如琼脂板划线接种、用吸管接种细胞培养瓶、用多通道加样器将感染性试剂混悬液转移到微量培养板中、对感染性物质进行匀浆及旋涡振荡、对感染性液体进行离心及进行动物操作时，这些实验操作都可能产生感染性气溶胶。由于肉眼无法看到直径小于 $5\mu m$ 的气溶胶及直径为 $5\sim100\mu m$ 的微小液滴，因此，操作人员常意识不到此类大小颗粒的形成而可能吸入，或污染实验台面。

因而，正确使用生物安全柜可有效减少由于气溶胶暴露造成的实验室感染及培养物交叉污染，同时能保护环境。

151. 为什么临床实验室有不同的等级之分

答：实验室按生物因子危害风险程度划分为不同等级。其中，生物因子是可能引起感染、过敏或中毒的所有微小生物体，包括基因修饰的、细胞培养的、寄生人体的一切微生物和其他相关生物高活性物质。

因临床实验室特殊环境不可避免地造成不同程度生物污染，按国家《医学实验室安全应用指南》将生物因子对个体和群体危害程度分为4个风险等级：①风险等级Ⅰ（低个体风险，低群体风险）；②风险等级Ⅱ（中等个体风险，有限群体风险）；③风险等级Ⅲ（高个体风险，低群体风险）；④风险等级Ⅳ（高个体风险，高群体风险）。

实验室生物安全防护等级与其可能受到的生物危害程度相应，根据所操作的生物因子危害程度和采取防护措施，将生物安全防护水平（biosafety level，BSL）分为四级 BSL 1~4。风险等级对应的生物安全水平、操作和设备选择见表2-2。

表2-2 风险等级对应的生物安全水平、操作和设备选择

危害等级	生物安全水平	实验室类型	实验室操作	安全设施
Ⅰ	BSL-1	基础教学、研究	GMT	不需；开放实验室
Ⅱ	BSL-2	初级卫生服务、诊断	GMT、防护服、微生物危害标志	开放实验室，需BSC用于可能形成的气溶胶
Ⅲ	BSL-3	特殊诊断、研究	在BSL-2上增加特殊防护服、进入制度、定向气流	BSC和（或）其他实验室工作所需基本设备
Ⅳ	BSL-4	危险病原体研究	在BSL-3上增加气锁入口、出口淋浴、污染物特殊处理	Ⅱ级或Ⅲ级BSC，穿着正压服，双开门高压灭菌器（穿过墙体），经过滤的空气

BSL：生物安全防护水平；GMT：微生物学操作技术规范；BSC：生物安全柜

152. 为什么检验人员要做好自我防护

答：实验室生物安全防护是指在实验室环境下处理和保存生物危险因子的过程中采用的一系列防护措施，包括一级防护（隔离）和二级防护（屏障）。检验人员做好自我防护有助于减少医源性感染发生。

为避免检验人员暴露于气溶胶、喷溅物以及意外接触等危险，检验人员应配戴安全防护用具。常用安全防护用具有实验服、护目镜、面罩、手套等，在实验工作时，应穿着防护服。在离开实验室前，要脱下防护用具并洗手。

（1）实验服：实验服有一般操作服、隔离衣、连体衣等。一般操作服应能完全扣住。长袖、背面开口的隔离衣、连体衣的防护效果较一般操作服好，更适于微生物实验室及生物安全柜中操作。

（2）护目镜和面罩：护目镜应戴在常规矫正视力眼镜或隐形眼镜外防止飞溅和撞击。

（3）手套：在进行一般操作及处理感染性物质、血液和体液时，应使用一次性手套。在操作完感染性物质、结束生物安全柜中工作及离开实验室前，应摘除手套并彻底洗手。用过一次性手套应与感染性废弃物一起丢弃。

（4）鞋：在从事可能出现液体材料漏出工作时，可穿一次性防水鞋套。

153. 为什么临床实验室要有独立检验区域

答：临床实验室是医院诊疗工作重要部门之一，无论门诊还是住院患者，都需进行相应检查，因此，实验室位置应充分考虑服务流程，有利于标本采集和运送等，应与门诊和病房间保持适当距离。

为了减少交叉感染，临床实验室应独成一体，远离居民区，周围环境不允许有嘈杂、吵闹，应尽量避免噪声，以保证实验室在良好条件下工作。

154. 为什么临床实验室有很多危害源

答：临床实验室是医疗机构病原体最集中区域，如进行病原微生物、寄生虫等检查或HIV 等确认实验等，因而会不可避免地造成不同程度生物、化学及物理污染，这些污染通常由处理感染性物质时操作不当或使用危险性化学品及特殊辐射品造成。这些危害源对检验人员、周围人员及环境具有潜在危害，甚至可造成疾病流行、环境污染和对公众造成伤害。

临床实验室主要危害源通常分为生物、化学及物理危害源。

（1）生物危害源：主要由细菌、病毒、真菌、寄生虫等病原微生物构成。检验人员在实验室内需处理大量病原微生物，极易造成相关感染。相关感染原因有：锐器伤、吸入气溶胶、被动物叮咬或抓伤、感染性材料处理不当等。

（2）化学危害源：主要指在实验操作中所使用危险化学品引起危害。这些危险化学品包括：易燃性、易爆性、腐蚀性、强酸性、有毒性、有害性化学品等。可通过吸入、接触、食入、针刺及破损皮肤等方式侵入机体。

（3）物理危害源：主要来自于放射性核素辐射、紫外线和激光光照及电、噪声等危害。

155. 为什么不同生物因子的风险程度分级不同

答：生物因子是可能引起感染、过敏或中毒的所有微生物，包括基因修饰的、细胞培养的、寄生于人体的一切微生物和其他相关的生物高活性物质。由于临床实验室的特殊环境不可避免地造成不同程度生物污染，国家《医学实验室安全应用指南》将生物因子按其对个体和群体的危害程度将其分为 4 个风险等级：

（1）风险等级Ⅰ：不会导致健康工作者和动物致病细菌、真菌、病毒和寄生虫等生物因子。

（2）风险等级Ⅱ：能引起人或动物发病，但一般对健康工作者、群体、家畜或环境不会引起严重危害病原体。实验室感染很少导致严重疾病，有有效治疗和预防措施，且传播风险有限。

（3）风险等级Ⅲ：能引起人或动物严重疾病，或造成严重经济损失，但通常不会因偶然接触而在个体间传播，或用抗生素或抗寄生虫药治疗病原体。

（4）风险等级Ⅳ：能引起人或动物非常严重疾病，一般不能治愈，易直接、间接、偶然接触，而在人与人、动物与人、动物与动物间传播病原体。

156. 为什么病原微生物有不同的等级

答：我国根据病原微生物传染性、感染后对个体或群体危害程度，将病原微生物分为四类：

第一类病原微生物：能引起人类或动物非常严重疾病的微生物，我国尚未发现或已宣布消灭的微生物，如埃博拉病毒、天花病毒等。

第二类病原微生物：能引起人类或动物严重疾病，比较容易直接或间接在人与人、动物与人、动物与动物间传播微生物，如艾滋病病毒、乙型脑炎病毒等。

第三类病原微生物：能引起人类或动物疾病，但一般情况下对人、动物或环境不构成严重危害，传播风险有限，实验室感染后很少引起严重疾病，有有效治疗和预防措施微生物，如肝炎病毒、麻疹病毒等。

第四类病原微生物：通常情况下不会引起人类或动物疾病的微生物，如小鼠白血病病毒等。

其中，第一类、第二类病原微生物统称为高致病性病原微生物。

157. 为什么临床实验室要进行风险评估

答：风险评估（risk assessment）是指评估风险的大小，确定风险是否可接受的全过程。为降低风险而采取的综合措施为风险控制。临床实验室生物安全管理的宗旨是减少或避免实验室感染事件发生，保障检验人员健康和生命安全，保护环境，维护社会稳定。因此，风险评估是实验室生物安全的核心工作。

（1）风险评估范围：①生物安全风险评估：涉及病原微生物危害评估、实验活动风险评估、设备设施安全风险评估、人员健康检测等内容；②风险评估内容：包括生物因子已知或未知生物学特性，生物因子种类、来源、传染性、传播途径、易感性、潜伏期、致病性（急性与远期效应）、变异性、人员安全状况等。

（2）风险评估时间：风险评估始于实验室设计建造前，实施于实验活动中，定期的阶段性再评估。

（3）风险评估人员：由该领域及实验研究有经验、有资历专家或科学家对临床实验室进行评估。

（4）风险评估办法：具体评估办法应按 GB 19489《实验室生物安全通用要求》严格实行。

158. 为什么要优化门诊临床实验室的布局设计及流程

答：门诊实验室是门诊诊疗活动的重要场所，据统计，约30%以上患者需做检验。作为医患沟通的主要窗口之一，其服务能力、业务流程决定着患者等候时间和就诊感受。

由于缺乏科学合理的平面布局与流程设计，门诊实验室常成为门诊患者就诊的瓶颈，主要表现为：患者排队时间长；检验前、后患者秩序混乱；乱划价与收费；血液、体液标本采集、取报告等多次排队；生物安全无保证等。

建议优化措施有：①建立门诊检验预约中心：合理安排检验时间，减少患者重复排队和往返奔波时间；②合理布局检验部门：实现统一地点采样、检验、取报告等一站式服务；③检验报告单有效管理：采用电子方式，使报告单发送和保存实现网络化。

临床实验室是医院科技创新研究体系中最基本要素，需要不断完善检验项目，提高实验室科学管理能力。因而，临床实验室平面布局及检验流程应不断优化，以达到使患者检验流程顺畅，医患沟通无障碍，布局科学，安全高效，环境舒适，真正实现科学性、安全性和人性化。

159. 为什么临床实验室要引入自动化流水线

答：自动化流水线系统（laboratory automation system，LAS）是将临床实验室自动化分析仪通过传送系统连接起来，进行流水线作业检测，包括：前处理系统、标本运送系统、测量系统、实验数据/结果处理系统、标本保存系统和计算机硬件等组成。临床实验室引入流水线的优点是：

（1）提高工作效率和工作质量：流水线可缩短检验（标本签收到结果审核）时间。合理配置与实验室工作量相适应流水线设备和分析仪器，充分发挥其效能，即有效缩短标本TAT，提高工作效率。

（2）减少人为差错：流水线将检验人员从手工分血、编号、离心等大量繁琐工作中解放出来，让差错发生率较高的标本前处理阶段完全实现自动化，实现检验全程自动化、标准化，极大减少因手工操作造成的差错。

（3）提升管理水平和形象：流水线可将血液、体液、生化、免疫等不同专业组合连接成一个自动化实验室，减少人力资源投入，降低劳动强度，可让检验人员把更多时间和精力投入到医患沟通、质量控制、报告审核、仪器保养等方面，进一步保证为患者提供更加优质服务，提升实验室管理水平和服务质量。

（4）提高生物安全水平：流水线应用可减少人工操作环节，标本进样、离心、开盖全部由机械臂协助完成，减少检验人员与标本直接接触频率，避免标本对检验人员和实验室环境污染，提升实验室生物安全水平。

160. 为什么要实现临床实验室全自动化

答：全实验室自动化（total laboratory automation，TLA），又称全程自动化（front to end automation），于1980年代源自日本，是将临床实验室自动化分析仪器通过轨道系统或机械手连接起来，构成流水作业组合，实现全检验过程自动化。TLA由临床LIS和流水线系统LAS两大部分组成，其中流水线系统又包括：标本运输系统（sample transportation system，STS）、标本前处理系统（sample pre-analytical modular system，SPAM）、测量系统、检验后处理输出系统、过程控制系统等子系统。

借助自动化可实现以下目标：①建设和推进实验室信息化；②提高工作效率和工作质量：缩短检验（标本签收到结果审核）时间；合理配置与工作量相适应的流水线设备和分析仪器，充分发挥效能，有效缩短 TAT，提高工作效率；③减少人为误差：实现信息化后，标本周转全过程借助条形码实现信息交互，不但提高工作效率，还能减少人工核对误差；④优化人力资源配置：引进流水线系统后，上线检验人员会减少，节省人员可安排在其他岗位；⑤改善生物安全：引进流水线后，离心、开盖、分注等有潜在危害环节都由仪器完成，减少检验人员职业暴露可能。

自动化是临床实验室发展趋势，自 2000 年以来，国内许多实验室致力于全自动化建设。实现全自动化可改进实验室工作、实现经济效益、社会效益等多方面收益，可实现成本与收益间均衡。

（赵　悦　项明洁）

第二节　实验室安全管理

161. 为什么临床实验室要实行国家统一的实验室生物安全标准和要求

答：为了规范实验室生物安全管理，国家实行了统一实验室生物安全标准及要求，这一重要举措有利于进一步加强实验室生物安全管理，标志着我国实验室安全管理工作步入了科学、规范和法制化新阶段。统一的实验室生物安全标准不仅适用于临床实验室，而且适用于进行生物因子操作各类实验室。此外，该标准和要求增加了实验室操作高危害生物因子有关内容，考虑到我国实验室安全管理整体状况，增强了对该类实验室设施要求，以确保实验室安全。

162. 为什么采集病原微生物标本应当具备相关的条件

答：基于不同病原微生物传染性、感染后对个体或群体危害程度不同，采集病原微生物标本应具备相关条件：①有与采集病原微生物标本所需生物安全防护水平相适应的设备；②有掌握相关专业知识和操作技能的检验人员；③有有效防止病原微生物扩散和感染措施；④有保证病原微生物标本质量技术方法和手段。采集高致病性病原微生物标本检验人员在采集过程中应防止病原微生物扩散和感染，对标本来源、采集过程、方法等作详细记录。运输高致病性病原微生物菌（毒）种或标本，应通过陆路运输；无陆路通道，应经水路运输；紧急情况下需将高致病性病原微生物菌（毒）种或标本运往国外的，可通过航空运输。

163. 为什么从事高致病性病原微生物实验活动的临床实验室应有资格证书

答：高致病性病原微生物指可引起人类或动物严重疾病，较易人与人、动物与人、动物与动物间传播微生物，危害性极大。因而，从事高致病性病原微生物实验活动的实验室应按规定取得资格证书。

从事高致病性病原微生物实验活动的实验室，应按卫计委主管部门或兽医主管部门规定，报省级以上人民政府卫计委主管部门或兽医主管部门批准。检验结果以及工作情况应向原批准部门报告。实验室申报、接受与高致病性病原微生物有关的科研项目，应符合科研需求和生物安全要求，具有相应生物安全防护水平，并经卫计委主管部门或兽医主管部门同意。出入境检验检疫机构、医疗卫生机构、动物防疫机构在实验室开展检测、诊断工作时，发现高致病性病原微生物或疑似高致病性病原微生物，需进一步从事这类高致病性病原微生物相关实验活动的，应当依照相关规定经批准同意，并取得相应资格证书。专门从事检测、诊断的实验室应严格依照卫计委主管部门或兽医主管部门的规定，建立健全规章制度，确保实验室生物安全。

164. 为什么要有控制高致病性病原微生物菌（毒）种或标本在运输、储存中发生意外的措施

答：高致病性病原微生物菌（毒）种或标本可引起人类或动物非常严重疾病，且较易直接或间接在人与人、动物与人、动物与动物之间传播，因此，高致病性病原微生物菌（毒）种或标本在运输、储存中被盗、被抢、丢失或泄漏，承运单位、护送人、保藏机构应采取控制措施。

具体措施为：2h 内分别向承运单位主管部门、护送人所在单位和保藏机构主管部门报告，同时向所在地的县级人民政府卫生主管部门或兽医主管部门报告，发生被盗、被抢、丢失的，还应向公安机关报告；接到报告的卫生主管部门或兽医主管部门应在 2h 内向本地人民政府报告，并同时向上级人民政府卫生主管部门或兽医主管部门和国务院卫生主管部门或兽医主管部门报告。县级人民政府应在接到报告后 2h 内向市级人民政府或上一级人民政府报告；市级人民政府应在接到报告后 2h 内向省、自治区、直辖市人民政府报告。省、自治区、直辖市人民政府应在接到报告后 1h 内，向国务院卫生主管部门或兽医主管部门报告。任何单位和个人发现高致病性病原微生物菌（毒）种或标本容器或包装材料，应及时向附近的卫生主管部门或兽医主管部门报告；接到报告的卫生主管部门或兽医主管部门应及时组织调查核实，并依法采取相应控制措施，减少或避免生物安全危害。

165. 为什么新建、改建或扩建一级、二级临床实验室应向主管部门备案

答：新建、改建或扩建一级、二级实验室，应当向市级人民政府卫生主管部门或兽医主管部门备案，以便统一管理和监督，防止生物安全公共事件发生。市级人民政府卫生主管部门或兽医主管部门应每年将备案情况汇总后报省、自治区、直辖市人民政府卫生主管部门或兽医主管部门。国务院卫生主管部门和兽医主管部门应定期汇总并互相通报实验室数量和实验室设立、分布情况及取得从事高致病性病原微生物实验活动资格证书的三级、四级实验室及其相关实验活动情况。已建成并通过国家认可的三级、四级实验室应向所在地的县级人民政府环境保护主管部门备案。环保主管部门应依照法律、行政法规规定对实验室排放的废水、废气和其他废物处置情况进行监督检查。

166. 为什么卫生主管部门接到关于检验人员感染或病原微生物泄漏事件应采取相应预防和控制措施

答：卫生主管部门或兽医主管部门接到关于检验人员感染事故、病原微生物泄漏事件报告或发现实验室从事病原微生物相关实验活动造成实验室感染事故，应立即组织疾病预

防控制机构、动物防疫监督机构和医疗机构及其他有关机构依法采取相应的预防和控制措施，从而及时有效地控制病原微生物播散，减少或避免对人员危害。

具体预防和控制措施为：①封闭被病原微生物污染实验室或可能造成病原微生物扩散场所；②开展流行病学调查；③对患者进行隔离治疗，对相关人员进行医学检查；④对密切接触者进行医学观察；⑤进行现场消毒；⑥对染疫或疑似染疫动物采取隔离、扑杀等措施；⑦其他预防和控制措施。

167. 为什么卫生主管部门有责任监督和管理临床实验室安全

答：县级以上地方人民政府卫生主管部门作为临床实验室上级管理机构，有责任监督和管理实验室安全，在监督管理中应履行以下职责：①对病原微生物菌（毒）种、标本采集、运输、储存进行监督检查；②对从事高致病性病原微生物相关活动的实验室进行监督检查，评判是否符合相关规定；③对临床实验室或临床实验室设立单位的培训、考核情况进行监督检查；④对临床实验室是否按有关国家标准、技术规范、操作规程从事病原微生物相关实验活动进行督查。县级以上地方人民政府卫生主管部门应通过相关的检查来体现国家对临床实验室管理的有关法律、法规以及国家标准和要求，切实履行监督管理的相应职责。

168. 为什么卫生主管部门可依职责处罚临床实验室的违反生物安全行为

答：县级以上地方人民政府卫生主管部门作为实验室上级管理机构，有责任监督和管理实验室安全，实验室如发生以下行为之一：①未按规定在明显位置标示国务院卫生主管部门和兽医主管部门规定的生物危险标识和生物安全实验室级别标识；②未向原批准部门报告实验活动结果和工作情况；③未按规定采集病原微生物标本，或对所采集标本来源、采集过程和方法等未作详细记录；④新建、改建或扩建一级、二级实验室未向市级人民政府卫生主管部门或兽医主管部门备案；⑤未按规定定期对检验人员进行培训，或检验人员考核不合格允许其上岗，或批准未采取防护措施人员进入实验室；⑥检验人员未遵守实验室生物安全技术规范和操作规程；⑦未依照规定建立或保存实验档案；⑧未依照规定制定实验室感染应急处置预案并备案。县级以上地方人民政府卫生主管部门可依照各自职责，责令限期改正，给予警告；逾期不改正的，由临床实验室设立单位对主要负责人、直接负责主管人员和其他直接责任人员，依法给予撤职、开除处分；有许可证件的，由原发证部门吊销有关许可证件。

169. 为什么临床实验室应建立生物安全管理制度和编写生物安全手册

答：建立健全生物安全管理制度、编写生物安全手册是实验室生物安全管理重要组成部分。手册应包括：①生物安全管理体系；②生物因子生物危害评估；③人员和项目准入制度；④人员培训考核制度；⑤人员健康监护制度；⑥生物安全检查制度；⑦人员生物安全行为规范；⑧内务管理制度；⑨菌（毒）种和生物标本安全保管和档案管理制度；⑩废弃物管理制度；⑪消毒隔离制度；⑫生物危险标识使用规定；⑬事件、伤害、事故和职业病报告制度；⑭应急处置预案；⑮实验活动生物安全标准操作规程；⑯生物安全柜使用和维护；⑰其他必要的管理性和技术性文件。

170. 为什么临床实验室要建立健全生物安全保卫制度

答：生物安全实验室应建立健全安全保卫制度，安全保卫工作实行责任制，并制订应急预案，以满足生物安全需求，避免生物安全意外事件发生。只有采取安全保卫措施，才能严防高致病性病原微生物被盗、被抢、丢失、泄漏，保障实验室及病原微生物安全。如发生高致病性病原微生物被盗、被抢、丢失、泄漏的，应及时按病原微生物实验室生物安全管理条例规定进行报告。从事高致病性病原微生物相关实验活动的实验室应当向当地公安机关备案，并接受公安机关实验室安全保卫工作监督指导。同时，还需对进入实验室非检验人员进行登记，定期对电气设备、自动烟雾、报警系统和火灾重点防护部位、易燃、易爆物品进行监测，排除实验室安全隐患。

171. 为什么会发生突发公共卫生事件

答：如自然灾害、疫情暴发等情况发生时可能会突发公共卫生事件（emergency public health event）。突发公共卫生事件简称突发事件，是指突然发生，造成或可能造成社会公共健康严重损害的重大传染病疫情、群体性不明原因疾病、重大食物、职业中毒和其他严重影响公共健康事件。突发事件的危害性和破坏性是多方面的，不仅危害公众身体健康和生命安全，造成公众心理恐惧，而且会导致社会混乱、经济衰退，威胁国家安全等，因而，要严防突发事件发生，积极有效地处理好突发事件，才有助于社会和谐发展。

172. 为什么应知晓生物安全防护

答：知晓生物安全防护是实验安全建设必要内容。生物安全防护（biosafety containment）是生物危害反义词，是指避免生物危险因子，特别是偶然的、有意利用的生物因子，对生物体包括检验人员在内的伤害和对环境污染的意识和措施。生物安全防护分为一级防护（屏障）（primary barriers）和二级防护（屏障）（secondary barriers）。一级防护包括两方面：即生物安全柜和类似设备，以及个人防护装备（personal protective equipment，PPE），又分为3个级别。二级防护是指临床实验室屏障设施，其建设有4种不同结构，各种一级防护和二级防护组合构成不同防护水平级别实验室（BSL 1~4）。普及生物安全防护相关知识便于实验室管理，有利于检验人员自身防护生物危害侵袭等。

173. 为什么检验人员要正确使用生物安全柜

答：生物安全柜是实验室重要设备之一，在实验室安全中有重要作用，可保护标本和环境不受污染、保护检验人员不受生物危害等。生物安全柜是直接操作危险微生物时所用箱形安全设备，是生物安全实验室必备装备，保护使用者和环境不受因操作产生的有害危险物质和微生物气溶胶暴露和伤害；保护环境不受污染，保护标本不受环境物质污染。生物安全柜如使用不当，其防护作用就可能受影响，因此，检验人员应正确使用生物安全柜。检验人员应知晓如何正确处理溢出物实验室操作规则；在生物安全柜内应避免使用明火；实验结束时，包括设备在内的生物安全柜里所有物品都应清除表面污染，并移出安全柜；生物安全柜在移动以及更换过滤器前须去污染；安装完成后定时由专业人员对生物安全柜运行性能和完整性进行检测认证。

174. 为什么新安装生物安全柜需现场检测合格且出具检测报告后才可使用

答：新安装生物安全柜根据《生物安全实验室建筑技术规范》，只有在现场检测合格且出具检测报告后才可使用，才能保证生物安全柜安全有效地运行，保护标本、检验人员和实验室环境，以保证实验室安全。

生物安全柜现场检查项目包括垂直气流平均速度、工作窗口气流平均速度、工作区洁净度和噪声等指标，如有一项不合格就不能使用。对现场具备检测条件的、从事高风险操作生物安全柜和动物隔离设备应进行高效空气过滤器（high-efficiency particulate air filter, HEPA）检漏，检漏方法应按生物安全实验室 HEPA 检漏方法执行。一般生物安全柜垂直气流平均风速不应低于 0.25m/s，风速过高会对实验操作产生影响。规定检测点间距不大于 0.2m。工作窗口气流，最易发生外逸的位置是窗口两侧和上沿，应重点检查。采用风速仪直接测量时，通常窗口上沿风速很低，小于 0.2m/s，中间位置约 0.5m/s，窗口下沿风速最高，约 1m/s，窗口平均风速大于 0.5m/s，该检测效率高于其他方法。在风速仪间接检测法中，通过实验确认，将生物安全柜窗口降到 8cm 左右，窗口风速均匀增加，其中心位置风速近似于平均风速。

175. 为什么生物安全柜的垂直气流平均风速检测应符合一定要求

答：垂直气流和进风气流交汇点平衡是生物安全柜关键技术，如垂直气流不足，未经过滤的空气可能越过回风隔栅污染操作台；若垂直气流过强，可能使柜内含微生物空气逸出，因而需对生物安全柜垂直气流平均风速进行检测，以保障生物安全柜有效性。检验方法：对Ⅱ级生物安全柜等具备单向气流设备，在送风 HEPA 以下 0.15m 处截面上，采用风速仪均匀布点测量截面风速。测点间距不大于 0.15m，侧面距离侧壁不大于 0.1m，每列至少测量 3 点，每行至少测量 5 点。评价标准：平均风速不低于产品标准要求。

176. 为什么生物安全柜工作窗口的气流流向检测应符合一定要求

答：气流流向检测合格可确保生物安全柜内为负压状态，气体无外逸，从而保护检验人员。进入工作区气流应经 HEPA 过滤，避免标本被污染；受污染空气应经 HEPA 排出，以保护环境。检验方法：采用发烟法或丝线法在工作窗口断面检测，检测位置包括工作窗口四周边缘和中间区域。评价标准：工作窗口断面所有位置气流均明显向内，无外逸，且从工作窗口吸入气流应直接吸入窗口外侧下部导流格栅内，无气流穿越工作区。

177. 为什么生物安全柜工作窗口的气流平均风速检测应符合一定要求

答：生物安全柜工作窗口气流平均风速检测需符合一定要求，因为进风气流风速应大于垂直气流风速，才能保证生物安全柜内气流无外逸，避免气溶胶污染，保护检验人员安全。检验方法：①风量罩直接检测法：采用风量罩测出工作窗口风量，再计算气流平均风速；②风速仪直接检测法：宜在工作窗口外接等尺寸辅助风管，用风速仪测量辅助风管断面风速，或用风速仪直接测量工作窗口断面风速，采用风速仪直接测量时，每列至少测量 3 点，至少测量 5 列，每列间距不大于 0.15m；③风速仪间接检测法：将工作窗口高度调整为 8cm，在窗口中间高度均匀布点，每点间距不大于 0.15m，计算工作窗口风量，计算出工作窗口正常高度（通常为 20cm 或 25cm）下平均风速。评价标准：工作窗口断面上的平均风速值不低于产品标准要求。

178. 为什么生物安全柜的工作区洁净度检测应符合一定要求

答：工作区洁净度是用来检验生物安全柜洁净等级的，是反映生物安全柜的净化效果、生物安全防护功能的一个重要指标，因而该指标需符合一定要求。检验方法：采用粒子计数器在工作区检测。粒子计数器采样口置于工作台面向上0.2m高度位置对角线布置，至少测量5点。评价标准：工作区洁净度应达到5级。工作区洁净度5级：粒径≥0.1μm粒子最大浓度为100 000个/立方米空气，粒径≥0.2μm粒子最大浓度为23 700个/立方米空气，粒径≥0.3μm粒子最大浓度为10 200个/立方米空气，粒径≥0.5μm粒子最大浓度为3 520个/立方米空气，粒径≥1.0μm粒子最大浓度为832个/立方米空气。

179. 为什么生物安全柜的噪声检测应符合一定要求

答：噪声检测是用来检测噪声污染程度，保护检验人员健康和听力。通过噪声检测，能及时发现生物安全柜隐患，如风机故障，有利于做好预防性维护。检验方法：对生物安全柜、动物隔离设备等来说，应在前面板中心向外0.3m，地面以上1.1m处用声级计测量噪声。同时开启生物安全柜和动物隔离设备等，有条件单位时，应检测实验室通风系统背景噪声，必要时修正检测值。

180. 为什么生物安全柜的照度检测应符合一定要求

答：照度是用来确保检验人员处理标本时光线充足，防止误操作，保护检验人员视力，提高工作效率。检验方法：沿工作台面长度方向中心线每隔0.3m设置1个测量点。与内壁表面距离小于0.15m时，不再设置测量点。评价标准：平均照度不低于产品标准要求。

181. 为什么生物安全柜高效空气过滤器的检测应符合一定要求

答：生物安全柜高效空气过滤器（HEPA）是一种有延伸/皱褶介质过滤膜的干燥型过滤器。目的是过滤流入安全柜工作区的空气的灰尘等微粒，确保安全柜内空气达到一定洁净度；并滤掉实验操作过程中标本产生的气溶胶等危险粒子，达到保护标本，避免标本间交叉污染和防止生物危险粒子对检验人员产生损害；同时，也应避免操作过程中标本产生气溶胶等危险粒子直接排放到环境中，达到保护环境的目的。HEPA滤膜是一种一次性使用的过滤设施，需定期检测，一旦有泄漏应更换，否则就会造成生物危险。因此，生物安全柜高效过滤的有效性和完整性是衡量生物安全柜的重要性能指标。检验方法：在HEPA上游引入大气尘或人工尘，在过滤器下游采用光度计或粒子计数器进行检漏，具备扫描检漏条件的应进行扫描检漏，无法扫描检漏的应检测HEPA效率。评价标准：对采用扫描检漏的HEPA评价标准同生物安全实验室HEPA检漏标准；对不能采用扫描检漏检测HEPA过滤效率的，其整体透过率不应超过0.005%。

182. 为什么三级和四级生物安全实验室室内净高要符合一定规范

答：规定三级和四级生物安全实验室的室内净高是为了满足生物安全柜等设备安装高

度、检测和检修要求，以避免因层高不够而卸掉设备脚轮情况。三级和四级生物安全实验室应考虑各种通风空调管道、污水管道、空调机房、污水处理设备间空间和高度，实验室上、下设备层层高规定不宜低于 2.2m。目前，国外大部分三、四级实验室都设计为"三层"结构，即实验室上层设备层包括通风空调管道、通风空调设备、空调机房等，下层设备层包括污水管道、污水处理间等。国内已建成三级实验室中大多未考虑设备层空间，一方面是利用旧建筑无改造条件；另一方面因层高超过 2.2m 的设备层计入建筑面积，部分实验室设备层低于 2.2m，导致国内已建成实验室设备维护和管理困难局面。

183. 为什么三级和四级生物安全实验室配备高压灭菌器有一定要求

答：三级和四级生物安全实验室由于实验室级别较高，因而配备高压灭菌器有一定要求。三级生物安全实验室防护区内设置的生物安全型双门高压灭菌器，其主体所在房间一般位于为清洁区。四级生物安全实验室主实验室内设置生物安全高压灭菌器，主体置于污染风险较低一侧。值得注意的是，双门高压灭菌器等消毒灭菌设备并非为处理大量动物尸体而设计，除处理能力有限外，处理后动物尸体体积、重量无缩减，后续处理工作仍非常不便。当实验室日常活动产生较多数量带病原微生物动物尸体时，应考虑设置专用动物尸体处理设备。动物尸体处理设备一般具有消毒灭菌措施、清洗消毒措施、减量排放和密闭隔离功能，能对动物尸体消毒灭菌，采用方式有焚烧、湿热灭菌等，设备的清洗消毒功能有助于设备维护或故障时，对设备本身进行无害化处理。解剖后动物尸体带有血液、暴露组织、器官等污染源，具有很高的生物危险物质扩散风险，因此将动物尸体处理设备投放口直接设置在产生动物尸体区域，对防止生物危险物质传播、扩散具有重要作用。

184. 为什么生物安全实验室有装修要求

答：为满足实验室生物安全需求，不同级别生物安全实验室对装修要求不同。具体要求如下：①地面、墙面、顶棚：三级和四级生物安全实验室属于高危险实验室，地面应采用无缝的防滑耐腐蚀材料，防止人员滑倒。踢脚宜与墙面齐平或略缩进，围护结构的相交位置采取圆弧处理，减少卫生死角，便于清洁和消毒处理。墙面、顶棚常用材料有彩钢板、钢板、铝板、各种非金属板等。为保证生物安全实验室地面防滑、无缝隙、耐压、易清洁，常用材料有：聚氯乙烯卷材、环氧自流坪、水磨石现浇等，也可用环氧树脂涂层；②生物安全实验室窗的设置原则：对二级生物安全实验室，如有条件，宜设置机械通风系统，保持一定负压。三级和四级生物安全实验室观察窗应采用安全材料制作，防止因意外破碎而造成安全事故。昆虫、鼠等动物身上极易沾染和携带致病因子，应采取防护措施，如窗户应设置纱窗，新风口、排风口应设置保护网，门口应采取措施。生物安全实验室门上有可视窗，便于对实验室进行观察；③门开启方向：三级和四级生物安全实验室防护区一般不设孔、管道检修口等不易密封空洞。二级、三级、四级生物安全实验室操作对象有不同程度地对人员、环境危害，因此根据国际相关标准，生物安全实验室入口处应明确标示国际通用生物危险符号。

185. 为什么要对生物安全实验室空调设备的选用作规定

答：为保障实验室生物安全需要，对生物安全实验室空调设备选用作如下规定：①淋水式空气处理设备，因有繁殖微生物条件，不能用在生物洁净室系统，生物安全实验室更是如此。由于盘管表面有水滴，风速太大易使气流带水；②为随时监测过滤器阻力，应设压差计；③从湿度控制和不给微生物创造滋生条件，如有条件，推荐使用干蒸汽加湿装置加湿，如干蒸汽加湿器、电极式加湿器、电热式加湿器等；④为防止过滤器受潮而有细菌繁殖，为保证加湿效果，加湿设备应和过滤段保持足够距离；⑤因清洗、再生会影响过滤器阻力和过滤效率，生物安全实验室空调通风系统送风的过滤器用完后，不应清洗、再生和再用，应按有关规定直接处理。北方地区，春天飞絮多，考虑到实际使用，对新风口处设置新风过滤网，采用可清洗材料时除外。

186. 为什么对生物安全实验室管道系统有要求

答：给水、排水管道穿越生物安全实验室防护区时，需配备密封装置，保证达到生物安全要求。通过采用可靠密封装置措施保证围护结构严密性，维护实验室正常负压、定向气流和洁净度，防止气溶胶向外扩散。如：①防止化学熏蒸时未灭活气溶胶和化学气体泄漏，保证气体浓度不因气体逸出而降低；②异常状态下，防止气溶胶泄漏。实践证明，三级、四级生物安全实验室采用密封元件或套管等方式是行之有效的。管道泄漏是生物安全实验室最可能发生的风险之一，须特别重视。管道材料可分为金属和非金属两类。常用非金属管道包括无规共聚聚丙烯、耐冲击共聚聚丙烯、氯化聚氯乙烯等，非金属管道一般可耐消毒剂腐蚀，但其耐热性不如金属管道。常用金属管道包括 304 不锈钢管（不耐氯和腐蚀性消毒剂）和 316 不锈钢管道（耐腐蚀能力较强）等。管道类型包括单层和双层，如输送液氮等低温液体管道为真空套管式。真空套管为双层结构，两层管道之间保持真空状态，以提供良好隔热性能。

187. 为什么临床实验室使用高压气体或可燃气体应有相应安全保障措施

答：使用高压气体或可燃气体实验室应有相应安全保障措施，以确保实验室安全。可燃气体易燃易爆，危害性大，可能发生燃烧爆炸事故，且发生事故时波及面广，危害性大，造成损失严重。为此，根据实验室工艺要求，设置高压气体或可燃气体时，应满足国家和地方相关规定。高压气体和可燃气体钢瓶安全使用要求，主要有以下几点：①应安全地固定在墙上或坚固实验台上，确保钢瓶不会因自然灾害而移动；②运输时，应戴好安全帽，并用手推车运送；③大储量钢瓶应存放在与实验室有一定距离的适当设施内，存放地点应上锁并适当标识；在存放可燃气体地方，电气设备、灯具、开关等均应符合防爆要求；④不应放置在散热器、明火、其他热源或会产生电火花电器附近，不应置于阳光下直晒；⑤气瓶应连接压力调节器，降压后再流出使用，不要直接连接气瓶阀门使用气体；⑥易燃气体气瓶，经压力调节后，应装单向阀门，防止回火；⑦每瓶气体在使用到尾气时，应保留瓶内余压在 0.5MPa，最小不得低于 0.25MPa，应将瓶阀关闭，保证气体质量和使用安全。应尽量使用专用气瓶安全柜和固定送气管道。需要时，应安装气体浓度监测和报警装置。

188. 为什么对临床实验人员离开实验室时洗手的水池有特定要求

答：根据实验室生物安全要求，检验人员离开实验室洗手的水池在安装位置、洗手装置和排水管道等方面有一定要求。检验人员在离开实验室前应洗手，从合理布局角度考虑，宜将洗手池设置在实验室出口处。如有条件，尽可能采用流水洗手，洗手装置应采用非手动开关，如感应式、肘开式或脚踏式，使检验人员不和水龙头直接接触。洗手池排水与主实验室其他排水通过专用管道收集至污水处理设备，集中消毒灭菌达标后排放。如实验室不具备供水条件，可用免接触感应式手消毒器作为替代装置。

189. 为什么临床实验室要有紧急冲眼和淋浴装置

答：因为二级、三级和四级生物安全实验室中有酸、碱、腐蚀性、刺激性等危险化学品有可能溅到眼中，如发生意外应能就近及时紧急救治，故在临床实验室内应设紧急冲眼装置。冲眼装置应是符合要求的固定设施或有软管连接于给水管道的简易装置。特定条件下，如实验室仅用刺激较小物质，洗眼瓶也是可接受的替代装置。一级生物安全实验室应保证每个使用危险化学品地点 30m 内有可供使用紧急冲眼装置。是否需设紧急淋浴装置应根据风险评估结果确定，以保证检验人员职业安全，保护环境安全。设计时根据风险评估和工艺要求，确定是否需设强制淋浴。强制淋浴装置应设置在靠近主实验室外防护服更换间和内防护服更换间之间的淋浴间内，由自控软件实现强制要求。

190. 为什么临床实验室废水应集中收集并进行有效的消毒灭菌处理

答：三级和四级生物安全实验室防护区废水的污染风险是最高的，故应集中收集并进行有效消毒灭菌处理。具体要求是：①安装排水支管及阀门：每个主实验室进行的实验性质不同，周期不同，按主实验室设置排水支管及阀门可保证在某一主实验室进行维修和清洁时，其他主实验室可正常使用。安装阀门可隔离需消毒的管道以便实现原位消毒，其管道、阀门应耐热、耐化学消毒剂腐蚀；②废水处理设备安装位置要求：安装位置应考虑防护区废水能通过重力自流至建筑物最低处，并尽量减少废水管道长度；③排水处理方法：生物安全实验室应以风险评估为依据，确定实验室排水处理方法。应对处理效果进行监测并保存记录，确保每次处理安全可靠。处理后污水排放达到环保要求，需监测的排放指标，如化学污染物、有机物含量等；④排风系统干扰：排风系统负压会破坏排水系统水封，排水系统气体也会污染排风系统，通气管应配备与排风 HEPA 相当的 HEPA，且耐水性能要好。HEPA 可实现原位消毒，其设置位置应便于操作及检修，宜与管道垂直对接，便于冷凝液回流。

191. 为什么对临床实验室辅助工作区排水有要求

答：为避免水源污染，对实验室辅助工作区排水也有一定要求。虽实验室辅助工作区属于相对清洁区，但仍需在风险评估基础上确定是否需进行处理。通常这类水可归为普通污水，可直接排入室外，进入综合污水处理站处理。综合污水处理站处理工艺可根据源水水质不同采用不同处理方式，但应有化学消毒设施，消毒剂宜采用次氯酸钠、二氧化氯、二氯异氰尿酸钠或其他消毒剂。当处理站规模较大并采取严格安全措施时，可采用液氯作为消毒剂，但应使用加氯机。综合污水处理主要是控制理化和病原微生物指标达到排放标准，生物安全实验室应监测相关指标。对四级生物安全实验室，为降低意外事故时排水带细菌、带病毒风险，要求将排水按防护区废水排放要求管理，接入防护区废水管道需经高温高压灭菌后排放。对三级生物安全实验室，考虑现有实验室防护区内无排水，采用生物安全型双门高压灭菌器已基本能满足生物安全要求。

192. 为什么要建立化学品使用和管理制度

答：因为在临床实验室中，只有对化学品存放、处理、使用、处置规定和程序均符合相应要求和标准，才能保障实验室安全，否则会引起各种安全事故和危害。具体要求为：①按相关标准在每个储存和使用容器上标明每个产品的危害性和风险性；②对化学、物理、火灾危害应有足够可行控制措施。应定期对这些措施进行监督，以确保其有效可用，应保存监督结果记录；③所有人员按安全操作规程工作，包括使用安全装备和装置；④每种化学品废弃和安全处置应有明确书面程序，包括对相关法规详细说明，以保证完全符合要求，使这些物质安全及合法地脱离实验室。

193. 为什么临床实验室对气体供应有要求

答：根据生物安全要求，实验室对气体供应有一定要求。具体要求为：①气瓶位置：设置于辅助工作区，便于维护管理，避免从防护区搬出时要消毒的麻烦，防止气体管路污染，同时也使供气洁净度达到一定要求；②真空装置：是实验室常用设备，当用于三级、四级生物安全实验室时，应采取措施防止真空装置内部被污染，如在真空管道上安装相当于 HEPA 过滤装置，防止气体污染；加装缓冲瓶防止液体污染，将真空装置安装在从事实验活动房间内，避免将可能的污染物抽出实验区域外；③支援气罐：具有生命支持系统正压服是一套高度复杂和要求极为严格装置，如安装和使用不当，可存在使人窒息等重大危险。为防意外，还应配备紧急支援气罐，作为生命支持供气系统发生故障时备用气源，供气时间不少于 60min/人。实验室需通过评估确定总备用量，通常按实验室发生紧急情况时可能涉及人数进行设计，以保证人身安全；④充气式气密门：工作原理是向空心的密封圈中充入一定压强压缩空气使密封圈膨胀密闭门缝，为此实验室应提供压力和稳定性符合要求压缩空气源，适用时还需在供气管路上设置 HEPA，以防生物危险物质外泄。

194. 为什么临床实验室对配电有要求

答：保证用电可靠性是保障实验室生物安全，尤其对防止致病因子扩散有重要作用。二级生物安全实验室供电情况较多，应根据实际情况确定用电负荷，无太严格要求。四级生物安全实验室一般是独立建筑，而三级生物安全实验室可能不是独立建筑，但无论实验室是否为独立建筑，这类建筑均要求按生物安全实验室负荷等级供电。BSL-3 实验室和三级动物生物安全实验室（animal biosafety laboratory，ABSL-3）中 B1 类实验室特别重要负荷包括防护区送风机、排风机、生物安全柜、动物隔离设备、照明系统、自控系统、监视和报警系统等供电。一级负荷供电要求由两个电源供电，当一个电源发生故障时，另一个电源不应同时受到破坏，同时特别重要负荷应设置应急电源。ABSL-3 中 B2 类实验室和四级生物安全实验室，考虑安全要求更高，强调应按一级负荷供电，要求特别重要负荷同时设置 UPS 和备用发电设备。配电箱是电力供应系统的关键节点，对保障电力供应的安全至关重要。实验室的配电箱应专用，应设置在实验室防护区外，其放置位置应考虑人员误操作的风险、恶意破坏的风险及受潮湿、水灾侵害等的风险。生物安全实验室内固定电源插座数量一定要多于使用设备，避免多台设备共用一个电源插座。

195. 为什么临床实验室对照明有要求

答：为了满足实验室检验人员的工作需要，实验室应具备适宜的照度。吸顶式防水洁净照明灯表面光洁、不易积尘、耐消毒，适于在生物安全实验室中使用。为满足应急需要，应设置应急照明系统，紧急情况发生时检验人员需对未完成的实验进行处理，需维持一定时间正常工作照明。当处理完后，检验人员需安全撤离，其出口、通道应设置疏散照明。在实验室入口和主实验室缓冲间入口显示装置可采用文字显示或指示灯。

196. 为什么三、四级生物安全实验室对安全防范有特别要求

答：无论三、四级生物安全实验室是独立建筑还是在建筑物中，其重要性使其建筑周围都应设有安防系统，防止有意或无意接近建筑，导致生物学危险。

（1）门禁系统：应设在实验室总入口处。常用门禁有电子信息识别、数码识别、指纹识别和虹膜识别等方式，生物安全实验室应选用安全可靠、不易破解、信息不易泄露门禁系统，保证只有授权人员才能进入实验室。门禁系统应可记录进出人员的信息和出入时间等。

（2）互锁装置：互锁是为了减少污染物外泄、保持压力梯度和要求检验人员完成某项工作而设置。互锁后能保证不同压力房间的门不同时打开，保护压力梯度，使气流不会相互影响。化学淋浴间互锁还有保证检验人员进行化学淋浴才能离开作用。互锁门会影响人员通过速度，应有迅速解除互锁的控制机制。当人员需紧急撤离时，可通过中控系统解除所有门或指定门互锁。此外，还应在每扇互锁门附近设置紧急手动解除互锁开关。

由于生物安全实验室特殊性，对实验室内和周边均应有安全监视，这是实验室生物安保的需求，应根据地理位置和周边情况进行设置。

197. 为什么临床实验室对通讯有要求

答：根据实验室生物安全要求，实验室对通讯有一定要求。生物安全实验室通讯系统形式包括语音通讯、视频通讯和数据通讯等，主要有两个目的：安全方面信息交流和实验室数据传输。为避免污染扩散风险，应通过在生物安全实验室防护区内设置传真机或计算机网络系统，将实验数据、实验报告、数码照片等资料和数据向实验室外传递。适用通讯设施和设备包括电话、传真机、对讲机、计算机网络系统、视频系统等，应根据生物安全实验室规模和复杂程度选配以上通讯设施和设备，并合理设置通讯点位置和数量。在实验室内从事高致病性病原微生物相关实验活动，是一项复杂、精细、高风险和高压力活动，需检验人员高度集中精神，始终处于紧张状态。为尽量减少外部因素对检验人员影响，监控室内通话器宜为开关式。在实验室内宜采用免接触式通话器，使检验人员随时可方便地与监控室人员通话。

198. 为什么临床实验室对消防有要求

答：生物安全实验室内设备、仪器一般比较贵重，但生物安全实验室不仅要考虑仪器问题，更重要的是保护检验人员免受感染和防止致病因子外泄。

（1）独立防火分区：四级生物安全实验室实验对象是危害性大的致病因子，采用独立防火分区主要是防止危害性大的致病因子扩散到其他区域，将火灾控制在一定范围内。三级和四级生物安全实验室不仅考虑人员疏散问题，更要考虑防止危害性大的致病因子外泄。为了有更多的时间进行火灾初期灭火和尽可能地将火灾控制在一定范围内，规定吊顶材料燃烧性能和耐火极限不应低于所在区域墙体要求。

（2）灭火器材：是对生物安全实验室不会造成大的损坏，不会导致致病因子扩散的灭火器材，如气体灭火装置等。如自动喷水灭火系统在三、四级生物安全实验室中启动，极有可能造成有害因子泄漏。规模较小生物安全实验室，建议设置手提灭火器等简便灵活消防用具。

（3）防火阀：三、四级生物安全实验室送排风系统，如设置防火阀，其误操作易引起实验室压力梯度和定向气流破坏，造成致病因子泄漏风险加大。单体建筑三、四级生物安全实验室，其外围护结构具有很高的耐火要求，可把单体建筑的生物安全实验室和上、下设备层看成一个整体防火分区，实验室送排风系统可不设置防火阀。

199. 为什么三、四级生物安全实验室消防设计原则与一般建筑物不同

答：三级和四级生物安全实验室消防设计原则与一般建筑物不同，尤其是四级生物安全实验室，除首先考虑人员安全外，还要考虑防止有害致病因子外泄，因此，首先强调的是火灾控制。除合理的消防设计外，在实验室操作规程中，建立一套完善严格的应急事件处理程序，对处理火灾等突发事件，减少人员伤亡和污染物外泄十分重要。

200. 为什么要知晓气流流向

答：气流流向有 2 种概念：首先是不同房间之间因压差不同，只能产生单一方向气流流动，另一方面是同一房间内，由于送、排风口位置不同，总体上有一定方向性。事实上，对第一方面主要是检测各房间压差，对第二方面，尤其是对较大乱流房间，送排风口间通常无明显有规律性气流，定向流作用不明显，检测时主要注意生物安全实验室整体布局、生物安全柜、风口位置等是否符合规律；关键位置如生物安全柜窗口等有无干扰气流等。知晓气流流向有利于实验室建设和管理，以保证日常操作准确性等，因而知晓气流流向具有重要意义。

201. 为什么要对医院废水进行处理

答：因实验室废水中含有大量病原微生物、寄生虫卵及各种病毒，该废水如未经处理而直接排入水体，会对周围水域及土壤等造成较严重污染，同时也给下游居民饮用水带来危害。废水处理设备一般具有固液分离装置、过压保护装置、清洗消毒装置、冷却装置等。废水处理设备、高压灭菌器、动物尸体处理设备等需验证温度、压力、时间等参数对灭活微生物有效性。高温灭菌是处理生物安全实验室废水最常用的方法，固液分离装置可避免固体渣进入设备而引起堵塞，以保证设备连续正常运行。选用过压保护装置时，应采取措施避免排放气体可能引起生物危险物质外泄；当设备处于检修或故障状态时，如需拆卸污染部位，应先对系统进行清洗和消毒；灭菌后废水处于高温状态，排放前要先冷却。灭菌效果与温度、压力、时间等参数有关，应采取措施对参数适用性进行验证。在管路连

接与阀门布局上，要考虑废水收集到灭活罐中，且要采取必要措施保证罐体内废水在灭菌时温度梯度均匀，严防未经灭菌或灭菌不彻底废水排放到市政污水管网。

202. 为什么消毒和灭菌的概念不同

答：消毒和灭菌本质上是不同的，在定义和实际操作过程中也有差异。消毒（disinfection）是减少除细菌芽胞外的微生物数量，使其达到无害程度，不一定杀灭或清除全部微生物。灭菌（sterilization）是有效地使目的物无微生物的措施和过程，即杀灭所有微生物。在 BSL-3 和 BSL-4 实验室中，灭菌要使用不外排的高压蒸汽灭菌器，一般细菌繁殖体和病毒 121℃ 20min 即可灭菌，对细菌芽胞需 30min 以上；对朊病毒（prions）要 134℃ 20min 以上才能灭菌。因此，了解消毒和灭菌不同，有助于在实际操作中选择合适方法来处理物品。

203. 为什么会产生生物气溶胶

答：生物气溶胶（aerosol）是悬浮于气体介质中粒径一般≤5μm 固态或液态微小粒子形成的相对稳定分散体系。气体介质称连续相，通常是空气；微粒或粒子称分散相，是多种多样的，成分很复杂，也是气溶胶研究的主要对象。分散相内含有微生物的气溶胶称为生物气溶胶，含有生物战剂的气溶胶称为生物战剂气溶胶。气溶胶是液态或固态微粒在空气中悬浮体系，因人类活动产生气溶胶，是自然规律或环境污染所致。气溶胶消除主要靠大气降水、小粒子间凝聚、聚合和沉降过程。实验室中可能产生微生物气溶胶途径有：①打开离心管瞬间；②移液管取液后用洗耳球吹打瞬间；③打喷嚏、咳嗽、说话时。

204. 为什么要知晓减少接触有害气溶胶行为方法

答：检验人员应具有生物安全意识，正确规范地进行试验操作，还应知晓减少接触有害气溶胶方法，加强个人防护。减少接触有害气溶胶方法包括：①工作行为设计和执行应能减少检验人员接触化学或生物源性有害气溶胶；②标本应在有盖安全罩内离心。所有进行涡流搅拌的标本应置于有盖容器内；③在能产生气溶胶大型设备使用局部通风防护，在操作小型设备时使用定制排气罩；④在可能出现有害气体和生物源性气溶胶地方应采取局部排风措施；⑤饲养、操作动物应在适当动物源性气溶胶防护设备中进行，检验人员应同时使用适当个人防护设备；⑥有害气溶胶不得直接排放。

205. 为什么要严格保存管理菌（毒）种和生物阳性标本

答：因菌（毒）种和生物阳性标本严格保藏管理是保证生物安全实验室安全重要内容之一，只有规范严格管理制度以及对该制度有效监督，才能有效防止在传染病防治、科学研究、生物制品生产过程中造成菌（毒）种和标本遗失、泄露、发生实验室感染或引发传染病传播；同时规范的菌（毒）种和标本管理可避免菌种差错，保证菌（毒）种和标本保存质量，以确保检验结果可靠性。

206. 为什么医疗废物有特殊性

答：与生活废弃物相比，医疗废物有一定特殊性，在定义、分类及相应处理方法上有一定差异。医疗废物是医疗卫生机构在医疗、预防、保健和其他相关活动中，产生具有直接或间接感染性、毒性以及其他危害性废物。《医疗废物分类目录》将医疗废物分为 5 类：①感染性废物：是携带病原微生物具有引发感染性疾病传播危险的医疗废物，包括患者血液、体液、排泄物污染的物品，传染病患者产生的垃圾等；②病理性废物：是诊疗过程中产生的人体废弃物和医学实验动物尸体，包括手术中产生废弃人体组织、病理切片后废弃的人体组织、病理蜡块等；③损伤性废物：是能刺伤、割伤人体的废弃医用锐器，包括医用针、解剖刀、手术刀、玻璃试管等；④药物性废物：是过期、淘汰、变质或被污染废弃药品，包括废弃一般性药品，废弃细胞毒性药物和遗传毒性药物等；⑤化学性废物：是具有毒性、腐蚀性、易燃、易爆废弃化学物品，如废弃化学试剂、化学消毒剂、汞血压计、汞温度计等。

207. 为什么要对医疗废物进行处理

答：医疗废物是接触了患者血液、组织等由医院产生污染性垃圾，如使用过棉球、纱布、胶布、废水、一次性医疗器具、术后废弃品、过期药品等。医疗垃圾具有空间污染，急性传染和潜伏性污染等特征。与生活垃圾不同，医疗垃圾含有大量细菌、病毒及化学药剂，有极强传染性、生物毒性和腐蚀性，未经处理或处理不彻底的医疗垃圾任意堆放，极易造成对土壤、水域和大气污染，对人体产生直接或间接危害，也可能成为疫病流行源头。

环境污染包括 3 个方面：①土壤污染：医疗废物有毒物质一旦进入土壤，会被土壤吸附，对土壤造成污染；许多有毒有机物和重金属会在植物体内积蓄，人体吸收后，对肝脏和神经系统造成严重损害，诱发癌症和使胎儿畸形；②水域污染：医疗废物中有毒有害物质进入水体后，会导致水质恶化，对人类饮用水安全造成威胁，危害人体健康；医疗废物中常含重金属、人工合成有机物，这些物质大都稳定性极高，难以降解，水体一旦遭受污染就很难恢复；对含传染性病原菌医疗废物，一旦进入水体，将会迅速引起传染病的快速蔓延，后果不堪设想；③大气污染：医疗废物在堆放过程中，在温度、水分作用下，某些有机物发生分解，产生有害气体；有些医疗废物本身含大量易挥发有机物，在堆放过程中还会自燃，放出 CO_2、SO_2 等气体，既污染环境，又影响健康。

208. 为什么要知晓医疗废物处理原则

答：医疗废弃物处理应遵守相关原则，基本原则是所有感染性材料应在实验室内清除污染、高压灭菌或焚烧。具体处理方法为：①在实验室采取规定程序进行有效消毒或灭菌处理；②以规定方式包裹，以便就地焚烧或运送到其他地方进行焚烧处理；③避免处理过程中人员受到伤害或环境被破坏。医疗废弃物应装在相应容器中［按内容物是否需进行高压灭菌和（或）焚烧而采用不同颜色标记的可高压灭菌塑料袋］。高压蒸汽灭菌是首选方法，也可采用其他替代方法。因医疗废弃物处理方式不同，因此知晓处理原则有利于正确地进行医疗废物处理。

209. 为什么要有处理和丢弃医疗废物的程序

答：医疗废物处理和丢弃应遵循程序为：①先进行鉴别和分类，分别进行处理，废弃物分为可重复使用的非污染性物品、污染性锐器、经高压灭菌和清洗清除污染后可复用的污染材料、高压灭菌后丢弃的污染材料和直接焚烧的污染材料等5类；②锐器，如注射针头用后不应复用，应放在锐器盒里，盛放锐器的容器不能装得过满，即不能超过容量的3/4，先进行高压灭菌处理，再焚烧；③高压灭菌后复用的污染材料，应在高压灭菌或消毒后清洗，再复用；④其他废弃的污染材料，在丢弃前应放在防渗漏容器中高压灭菌。灭菌后可放在运输容器中运送至焚烧炉。可复用运输容器应是防渗漏的，有密封的盖子。这些容器在送回实验室再次使用前，应进行消毒清洁；⑤应在每个工作台上放置盛放废弃物不易破碎的容器。当使用消毒剂时，应使消毒剂充分接触废弃物，并按所用消毒剂不同，保持适当接触。盛放废弃物容器再次使用前，应进行消毒清洁。只有遵循这些程序，医疗废物才可安全有效地处理和丢弃。

210. 为什么要处理洒溢的感染性材料

答：检验人员应对感染性材料洒溢进行及时正确地处理，才能防止病原微生物播散，避免或减少对人员危害。正确处理方法为：①戴手套，穿防护服，必要时进行脸和眼睛防护；②用布、纸巾覆盖，并吸收溢出物；③向纸巾上倾倒适当消毒剂（0.5%次氯酸钠溶液），立即覆盖周围区域；④使用消毒剂时，从溢出区外围开始，向中心进行处理；⑤作用适当时间后（30min），将所有处理物清理掉，如含有碎玻璃或其他锐器，则要使用簸箕或硬纸板来收集处理过物品，将其置于可防刺透容器中待处理；⑥对溢出区域再次清洁，并消毒（如有必要，重复②~⑤步骤）；⑦将污染材料置于防漏、防穿透废弃物容器中；⑧消毒后，通知主管部门，告知溢出区域清除污染工作已完成。

（孙康德　陈　旭）

第三节　试剂和耗材管理

211. 为什么要建立试剂管理制度

答：临床实验室是使用试剂最多部门，目前使用的试剂多为商品化试剂盒，试剂管理不仅影响医学检验质量，还直接关系成本和效益。

大部分商品化试剂使用有效期短，应根据工作量来预算（试剂采购），既有利于保证质量，又可减少库存和积压，杜绝浪费和重复采购。临床实验室应建立试剂管理制度，以规范管理各个环节，并指定专人做好试剂登记、入库、出库、使用、盘点、保管、报废等工作，做到账实相符，因而建立试剂管理制度是临床实验室管理的一个重要环节。

临床实验室要根据试剂现有库存量、每月用量，提出购买清单，制订购买计划。用计算机管理试剂账目，实现试剂采购自动提醒，可对试剂采购信息数据高效管理，提高试剂采购效率。

212. 为什么要重视对供应商的评估

答：为控制采购管理过程，确保采购质量，临床实验室应重视供应商评估，特别是影响检验服务质量的活动，评估内容包括设备、试剂和耗材选择和购买的文件化政策和程序。鉴于试剂和耗材具有不断消耗、补充、更新特点，控制其采购质量很有必要，对经检验的试剂和耗材还要有相应准则和程序，就其购买、检查、接受、拒收、保存等要求作出明确规定。当国家、区域或地方法规有要求时，临床实验室应保存采购物品记录。

实验室应对影响检测和校准质量的重要消耗品、供应品、服务供应商进行评价，保存评价记录（如认证、认可证书、范围复印件、采购合同、进口许可证、经营许可证、生产批准文号、调查表等）和获批供应商名单。

对供应商评价方式和内容包括：相关经验和社会信誉；质量、价格、按计划提供能力及时间；质量管理体系审核；顾客满意度调查；财务和服务支持能力等。评价应是动态的、实际的。

213. 为什么要有选择试剂和设备原则

答：临床实验室使用的仪器、试剂和耗材应符合国家有关规定。目前，体外诊断仪器和试剂准入由国家食品和药品监督管理局负责。根据现阶段实际情况，临床实验室所用仪器、试剂可按下列基本原则选择：

（1）临床实验室开展的检验项目，已有经国家食品和药品监督管理局批准的相应仪器或试剂，应在已批准的仪器或试剂中选择。

（2）临床实验室开展的检验项目，尚未经国家食品和药品监督管理局批准的相应仪器或试剂，为满足临床需求，临床实验室可选择已有质量保证的仪器或试剂。质量保证内容应包括：①正确性（含校准品溯源程序及不确定度）；②精密度；③分析测量范围和可报告范围；④分析特异性，含抗干扰能力；⑤稳定性等。定性或半定量试剂应有"临界值"说明。

（3）凡自行配制试剂，临床实验室可在保证试剂质量前提下自行使用，但不得对外销售。

214. 为什么试剂采购要合法

答：各专业实验室负责人要根据实际需求，以保证检验质量和节约开支为原则，有计划地申购试剂，严格执行投标采购原则。

试剂购买需根据相关规定，本着"质优价廉"原则进行，所购试剂应三证齐全（生产许可证、产品注册证、经营许可证），质量好、性价比高。尽量使用仪器配套专用试剂。

购买检验试剂、校准品和质控品时要查验各种证件和批文。进口检验试剂应具备国家食品和药品监督管理局颁发检验试剂进口药品注册证、药品经营质量管理规范（good supply practice，GSP）认证证书；试剂生产厂商对国内经销商医疗器械经营许可证、经销商营业执照和海关报关单等。国内试剂商需有合法营业执照、经营许可证、生产许可证、质量管理体系认证证书及有关部门颁发的注册文件或批准文件，国家暂无标准及鉴定要求的应由厂方提供有关产品质量文件。

215. 为什么临床实验室要建立适合自身供应品的库存控制系统

答：临床实验室应建立试剂和耗材库存控制系统。库存控制系统应能将未经检查和不合格试剂和耗材与合格分开。鉴于试剂和消耗材料不断消耗、补充和更新，为控制采购质量（较大实验室在人工控制时有其难度和工作量），需建立适合自身供应品库存控制系统。

临床实验室应综合评估检验工作类型、工作范围、工作量，所涉及部门影响检验服务质量试剂盒、消耗品、质控品、校准物等，估计消耗量，同时考虑自身供应品库存控制系统，做到适时补充，先进先出。库存控制系统应包括所有相关试剂、质控品、校准物批号记录，临床实验室接收日期和投入使用日期。与此同时，临床实验室应按质量管理体系规定，对外部服务、供应品、所购物品建立适当质量记录，并保存一定时间。

216. 为什么试剂和耗材在使用前要进行性能验证

答：对可能影响临床实验室检验结果质量试剂和耗材，在使用前，要验证其标准规格（量的概念）是否达到相应规程中所制定标准（质的概念），在质和量中只要有一方面不符合规定就不能使用。

当试剂盒试剂成分或检验方法改变，或使用新批号、新货运号试剂盒前，应进行性能验证。所购买供应品、试剂和耗材，使用前应进行符合验收。在验证这些物品达到规格标准或有关程序中规定要求前不得使用。

性能验证方法：检验或其他方式验证。目的是验证是否符合有关检验程序规定的规范要求。如通过检验质控品，验证其结果可接受性来作出界定，且实验室应保存所采取符合性验收活动记录。

217. 为什么要重视试剂和耗材验收和储存

答：临床实验室工作中所用试剂和耗材会对检验结果准确性产生重要影响。临床实验室应对所有影响检验工作质量服务和材料采购进行控制，严格实施设备采购控制程序，保证采购服务、供应品（包括设备、试剂、参考物、耗材等）和与检验有关服务、供应能满足检验质量要求。

试剂由试剂负责人、检验人员及后勤部门人员共同验收，核对规格、批号、数量、批准文号等。核对无误后在供货清单上签字，检验人员负责实际质量验收（内、外包装和性能），试剂负责人负责核对数量和价格，供货清单交由负责人保管，试剂验收后登记入账。验收试剂时，如发现试剂盒破损、试剂溢出和过期一律予以退回。

试剂登记后及时放入试剂储存库房，严格按试剂说明书中存放要求储存。需冷冻、冷藏保管试剂应保存在低温或普通冰箱内，并定期检查温度。

218. 为什么要做好化学试剂管理

答：溶液配制需掌握各种化学试剂知识，包括分类、性质、规格和使用。化学试剂品种繁多，目前尚无统一分类法，一般按用途或品级分类。按用途分为：一般试剂、基准试剂、无机离子、分析试剂、色谱试剂、生物试剂、指示剂和试带等。化学试剂品级是根据化学试剂纯度而定的。

化学试剂大多数有一定毒性和危害性，加强实验室化学试剂管理，不仅是质量控制需求，也是确保检验人员、实验室安全的一项重要工作。化学试剂管理应按实际化学和物理性质，如毒性、易燃性、腐蚀性和潮解性等特点，采用不同方式妥善管理。

（1）环境：试剂保存环境应空气流通、湿度40%~70%、避免阳光直射、温度控制在28℃以下，照明应为防爆型，室内严禁明火，消防设施器材完备。

（2）容器：见光分解试剂应装入棕色瓶内，碱类、盐类试剂不能装在磨口试剂瓶内，应使用胶塞或木塞。

（3）存放：按固体、液体和气体分开存放，归类按序。特别是化学危险品按其特性（如剧毒、麻醉、易燃、易爆、易挥发、腐蚀品、贵重品等）单独存放于专用药品储存柜内，应由两人以上负责。

（4）安全：性质不同或灭火方法相抵触化学试剂不能同室存放，化学试剂储存室应有消防器材。

（5）保管：专人保管，应建立严格账目和管理系统。保管员应由具有一定专业知识、有高度责任心专业技术人员担任，保证按规定要求储存化学试剂。

219. 为什么要加强易制毒化学试剂管理

答：随临床实验室检验项目增多，需管理化学试剂种类也越来越多，可能会涉及一些易制毒化学品，因而需加强易制毒化学试剂管理。易制毒化学试剂是用于非法生产、制造或合成毒品原料、配剂等，包括用以制造毒品的原料前体、试剂、溶剂及稀释剂、添加剂等。

易制毒化学品分为三类：第一类，是可制毒原料，如胡椒醛、邻氨基苯甲酸、黄樟素等；第二类，为乙醚、苯乙酸、哌啶、三氯甲烷、醋酸酐等；第三类，为盐酸、高锰酸钾、硫酸、甲苯、丙酮等。

易制毒化学品有双重性，本身并不是毒品，是一般医药、化工原料，又是生产、制造或合成毒品必不可少化学品。根据《易制毒化学品管理条例》、《危险化学品安全管理条例》和实验室质量管理体系要求，建立易制毒化学品管理制度，明确职责，对所涉试剂购买、存放、使用等环节采取多项措施，防患未然，保障试剂安全使用。

220. 怎样做好自配试剂的管理

答：化学试剂应有适当管理制度，根据试剂性质分类保管，并统一登记。自配试剂管理制度应包括：①配制好试剂一般保存在检验操作区内，试剂瓶标签应注明试剂名称、浓度、配制日期、有效期限、储存条件及配制人姓名。有毒试剂应记录使用量、配制量，剩余有毒试剂应送危险品、毒品储存保管，并做好登记；②自配试剂使用前要进行校正或比对试验，未校正试剂不能用于测试。比对试验和评价报告应存档，以备查阅；③应定期检查自配试剂剩余量，并及时补充。如发生变质，应停止使用；④废弃试剂，特别是易挥发、有毒化学试剂不应直接倒入下水道，应倒入专用废液瓶内定期妥善处理；⑤放射性试剂应远离生活区，存放于专用安全场所。

221. 为什么生物试剂的储存要有特殊要求

答：生物试剂（biochemical reagent）是有关生命科学研究生物材料或有机物，以及临床诊断、医学研究用试剂。常用生物试剂有电泳试剂、临床诊断试剂、免疫试剂、组织化学试剂、培养基、缓冲剂、蛋白质和核酸沉淀剂、染色剂、标准品、质控品等。

大部分生物试剂需冷藏保存，应严格按试剂说明书保存方法保存，保证稳定性，某些参考物和质控品需冷冻保存。血液分析仪试剂和尿干化学分析试带一般室温（15~30℃）

保存，切勿冷藏或冷冻。试剂不宜长时间存放，各专业组可按用途分类放置，便于查找。生物试剂有一定有效期，长短不一，未开启试剂有效期长，开启后有效期短。试剂有效期满后，稳定性下降，不能使用。即使在有效期内，若已发生变质，应弃之。

222. 为什么要重视参考物的采购

答：参考物（reference material）是一种特性足够稳定并能很好确定的物质。主要用于质控分析、新方法建立、测量系统量值溯源、实验室间比对分析或直接用作分析标准。

参考物是临床实验室进行检验项目必备品，直接关系到测定结果准确性、实验方法有效性、实验室间可比性。为做好统计过程质量控制工作，应选择合适的参考物。采购参考物时应选用附有证书参考物，一种或多种特性值由参考方法确定，并注明溯源性。正确使用和管理参考物是保证结果正确的关键之一。

223. 为什么体外诊断试剂产品必须附有标签和说明书

答：试剂盒（kit）是用于检验项目测定的所有配套试剂组合，包括测定所需全部试剂及说明书，如医学特定疾病诊断试剂盒、分子生物学核酸提取回收试剂盒、微生物学细菌鉴定试剂盒等。

随临床自动分析仪普及，商品化试剂盒不断涌现，选择符合临床实验室分析要求的试剂盒是提高临床实验室检测质量的关键。试剂盒应符合 WS/T 124《临床化学体外诊断试剂盒质量检验总则》要求，检验内容包括：外观、说明书、包装、标志、运输及储存、质量检验。质量检验性能评价指标：精密度、准确度、线性范围、试剂空白吸光度、稳定性等。

凡在我国境内销售、使用的体外诊断试剂，均必须附有说明书、标签。医疗器械说明书和标签文字内容应当使用中文，且符合我国通用语言文字规范。医疗器械说明书和标签可附加其他文种，但应当以中文表述为准。

医疗器械说明书和标签中文字、符号、表格、数字、图形等应准确、清晰、规范。

224. 为什么临床实验室要购买一年的同一批号的质控品

答：质控品是保证质控工作的重要物质，是测定结果准确与否的监督者，属于与实际标本相同基质特性明确物质。质控品用于发现测定条件改变引起的测定结果波动。当测定结果超过可接受范围时，应立即对实验条件、方法或仪器进行检查。

稳定性（stability）是质控品重要指标。质控品发生变化、不稳定是很难避免的，稳定却是相对的。采购时应选择瓶间差最小、浓度分布范围较宽、医学决定水平、可报告范围上下限内质控品。好的质控品可在规定条件下保存，至少稳定 1~2 年。此外，临床实验室最好购买至少一年用量相同批号质控品。

225. 为什么要有参考物、质控品的验收和验证

答：临床实验室采购的参考物、质控品质量是影响检验结果准确性、引入检测误差因素之一。对采购参考物、质控品质量进行验收是为了防止因产品质量问题而影响最终检验结果准确性，是质量保证预防措施。购置参考物和质控品后，应检查名称、生产商、合格

期或准用有效期是否符合标准要求，由质量负责人安排登记入册，建立"参考物和质控品台账"，并贴上标签。对不合格参考物和质控品，采取退货或索赔措施，严禁不合格参考物和质控品入库。

验证是为了保证参考物和质控品在储存、使用过程中不发生质量变化，避免因检验人员使用和保管不当造成参考物和质控品量值传递发生偏差。新购置参考物和质控品由质量负责人进行验证审核，有标准物质证书可通过核查校准机构的资质、认可的校准能力、校准依据、浓度标识、有效期等信息进行核查。也可用新标准物浓度与有证标准物质进行比对核查。如收集标准物首次测定数据，与后续测试结果比较，误差值不应超过校准物质证书允许误差范围。

226. 为什么要重视参考物、质控品的入库和保管

答：参考物直接关系到检验结果准确性、实验方法有效性、实验室间可比性。质控品是测定结果准确与否监督者，主要用于室内质量控制、室间质量评价或验证精密度和准确度。每一检验项目的测试都应随带质控品。

临床实验室参考物和质控品应设有专门仓库，环境条件应符合参考物和质控品保存要求，应由专人保管，参考物和质控品购入后，应由负责人安排登记入册，建立参考物和质控品台账，包括商品名称、编号、批号、生产厂商、库存量、有效期限、入库量、入库时间和质量等。出库时要登记库存量和出库时间等，及时更新明细账目。

参考物如标准溶液、标准菌株、诊断血清一般应保存于冰箱中，标准菌株用固体或半固体培养基保存，保存菌种的冰箱应加锁，并经常检查电源情况。质控品应严格按使用说明书规定方法保存。质量负责人需编制参考物和质控品核查计划表，至少每年两次对库存参考物和质控品进行核查。经常用的、对检验结果影响较大的一些参数可每季度核查一次。对核查不合格的参考物和质控品应立即停止使用，并在相应参考物和质控品证书上盖红色"文件作废"公章，对所有核查记录统一归档。参考物和质控品相关证书、核查记录等文字材料也应统一归档保管。

227. 为什么要重视临床实验室材料的管理

答：临床实验室常用耗材很多，主要有玻璃器材和一次性塑料器材。材料管理影响检验质量、成本消耗，直接关系到生物安全防范，是临床实验室管理重要内容之一。

一次性实验材料在临床实验室用途越来越多，种类也越来越多，对这些实验材料的管理应制定相应文件。具体管理要求包括：①每购置一批一次性实验材料，都有相关人员进行质量验收和登记，向持有三证（注册证、生产许可证、经营许可证）商家购买，严格认定生产批文、合格证、使用有效期等，并定期对购置的一次性无菌物品进行抽查监测；②一次性实验材料应有严格保管制度，物品应放在阴凉干燥、通风良好货架上，无菌器材如发现包装破损，禁止使用；③加强一次性实验材料使用后无害化处理。应将使用后吸管、采血针、注射器针头等分类后进行消毒处理，统一回收，集中处理。集中处理单位应有当地卫生主管部门颁发的卫生许可证。严禁将用后未经无害化处理的用品直接按废弃物处理，以免危害社会。

228. 为什么要对初用玻璃器材进行清洗

答：玻璃器材清洗分为一般清洗和特殊清洗，清洗不干净，会使检验结果产生误差。玻璃器材清洗常由清洁人员承担，但检验人员也应参与，特别是实验要求较高的玻璃器材。

新的玻璃器皿表面常附有游离的碱性物质，并带有铅和砷等物质，首先用肥皂水（或去污粉）洗刷，再用自来水冲刷，并浸泡在1%~2%盐酸溶液过夜（不少于4h），以中和碱性物质，再用自来水冲洗，最后用蒸馏水冲洗2~3次，自然晾干或在100~130℃烘箱内烤干备用。

229. 为什么要重视实验室容器类和量器类玻璃器材存储

答：常用玻璃仪器分为容器类和量器类。容器类玻璃仪器为常温或加热条件下，物质反应容器和储存容器，包括试管、烧杯、锥形瓶、滴瓶、漏斗等。量器类玻璃仪器用于计量溶液体积，不可用做实验容器，包括量筒、移液管、吸量管、容量瓶、滴定管等。

器材应有专门仓储场所，玻璃试管按不同规格放置，统一规格试管按一定数量用纸包好后再放置。每根吸管应用纸包好，特别要注意保护管尖。量杯、量筒应设置专门放置架，烧杯、试剂瓶、平皿、容量瓶等玻璃器具应置于箱中，箱内要有柔软物质把玻璃器具彼此隔开，如牛皮纸、海绵等，或把上述器具放入专用橱柜。

230. 为什么真空采血系统是保证采血质量的重要措施

答：真空采血法又称负压采血法。采用真空采血法是保证采血质量的重要措施，目前已在我国临床实验室广泛应用。具有操作简便、分离血清快、传送方便、封闭无菌、标本不易溶血、标示醒目、刻度清晰、易保存及安全性能好等优点。

对真空采血管要求：①无菌：高质量真空采血管应是无菌的，再加上封闭操作，可大大减少患者、抽血者、检验人员被感染机会；②标识：不同用途采血管有不同颜色管塞和标签，易辨认；③真空采血管头盖：应使用合格的软塑料并严格密封，以免漏气，造成空气进入试管负压消失；④试管外壁：应有清晰刻度，便于观察采血量；⑤试管内壁：光滑，无任何异物，特别是干扰物。通过简单的过水试验，就能辨别试管内壁处理好坏，即将2ml的水倒入试管后倒出，硅化处理好的试管内壁绝无分散的小水珠残留；⑥由于玻璃管在安全上存在较大隐患，故目前使用特种塑料聚对苯二甲酸乙二醇酯（PET）试管替代玻璃管成为一种趋势；⑦新购进不同型号真空采血管，在应用前应对各类真空采血管进行小标本量（至少100例）使用和评价，才能正式在临床应用。真空采血管受海拔高度影响，故高海拔地区应选择高原型真空管。

总之，真空采血管使用对提高检验质量，防止生物安全污染，规范采血技术，提高工作效率等有很大好处。同时一定要注意质量选择，规范操作和使用过程中出现问题。

231. 为什么临床实验室一次性用品要做无害化处理

答：临床实验室一次性实验材料很多，用完后常带有传染性病原体，应按《医疗卫生机构医疗废物管理方法》要求，分步进行无害化处理，以免造成环境污染。

（1）第一次消毒：一次性塑料制品，如试管、吸头、注射器等用完后立即浸泡于2000mg/L含氯消毒液浸泡24h。

（2）第二次消毒：第二天清晨对第一次消毒一次性用品进行第二次消毒，达到彻底消毒目的，尽可能进行高压灭菌。

（3）无害化处理：经消毒一次性用品定时交给一次性用品集中处理单位进行无害化处理或回收，集中处理单位应有当地卫生行政主管部门颁发的卫生许可证。不得将使用后一次性医疗用品出售给未经卫生主管部门许可的个人和单位，或以其他方式流入社会。严禁将未经无害化处置一次性医疗用品向环境排放或混入生活垃圾。

232. 为什么要有一次性真空管处理方法的文件化规定

答：不再用于检验的标本应进行安全处理，处理方法应符合当地关于废弃物处置法规或推荐方法，以避免污染环境、产生交叉感染。《医疗卫生机构医疗废物管理方法》等法规性文件是临床实验室废弃物管理的法律依据。废物管理目的是将操作、收集、运输、处理及处置废物的危险减至最小，将其对环境的有害作用减至最小。

所有真空管标本在处理时应视为感染性废物，即能传播感染性疾病废物。不同标本类型及来源的标本具有潜在安全风险。高风险真空管标本宜在防渗漏容器（如有颜色标记可高压灭菌塑料袋）中高压灭菌或用含有效氯 2000mg/L 消毒液浸泡至少 30min，放在运输容器中运送至医疗废物集中处置单位处置。低风险标本加盖后，可直接用双层黄色垃圾袋打包后运送至医疗废物集中处置单位处置。

233. 为什么要有玻片处理方法的文件化规定

答：临床实验室废弃物管理属于医疗废弃物管理范畴。医疗废弃物（medical waste）是医疗机构在医疗、预防、保健以及其他相关活动中产生的具有直接或间接感染性、毒性以及其他危害性废物。废弃物处理首要原则是所用感染性材料应在实验室内去除污染、高压灭菌或焚烧。感染性废物（infectious waste）是能传播感染性疾病的废物。加强医疗废弃物安全管理，才能有效防止疾病传播，保护环境，保障人体健康。

使用后具有感染性玻片应完整置于盛放锐器盒中。盛放锐器的一次性容器应是不易刺破的，应将感染性废弃物放入容器中进行焚烧，如实验室有规定，可先进行高压灭菌处理后，运输至医疗废物集中处置单位处置。

234. 为什么要关注微生物质控品的选择

答：微生物检验以分离培养为核心，以手工操作、定性实验为主。虽全自动细菌培养和鉴定系统应用越来越多，但某些环节仍靠主观经验判断结果。因此，为保证检验结果准确客观，质量保证工作应贯穿于整个检验过程，包括检验前（标本正确采集、运送等）、检验中（培养、分离、鉴定、药敏试验等）和检验后（结果报告、解释、临床反馈等）。临床微生物实验室应按相关规定，对一切活动进行全程监控和管理。

质控品一般是已知标本，即特定细菌，称为参考菌株（reference strain）。菌种来自美国典型菌种保藏中心（American Type Culture Collection，ATCC）或英国国家典型菌种保藏中心（National Center for Typical Culture Collection，NCTC），临床实验室应按菌种保存要求保存参考菌株。

临床实验室应有配套质控菌株作为染色、培养、鉴定、药敏试验和试剂、培养基质控。质控菌株可购买，也可用实验室保存的有溯源性菌株，但药敏试验质控菌株应使用标准菌株。质控菌株种类、试验频率、预期结果应与开展试验相适应，并遵循有关标准。

235. 为什么购买体外诊断试剂要有正规途径

答：体外诊断试剂经营应遵循《医疗器械经营监督管理办法》。任何单位以及个人不得伪造、编造、买卖、出租、出借医疗器械经营许可证和医疗器械经营备案凭证。购买体外诊断试剂，需查看经营单位是否具备医疗器械经营备案凭证或医疗器械经营许可证。不要在不具备医疗器械经营资格单位购买第二类、第三类体外诊断试剂。

购买体外诊断试剂应查看所购买产品说明书和标签上是否备案凭证或注册文号。如对备案凭证或注册文号有疑问，可登录所标示生产企业所在地的市级食品药品监管部门官网或国家食品药品监督管理总局官网了解和查询。

236. 为什么要重视床旁检测用血糖试纸的保存和使用

答：标准操作规程是为了确保检验人员严格按程序进行常规操作，保证检测质量。使用者应认识到POCT血糖仪只可作为血糖检测筛选，不能替代葡萄糖（GLU）定量检测。加强血糖仪质量管理可有效提高POCT检验质量。此外，要注意对质量管理进行持续改进，防止二次发生相同错误。

（1）使用：在使用时，要检查产品包装完整性和有效期，切勿使用过期或失效试纸；一定要确定血糖仪所显示代码与试纸代码相同；血糖试纸仅限一次性使用。一般情况下，血糖试纸开瓶后不能长时间储存，要查看产品说明书，在有效期限内使用。

（2）保存：血糖试纸应保存于干燥、阴凉处，避免阳光直射和高温（不高于30℃），血糖试纸不要冷藏，放入冰箱会使试纸受潮；应保存在原装血糖试纸瓶中，请勿将试纸放到其他地方；确保接触血糖试纸时手干净；若血糖试纸瓶损坏，长时间敞开，请勿使用；切勿以任何方式弯曲、切割或改动血糖试纸形状。

237. 为什么要重视快速血糖仪检测后废弃物处理

答：因检验标本可能具有传染性，所以医院需对POCT人员提供安全工作环境，并安排安全操作规程培训。

处理POCT血糖仪废弃物程序包括：①对使用过采血器、试纸、消毒棉球等废弃物进行处理；②对使用过采血针、血糖试纸为一次性医疗废弃物，医疗卫生机构在将一次性医疗废弃物转移给处置单位时，应签收，记录重量和转移时间；③每批一次性医疗废弃物转运处理前，应填报一次性医疗用品接收单，经签收后，分别交医疗卫生机构、转运单位、卫生、环卫部门和处理单位留存；④使用过采血针存放在红色袋中，将血糖试纸存放在蓝色袋中，在红色袋上标注醒目信息，以防刺伤搬运人员。

238. 为什么要对床旁检查进行室内质量控制

答：室内质控建立可防止环境因素、仪器故障、试剂因素、人为因素等对检验结果影响。室内质控方法适用于POCT血糖仪质控。POCT质控品要求为：①仅适用血糖仪厂商提供模拟血糖液进行测试；②需在30℃条件下保存，不要冷冻或冷藏；③始终保持瓶盖紧盖；④每瓶模拟血糖液在首次开启后90天内用完，在每打开一瓶新模拟血糖液后，在瓶上标注需丢弃日期，请勿使用过期模拟血糖液；⑤每次使用前，将模拟血糖液瓶颠倒几次并轻轻晃动，确保模拟血糖液混合均匀；⑥恒温条件下（20~25℃），吸取模拟血糖液到试纸测试区内，5s后显示测试结果，将模拟血糖液测试结果与标注在试纸瓶上范围进行比对。如落在此范围内，表示可正常进行血糖测试；否则需确认产生偏差原因，重新做模拟血糖测试，使测试结果落在标注范围内。

239. 为什么要有文件化的生化质控品选择原则

答：生化检验多为定量方法，需采用定量室内质控标准。应建立标准化文件，对质控项目、方法、失控标准分析与处理、失控报告等相关内容作出明确规定。

宜选择商品化质控品，尽量覆盖临床报告涉及检验项目，如钾离子（K）、钠离子（Na）、氯离子（Cl）、钙离子（Ca）、无机磷（P）、谷丙转氨酶（ALT）、谷草转氨酶（AST）、肌酸激酶（CK）、碱性磷酸酶（ALP）、γ-谷氨酰转肽酶（GGT）、清蛋白（ALB）、总胆红素（TBIL）、GLU、TC、尿素、肝酐、尿酸、三酰甘油、高密度脂蛋白胆固醇、低密度脂蛋白胆固醇、总蛋白等。有的质控品除常规生化项目外，还包括胆汁酸、脂肪酶、载脂蛋白等项目，多为人血清基质，无传染性，瓶间变异小，酶类项目变异系数CV<2%，其他分析物CV%<1%。

生化质控品需至少选择2个不同浓度水平，一般为正常和病理水平。购买冻干质控血清后应有一年至一年半以上有效期，按要求储存，使用时按要求加入稀释液或蒸馏水复溶，复溶后质控血清用1ml塑料离心管分装保存，每天取出1~2支进行测定。分装后质控血清在2~8℃时稳定时间不少于24h，−20℃时不小于30天。不稳定成分（如ALT、TBIL）在复溶前后4h变异应小于2%。复溶后质控品瓶间变异应不变，但对一些不稳定成分（如GLU、TBIL、酶类等），瓶间变异CV值不能超过未复溶质控品CV值1.5倍。

240. 为什么要有文件化的免疫质控品选择原则

答：IQC质控品基质应与临床实验室中待测标本一致。在临床实验室免疫检验项目，如感染性疾病相关抗原及抗体、肿瘤标志物、自身抗体、激素及特定蛋白等基本上以血清标本为主，因此，对IQC质控品基质要求为血清。

定性免疫检验结果判定为反应性或非反应性、阳性或阴性。此类检测IQC关键是测定下限（弱反应、弱阳性），因此，应选择靶抗原或抗体浓度接近试剂盒或方法测定下限质控品，或使用商品化低值质控品进行IQC，并与临床标本测定同时进行，此点对使用目测判定结果方法尤为重要。室内质控品与临床检验中待测标本一致，基质为血清、均匀、稳定、无已知传染危险，如HIV、HBV、HCV等质控品应灭活处理。所含待测浓度接近试验或临床决定水平，临床决定水平针对定性检测而言，是使用测定接近临界值（cutoff value）质控品。对定量检测来说，使用具有临床采取措施或具备决定临床诊疗价值的浓度水平质控品。

241. 为什么要有文件化的自制免疫质控品程序

答：商品化质控品一般由专业公司生产，使用比较方便，但价格也高，运输需低温保存，使用有效期短，对基层医院很难承受。另外，有些检验项目无法购买到商品化质控品，如自身抗体检测荧光免疫试验中弱阳性（低滴度）质控品、HBV、HCV 弱阳性质控品、输血相容性质控品等，实验室可自制质控品或阳性参考血清，每次与临床标本平行检测，保证每批试验平行性、可比性和准确性。

自制免疫质控品程序包括：①收集阳性血清（无明显溶血、黄疸、脂血和污染）到一定量（至少 6 个月以上用量）；②传染性病原体需经 56℃、10h 灭活后使用；③用 0.2μm 生物滤膜过滤，去除纤维沉淀物和细菌；④用正常人血清稀释，测定值与定值参考物进行对比，求值，无参考物时选择 2 倍 cutoff 值附近阳性值，找出弱阳性倍数；⑤分装、加盖、贴签，−20℃冻存备用；⑥对稳定性及瓶间差进行评估。

242. 为什么要有文件化的血库质控品购置原则

答：《医疗机构临床实验室管理办法》明确提出：输血科（或血库）实验室和采供血机构的血型参比实验室作为提供临床输血诊断和社会性检测的机构，属于临床实验室范畴，所开展的输血相容性检验项目也应进行严格室内质控。输血科（血库）实验室主要工作包括血型鉴定、不规则抗体检测、输血相容性实验，病毒学筛查如 HBV、HCV、HIV 和梅毒检测。均为定性检验，不能简单地用定量检验项目质控规则来分析结果，有其自身特点。

血库质控品一般采用商品化质控品、第三方实验室提供或实验室自制质控品。质控品应经验证，获得明确抗原或抗体特异性表达结果，排除冷凝集、自身抗体、异常蛋白干扰等情况。此外，有生产商或供应商提供试剂盒应包括抗原阴性、阳性对照和抗体阴性、阳性对照，检验人员需严格按试剂盒说明书质控技术要求进行操作。

243. 为什么要有文件化的菌种管理制度

答：标准菌株在临床微生物检验室内质控及科研工作中不可缺少的资源，主要来自卫生部、省、市临检中心发放以及从国家菌种保藏中心购买所得。为保证生物安全，让标准菌种能得到合理利用，实验室应建立菌种保藏和使用文件化程序管理制度，该程序包括：每个菌种标注名称、标准号、接种日期、传代次数、进出、收集、存储、保存、确认实验以及销毁记录、标准菌株申购记录、从标准菌株到工作菌株操作记录（如菌种定期转种传代）、鉴定（纯度、特性）、培养基和培养条件、菌种保藏位置、条件及其他程序记录。

244. 为什么微生物菌株储存应遵守《病原微生物实验室生物安全管理条例》

答：从临床各类标本中分离菌株，根据需要可做短期或长期保存，以供后续分析和研究。临床分离菌株储存可与标准菌株储存方法相同，常用菌株无害化处理后储存方法，包括培养基直接保存法、快速冷冻法、冷冻干燥法等。

实验室保存菌种应有详细记录，包括菌种名称、编号、来源、保存日期、传代情况等。菌株不得擅自处理或带出实验室，如需带出实验室，应经上级领导批准，并做详细记录。所有菌株储存应遵守《病原微生物实验室生物安全管理条例》。

245. 为什么处理失效的废弃化学药品要有原则

答：为加强对危险化学品安全管理，保障人民、财产安全、保护环境，国务院修订了

《危险化学品安全管理条例》。在我国境内生产、经营、储存、运输、使用危险化学品和处置废弃危险化学品,应遵守本条例和国家有关安全生产法律和法规规定。临床实验室在实验过程中常会接触到一些危险化学品,如剧毒、致癌化学品等,也应按本条例建立、健全使用危险化学品安全管理规章制度和安全操作规程,保证危险化学品安全使用。

实验室内所用化学品废弃和安全处置应有明确书面程序,以保证完全符合要求。对失效化学品应进行无害化处理,可交由环保主管部门认定的专业单位进行处理,或交由有关危险化学品生产企业进行处理,并有相关记录。

246. 为什么要有文件化的血凝质控品选择和储存条件

答:对开展血液凝固检验实验室,可选择冷冻或冻干质控品。冷冻血凝质控品保存在-35℃条件以下为宜,民用级-20℃冰箱不适于储存凝血实验冷冻血浆,且因冰箱不完全除霜会导致储存物温度在-20℃附近浮动。

血凝质控品储存在-40℃~-35℃条件下,至少可保存3个月,但并不适于所有测量系统,试剂对结果会有一定影响,冷冻血凝质控品在使用前,应在37℃迅速孵育5min,并反复轻轻颠倒标本瓶,以保证充分混匀。冻干血凝质控品具有良好的稳定性且便于运输,对冻干质控品复溶过程,应保证使用蒸馏水pH在6.8~7.2和至少10min复溶时间,如使用商品化质控品,复溶过程应遵循说明书要求,并使用准确的移液器具进行操作。

247. 为什么尿液干化学分析仪要用配套试带

答:尿液一般检查主要包括尿干化学分析、尿有形成分分析等。无论使用何种检查方法,做好质量控制工作至关重要。尿干化学分析应使用配套仪器和配套试带,因不同测量系统所用方法和结果判读量级标准不尽相同。应按说明书要求正确使用和保存试带,勿使用超出有效期限的试带。

248. 为什么要强调试剂耗材管理的三定原则

答:试剂耗材管理的三定原则是定位、定容、定量,零时间找到所需物品。

(1)定位:是给现场物品定位。当取用物品都在固定位置,就不用花时间思考上次用完放在什么地方,也不用花时间从众多物品中寻找,只要直接到"约定俗成"位置就可了。

(2)定容:给物品存放选择合适容器。当小件物品或非特别庞大物品种类较多时,尽可能使用合适容器放置,便于物品更明确地定位、分类、快速取用。

(3)定量:按用量和使用频率来计算总用量。

249. 为什么要选择合适的容器进行物品存放

答:如要明确分类定位,更快取用小件物品则选择合适容器是关键的。容器尽可能透明可视,常用物品容器最好不要加盖或柜子不要加门(符合实验要求)。小物品可选小容器按类别分开摆放,如生化质控品、校准品品种多,体积小、使用频繁,要求高,用透明容器,按物品种类清楚标识,分隔摆放,有利于快速、准确使用,以保证质量;较大物品选择划线或划区定位,无需用容器存放。

250. 为什么物品存放方法与保证效期和数量有关

答：在做好定位、定容和标识前提下，放置物品时要有近效期、远效期顺序，如前出后进、左出右进或两个容器（双仓系统），标出先后，一个先用一个后用，或设计专门补充和拿取设施，在补充地方无法取用，在取用处无法补充；物品数量直观明确，明确数量方法有点数法、刻度线、容器和称量法等，物品数量够用就好，不宜过多，也不能中途使用不够。随时、每天、每周、每月要用东西，应根据工作现场空间大小由近及远放置，减少检验人员来回走动。放置物品方法尽可能一致，如前出后进等规定，不超出所规定范围。

251. 为什么临床实验室要做到试剂取用方便

答：实验室效益与试剂管理有关，冰箱内试剂整理尤为重要。冰箱首先应彻底清理，丢弃不用和过期试剂。应明示冰箱贴标签，试剂应分类置入冰箱，按有效期顺序摆放，有效期最短的应放在最外，以便最先使用。试剂应由专人管理，试剂管理人员应熟悉试剂实际用量，做到每月按消耗量订购，并记录使用情况，如此可在很大程度上减少浪费。

试剂保存应根据试剂不同类型决定放置方法。如化学发光仪相关试剂外包装非常相似，包装盒上名称标识不醒目，选择所需试剂非常费神并易出错，因此，需在冰箱中细分试剂名称，强化标识清晰度，试剂间应用隔板隔开，方便取用、不易出错、提高工作效率和保证质量；有些试剂体积和用量大，可定制容器，使取用时方便且高效。

252. 为什么要用 5S 现场管理方法来改进急诊检验耗材和试剂管理

答：5S 现场管理是对工作现场中人员、设备、耗材、流程等要素进行有效管理，是精益管理的一种有效工具。

5S 现场管理经典步骤有：①归类（sort），是在工作现场区分出必要和非必要物品，并尽快处理非必要物品；②整顿（straighten），即如何使整理后物品摆放更合理、有序，工作更高效；③擦亮（shine），指清除工作场所各区域的脏乱，保持环境、物品处于整洁、有序，设备设施处于正常运行状态；④标准化（standardize），是将上述 3 个 S 制度化、规范化，并贯彻执行及维持效果；⑤保持（sustain），指建立一个为上述 4 个 S 提供连续支持的系统，养成良好习惯。

急诊检验是临床实验室较难管理的区域，报告时间急、工作量大、人员流动频繁、不可预测事件多，耗材、试剂管理难度大，缺货或过期时有发生，经常要花时间找所需物品。采用 5S 现场管理，可减少过期物品、缺货现象发生，保证工作现场整洁、有序，能"零"时间找到所需物品，提高工作效率、工作质量、员工和医患满意度。

253. 为什么说纯水质量对临床实验室检验结果很重要

答：水是临床实验室的一种基本试剂，每项工作都离不开水，仪器、玻璃器皿洗涤，标本稀释，试剂配制都需用水。实验室用水质量与检验质量密切相关，因此，加强用水管理，建立水质监测制度，以确保实验室用水的安全与质量。

大多数临床实验室用水质量还仅限于"去离子水"概念，水中微生物和相关代谢物等污染物对水质影响所致相关检验问题还未引起足够重视。

公认的临床实验室用水管理标准是 2012 年 CLSI 发布的 GP40-A4《Preparation and testing of reagent water in the clinical laboratory》文件。该文件首先明确了责任人，纯水系统所产生纯水水质应最大限度地减少对检验影响，以保证检验结果准确性，实验室质量管理人员需对纯水系统、水质能否满足检验需求及产生相应检验结果负责；另外，在水质定义方面改变了传统机械分级法，使用者需明确不同实验对水质需求，并自己设定相应水质参数，不同实验可有不同用水要求，前提是使用者应能提供验证报告，证明所定义纯水水质是完全符合要求，不会干扰检验结果。

254. 为什么要注意临床实验室用水管理

答：临床实验室用水质量关系到检验结果正确与否，正确选择和使用不同级别实验用水是保证检验质量基础，行之有效的水质分析和质控方法，尤其是使用仪器供水、对水质进行定期检测和分析、对系统进行定期维护、验证和校验，保证临床实验室用水质量是至关重要的。

管理内容包括：①盛水容器：大容量盛水容器多使用不锈钢、聚偏氟乙烯、玻璃纤维强化树脂等材料制成容器，玻璃容器仅限于小容量储存，未用完的水不能倒回原容器中；②使用时间：实验室用水应标明启用时间，长时间储存可使水质下降。一级水需在使用前制备，不可储存；③设备维护：无论是临床实验室独立制水系统，还是仪器自备制水系统，对设备使用、维护及每日水质监控记录应严格管理，特别是制水系统管路连接应合理、有序，并定期检查，以免管道漏水而损坏仪器，做到安全用水。

255. 为什么临床实验室用水要分等级

答：2008 年 5 月中国国家技术监督局根据 ISO 3696《分析实验室用水规格和试验方法》修订 GB/T 6682-2008《分析实验室用水规格和试验方法》。该标准对我国分析实验室用水进行了规范，将其分为 3 个等级。

（1）一级水：基本去除了溶解或胶状离子和有机污染物，适用于最严格分析需求，如高压液相色谱分析。一级水可由二级水经过石英玻璃蒸馏水器或离子交换混合床处理后，再经 $0.2\mu m$ 孔径膜过滤来制备。

（2）二级水：无机物、有机物或胶体污染物含量非常低，适用于灵敏分析，临床实验室大部分检测，如生化、免疫分析等均应用二级水。二级水可由多次蒸馏、离子交换或反渗后连接蒸馏而制成。

（3）三级水：适用于大部分临床实验室实验及试剂制备，如一般化学分析试验、自动化仪器冲洗、配制微生物培养基、高压灭菌和普通洗涤等。三级水可由单级蒸馏、离子交换或反渗制成。

（高　琼）

第四节　实验室信息管理

256. 为什么要有实验室信息系统

答：实验室信息系统（LIS），也称实验室信息管理系统（laboratory information management system，LIMS），是一类以实验室科学管理方法和理论为基础，借助现代通信、网络、计算机、数字化和智能化技术等手段，对实验室工作流程中产生的数据信息进行管理，从整体上提高实验室综合管理效能的人机系统。运用 LIS 可使实验室工作更加高效便捷。

257. 为什么要对实验室信息系统标准化采取有效措施

答：为使 LIS 能更好服务于实验室和临床，对 LIS 标准化应采取下列有效措施：①卫生部门提供支持，大力推进卫生机构信息系统建设工作，评估和确立标准化规章和原则，按规章和原则制订计划，并进行系统研究；②卫生信息管理部门加强标准化宣传工作，增强标准化意识，在信息系统的研究、选择和应用等各个环节注意标准化、规范化要求；③总体规划，分步实施。根据国内外标准化研究进展，可分期、分批进行研究，对具有广泛应用的标准和细则进行重点关注；④LIS 设计要符合国家相关法律法规，同时也要符合国家或国际上实验室认可标准，如 CLSI 有关文件、ISO 15189 等。

258. 为什么实验室信息系统是医院信息管理系统的重要组成部分

答：医院信息管理系统（HIS）是一个经系统性整合的软、硬件集合，根据医院职能部门而划分为不同模块，主要包括临床信息系统、LIS、住院系统、门诊系统、药品管理系统、行政管理系统、后勤服务系统和辅助管理系统等。因此，LIS 是 HIS 重要组成部分，在临床实验室日常工作中起重要作用，LIS 负责支持和管理临床实验室日常工作，对检验前、中和后等重要检验环节进行管理，提高检验信息在院内流通速率，为临床诊疗工作提供快速、准确检验结果，为广大患者提供更为优质医疗服务。

259. 为什么实验室信息系统是临床实验室与其他科室联系沟通的有效渠道

答：通过 LIS 与 HIS 融合，检验人员可了解患者信息，对急危重患者检验结果进行及时通报，使患者能得到及时有效处理。同时，还可进行标本核收、拒收、发布新技术、新业务信息等；也可及时收集临床需求，倾听临床呼声。临床医师可更加便捷地修改或追加申请项目，实时查询标本所在位置及检验状态、监控 TAT，查询检验报告等。

260. 为什么实验室信息系统需不断更新

答：LIS 更新在于：①定期数据库系统维护和管理，减少冗余数据，提高系统服务能力，使 LIS 能长期、安全、稳定地运转，发挥应有作用；②LIS 更新应先做好使用人员和工程人员沟通工作，系统设计不能过于抽象，要方便用户理解与使用，用户要仔细研究尽早发现使用中问题与缺陷；③结合实际需求，确定适当目标，LIS 项目建设是一个长期过程，切忌贪大求全，追求一步到位；④新增加扩展功能只对原数据库结构进行扩展，不得改变数据库原结构，基础数据完整性应得到有效保证；⑤应用功能扩展最好使用和原系统同样开发平台，进行"嵌入式"开发融合，亦可采用外挂式模块，应采用和原来一致开发平台，以保证系统整体性能不受应用扩展影响；⑥新增功能模块，在系统管理具体要求上应符合管理规范，在应用前，应经必要系统测试，形成完整测试报告和用户使用报告；⑦对停机更新维护时间进行合理安排，以减少对患者医护服务影响，通常选在周末或凌晨临床工作低谷时段。

只有做好更新工作，LIS 才能不断地纠正自身缺陷，满足各种新需求。因而，LIS 需不断更新。

261. 为什么条形码和实验室信息系统可缩短检验结果周转时间

答：标本检验结果 TAT 指从医嘱建立到报告发送整个检验周期所需时间，是临床实验室持续改进重要依据。TAT 有几个重要时间节点，分别是：检验前过程医嘱建立时间、执行医嘱时间、标本运送时间、标本接收时间，标本检测时间、结果复核时间、检验后过程结果报告发送时间等。在实践中，可将条形码技术用于监控标本流转，每个时间节点记录均可通过扫描条形码产生。临床医护人员和检验人员可随时通过患者唯一身份号（identification，ID），如住院号在 LIS 系统中进行查询，了解标本目前位置和状况，并通过对流程各节点分析，找出标本耽误关键点，查出标本在哪里耽搁过久，及时联系改进流程，缩短 TAT。

262. 为什么实验室信息有其重要特征

答：实验室信息有其重要特征：①真实性，检验结果数据信息应真实明确，不准确的信息将导致临床漏诊和误诊；②客观性，检验结果描述应反映客观事实，不随检验人员主观意志而变。定量结果以检验结果数值发布，定性和描述性检验结果以标准进行评价，经审核后才能发布；③可存储性，检验结果不仅能以纸质报告形式输出，也能以虚拟形式存储在计算机数据库中，以便实验室管理者进行汇总分析；④可传输性，检验结果可在 LIS 和数据库中进行传输，利于数据归档和统计分析；⑤可共享性，检验结果能在 LIS 和 HIS 间进行共享，临床医师和检验技师均能从系统中调出检验相关信息，以便临床诊疗工作开展；⑥时效性，检验结果常在某一时间段内才具有临床指导意义；⑦价值性，检验项目选择应符合循证医学原理，检验项目应具有特定临床价值。

263. 为什么说实验室信息化不仅仅是指计算机化或网络化

答：信息化是指完全以计算机和通信技术为核心来产生、获取、处理和加工信息过程。临床实验室信息化是将信息技术引入实验室活动领域过程。信息化两大支柱技术是计算机和通信技术。应注意的是，信息化不仅指计算机化和网络化。信息资源开发、信息活动的主体是人，人的管理水平和决策在信息活动中才是最重要决定因素。因而，信息化不仅是指计算机化或网络化。

264. 为什么要知晓排除实验室信息系统故障的关键环节

答：信息系统连续运行过程中最主要目标是减少工作中停工时间和数据丢失。信息系统中断会影响检验结果进程和质量，制定信息系统应急预案可减少信息系统中断和故障造成不良影响。实验室应有文件化应急计划，应急计划需包括：信息系统中断后员工使用替代程序，实验室应测试应急操作预案，测试数据恢复程序，并指导员工进行数据备份，确保在发生计算机或其他信息系统故障时，能快速有效地发出检验报告。故障发生后，应将所有严重计算机故障迅速报告给指定人员，并按应急操作预案进行操作。记录所有意外停机、系统降级（如反应时间减慢）和其他计算机故障原因和所采取纠正措施。

265. 为什么实验室信息系统可帮助管理者提高管理质量和效率

答：LIS 可使管理者从事后管理变为事前管理，提供及时、全面、准确信息。一方面使管理工作由被动变主动，提高管理质量；另一方面又提供了事前分析及预测可能性，改变过去单纯从编制计划到调整计划管理方式。同时，LIS 使实验数据规范化、标准化，管理者不必再花很多时间去收集数据、整理数据、编制报表等，而是考虑如何提高临床实验室管理工作科学含量，提高决策水平，更多地去完成创造性工作。因而，LIS 可帮助管理者提高管理质量和管理效率。

266. 为什么临床实验室要使用条形码

答：条形码（bar code）又称为条码或一维码，是将宽度不等的多个黑条和空白，按一定编码规则进行排列，用以表达特定信息图形标识符。常见条形码由反射率相差很大黑条（简称条）和白条（简称空）排成平行线图案。条形码可标出物品生产国、制造厂商、商品名称、生产日期、图书分类号、邮件起止地点、类别、日期等许多信息，因而在商品流通、图书管理、邮政管理、银行系统等许多领域得到广泛应用。在引入条形码后，门诊或住院患者均可在门诊、住院或临床实验室获取附有条形码信息检验申请单，申请单中包括门诊/住院号、标本条码号、患者姓名、性别、年龄、申请医师和时间、临床科室、申请项目、标本种类、标本采集注意事项等信息。使用条形码可对待测标本进行唯一性标识，在检验前、中和后整个检验流程中，包括从标本采集、运送、接收、预处理到分析检测、结果审核和后处理等所有过程，均能对其进行追踪和查询，从而极大地减少出现差错可能性，提高了标本回溯准确性。

267. 为什么临床实验室要按规定要求粘贴条形码

答：粘贴在标本、试管上条形码应按规定粘贴，尽可能方便扫描仪扫描，方便检验人员，且不干扰标本检测。在标本送检、核收、登记等环节均涉及条形码扫描，若未按规定粘贴，会造成检验人员无法顺利扫描条形码，只能手工登录条形码或重新补打条形码粘贴，造成不必要时间和成本浪费，增加出错机会。在自动化流水线上，未按规定粘贴条形码，标本将无法识别，也无法在第一时间检测标本，造成检验报告滞后。

268. 为什么临床实验室需按要求运行和维护信息系统

答：LIS 需按要求进行运行和维护：

（1）规定信息系统管理员职责和权限：应有专门经培训的系统管理员对系统进行维护，并对一般检验人员进行操作指导与答疑。应规定信息系统管理员职责和权限，包括对信息系统进行维护和修改权限。当岗位发生变动时，要及时更改检验人员对不同工作站的操作权限。

（2）保证 LIS 运行环境：为保证计算机系统正常运作，应提供必要的环境和操作条件，保证在符合供应商规定环境下操作。计算机及附加设备应保持清洁，放置地点和环境应符合厂商规定及消防要求；应对电线和计算机线缆设定保护措施；应为 LIS 服务器与数据处理有关计算机配备 UPS，防止 LIS 数据损坏或丢失。

（3）建立 LIS 标准操作规程：应建立一系列文件化程序来规范 LIS 运行。所有关于

LIS 文件化程序和数据要便于被授权人员获得。

（4）定期验证与核查：包括安装、调试阶段运行验证、接口传输数据验证、数据处理正确性核查、发生变化后验证等。

只有按要求运行和维护 LIS，LIS 才能正常、稳定、安全工作。

269. 为什么临床实验室要使用双向通讯技术

答：LIS 通常是单向数据通信，即自动化检测仪器将标本检验结果以单向通信方式传输至 LIS，而 LIS 不能向自动化仪器发出检测指令。随自动化水平提高，单向通信技术逐渐被双向通信技术所替代。双向通信不仅要求各种外部设备（检验自动化仪器）能向 LIS 发送检验结果等信息，还要求 LIS 能将标本信息和检测指令主动传输到外部设备系统中，支持或控制自动化仪器对标本识别和检测。

两者区别在于，单向通信主要通过 LIS 采集并接受自动化仪器发送检测数据，而双向通信 LIS 除接收检测数据外，还向分析仪发送测试指令。

在双向通信技术支持下，临床医师或护士工作站均可生成项目申请单，录入信息一旦储存于 LIS，即可通过局域网实现数据共享，在局域网内任意一台包含工作站软件计算机中，均能查到标本检验信息。双向通信技术支持 LIS 对自动化检验仪器发出检测指令，条形码技术为标本提供唯一性标识，仪器确认后，完成相应检验，并将检验结果通过 LIS 传回数据库。整个检验流程只需录入一次临床信息即可，从而免去仪器对信息重复录入。双向通信技术应用改变了实验室信息传统流程，从根本上解决临床信息反复录入、标本错误、信息输入错误等差错。

270. 为什么实验室信息系统中的条形码要有工作日志

答：LIS 中条形码工作日志包括记录时间、操作类型、检验人员、工作站网际协议（internet protocol，IP）地址、操作描述等信息。这些信息可了解从条形码生成、条形码打印、采样确认、标本送检、标本核收、标本登记、报告确认、报告发送、报告打印、标本信息修改、结果修改等一系列操作。检验人员可根据条形码工作日志查到相应标本现状，及时处理标本，且检验人员对标本信息、检验结果任何人为修改都会记录下来，防止标本信息、检验结果人为篡改。

271. 为什么建立实验室信息系统要具备基本要素

答：LIS 系统建立基本要素包括：①LIS 解决方案：LIS 应能提供一套针对临床实验室信息系统解决方案，包括对定义功能设置、实验室管理模式转换与实施、专用软件配套等；②实验室管理自动化：LIS 为实验室各种操作和管理职能提供智能化、自动化脚本，从而最大限度地提高自动化管理水平；③数据采集自动化：LIS 应具备多种仪器分析数据自动采集功能，为常见分析仪器与 LIS 间直接连接提供自动化脚本。当仪器本身带个人计算机（PC）工作站或能连接互联网时，可采用开放式数据接口技术与 LIS 间进行数据通信；④数据处理自动化：LIS 可根据用户要求进行自动化数据处理，包括对采集数据按实验室设定进行系列计算、自动转换计量单位、采用各种数字格式以适应实验室对某些图表及有关数据要求、处理多谱图、进行图像分析处理等；⑤满足实验室质量管理相关认证

（认可）体系：LIS 系统方案设计应遵循实验室质量管理相关认证（认可）体系有关标准；⑥开放式操作平台：LIS 应在各种操作系统平台运行，使用任何遵守开放式数据库互接（open database connectivity，ODBC）标准数据库，应能和各种第三方设备、软件相连，使其成为各种信息系统集成，成为各级信息系统组成部分；⑦友好的人性化操作界面：汉化用户界面，方便易用体验；⑧可扩充及可修改：因每个实验室情况不同，信息系统规模和内容也不尽相同，信息系统建设要充分考虑其可扩充和可修改；⑨信息系统安全性：LIS 应能预防存储资料丢失、篡改和窃取，防止计算机病毒入侵，同时注意对患者检验结果隐私保护和内部管理资料保密性等。只有具备这些基本要素，LIS 才能更好提供服务。

272. 为什么实验室信息系统有助于实现检验过程自动化

答：LIS 可从检验申请、标本采集、标本核收、标本检验、结果审核到报告发布全过程实现自动化处理。如支持电子医嘱生成或录入检验申请；支持对标本采集者、标本采集日期、采集时间以及标本描述等记录；支持根据执行科室（病区）、日期、标本数量等条件对比核收；支持双向通讯；支持自动检查错项、漏项、多项等；支持根据临床表现、检验方法、结果、意义等设定专家系统进行审核，并对结果作出正确诠释；支持自动向相关科室发送常规、急诊检验报告；支持远程、实时报告打印；支持多规则质量控制；支持设置多种计费方式；支持从检验申请开始进行对检验标本的全程监控等。

273. 为什么实验室信息系统可实现检验数据信息化

答：LIS 系统实现检验数据信息化主要体现在 3 个方面：①帮助实现实验室信息统计分析：如工作量与财务分析、趋势分析、超限查询、专业统计分析、报表图形输出、检验数据医学处理等；②支持检验师工作站、医师工作站、护士工作站和专门查询工作站对各种检验结果和检验报告查询；③实现与 HIS、临床检验中心信息共享，支持检验数据库建立，支持科研与教学。

274. 为什么国内外实验室信息系统标准有异同

答：国、内外 LIS 相关标准如下：

（1）HL7：由美国国家标准学会（American National Standards Institute，ANSI）1990年批准实施，全称为美国卫生信息传输标准（Health Level 7，HL7），是医疗卫生机构或检验设备数据信息传输协议。自该协议颁布以来，在卫生领域不同系统间得到了广泛应用，是目前卫生信息数据交换标准中最重要国家标准之一。HL7 协议目的是为了开发和研制医院数据信息传输协议及标准，规范临床医学和管理信息格式，降低 HIS 互联成本，提高 HIS 间数据信息共享。以 HL7 协议为标准，将 LIS 与检验设备进行连接，同一个软件可在不同厂商仪器中使用。由于接口软件具有一定兼容性，通信软件产品质量和服务将更加高效，从而为医疗机构间数据共享和合作奠定基础。

（2）CEN/TC251：1990 年，欧洲标准化委员会（CEN）成立了医学信息学技术委员会（TC251），致力于提供卫生领域通信技术标准化需求。

（3）HIS 功能规范：为加快卫生系统的信息化基础建设，规范信息化管理，提高 HIS 软件质量，推动计算机应用的健康发展，于 2002 年颁布了《医院信息系统基本功能规范》。

275. 为什么临床实验室需设置信息主管

答：信息主管设置原因为：①在 LIS 实施项目规划阶段，临床实验室就需指定一个项目负责人制订项目规划；②选定信息主管后，信息主管要清楚定义信息流、数据结构和用户需求。这些要素决定 LIS 实施范围，同时，也有助于实验室定义系统需求和更好地了解业务过程；③LIS 安装后，信息主管需准备和录入大量基础数据，设计报告界面和测试系统，保证系统正常运行。LIS 系统正式面向检验人员时，信息主管做好培训和帮助文档也至关重要；④在 LIS 日常使用及安全维护过程中，信息主管起着首当其冲作用。

276. 为什么实验室信息系统要对医务人员进行权限分配

答：临床实验室管理非常重要的一方面是管理人员职责和权限，管理者将责任指派给下级责任人，通过结构分明权限设置来实现责任到人，便于情况分析。此过程可通过确定管理结构中个人权限来实现，不同级别人具有不同权限。此外，可应用计算机程序进行充分保护，防止无关或非授权用户对其进行更改或破坏。计算机系统授权使用应制定严格制度，明确授权哪些人可接触患者资料，哪些人可输入患者结果、更改结果、更改账单或更改计算机程序等。通过 LIS 可接触到其他计算机系统数据，制定适当计算机安全措施，防止未授权人员通过 LIS 接触这些数据。

277. 为什么要实施实验室信息安全管理

答：实现实验室信息安全管理措施：①保护数据完整性：应对数据存储媒体进行正确标识和妥善保存，保证和监控健康信息完整，保护检验数据和信息收集、处理、记录、报告、贮存、恢复，防止未授权者获取、篡改、破坏数据或意外遗失、损坏。应有程序规定关闭和重启所有或部分信息系统，确保重启后系统正常运行；②患者信息保密性：应保护患者隐私，确保患者信息安全。实验室获取、使用、公开患者信息应在法律和规章允许范围内，且公开患者信息应经患者授权。保证患者信息保密性是检验人员职责；③常规安全防护措施：包括安全设置、定期安全审查、计算机及网络安全、变更及备份等。做好实验室信息安全，才能保护患者隐私，保护检测数据。

278. 为什么选择实验室信息系统供应商时应考虑其资质

答：选择合适 LIS 开发商是保证检验信息系统建设成功关键。对用户而言应考察：①LIS开发商实力：LIS 开发商规模、资金实力、技术实力、是否有长期稳定发展战略，决定该公司在 LIS 领域地位和发展空间。只有稳定发展，才能提供良好服务；②专业水平：软件供应商涉足 LIS 领域长短、用户数量、是否专业从事医学检验信息系统开发，决定 LIS 系统质量重要因素；③售后服务：是否提供本地服务和远程服务，是衡量 LIS 厂商售后服务能力主要因素。通过考察该公司驻外机构、代理或服务厂商分布、远程维护手段等来综合评判。

279. 为什么建设实验室信息系统需有标准化信息编码体系

答：LIS 同其他管理信息系统一样，其建设应有一个系统信息编码标准化体系。通过建立该体系，可保证系统中各种信息资源符合标准和规范，不论信息产生何地、由何部门处理，计算机很容易地对其识别、分类、检索和统一分析等。同时，各医院间、医院与行政部门间也能相互交换信息，使信息为公共卫生、行政管理、医疗服务提供可靠支持。LIS 标准化还有利于规范检验操作流程，提供行业健康发展环境，保护用户和开发商利益。制定 LIS 标准是一个复杂系统工程，包括数据集标准（如临床检验项目分类与代码）、数据交换标准（如 LIS 系统间交换 HL7 标准）、基本功能规范等。其中，检验过程中数据管理是 LIS 核心功能，所以对检验过程中基本功能需求标准化，是目前最迫切需求的标准。

280. 为什么建立标准化信息编码体系要有基本原则

答：建立标准化信息编码体系基本原则为：①唯一性原则：尽管每一元素在不同系统中有不同叫法、不同描述，但基本元素编码、含义却只有一个；②规范性原则：数据标准要规范化，才能提高其稳定性和可靠性；③稳定性原则：遵循有关标准形成，不可随意改动。

281. 为什么实验室信息系统有安全隐患

答：LIS 系统常见安全隐患为：

（1）机密性隐患：入侵系统最常见方法是非法获取其他授权用户口令。此外，有授权用户试图非法超越权限；也可通过终端或计算机连到其他计算机上侦听数据通信线路等。非法发送还可发生于操作失误或权限管理上。自动化信息系统使用增多，相应增加数据传输失控危险。

（2）数据完整性隐患：是数据内部可能存在不一致或内容破坏，可能是有意或无意造成。数据不一致原因很多，如软件错误、设备故障、操作失误。

（3）数据可利用性隐患：信息系统功能可利用性受设备或网络设施故障威胁，软件功能可利用性受系统误操作或环境配置不足威胁。数据可利用性可能涉及设备、软件和操作过程，应相互配合，保持均衡。虽百分之百保护是不可能的，但通过努力减少风险或控制可能因误用或滥用而造成损坏。

282. 为什么要保证实验室信息系统数据安全

答：LIS 中存储了大量患者和管理数据信息，这些数据大部分从自动化设备自动接收，部分由人工录入，故应定期检查系统、回顾历史资料，以及时发现问题，因此，保证 LIS 系统数据安全十分重要。

保证数据安全措施包括：①网络配置数据有完整记录，网络参数、系统配置调整符合网络整体管理要求，重要调整应有批准程序；②各种数据字典、系统代码有完整记录，符合规程，对字典、代码维护更新应按上级有关规定进行，属于自我维护应由专人负责。临时数据字典、代码要建立文档，并有详细说明；③定期将报告中患者数据与原始数据比较，保证数据传输完整性，并检查数据传输、存储、处理过程中出现错误。无效数据应及时清除；④主管应对报告内容和格式进行审核、批准，以符合临床需求并与医务人员进行有效沟通；⑤手工或自动输入 LIS 数据应保证准确可靠，并通过相应审核程序；⑥建立监管机制，使实验室可识别接触或修改患者数据、控制文件或计算机程序人员；⑦为防自然损坏，应安装备份服务器（条件许可，最好安装服务器异地备份），做好主服务器向备份服务器每日数据备份和恢复；⑧对计算机报警系统进行监督，并定期测试，确保正常运行。

283. 为什么实验室信息系统不能使用非法盗版软件

答：为保护 LIS 系统安全，应做到：①LIS 所用软件有合法授权使用证书，不使用盗版软件，保证系统安全性和稳定性；②软件系统化设计，应预先考虑软件测试功能，同时有关于数据正确性和一致性测试功能，既要进行动态测试，也要进行静态测试，采用经周密测试的数据库管理系统改善数据安全性；③建立一套完整计算机程序使用手册，供所有授权者使用。由实验室负责人或经授权人员对实验室计算机程序手册进行复核批准；④制订火灾或硬件/软件出现故障时保护数据和计算机设备所采取措施的应急方案；⑤对计算机程序进行充分保护，以防无关的、未授权用户进行修改或破坏；⑥对计算机系统使用进行足够培训，并对相应人员进行严格授权，明确各用户权限。

284. 为什么要保证实验室信息系统的网络安全

答：实验数据量大，几乎所有工作都离不开 LIS，一旦网络瘫痪，会给医务人员和患者带来麻烦，而网络可靠性是网络正常运行重要保证，因而保证 LIS 系统网络安全十分重要。

常用保障方法是：①为重要设备如系统服务器、路由器等提供 UPS 电源，保障系统安全用电；②在互联网骨干中增加冗余链路，使骨干网形成网状结构，以增加主干网抗毁性；③设立路由器增加网络安全性，通过对工作站和网上文件进行用户验证、访问授权、访问时间限制、站点限制、路由过滤等增加网络安全性；④使用人员登录网络时，严格按本人登录号和操作权限工作，各工作站不准使用外来软盘、U 盘，网络设备和工作站应安装病毒防火墙，网络控制中心定期用杀毒软件进行检测；⑤重视网络布线，网络布线对网络运行速度和网络正常运行意义重大，且布线是永久性工程，一旦完成，很难改动，若重新布线则会造成极大浪费。因此，布线应有预见性，应请有经验与有技术实力的网络公司来设计和实施，不能为此节省投资。另外，实验室布局变化较大，布线时要做好登记，建立详细档案，利于后期维护和管理。

285. 为什么实施实验室信息系统应有相应的规范

答：实施 LIS 应注意：①因地制宜，权衡考虑。尽管医院朝着信息化、网络化发展已成必然，但根据实验室当前发展状况逐步扩展，既反对盲目跟进，又反对停滞不前；②使用信息系统的规范程序，减少非程序性停机和其他计算机问题对检测、医疗和护理服务影响。一旦发生，应及时记录详情，便于总结分析并查找原因，以防后患；③要在实践中不断地提高和改进当前信息系统，使之更加适合当前实际需求，并开发新功能，真正体现 LIS 优势；④要注意各部门间配合、各种人才间协作，特别是检验人员和软件开发人员，检验人员也应加强计算机信息知识，与软件开发人员积极配合，共同探讨适合本实验室特点信息系统；⑤应建立计算机信息系统应急预案，随时应对各种突发事件。所有常规维护和突发事件应有完整记录，以便追踪计算机系统进行任何工作。

286. 为什么要有应对实验室信息系统故障的应急预案

答：LIS 故障时应配备应急预案：①常规预案，当 LIS 故障无法正常运行时，LIS 应急系统应能对实验室状态、原始检验报告方式给予拯救性恢复。当病毒等原因使全部计算机系统瘫痪时，检验人员应能用手工填写签字方法保存全部数据，系统修复后再重新录入；②数据库应急预案，LIS 工作站能选用与 HIS 系统相互连接数据库管理系统，通过下载服务器上数据，形成全新镜像数据库作为应急防范；③LIS 独立服务器应急预案，能把 LIS 设置成独立服务器，以保证检验信息准确、高效；④灾难性事故恢复措施，指突发的、无法抗拒的意外事件，对信息系统正常工作可造成中断性影响，如火灾、水灾、电力供应中断、人为对硬件设备毁坏等。为减少灾难性事故对信息系统影响，提前考虑到可能发生事故，制订周密应急计划。计划应明确备用系统启动、软件数据恢复方法，指明通信设备恢复措施。应急预案配备与否，决定遇到各种突发情况时 LIS 是否能正常工作。

287. 为什么实验室信息管理系统与一般管理软件既有共性又有特性

答：LIS 作为信息管理系统有着和企业资源计划（enterprise resource planning，ERP）、管理信息系统（management information system，MIS）类管理软件共性。如 LIS 是通过现代管理模式与计算机管理信息系统支持企业或单位合理、系统地管理经营与生产，最大限度地发挥现有设备、资源、人力、技术作用，最大限度地产生经济效益。同时，LIS 与普通管理软件相比又有其特性。首先，LIS 作为实验室管理软件，可遵循现有公认标准，其系统方案设计应遵循国内外实验室要求；而 ERP、MIS 等企业管理软件则无相应标准，不同用户 ERP、MIS 间可存在巨大差异。其次，LIS 不仅能为实验室提供管理平台，还能为提升整个实验室运行效率、学术水平等提供更多帮助。随着高度智能化、自动化设备广泛使用，检验人员能通过 LIS 来操纵仪器，极大地提高工作效率。

288. 为什么实验室信息系统要使用电子签名

答：电子记录是任何由计算机系统产生、修改、维护、归档、提取和分发的文字、图形、资料、声音、图像或其他以数字形式存在的信息集合，而电子签名是经计算机编辑由某人使用、承认或授权，与手写签名在法律上有相同地位的任何符号或符号串。电子记录与电子签名适用于所有与人类健康相关行业，可对使用者身份进行认证，保证信息不被非授权者解读和篡改，可保持信息原始真实性；同时，电子记录与电子签名也保证信息不可否认，使信息内容及归属者唯一确定，不可抵赖。

289. 为什么实验室信息系统在临床实验室数据管理中有重要作用

答：LIS 在实验室数据管理中作用为：

（1）信息收集：即收集原始数据，是信息管理基础工作。信息管理工作质量好坏，很大程度上取决于原始资料全面性、可靠性。因此，应建立一套完善的信息采集制度。

（2）信息加工整理和储存：应对收集资料进行加工整理，并对工作中出现各种问题进行处理。按加工整理深浅分为：第一类，对资料和数据进行简单整理和过滤；第二类，对信息进行分析，综合概括产生辅助决策信息；第三类，通过应用数学模型统计推断可产生决策信息。

（3）信息检索和传递：无论是存入档案库还是存入计算机存储器信息、资料，为方便查找，在入库前要拟定一套快速有效查找方法和手段，做好编目分类工作。理想检索系统可使报表、文件、资料、人事、技术档案既保存完好，又查找方便。信息传递是信息借助于一定载体在管理工作各部门间传递。通过传递，形成各种信息流。畅通信息流，将利用报表、图表、文字、记录、电讯、各种收发、会议及计算机等传递手段，不断将管理信息输送到应用者或管理者手中。

（4）信息使用：信息管理目的是为了更好地使用信息。要处理好信息，按需求和要求编排成各类报表和文件，以供管理工作使用。信息使用效率和使用质量随计算机普及而提高。存储于计算机数据库中数据，已成为信息资源，可为各部门共享。

290. 为什么要建立实验室信息化工作流程

答：为确保工作流程合理化，缩短 TAT，保证检验结果准确，需建立临床实验室信息化工作流程。具体为：

（1）标本检验前流程，包括医嘱申请、条形码生成、标本管正确选择、标本正确采集顺序、标本保存、标本运送等环节。标本质量对检测准确性和可靠性至关重要，但这些流程并非临床实验室可控，因此，需医疗机构管理层统筹、协调和监督管理。

（2）标本前处理流程，包括标本签收，标本分类整理、编号，条形码录入、标本离心及血清分离等环节。标本进入实验室，从标本签收到上机检测这一过程，称为实验室内标本前处理，此流程属实验室内部可控范畴。

（3）标本检验流程，包括标本进入各测量系统进行检测、可疑标本复查、特殊情况处理等环节。LIS 为检验结果确认提供了充分条件，既有历史结果比较，也有当日质控结果判断。

（4）检验后处理流程，包括检验结果审核、报告打印、报告分发等环节。LIS 与 HIS无缝连接可让病房第一时间看到审核后检验报告，门、急诊可建立自助打印系统，既方便患者取报告又可很好地保护患者隐私。

291. 为什么要用实验室信息系统来管理试剂与耗材

答：试剂质量是关系检验结果准确可靠的重要因素，是科室质量管理和经济管理的重要组成部分，为节流增效，及时、合理使用效期内试剂，LIS 提供了试剂管理功能，可查询库存量，进行出、入库管理，预报将要过期试剂，同时记录领取人和经办人。充分利用LIS 试剂耗材管理功能，发挥现代技术优势，以机代人，不仅使试剂管理有条不紊、省时省力，而且有利于节约开支，提高检验质量。

292. 为什么要保证实验室信息系统软件质量和数据质量

答：软件质量保证措施有：①使用最合适软件开发方法，使软件编写工作更高效和准确；②在信息系统软件整个开发周期中，研发团队和检验人员应共同制定一套规范化标准，以便后续测试和沟通；③在软件正式投入使用前，研发人员需对信息系统进行内部测试，以发现实际运行过程中可能出现软件缺陷和不稳定因素，避免造成各种不可预计损失。

数据质量保证措施有：①应用数据库管理系统将数据信息和数据处理软件进行分开储存，实现数据集中存放和管理，系统能自动检测输入数据类型，对不符合标准数据进行提示，并拒绝接收，从而更有效地发现输入错误，确保数据准确；②建立数据质量审查制度，定期审查输入数据，尽早发现问题，改善数据质量；③执行数据审查工作，进行人工审查数据标本或使用审查软件进行自动检查等。LIS 软件质量及数据质量得到保证，LIS才能安全稳定运行。

293. 为什么建立实验室信息系统不能采用边设计边开发方式

答：按系统工程管理要求，LIS 应严格地讲究立项、规划、设计等流程，不能采用边设计、边开发方式。目前，国内不少实验室在引进开发、构建 LIS 时忽视设计规划流程，导致项目失败或难以达到预期目标，根本原因之一就是缺乏系统工程概念。2009 年 CLSI 发布的 AUTO-08A《Managing and Validating Laboratory Information Systems》对建立 LIS 流程做了科学化阐述。LIS 系统构建步骤为：确定项目负责人和建立团队、建立 LIS 方案初步架构、功能需求、供应商调查、功能需求进一步完善、核准、需求计划书、供应商计划书评估、供应商选择、购买、安装、人员培训、系统验收、记录和评估、系统维护、功能增强或升级等。

294. 为什么实验室信息系统安全管理至关重要

答：实验室建立计算机网络和临床数据库，并与 HIS 联网，甚至与 Internet 互通，会导致数据库存储量和数据访问量急剧增加。访问量增加将对记录中个人隐私数据构成威胁，尤其对存放敏感实验室数据信息系统。其次，信息系统无论是对一线检验人员还是管理层，其作用越来越重要，一旦出现系统瘫痪将会给临床工作造成重大影响，而数据和软件出错风险可带来数据丢失和损坏。另外，LIS 与 HIS 无缝连接拓展了 LIS 应用范围，越来越多临床实验室需依赖 LIS 可靠运行。因此，应采取保护措施防止数据被非法访问，减少服务中断。

295. 为什么实验室信息系统可对临床实验室工作模式产生深远影响

答：LIS 中计算机应用对临床实验室工作模式产生一系列深远影响，主要表现为：

（1）改变数据处理方法：手工模式下，检验数据需经计算、可靠性分析、填写报告、统计工作量等环节。使用 LIS 后，只需将患者资料输入计算机，并对结果进行必要审核，其他环节工作都可由计算机自动完成。

（2）改变实验室与临床交流方式：手工模式下，需检验人员把完整检验报告送到临床医师手上。使用 LIS 后，只要实验室完成了报告审核，临床医师可从信息系统中看到相应结果。

（3）改变检验信息档案保管形式：手工操作模式下，档案以纸质形式存放。使用 LIS 后，主要以磁介质为主、纸质为辅的形式存放。

（4）改变检验信息管理的质控方法和技术。

（5）改变检验人员知识结构：要求检验人员既掌握检验专业知识，又掌握计算机基础知识。

（6）提高检验信息质量：检验结果准确、及时、可靠、可比性等方面都得到较大提高。

（7）解放劳动力。

296. 为什么实验室信息管理数据不等同于信息

答：数据与信息关系为：数据是信息的一种表现形式，数据通过书写信息编码表示信息。信息有多种表现形式，可通过手势、眼神、声音、图形等方式表达，而数据是信息最佳表现形式。因数据能书写，能记录、存储和处理，从中挖掘出更深层信息。不同于信息，数据只是信息表达一种方式，正确数据表达是信息，而虚假、错误数据表达是谬误，不是信息。

297. 为什么要设置实验室信息系统的职责和权限

答：LIS 职责和权限是保证实验室各项管理有效性的前提。

（1）职责：实验室负责人是 LIS 管理负责人，负责制订各级 LIS 管理和使用人员岗位职责和权限。检验人员负责数据采集、处理、记录、审核和签发。LIS 管理中心负责计算机硬件和信息系统安装、维护、升级、网络管理工作。LIS 管理小组和各专业实验室 LIS 负责人负责本系统日常保养和维护，收集使用中意见和建议，反馈给 LIS 管理中心和工程师进行处理。

（2）权限：实验室负责人授权各级人员使用 LIS 系统权限。只有经授权的检验人员可凭个人密码进入 LIS 系统，按相应权限访问患者数据，并进行数据处理。对患者数据任何人为修改应由相关授权人员执行，并由系统记录，必要时录入更改数据原因。只有 LIS 管理人员可在实验室负责人授权后更改系统。所有检验结果应只报告给授权接受和使用信息的人。

298. 为什么 ISO 15189 对实验室信息系统管理有要求

答：ISO 15189 规定 LIS 应能满足临床医师医嘱和报告单查询，以及检验前、中和后信息化、标准化和质量指标分析等需求。在引入 LIS 前，需经供应商确认和实验室运行验证；在使用前，LIS 系统任何变化，如增加新检验项目或增加新功能、修改程序、系统升级等，LIS 与 HIS 数据传输可能发生变化时，均需通过授权、文件化、验证这些变化正确性。此条款能防止对 LIS 系统任何修改导致患者信息或检验报告错误。具体控制方式包括：通过授权控制能修改系统人员数量，同时要求所有对 LIS 系统修改均应在事前提交纸质申请，由实验室负责人和信息部门批准后实施，实施任何修改均应记录备查，在修改完成后对修改可能涉及的功能进行测试。

299. 为什么未来实验室信息系统将不断发展

答：综合分析国、内外临床实验室及 LIS 现状及发展状况，未来 LIS 发展大致可归纳为：①功能更强大，系统有高度可自定义性；②管理功能更全面，所有业务有可追踪性；③注重大批量数据决策、自动校验和强制执行质控；④采用国际分类标准，实现不同系统之间数据交换和共享；⑤系统开发工具、操作平台性能更好、可扩充性更强；⑥可向

HIS、医院办公管理系统提供无缝接口；⑦提供自动实验室数据迁移系统；⑧提供良好平台，可挂接国、内外相关检验功能模块，保证各功能模块更具专业性且升级迅速；⑨开发商能向临床实验室提供更好的客户服务和技术支持；⑩根据临床表现、检验方法、结果、意义等设定专家系统，以便临床和实验室对检验结果进行正确诠释。

300. 为什么实验室信息系统在医疗事故处理中有重要作用

答：《医疗事故处理条例》实行举证倒置。检验报告作为医疗纠纷证据资料，日益受到医患双方重视。因此，临床实验室应做好检验数据记录、报告、保存和查询工作，加强质控管理，做好临床实验室自我保护工作，为今后可能出现的举证工作做好准备。检验报告是临床实验室最终产品，而检验报告所关联标本采集、运输、检测、IQC、EQA、仪器维护保养、试剂使用等信息均是举证可靠证据，因此，临床实验室应注意完整保留各项记录以备不时之需。

（林孝怡）

第三章 检验前过程质量

第一节 临床准备

301. 为什么检验前过程需要质量保证

答：根据 ISO 15189 文件定义，检验前过程（preanalytical/preexamination processes）是按时间顺序，从临床医师开出医嘱开始，到检验过程开始时结束，含检验申请、患者准备、原始标本采集、标本运送和实验室标本传输。因此，检验前过程质量保证是为了保证临床医师能根据患者病情合理选择检验项目，保证患者能按临床医师要求做正确准备，保证原始标本正确采集和运送，最终为保证检验结果准确性奠定基础。所以，检验前过程质量保证是临床实验室质量保证体系中最重要、最关键环节之一，是保证检验信息正确有效先决条件。

302. 为什么检验前过程的质量管理最难控制

答：从检验前过程定义不难看出：①整个检验前过程涉及临床医师、护士、工勤人员和检验人员，其中，绝大部分是在实验室外完成的，检验人员很难控制；②影响检验前过程的因素多而复杂，仅送检标本这一项就受多种因素影响，如患者状态、用药、生理变异等；③标本质量缺陷隐蔽性：如使用抗生素后做细菌培养、血凝标本微小凝块；④因环节众多，一旦发生问题责任难以确定。有资料表明，检验前过程所用时间占整个检测时间57%，而有近70%~80%不满意报告单是因标本质量不符合要求。正因为检验前过程所独有的特点，导致其成为全面质量管理体系中最难控制环节。

303. 为什么要从多方面来确保检验前过程质量

答：因检验前过程独有的特点，对实验室来说只有做好以下工作才能确保检验前过程质量：①提高全员认识，尤其是医务部门、护理部门、后勤部门和检验人员重视和配合；②与护理部门、院感部门和医务部门共同制定检验原始标本采集、运输、保存指南（手册），供相关人员方便获取；③建立送检标本验收制度和流程，对质量不符合要求标本应有拒收标准和流程；④对标本进行全程跟踪，重点监控检验前TAT；⑤定期或不定期向全院进行宣教及培训，使相关人员了解此项工作重要性，并经常与相关部门沟通；⑥定期对不合格标本、标本运转时间、检验结果TAT进行分析、评估，针对存在问题与临床各部门进行多角度沟通，解决实际问题，确保检验前过程质量保证措施落到实处；⑦加强学术研究，不断提高学术水平。针对药物影响、个体变异、不同检验项目稳定性等都需不断研究总结。只有多方协助，共同努力，才能攻克这一难关，切实提高检验前过程质量。

304. 为什么实验室质量管理要引入风险管理概念

答：风险管理（risk management）一词最早源于美国保险业，是社会组织或个人如何在一个肯定有风险的环境里把风险减至最低，而获得最大安全保障的一个决策管理过程。包含风险识别、评估、控制、监测等方面。该理念与临床实验室质量管理的最终目标不谋而合，2000年后ISO、JCI、CLSI先后颁布文件，建议将风险管理应用于临床实验室。ISO 15189的4.14.6风险管理条款明确规定"当检验结果影响患者安全时，实验室应评估工作过程和可能存在的问题对检验结果的影响，应修改过程以降低或消除识别出的风险，并将作出的决定和所采取的措施文件化"。由此，实验室质量管理迈入了风险管理时代。

305. 为什么实验室风险管理可降低不良事件发生率

答：实验室风险管理就是对实验过程中可能出现的一些不确定干扰因素，系统地应用管理政策、程序来完成风险识别、评估、控制和监测任务，使质量风险降到可接受程度，将其控制在某一可接受水平，核心过程是风险识别、风险估计、风险评价、风险控制、风险监测及故障调查等过程，通过合理经济地使用各种资源来监测和控制，使不良事件发生率和影响最小化（图3-1）。

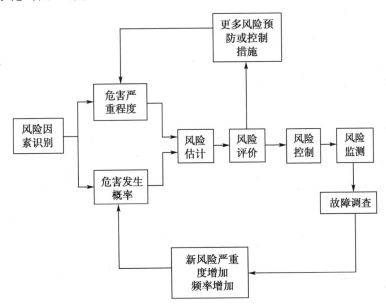

图 3-1 实验室风险管理流程图

306. 为什么运用实验室风险管理可提高检验前过程质量

答：影响检验前过程质量因素存在许多不确定性。检验前过程质量又是临床实验室质量保证体系中最重要、最关键环节之一。风险管理是针对检验过程中可能出现的一些不确定干扰因素，通过采取一定措施进行识别、评估、预测、管理、监控和审查，使检验前过程质量风险降到可接受程度，将其控制在某一可接受水平。首先，针对检验前过程风险因素识别，大致可分为申请项目错误、患者识别错误、诊断信息错误、无诊断信息、患者准备不当、采集容器或添加剂错误、采集时间不当、采集量不足、运输条件或时间不正确等。其次，对上述可能存在风险因素进行评估（分类和分级），判定是否可接受，并采取相应措施进行控制。最后，定期对上述各项差错率进行统计分析，评价措施有效性，以持续改进检验前过程质量。

307. 为什么要对检验前过程质量进行评价

答：检验前过程质量是整个实验室质量保证体系关键环节，因此，选择合适的质量评价指标，定期对其监控、分析，可及时、准确地发现问题，从而针对性加强教育、培训和整改，以持续改进。针对检验前过程质量指标，卫计委 2015 年（252）文件作了明确规定，其中"临床检验专业医疗质量控制指标（2015 年版）"共有 14 项内容，涉及检验前过程有 6 项：

（1）标本类型错误率：类型不符合要求标本数占同期标本总数比例。计算公式：标本类型错误率=类型不符合要求标本数/同期标本总数×100%。

（2）标本容器错误率：采集容器不符合要求标本数占同期标本总数比例。计算公式：标本容器错误率=采集容器不符合要求标本数/同期标本总数×100%。

（3）标本采集量错误率：采集量不符合要求标本数占同期标本总数比例。计算公式：标本采集量错误率=采集量不符合要求标本数/同期标本总数×100%。

（4）血培养污染率：污染的血培养标本数占同期血培养标本总数比例。计算公式：血培养污染率=污染的血培养标本数/同期血培养标本总数×100%。

（5）抗凝标本凝集率：凝集的标本数占同期需抗凝的标本总数比例。计算公式：抗凝标本凝集率=凝集的标本数/同期需抗凝标本总数×100%。

（6）检验前 TAT 中位数：检验前 TAT 是从标本采集到实验室接收标本时间（以 min 为单位）。检验前 TAT 中位数是将检验前 TAT 由长到短排序后取其中位数。计算公式：检验前 TAT 中位数=$X_{(n+1)/2}$，n 为奇数；检验前 TAT 中位数 = $(X_{n/2}+X_{n/2+1})/2$，n 为偶数，其中，n 为检验标本数，X 为检验前 TAT。

临床实验室可根据实际情况选取合适评价指标进行监测，定期计算不合格率或缺陷率。运用风险管理工具，改进检验前质量。

308. 为什么要管理好检验前周转时间

答：TAT 是指从临床医师发出检验申请、经标本采集、运转、检验分析、报告传送到临床医师为止。研究显示，检验前过程所用时间占整个检验时间 57%，一份合格标本运输时间取决于标本本身，如血气分析应立即送检，微生物标本应采集后 2h 内送检。运输时间长短在很大程度上决定标本结果是否真实可靠，对抢救患者来说更是争分夺秒。通过对标本运输 TAT 监测评估，找到其中薄弱环节，不断提高周转率，才能切实保证检验前过程质量。

309. 为什么在检验前过程质量管理强调检验人员与临床沟通

答：临床实验室工作不是局限于向临床提供一份检验报告，还担负着为临床及患者提供咨询服务职责。咨询服务包含检验项目合理选择、检验结果解释、进一步检验建议。在检验前过程质量管理中，临床医师、护士、工勤人员和患者在其中扮演了主要角色，只有让医护人员充分了解检验前各种影响因素对检验结果影响，才能降低风险，确保得到正确检验结果。若临床医师不清楚精液检查应在采样后 30min 内保温送检，未告知患者，等患者 2h 后送检得到结果是否还能正确反映患者实际情况呢？加强检验和临床沟通，要落到实处，需得到医务、护理等部门支持和配合，只有保证每一个环节质量，才能为临床实验室提供合格"原料"及正确信息。

310. 为什么检验科开展新项目要进行准入申报

答：因临床诊治需开展新项目应有审批手续。对那些在其他医院已开展成熟项目，仅需向本院有关部门申报，通过后告知临床即可；对新检验项目需进行新技术、新项目准入申报。在新项目开展前先要进行前期准备工作：①应收集相关检验资料；②征求相关临床科室专家意见；③评估新项目开展意义；④评估新项目开展所需人力、设备及空间资源；⑤核定新项目开展所需仪器、试剂三证是否齐全；⑥核定新项目收费情况，是否在物价部门备案。经过论证评估后，符合要求且适应本单位才能开展，避免盲目追风。新项目开展后要有跟踪，及时听取临床意见，不断改进项目管理。

311. 为什么申请检验项目时要考虑项目针对性、有效性、时效性和经济性

答：申请检验项目应遵循 4 项原则：

（1）针对性：应根据患者所提供信息来确定检验项目选择。如糖尿病患者重点检查 GLU、HbA1c，治疗过程中监测可选毛细血管血行快速血糖测定，但对需确诊患者应采用湿化学法。如某些肿瘤标志物并不适用于肿瘤早期诊断，对术后疗效观察，肿瘤是否转移有更大价值。

（2）有效性：考虑该项目对某种疾病诊断灵敏度和特异性。由于灵敏度和特异性相互制约，在不同情况下，侧重点有所不同。如人群筛查时应选用灵敏度较高项目，以避免漏诊；确诊某种疾病，应选用特异性较高项目，以避免误诊。

（3）时效性：强调快速及时。特殊情况下，应有补充措施。如患者高度怀疑急性心肌梗死，首先可选择干化学法检测超敏心肌肌钙蛋白（cTn），第一时间将结果告知临床，在随后监测中可同时进行上述项目定量测定。

（4）经济性：按循证医学原则，避免过度检查或因过简检查延长了诊治时间，避免造成对患者危害、增加医疗费用和浪费医疗资源。

312. 为什么临床实验室向临床提供检验项目清单有内容规定

答：尽管检验项目选择由临床医师决定，为使检验项目选择正确、合理，使标本采集符合要求，从源头上控制检验前过程质量，临床实验室有责任向临床提供检验项目清单，内容至少包含：①检验项目中文名称；②检验项目英文缩写；③检验方法；④标本类型；⑤参考区间；⑥临床意义；⑦结果报告 TAT；⑧其他。所有检验项目应为临床准入项目，已被卫计委废除或处于研究阶段、技术不成熟项目不应列入其中。项目清单应不定期更新，对因条件所限本实验室未开展项目，应明确受委托实验室并附上项目清单。

313. 为什么要告知临床医师检验项目检测方法

答：检验申请是整个检验过程开始，临床医师在提出检验申请时，除根据患者主诉、症状、疾病变化外，还需了解检验项目原理，掌握不同项目诊断灵敏度和特异性，才能根据针对性、有效性、实效性、经济性原则，申请最直接、合理和经济项目或组合。如需诊断是否肝癌时，应选择特异性高的甲胎蛋白进行检测，在进行肝癌术后疗效观察时，可选择较为灵敏的癌胚抗原进行监测。因此，要告知临床医师帮助合理选择检验项目。

314. 为什么要向临床医师介绍新项目临床意义

答：随检验医学飞速发展，新技术、新项目层出不穷，不少医院开展的检验项目已达500多项，临床实验室发出报告单，尤其是一些新检验项目，不但患者看不懂，有时甚至连临床医师也不太了解这些新项目临床意义，这也阻碍了临床医师有效地利用检验新技术、新项目对疾病诊断。术业有专攻，临床医师不可能了解所有检验项目意义，随着检验医学发展，各亚专业之间也是相互渗透、相互融合，如同样是检测乙肝病毒，其抗原抗体检测是判断是否感染了乙肝，而 HBV-DNA 检测是判断乙肝患者体内病毒是否复制、传染程度如何，如临床医师不了解相关临床意义会导致选择不合理检验项目。因此，临床实验室应主动向临床介绍新项目临床意义、适用范围、注意事项等，真正做好临床医师"慧眼"。

315. 为什么有多种形式申请检验项目

答：为满足临床需求及突发事件发生，临床医师可根据患者病情需求及轻重缓急，通过不同方式向临床实验室提出检验申请，常见方式有：①按检验专业领域项目申请，分为血液检验、体液检验、生化检验、免疫检验、微生物检验、基因扩增检验等，又可进一步分为单项检验和组合检验；②按报告单发放时间申请，分为急诊检验、常规检验和特殊检验；③某些特殊情况下，允许临床医师进行口头申请，但临床实验室应针对口头申请情况制定一个书面政策。当临床实验室收到申请后，应根据临床医师申请要求完成各项检验并发出报告。

316. 为什么检验申请单上单项检验和组合检验一样重要

答：和组合检验相比，单项检验因针对性强，经济、快速，而深受临床医护人员和患者欢迎。单项检验可用于：①诊断和治疗：如根据空腹血糖和餐后 2h 血糖测定可对是否是糖尿病作出诊断，同时也可用于用药后疗效观察，可根据检验结果及时调整药物或药量；②评价机体某器官功能：如检测人绒毛膜促性腺激素（HCG）可了解妊娠状况，如是否存在宫外孕或先兆流产可能；③了解体内物质排出量：如测定 24h 尿蛋白，可较准确了解患者 1 天从尿液中排出的蛋白含量。

317. 为什么在检验申请单上要设置组合检验

答：如同单项检验一样，为了向临床医师提供患者较为全面信息，简化检验申请步骤，临床实验室可同临床专家对检验项目进行合理科学"组合"。"组合"可按脏器功能进行设置，如肝、肾功能系列等，也可按疾病谱进行设置，如贫血、风湿病、肝炎病毒检验等。项目组合后能帮助临床医师：①提高诊断效率：如电解质检测可使医师对机体水电解质代谢作出快速判断；②提高诊断灵敏度或特异性：如肿瘤标志物联合检查可提高肿瘤早期诊断灵敏度；③快速了解某器官不同功能情况或从不同角度了解某疾病有关信息：如肝功能、贫血检验系列；④快速掌握初诊或重症患者多方面信息：如术前检查、孕产妇产前检查等，使临床医师能很快掌握患者多方面信息，快速作出诊断和处理意见；⑤合理使用抗生素：如细菌培养及药敏试验；⑥为健康人群提供监督和健康状况评价，如健康体检系列。

318. 为什么在设置检验项目组合时应主要基于临床意见

答：随循证医学开展，要求检验人员为临床提供检验项目时，要与临床医师一起探讨和评估检验项目实验方法和临床价值，找出最直接、最特异、最有效、最经济项目或项目组合。其中，临床意见尤为重要，在选择项目时应考虑 3 方面临床应用效能，即真实性、可靠性和实用性。其中：①真实性：即诊断准确性，包括诊断灵敏度和特异性；②可靠性：同一诊断试验在完全相同条件下，重复测定获得相同结果；③实用性：该项诊断试验能否帮助临床医师提高诊断、治疗和预防策略。因此，临床实验室在设置检验项目组合时应充分听取临床意见，为患者提供最佳服务。

319. 为什么要评价实验诊断项目

答：诊断试验（diagnostic test）是应用实验、设备等手段对疾病进行诊断的一切检验方法。包括各种实验室检查、影像检查和其他仪器检查等，还包括病史询问、体格检查等。目的是把患者与可疑有病、但实际无病的人区别，以便对确诊患者给予相应治疗。随新诊断试验方法不断出现，现有诊断方法因有缺陷而需新方法，对诊断结果正确解释以指导临床实践需求增高，检验项目评价也就变得日趋重要。评价指标主要有真实性指标—灵敏度、特异性、准确度、尤登指数和似然比等；可靠性指标—精密度或重复性；阴阳性预测值和受试者工作特征曲线（receiver operating characteristic curve，ROC curve）。

320. 为什么受试者工作特征曲线可用于判断检验项目临床应用价值

答：随新技术不断应用，新检验项目层出不穷，临床迫切需了解新检验项目临床应用价值，以期用最少费用做必要检查，达到最佳诊断和治疗效果。对诊断项目来说，最重要的是选择适宜的灵敏度与特异性，既可早期发现可疑患者避免漏诊，又可及时准确地诊断避免误诊。ROC 曲线也为之应运而生。ROC 曲线主要用于检验项目的性能评价，以患者和非患者定量数据通过曲线下面积分布图形表示，所有数据列表以不同限制为判断值，计算各组真阳性率和假阳性率，以真阳性率（灵敏度）为纵坐标，假阳性率（1-特异性）为横坐标作图得出曲线，在 ROC 曲线上各作业点表示，给定阈值下灵敏度和特异性组合，再从曲线上寻找最佳判断点，ROC 曲线具有直观性，曲线越凸、越接近左上角，曲线下面积越大，表明诊断价值越大、越准确。检验项目评价 ROC 曲线是目前公认诊断项目准确度评价方法，在循证医学、临床试验、临床检验、统计模型好坏判别等方面有十分重要的应用价值。

321. 为什么要使用检验项目"参考区间"而不是"正常范围"

答：检验最终目的是帮助临床医师判定受检对象是正常或异常，因此，各检验项目都有判定标准。最早临床实验室提供给临床的是项目的正常值或正常范围，但因对正常值尚无确切定义，因而这一提法因其概念不精确而逐步被参考值或参考区间所取代。所谓参考值（reference value）是通过观测或测量某种特殊类型一定数量参考个体而获得全部数值或测量结果（参考值应来自同一个参考标本组）。有参考值必然会涉及参考限值和参考区间概念。参考限值（reference limit）是以描述为目的，并取自参考分布范围值，常用来描述参考值和区别各种不同类型决定水平，一般分为参考下限和参考上限。参考区间（reference interval）是确定百分位数参考限（常以95%可信区间来评估）。有时，常只有一个参考上限"X"有实际意义，即参考区间被定义为0~X。对不同实验室而言，因使用仪器、试剂不同，所在地区参考个体不同，会有不同参考区间，所以各实验室应建立自己参考区间供临床参考。

322. 为什么检验医师在检验前指导开具申请单过程中有重要作用

答：如何让临床医师快速、准确地申请检验项目，及时诊断疾病是目前检验医学和临床医学面临的问题。过去，临床实验室是以提供准确可靠检验结果为目的，不负责对临床解释和咨询工作。当临床医师申请检验项目时，有时因不了解临床意义或注意事项，会误开、漏开检验项目，以致重新采样，既延误了病情，又造成医患矛盾，同时也造成检验与临床之间隔阂和误解，限制了检验医学发展。随《中华人民共和国执业医师法》和《医疗机构临床实验室管理办法》出台，明确了"医疗机构临床实验室应当提供临床检验结果的解释和咨询服务"。如何与临床进行有效地沟通和交流就显得尤为迫切和重要，检验医师角色也随之应运而生。作为一名检验医师不仅要有较全面的临床基础理论和基本知识，还要具备全面的检验医学相关理论知识和技能。合格的检验医师在检验前过程中担负着重要作用：①与临床沟通能力，负责向患者和临床做好检验前患者准备、标本采集等解释和说明；②指导临床医师合理选择检验项目，对检验项目定期进行优化、组合；③积极推动新技术、新项目应用，从而使检验工作从幕后走向幕前，由被动变为主动。

323. 为什么糖尿病患者要定期监测糖化血红蛋白

答：常有糖尿病患者会拿着检验申请单问"我只想看血糖是不是正常，临床医师为什么还让我做 HbA1c"、"我一直用血糖仪，结果蛮好的，为什么临床医师还让我检验 HbA1c"。其实，这中间存在一个误区，空腹和餐后2h血糖虽是诊断糖尿病标准，但作为控制血糖的标准只反映某一具体时间血糖水平，而此水平易受进食和糖代谢等相关因素影响。真正能衡量糖尿病控制水平的指标是 HbA1c，是目前糖尿病监测"金标准"，因其能稳定、可靠地反映检测前2~3个月内平均血糖水平，不受抽血时间、是否空腹、是否使用胰岛素等因素干扰。我国将糖尿病患者 HbA1c 控制标准定为6.5%以下。前瞻性研究证实，HbA1c 每下降1%，糖尿病相关死亡率降低21%，HbA1c 对糖尿病患者来说是一项非常重要监测指标，其值高低直接决定未来各种严重影响糖尿病患者生活质量的慢性并发症发生和发展。定期监测 HbA1c 有助于帮助患者改善血糖控制水平，促进患者血糖达标，减少并发症，从根本上改善糖尿病患者生活质量。

324. 为什么临床医师诊治感冒需申请做血常规

答：当季节交替或气温变化，许多人会感冒，出现发热、咳嗽等症状，临床医师常要求患者先做血常规。引发感冒诱因可能是着凉，但病因很多，如细菌感染和病毒感染，而要知道病因所在，就需通过血液检查。血常规检查主要分为白细胞、红细胞和血小板3个部分。感冒时主要关注的是WBC及分类（包括中性粒细胞、嗜酸性粒细胞、嗜碱性粒细胞、淋巴细胞和单核细胞），不仅可反映机体是否遭遇了感染，还能初步判断感染是由病毒引起，还是细菌引起。一般来说：①WBC高于正常，且中性粒细胞也高于正常，多数为细菌感染；②WBC正常或降低，而淋巴细胞升高，多为病毒感染或感冒恢复期；③淋巴细胞和单核细胞增多，说明是病毒感染；④嗜酸性粒细胞增多，可能与过敏性疾病，如支气管哮喘、荨麻疹、湿疹、寄生虫病等有关；⑤嗜碱性粒细胞增多，可能与慢性粒细胞白血病、骨髓增殖性疾病有关。医师只有根据血常规检验结果才能作出初步诊断，合理用药。

325. 为什么检验申请单信息必须完整

答：完整的检验申请单至少应提供信息：患者姓名、门诊号或住院号、患者性别、年龄、送检科室、病室、床号、临床诊断、标本类型、申请项目、申请医师姓名、申请日期、采样时间、标本接收时间等。外送标本还须注明单位名称、联系方式。信息完整详实是确保检验结果准确的前提。

326. 为什么申请单上要填写患者实际年龄

答：在临床医师填写申请单时，要求填写患者年龄，往往很多临床医师会笼统地写上"儿童"或"成人"，但这并不科学。首先，随着对全程检验质量日益重视，越来越多检验项目提供给临床参考区间不再是单一的、笼统的范围，而是根据不同种族、年龄、性别、用药、经期等有不同参考区间；其次，绝大多数临床实验室提供给临床参考区间还利用LIS自动判断患者不同年龄功能，如儿童或青少年（<18岁）ALP是成人3倍，计算机一旦接受不到具体年龄数字就会无所适从；最后，在危急值报告时也可根据不同年龄而有所不同，如正常新生儿血液WBC参考区间是成人3~4倍，对成人来说很有可能达到危急值报告范围了。

327. 为什么患者标识应有唯一性

答：患者正确识别非常重要，是获得正确检验结果第一关。取自患者标本，含患者特有信息，承载在统一标本容器中，标本从患者采集开始，历经签收、登记、检测，直到报告完成后保存，短则1天，长则数月、经年，要求实验室不但要保证标本在整个实验期间不混淆、损坏，还要确保保存标本可溯源性，患者标识唯一性是最重要保障措施。临床实验室接受的标本来源不一、类型不一，同一患者可同时采集一个或多个标本，同一标本有时需在不同仪器上进行检测或复测，有时更有同名同姓患者，要确保标本检验结果正确对号入座，标识唯一性是必需的。目前，常采用条形码来实现标本唯一性标识，但这需HIS和LIS系统支撑，从临床医师开出检验申请单开始，建立最初患者与申请单唯一对应信息，到标本采集时条形码产生、验收、检测，保存时条形码应用，使标本由信息唯一条形码为标识在检验各环节中流通，确保标本唯一性，避免张冠李戴错误发生。

328. 为什么申请单上要注明性别

答：常说"男女有别"，在许多检验项目上也同样存在"男女有别"，可能与男女肌肉重量、内分泌、器官特异性有关，针对"男女有别"项目，也有对应参考区间。常见男性比女性高的指标有：血红蛋白（Hgb）、RBC、ALP、ALB、三酰甘油、TC、TBIL、尿素、肌酐、尿酸、转氨酶、铁、总蛋白、睾酮等；男性比女性低项目有高密度脂蛋白胆固醇、载脂蛋白A、网织红细胞、催乳素等。只有明确标注性别，才能更好地进行判断。

329. 为什么要在申请单上标注标本类型

答：在实际工作中，常会有医师对申请单标注标本类型不了解，认为临床实验室只要完成项目检测就行了，殊不知之所以要"多此一举"是因为：①采集要求不同：血、尿、粪不同，即使同样是尿液，随机尿、中段尿、24h尿采集要求也不同，24h尿除需防腐外，还需根据检验项目不同而采用不同防腐剂；②送检时间不同：同样是二氧化碳测定，常规生化标本可在2h内送检，血气分析要求采样后30min内立即送检；③运输要求不同：同样是细菌培养，血培养要求室温送检，而尿培养标本若在2h内不能及时送检，应放置4℃冷藏送检；④标本前处理不同：糖化血清蛋白需离心后测定，HbA1c则需混匀后测定；⑤参考区间不同：同样是蛋白检测，血清总蛋白66~87g/L，尿液24h蛋白0~0.14g/24h，脑脊液蛋白0.15~0.45g/L；⑥检验方法不同：血清蛋白采用双缩脲比色法，尿液、脑脊液蛋白采用比浊法；⑦临床意义不同：同样检出表皮葡萄球菌，在皮肤上是正常菌群，在痰液里是条件致病菌，在血培养里是致病菌。正是这许多不同，要求临床医师在申请单上应注明标本类型，才能保证检验结果正确。

330. 为什么在申请单上要有申请医师唯一标识

答：ISO 15189在"申请单信息"中明确规定，要填入"医师、医疗服务提供者或其他依法授权可申请检验或可使用医学资料者姓名或其他唯一识别号，以及报告的目的地和详细联系信息"。当临床实验室遇到下列情况：①接收到缺乏正确标识原始标本，而这一标本又不可替代或很关键时；②发现存在不符合或潜在不符合检验结果，需终止检验、停发报告或收回已发报告时；③检验结果属危急值范畴需通报时，尤其是门诊患者，都应在第一时间联系申请医师及时处置，因此，申请医师唯一性标识和患者唯一性标识同样重要。

331. 为什么申请单上要注明标本采集时间

答：要注明标本采集时间原因是：①使检验结果能真实客观反映患者病情，让临床医师能正确地诊断疾病，采集时间选择至关重要，如微丝蚴检查宜以晚上21：00~24：00为佳；血培养标本在患者寒战或高温到来前30min~1h采集；对有昼夜节律变化的激素类项目测定更要根据疾病诊断需求选择不同时间段进行；药物浓度监测、服用抗凝药物前后凝血指标监测等都需及时准确记录采集时间；②采集时间记录同时也是监控标本向实验室转运时间的依据。

332. 为什么申请单上要有实验室接受标本时间

答：标本采集后及时送检是确保检验结果正确关键，否则，由于血细胞代谢活动、蒸发作用、光学作用、微生物降解、气体交换、物质转移等使细胞内外多种成分发生变化，导致分析结果出现误差。如血气分析要求标本采集后 30min 内送检，否则气体挥发，影响结果。凝血因子活性随时间延长、环境温度增高而逐渐丧失。同样，血液中酶在室温下放置过久，会导致活性下降或增高，如乳酸脱氢酶（LDH）等；细菌培养标本常温条件下应在 2h 内送检。因此，实验室在接受标本时应记录接受时间，且有权拒收采集时间距送检时间过长标本，以确保最终检验结果正确可靠。

333. 为什么申请单上要有临床诊断信息

答：如同申请单要求填写年龄、性别一样，临床医师临床诊断是检验人员出具检验报告时重要参考依据，可帮助检验人员对检验结果准确性作出大致判断，可及时对标本进行稀释、复测等处理，及时与临床取得联系，避免假阴性、假阳性结果，缩短患者诊断周期。如 HCG 检测，因方法学限制会出现浓度过高而出现假阴性情况，如临床诊断"葡萄胎"，就会提示检验人员对标本进行稀释，避免发出假阴性报告，帮助临床医师及时诊断。此外，在肿瘤标志物检测时，患者是普查人群还是已有肿瘤史或肿瘤术后人群；在血栓性疾病、出血性疾病检验时，患者有无出血点，是否使用抗凝药等信息，对检验人员来说都极有参考价值。

334. 为什么化学法粪便隐血阳性时，医师要求患者素食 3 天后再复测

答：所谓隐血（occult blood）顾名思义就是出血量很少，红细胞被消化、分解、破坏，肉眼不能见到粪便带血，甚至镜下也不能发现，需通过相关实验才能诊断，常用方法有化学法和免疫法。化学法灵敏度高，价廉而广泛使用，但特异性较差，当食用动物血、肉、肝脏、富含叶绿素食物或口服铁剂、中药等可使检验结果假阳性，这时应禁食上述食物 3 天再行检查。为避免化学法假阳性问题，近来更多实验室采用免疫法，其灵敏度和特异性较高，且无需控制饮食，但免疫法本身有局限性而出现假阴性。一般来说，对上消化道出血化学法阳性率高，下消化道出血时免疫法更灵敏，两者相结合可提高诊断灵敏度和特异性。

335. 为什么检测激素项目时要强调标本采集时间

答：人体中有很多指标存在昼夜节律变化，其中，以激素类项目测定受时间节律变化影响最大，如生长激素在熟睡后 1h 可迅速达高峰；促肾上腺皮质激素在上午 6~8 时为分泌高峰，午夜 22~24 时为分泌低谷；促甲状腺激素在深夜达峰值，在正午时为最低值；女性激素检测受月经周期或孕期影响，参考区间也随月经周期或孕期各阶段而不同，因此，临床医师会根据疾病诊断需求，选择不同时段进行激素测定。

336. 为什么健康体检时临床医师也需要开检验申请单

答：有别于医学检查，健康体检根据体检目的不同分为预防保健性体检、社会性体检和鉴定性体检。预防保健性体检内容涵盖各方面，要求体检者根据体检目的，结合家庭

史、年龄、性别、身体状况、职业状况等方面，定期主动与体检医师沟通，有针对性地选择必要的、个性化体检项目，而不是"千人一检"。中华医学会健康管理学分会在"健康体检基本项目专家共识（2014）"中明确患者应接受必要问诊、全面体格检查、适量必选或备选检验项目和其他辅助检查（如超声波、X线等），对体检医师来说，选择合理的检验项目，告知体检者标本留取注意事项，完整清晰地填写检验申请单，确保信息正确唯一是取得准确结果的有力保证。

（左雪梅）

第二节 患者准备

337. 为什么要让患者做好标本采集前的准备工作

答：患者准备工作是检验前质量的重要保证，患者准备是否充分，直接关系到检验结果准确性，应引起医护人员足够重视。因此，一方面，要加强科普宣传，在临床实验室标本采集处详细说明注意事项及采集前患者准备工作，说明导致检验结果失真的影响因素；让患者了解准备工作内容，争取患者主动配合，采集合格检验标本；另一方面，通过各种渠道提高标本采集人员及医务人员业务素质，强化医患沟通重要性，让医护人员监督患者准备工作，确保标本合格。只有这样才能做好检验前全面质量控制，保证准确检验结果，为疾病诊断与患者治疗提供准确可靠依据。

338. 为什么医务人员要让患者在合适时间合适状态下采集标本

答：要求患者在合适时间、合适状态下采集标本是因为：

（1）运动会引起血液成分改变，原则上要求患者处于平静、休息或正常活动下收集标本。

（2）多数检验项目，尤其是血液生化检验，一般要求在禁食12h后清晨空腹采血，因脂肪食物被吸收后可形成脂血而造成光学干扰；同时，食物成分也可改变血液成分，影响测定结果准确性。应嘱咐患者采血前4h勿喝茶或咖啡、勿吸烟饮酒。尽量了解患者对刺激物（烟、酒、茶或咖啡）和成瘾性药物接触史，供评价检验结果时参考。

（3）药物对血、尿等成分影响是一个十分复杂问题。为得到正确结果，应事先停服某种药物，临床医师在选择与解释结果时，应考虑药物影响。

（4）因人体存在生理变异和周期性变化，最好在同一时间采集标本，有助于对每次结果进行比较，减少因不同采集时间造成结果波动。

因此，临床医师、护士、检验人员等有必要选择合适的时间及让患者处于合适的状态下采集标本，以保证检验结果的真实性和可靠性。在分析相关指标检验结果时，需考虑这些因素对检验结果的影响。

339. 为什么临床医师应向患者说明检验项目临床意义及注意事项

答：患者生活起居、饮食状况、生理状态、病理变化、治疗措施等情况对检验结果有重大影响，因此，要使检验结果如实地反映患者情况，就应得到患者积极配合。临床医师应向患者说明检验项目意义及注意事项，特别是在患者自己留取标本时（如中段尿、24h

尿、痰标本等），要避免饮食及药物等影响，消除患者在采集标本（如抽血、腰椎穿刺、胸腔穿刺、腹腔穿刺）时恐惧与紧张情绪，使所采集标本符合检验要求。标本采集不正确，直接影响检验结果，最常见情况有：不是空腹采血（一般要求空腹 8~12 h 采血检验项目，此时结果最稳定，除规定餐后采血外）；血标本溶血、严重脂血会对许多指标有影响；用抗生素后再作细菌培养；采集不是病理标本或混有机体其他成分（如痰标本中混有唾液）等，此时标本是无效的，检验结果是错误的，由此，作出判断也是不准确的；还有些药物也能影响检验结果，必要时需停药（要在临床医师指导下）。因此，应遵守留取标本有关要求，得到正确检验结果。

临床医师通过检验结果变化趋势，判断人体健康状况；需凭借全面检验结果作为依据，诊断疾病；在疾病治疗过程中，临床医师要通过检验结果变化来观察治疗效果、调整药物剂量和种类；在疾病康复过程中，要定期进行检验，监测是否复发、是否继续用药。因此，需向患者说明检验项目意义，积极争取患者及家属理解和密切配合。

340. 为什么患者健康素养与医患沟通是完善患者准备工作重要因素

答：患者医学知识缺乏与医患沟通欠缺是导致患者准备工作不到位的重要因素。患者一进医院，就将其全部托付给医师，靠仪器、检验数据、医师诊察来了解病情；患者不了解不同身体状况对检验结果影响，如心理、饮食、饮水、输液、药物等因素。在目前医疗流程中，检验人员无法直接与患者沟通，而医护人员对患者宣教不到位或不细致，不能主动向患者详细解释标本留取前应注意事项。如在临床工作中，患者来到医院进入一个陌生环境，心理适应性差，易产生紧张情绪，甚至影响到饮食状况，进食量减少，造成血清 ALB、总蛋白检测值下降；由于对采集标本前注意事项不了解，采血前几天高脂饮食可造成标本出现脂血、乳糜血，急性酒精摄入可引起肝酶异常增高；在输液侧采样可造成标本稀释，以致某些生化指标降低；某些高脂血症、冠心病患者服用辛伐他汀类药物可致 CK 异常，糖尿病患者服用二甲双胍类药物可致血清 ALT、AST 升高等。

因此，患者健康素养很重要。健康素养指患者个人拥有健康理念，有获取、理解、甄别、应用健康信息，并运用这些信息维护和促进自身健康能力等；如实施健康生活方式与行为，主要包括"合理膳食、适量运动、戒烟限酒、心理平衡、劳逸结合和健康睡眠"。良好医患沟通有助于患者健康素养提高。针对患者自身问题，要求医护人员视患者如亲人，说话解释耐心细致。早日消除患者紧张情绪，使尽快适应环境，因紧张情绪可激活血液中纤溶成分，造成结果误差。在采样前，医护人员要了解患者基本情况，如年龄、性别、种族、嗜好、生活习性等。要详细告知患者及家属具体准备事宜，如留样性质、检验项目、检验目的、标本量、标本采集部位、采样注意事项等，积极争取患者及家属理解和密切配合。告知患者保持良好而平稳心态积极配合标本采集，减少心理因素对检验结果影响。

341. 为什么患者自身众多因素可影响检验项目结果分析

答：患者检验项目结果受生活状态，包括人种、民族、性别、年龄、月经周期和妊娠、精神状态、采血时间等生理因素，以及运动、体位、进食、吸烟、饮酒和咖啡等生活因素影响；还受居住条件、居住地区和海拔高度等环境因素影响；另外，药物体内作用对检验结果也有影响。有很多检验项目，如患者准备不当，分析结果则无价值，甚至造成临床混乱。临床医师、护士和检验人员有责任将该项检验患者准备要点，用有效方法告知患者，让患者在采集标本前做好准备工作，避免影响检验结果因素，提高检验结果准确性。

342. 为什么影响临床结果的检验前因素与护理人员相关

答：影响检验结果的检验前因素很多与护理人员相关，护理人员掌握的检验专业知识有限，应对护理人员进行合适信息指导、理论和操作培训，以减少或避免检验前误差，这些因素包括：

（1）标本溶血：注射器血急速注入试管、试管混匀用力过猛、从已有血肿的静脉采血、采血量不足后二次采血、穿刺处所用消毒液未干、注射器和针头连接不紧、采血时空气进入产生气泡、采血用针头过细、静脉穿刺不顺利等原因，均会引起溶血。为避免溶血对检验结果影响，护理人员抽血时务必注意：静脉穿刺时需等待消毒乙醇干透、压脉带持续压迫时间不超过 1 min、混匀时避免剧烈振摇、避免全血直接低温冻存及反复冻融、避免室温长时间放置，正确操作以减少人为标本溶血。

（2）采血体位：为减少体位对检验结果影响，护理人员在采血时应嘱咐患者尽量固定体位，如有可能，应备注体位信息，尤其是长期卧床患者。

（3）运动状态：为减少运动对检验结果影响，一般主张在清晨抽血，住院患者可在起床前抽血，如有匆忙起床到门诊的患者，护理人员应嘱其至少休息 15 min 再采血。

（4）输液状态：注意采血不能在输液同侧进行，应杜绝在输液管内采血，因输液会影响检验结果，使相应结果偏高，如输钾离子、葡萄糖时，可使所测物质浓度明显增高，或输液使血液其他物质稀释结果偏低。

343. 为什么饮食会使血液中许多化学成分发生变化

答：许多检验项目参考区间是以空腹时血液中该项目测量结果为基础，进食后一定时间内可使血液中许多化学成分发生变化。一次标准餐后，三酰甘油水平约增加 50%，AST 约增加 20%，TBIL、P 和 GLU 约增加 15%，ALT 和 K 约增加 10%，ALB、Ca、Na、尿酸、总蛋白、尿素和 TC 约增加 5%。饮食结构不同，对上述指标影响也不同。如高脂饮食后外源性乳糜微粒及三酰甘油水平升高可达数倍，还会影响肝功能和免疫球蛋白等；高蛋白饮食可使尿素和肌酐增高；高糖饮食后血糖水平显著升高；高核酸食物（如动物内脏）、富含嘌呤饮食（如鱼类）可致尿酸明显升高。饮食中动物肉类含量较多可致粪便隐血试验假阳性等。

344. 为什么长期禁食会影响检验结果

答：空腹是指餐后时间超过 8h，但有些患者因种种原因空腹时间过长，对检验结果会产生一定影响。空腹超过 16h 可使血液中多种检测指标发生改变，如 GLU、ALB、TC、三酰甘油、载脂蛋白、尿素、补体 C3、转铁蛋白含量下降，而 TBIL、肌酐、尿酸、脂肪酸以及尿中酮体含量会升高。

长期禁食对糖尿病患者影响尤其明显，可出现低血糖休克，浑身冷汗，甚至昏厥。即便未出现休克，也因空腹时间太长，血糖检验结果很低，易被误认为血糖控制得很好。有些糖尿病患者自身血糖调节极敏感，禁食时间一长，就会调动体内糖原以供急需，此时，血糖水平反而比平时高许多，更会误导临床医师。所以，糖尿病患者在检测空腹血糖前，前夜一定要吃晚饭，再按时实施"空腹"。

空腹具体要求是：抽血前1天晚上，患者保持平时生活习惯，正常饮食；饭菜宜清淡，不要喝酒、抽烟；饭后不喝咖啡、浓茶；安心休息。第二天早晨起来后，不吃早餐，少喝或不喝水，不做早锻炼运动，平静地等候采血，此时血液标本才能反映机体的真实情况。

345. 为什么饮酒和含咖啡因饮料会影响检验结果

答：饮酒可发生短期及长期效应，短期效应指在饮酒后2~4h产生效应，包括GLU降低、乳酸、尿酸、乙醇代谢物（乙醛及乙酸）、AST及ALT活性升高等，可在检测前嘱咐患者禁酒。长期饮酒者，高密度脂蛋白胆固醇和GGT明显升高；如患者GGT略偏高，需考虑是否为患者长期饮酒所致。含咖啡因饮料（如咖啡、茶、可乐等）可使儿茶酚胺释放增加，血浆GLU、皮质醇升高，糖耐量试验受影响，咖啡因还可增加血浆游离脂肪浓度。

346. 为什么吸烟会影响检验结果

答：吸烟产生影响，因患者吸烟量、烟草类型、吸烟方式、年龄和性别不同而不同，长期吸烟可导致机体发生一些生化及细胞学变化。香烟烟雾中存在大量一氧化碳，一氧化碳同血红蛋白结合能力比氧大240~300倍，大量吸入人体与Hgb结合，严重地削弱红细胞携氧能力，使机体处于一定缺氧状态，引起红细胞继发增多，血细胞比容（HCT）因此增高。HCT是影响血液黏度最重要因素，HCT增高可导致血液黏度增高，当HCT达80%时，血液几乎可完全失去流动性。吸烟释放有害气体刺激或损伤呼吸道可能引发反复感染，使纤维蛋白原（Fg）、IgG、IgA和大分子蛋白质增加，这些蛋白能降低红细胞表面负电荷，使红细胞发生聚集。血浆Fg含量增加能使分子间互相牵引作用加强，在血浆中形成网状结构，对血液流动产生较大阻力，使血流缓慢。另外，带正电荷Fg增加，会降低红细胞表面负电荷，细胞之间排斥力降低，易聚集成缗钱状或串状，血液黏度因此增高，血沉速度亦会加快。血液黏度增高，会使红细胞携氧能力下降，血流速度减慢，微循环及脑灌注量不足，从而引发心肌梗死、脑卒中、动脉硬化、冠心病等心脑血管疾病。此外，吸烟1h内血浆肾上腺素、皮质醇等激素也会暂时升高；吸烟还可引起醛固酮、癌胚抗原、红细胞平均体积增高，降低高密度脂蛋白胆固醇浓度。

347. 为什么运动会影响检验结果

答：运动对检验结果影响根据其机制可分为两方面：一方面运动可通过出汗及呼吸改变人体内液体容量及分布；另一方面，剧烈运动可使人体处于应激状态，使WBC、Hgb、肾上腺素、糖皮质激素、胰岛素等浓度发生改变。患者应在平静、休息状态下采集标本，特别是血液标本。当患者处于激动、兴奋或恐惧状态时，可使Hgb和WBC等增高。运动也可导致血液生化成分发生变化。轻度活动可引起血清GLU升高，继之皮质醇、胰岛素水平升高，同时，也可导致与肌肉有关酶不同程度增加，以CK升高最为明显。激烈运动、长时间持续运动后可使血液中 WBC、ALT、AST、尿素、肌酐及乳酸增高，HCO_3^- 减少，如马拉松运动员跑完全程后 45min，血浆 K、Na、Ca、P、ALP、ALB、GLU、TBIL、转氨酶、尿素、尿酸等比运动前升高 1 倍以上。因此，应嘱咐患者在安静状态或正常活动下采集标本，避免剧烈运动。

348. 为什么采血体位会引起检验结果变化

答：采血时姿势和体位变化可影响血清或血浆中某些成分变化。从仰卧位变为直立或坐姿时，因有效滤过压上升，水及小分子物质从血管内转移到组织间隙，血浆容量可减少约 12%，小分子物质如 GLU、激素、药物等成分受体位影响不大；血液中直径>4nm 大分子物质不能通过血管壁转移到间质中去，使血浆内含量升高 5%～15%，如直立位时 ALT 升高明显，其他如 RBC、WBC、Hgb、总蛋白和其他酶类等也有一定程度升高。另外，在进行动脉血气分析检测二氧化碳分压和氧分压时，注意患者卧位比坐位、站位高。为减少体位对检验结果影响，在静脉采血时，除卧床患者外，一般选择坐姿静脉采血，如有需要，应注明采血时体位信息（如醛固酮测定标本须注明坐位或卧位）。

349. 为什么检验项目测量结果会存在季节性差异

答：光照时间受季节变化影响，一些受光照影响检验项目结果会存在季节差异。如夏季暴露于日光时间相对较长，维生素 D_3 水平相对较高；三碘甲状腺原氨酸（T3）水平在夏季比冬季平均低 20%；TC 水平在冬季比夏季平均高 2.5%。血 K 在温度较低的春冬季节偏高，温度较高的夏秋季节偏低，原因可能是温度偏低时，红细胞中糖酵解过程受抑制，影响 Na^+-K^+-ATP 酶活性，导致细胞内外离子平衡受影响，致使细胞内 K^+ 外移，血 K 测定结果偏高。在不同季节，腹泻症状也会发生变化，因为危险因素（病原微生物）存在区别，研究显示，副溶血弧菌和沙门菌流行于夏秋季节，为有效控制季节性传染源，医护人员应对腹泻病原菌进行重点检测。因此，患者在不同季节检验时，应考虑季节变化带来影响。

350. 为什么海拔高度对某些检测项目有显著影响

答：海拔高度对检验项目有显著影响，如红细胞计数（RBC）、WBC、血小板计数（PLT）、Hgb 等随海拔升高而升高，而血浆肾素、转铁蛋白、雌三醇、尿肌酐和肌酐清除率等会随海拔升高而降低。进驻海拔 4 300m 高原 1 年时，血流动力学为低排高阻性改变，进驻 3 年时低排高阻性改变较 1 年时加重。高原缺氧、营养物质缺乏、饮食单调、末梢循环差等均可导致宿主免疫力低下。因此，当同一患者在海拔高度差别很大的两个地区做相同检验项目时，结果是不同的。

351. 为什么月经周期会引起多种检验项目发生不同水平的变化

答：月经周期是成熟女性正常生理过程，在月经周期 3 个不同时期（卵泡期、排卵期、黄体期）与生殖有关多种激素水平会发生不同变化。因此，黄体生成素（LH）、促卵泡生成激素（FSH）、雌二醇（E2）、孕酮（PROG）等参考区间随月经周期不同而不同。

LH 是腺垂体嗜碱性细胞分泌的一种糖蛋白激素，在卵泡期与一定量 FSH 协同作用，促进卵泡成熟及雌激素合成，引起排卵。排卵后促使卵泡转变成黄体，促进间质生长和孕酮合成。血 LH 浓度在卵泡期为 2.4~30.0U/L，排卵期为 14.0~95.6U/L，黄体期为 1.0~11.4U/L，绝经期为 7.7~58.5U/L。

FSH 是腺垂体嗜碱性细胞分泌的一种糖蛋白激素，功能是促进卵巢卵泡发育和成熟。血 FSH 浓度在卵泡期为 3.5~12.5U/L，排卵期为 4.7~21.5U/L，黄体期为 1.7~7.7U/L，绝经期为 25.8~134.8U/L。

E2 由卵巢卵泡分泌，是女性青春期外生殖器、输卵管和子宫等生长、发育的重要激素，维持和促进女性特征发育。血 E2 浓度在卵泡期为 0.09~0.72nmol/L，排卵期为 0.24~1.51nmol/L，黄体期为 0.15~0.96nmol/L，绝经期为 0.04~0.15nmol/L。

PROG 由卵巢黄体分泌，主要功能是促进子宫内膜增厚，使其中血管和腺体增生，引起分泌以便受精卵（胚胎）着床。血 PROG 浓度在卵泡期为 0.6~4.7nmol/L，排卵期为 2.4~9.4nmol/L，黄体期为 5.3~86.0nmol/L，绝经期为 0.3~2.5nmol/L。

检查女性激素最好在月经后第 3~5 天，这段时间属卵泡早期，可反映卵巢功能状态。此外，应注意血 TC 水平在经前最高、排卵期最低，Fg 水平在经前升高，ALB 水平在排卵期降低等。

352. 为什么应充分考虑妊娠对检验结果的影响

答：妊娠期由于胎儿生长发育需要，在胎盘产生激素参与下，母体各系统发生一系列适应性生理变化。妊娠时血容量增加导致血液稀释，使微量元素测量结果明显降低；在妊娠后期，胎盘产生雌激素和 HCG，使血清 GLU 升高。由于妊娠特殊生理过程，在对孕妇测量结果进行分析时应充分考虑妊娠影响，妊娠期主要指标变化及其机制见表 3-1。

表 3-1 妊娠期主要指标变化及其机制

机制	指标变化
脂肪动员增加	载脂蛋白 AI、AⅡ、三酰甘油和 TC（尤低密度脂蛋白胆固醇）增加
血浆运输蛋白增加	甲胎蛋白、甲状腺激素、脂质、铜蓝蛋白含量升高
血液稀释	总蛋白、ALB 含量减低
体重及代谢增加	肾小球滤过率、肌酐清除率上升
凝血系统功能亢进	凝血因子活性增强，凝血酶原时间、活化部分凝血活酶时间（APTT）缩短，Fg 含量升高
需求增加性相对缺乏	铁、转铁蛋白缺乏
急性反应蛋白增高	ESR 升高

353. 为什么药物会对检验结果产生影响

答：药物对检验结果影响主要分为分析干扰（体外影响）和生物学影响（体内影响）两类。药物和（或）其代谢产物对分析物体外分析干扰占文献报道药物影响大部分。药物对分析物干扰机制有：①与被分析物有相似结构，因而干扰被分析物测定，如甲基多巴干扰总儿茶酚胺测定；②可产生与分析物相似呈色反应，或药物本身即为有色物质，影响分光光度法检查结果，如水杨酸盐与 Folin 试剂反应方式与尿酸和该试剂反应方式相同，故水杨酸盐可干扰尿酸测定；③可产生荧光，抑制和淬灭由分析物产生荧光，因此对荧光分析法产生干扰；④可引起浊度或形成沉淀，对各种光度法均可产生干扰；⑤可改变反应混合物理化条件，特别是 pH，如维生素 C 通过降低 pH，干扰 Jaffe 反应测定肌酐；⑥通过其化学性质，特别是药物及其代谢产物氧化还原性质，对检验结果可产生很大干扰，如维生素 C、多巴胺、左旋多巴、去甲肾上腺素、肾上腺素等，具有较强还原性，对酶偶联 Trinder 反应测定 GLU、尿酸、TC 和三酰甘油有明显负干扰；⑦螯合剂作用，通过络合辅基作用的金属离子而干扰酶活力测定，如青霉胺通过形成 Zn^{2+} 青霉胺复合物而降低 ALP 活性；⑧可作用于酶和蛋白质，封闭或改变其活性中心而产生干扰，如茶碱抑制 ALP 活性。

354. 为什么部分常用抗生素会对检验结果产生影响

答：青霉素类和磺胺类药物能增高血液中尿酸浓度，常误报作"痛风阳性"；磺胺类药物抑制肠内细菌繁殖，使尿胆素不能还原为尿胆原，尿胆原检查出现混浊，无法得出尿胆原正确结果；青霉素和头孢菌素类等可造成 Hgb 结果偏低，出现假性贫血。表 3-2 列举了几种常用抗生素对检验项目测定结果的影响。

表 3-2　常用抗生素对检验项目测定结果的影响

	氨苄西林	青霉素G钾	头孢噻吩钠	硫酸链霉素	硫酸庆大霉素	氯霉素	红霉素	新生霉素	利福平
WBC	*	↓	↑	↓	—	↓	↓	*	↓
RBC	↓	↓	↓	↓	↓	↓	—	↓	↓
Hgb	↓	↓	↓	↓	↓	↓	—	↓	↓
PLT	↓	↓	↓	↓	—	↓	↓	↓	↓
ALT	↑	↑	↑	↑	↑	↑	↑	*	↑
AST	↑	↑	↑	↑	↑	↑	↑	*	↑
ALP	—	—	↑	—	↑	↑	↑	↑	↑
CK	↑	↑	↑	—	—	—	—	—	—
GLU	—	—	—	—	—	—	—	—	↓
BUN	—	↑	↑	↓	↑	*	—	—	↑
K	—	↑	—	↓	↓	—	—	—	—
Na	—	—	—	↓	↓	—	—	—	—
Cl	—	—	—	—	—	—	—	—	—
TBIL	—	↑	↑	↑	↑	↑	↑	*	↑
TC	—	—	—	—	—	↑	↓	—	—

注：↑：升高；↓：降低；—：无变化；*：不明确。WBC，白细胞计数；RBC，红细胞计数；Hgb，血红蛋白量；PLT，血小板计数；ALT，谷丙转氨酶；AST，谷草转氨酶；ALP，碱性磷酸酶；CK，肌酸激酶；GLU，葡萄糖；BUN，尿素；K，钾离子；Na，钠离子；Cl，氯离子；TBIL，总胆红素；TC，总胆固醇

对有疑问的检验结果，检验人员要根据患者用药情况，分析有无药物影响可能性，并用另外方法做对照测定，仍有疑问应建议患者停药后复查。大多数药物停用后，快则数小时，慢至48h，其影响就会消失。

355. 为什么有些药物会引起肝功能检验项目异常

答：肝脏是人体进行解毒及生物转化主要器官，易遭受药物或毒物侵袭而损害其结构和功能。药源性肝损害常见临床表现是黄疸和肝酶升高，一些患者出现胃肠道反应、肝大、伴发热、皮疹等表现。可影响肝功能试验的药物很多，如非那西丁、别嘌呤醇、氨基水杨酸、雄激素、环磷酰胺、红霉素、吲哚美辛、异烟肼、6-巯基嘌呤、阿的平、烟酸、保泰松、磺胺药、吩噻嗪等。这些药物可使血清 ALP、TBIL、ALT、AST 浓度或活性升高；硫唑嘌呤损害肝功能，出现黄疸；阿糖胞苷使 ALT、AST 异常升高；抗结核药物除链霉素外，大部分易引起肝损害，特别是抗结核药联合应用，如利福平与异烟肼合用易引起肝损伤或肝坏死。因此，在应用可能损害肝脏药物，特别是对长期用药者，要定期作肝功能检查，以便及时判断肝功能损害程度，必要时停药。对肝功能异常者，应详细询问有无可疑服药史，以判断患者肝脏异常是否由药物所诱发，以便早期诊断、及时停药和治疗，以免引起严重后果。

356. 为什么激素类和利尿类药物会对检验结果产生影响

答：雌激素类药物能影响人体中血脂含量，使葡萄糖耐量试验减低，并引起 PLT 和 RBC 减少。盐皮质激素易致水、钠潴留和低钾血症。多巴胺、左旋多巴、肾上腺素、去甲肾上腺素等药物具有较强还原性，可使 GLU、尿酸、TC 等有一定程度升高。肾上腺素减少 Ca、P 吸收，且排出量增加，导致血 Ca、P 偏低，另外，可明显升高 GLU，临床上亦常误诊为糖尿病。

临床常用利尿药双氢克尿噻、呋塞米、三氯噻嗪和利尿酸等。利尿剂对肾脏有保钠排钾作用，故使用利尿剂可使血液中 K 含量降低导致低血钾，可使尿酸升高。典型临床反应为：低血钾、低血容量和低血氯，长期应用后可见高氮质血症和高尿酸血症。

由于激素类药物和利尿药物会影响常用临床检验结果，所以检验人员有必要详细询问患者近期用药情况，避免药物对结果影响，为临床医师提供准确的检验报告，为其诊断和治疗提供可靠依据。

357. 为什么有些药物会使患者的检验标本"着色"

答：原因为药物使尿液颜色改变，干扰比色和荧光分析结果。如服用利福平后尿呈橙红色；服维生素 B_2、黄连素等使尿呈黄色；服苯琥珀后尿呈桔红色；服氨苯蝶啶后使尿呈绿蓝色，并有蓝色荧光；口服酚酞药物后，约15%被吸收，且主要由尿排出，如尿呈碱性时，尿液变红色；呋喃妥因可使尿呈棕色；呋喃唑酮（痢特灵）可使尿呈橙棕色；利福平口服后在肝脏分解成乙酰基代谢物，呈橙红色，可使尿、粪、痰、泪、汗呈橙红色，此药让患者"走红"；长期大量使用吲哚美辛（消炎痛），对肝脏造成损害时，会引起绿胆素血症，使尿呈绿色。另外，许多药物对粪便色泽也产生影响，服用铁剂、含碳药物、铋剂会使粪便呈黑色；服铝剂和钡餐，排出粪便呈白色或灰白色。

为最大限度避免和清除"药物干扰检测"这一现象，临床医师、检验医师和药师应结合不同给药途径和给药后药物代谢动力学判定检验结果，同时综合考虑血药浓度水平、药物半衰期、排泄途径和清除率等。许多药物对检验结果干扰，常与血药浓度呈正相关，故检验取样应尽量避开血药浓度高峰期。当然，疾病条件许可时，应提早几天停药，以完全排除药物对检测影响。

358. 为什么标本采集前要让患者停用某些药物

答：药物对检验结果影响主要有两方面原因：影响分析方法，即药物本身或其代谢产物干扰化学反应，如维生素 C 是一种还原剂可干扰葡萄糖氧化酶法测定血糖；药物可通过生理、药理及毒理作用改变生化参数，如口服含黄体酮成分避孕药引起 TC 升高，利尿药增加 Na、K 浓度，砷剂易损害肝脏，引起肝功能异常。有些药物由于参与化学反应而产生影响，具有代表性的是由于抗坏血酸还原性，对利用氧化还原原理测定的项目产生干扰，如血糖、尿酸、肌酐等；其次，是药物的毒副作用，对造血功能、肝肾功能损害，引起有关指标变化。使淀粉酶和脂肪酶活性明显升高药物有吗啡、哌替啶（杜冷丁）、吲哚美辛、布洛芬等，可致 ALB 假性升高（溴甲酚绿方法）药物有氨苄西林等。此外，在抗菌药物使用前应采集微生物标本，提高细菌阳性检出率。为得到准确结果，应让患者事先停服某种药物，且临床医师在选择检验项目与结果解释时，应考虑药物影响。

359. 为什么从新生儿期到青春期许多体液成分会发生变化

答：新生儿期血液成分受新生儿成熟情况影响，如成熟新生儿 Hgb 主要为成年型即 HbA，而未成熟新生儿主要为胎儿型即 HbF。在婴儿出生后几分钟 CK、GGT、AST 等酶活性升高。TBIL 浓度也将升高，第 3~5 天达高峰，但这种生理性胆红素浓度很少高于 $85\mu mol/L$。由于新生儿糖原储存少，血糖浓度较低。婴儿出生时血脂浓度低，血浆 K 浓度可高达 7 mmol/L，前者两周后达成人 80%，但后者迅速下降。新生儿血浆尿素、氨基酸较低，甲状腺激素、甲胎蛋白、α_2-巨球蛋白、α_1-抗胰蛋白酶活性较高。

从婴儿到青春期，体液许多成分将发生变化，绝大多数成分变化是一个渐进过程。从婴儿期开始，血浆蛋白浓度逐渐升高，10 岁左右达成人水平。多数血清酶活性逐步降低，至青春期时达成人水平，但 ALT 活性持续升高直至中年。ALP 活性在婴儿时期较高，儿童期下降，青春期前又再次升高。由于骨骼肌发育，从婴儿期到青春期，血清肌酐浓度稳定地升高。血清尿酸浓度出生后下降，至 7~10 岁之后又开始升高，此状态将持续到 16 岁。

360. 为什么老年人血浆成分会发生变化

答：20 岁后男性血清 P 明显降低，女性血清 P 也降低，但绝经后又明显升高。女性绝经时血清 ALP 开始升高。男性 20 岁左右、女性中年时，血清尿酸浓度达峰值。中年后，尿素浓度升高。血清 TC、三酰甘油浓度随年龄增加而升高，50~60 岁达峰值。餐后 1h 血糖浓度每 10 年约增高 0.44mmol/L。

妇女绝经后血浆许多成分浓度显著升高，其变化见表 3-3。老年人肾浓缩能力、肌酐清除率、肾糖阈下降，使血尿素浓度升高，血浆 T3、甲状腺素浓度降低，醛固酮浓度降低 50%左右。基础胰岛素浓度不受年龄影响，但胰岛素对糖的反应减弱。男性 50 岁后睾酮浓度降低，老年妇女血和尿中 HCG 浓度升高。

表 3-3 妇女绝经后血浆成分浓度变化

项目	增加（%）	项目	增加（%）
ALT	12	GLU	2
ALB	2	磷脂	8
ALP	25	P	10
载脂蛋白 A-1	4	Na	1.5
AST	11	总蛋白	0.7
TC	10	尿酸	10

361. 为什么体型肥胖会影响检验结果

答：肥胖者血清 GLU、LDH、TC、三酰甘油、极低密度脂蛋白胆固醇、尿酸升高。男性血清 AST、肌酐、总蛋白及 Hgb 浓度随体重增加而升高，女性血清 Ca 随体重增加而升高，男性和女性血清 P 随体重增加而降低。肥胖者血清皮质醇、胰岛素、T3 浓度及 24h 尿 17-酮类固醇、17-羟皮质醇类固醇含量增高，肥胖男性血清睾酮浓度降低。

362. 为什么昼夜节律变化会影响检验结果

答：许多体液成分有昼夜节律变化，促使变化因素有体位、活动、膳食、紧张、日照、睡眠状态。有些体液成分昼夜节律变化很大，如上午 8：00 和下午 14：00 血清铁和皮质醇浓度可相差 50%；血浆血管紧张素活性和醛固酮浓度在早晨睡眠时最高，在中午左右最低；肾小球滤过率昼夜节律变化与血管紧张素活性变化相反；上午 8：00 5.4mmol/L 血清 K 可能在下午下降为 4.3mmol/L；血浆促甲状腺激素在 20：00～24：00 最高，7：00～13：00最小；基础血浆胰岛素浓度上午较高，对 GLU 反应最大，因此，糖耐量试验上午血糖浓度较下午低。只有严格控制标本采集时间，才能获取可比较的检验结果，在分析检验结果时也需考虑标本采集时间。部分检验项目的昼夜生理变化见表 3-4。

表 3-4 体液成分昼夜生理变化

项目	最大值出现时段	最小值出现时段	变化幅度（%）
促肾上腺皮质激素	6~10	0~4	150~200
皮质醇	5~8	21~24	180~200
睾酮	2~4	20~24	30~50
促甲状腺激素	20~24	7~13	5~15
生长激素	21~23	1~21	300~400
催乳素	5~7	10~12	80~100
醛固酮	2~4	12~14	60~80
肾素-血管紧张素	0~6	10~12	120~140

363. 为什么要关注检验项目测定结果种族差异

答：人种种族间遗传性和生活习性不同可导致某些生理或病理指标有种族差异。如黑色人种 CK、LDH 较白色和黄色人种高，白色人种 RBC 和 Hgb 较黑色和黄色人种高。黑色人种维生素 B_{12} 是白种人 1.35 倍，黑色人种脂蛋白 a 是白种人 2 倍左右。流行病学研究表明，胰岛素抵抗存在种族和地区差异，如墨西哥裔美国人、美国黑人、美国印第安人、亚洲印第安人等有较高胰岛素抵抗发生率。因此，种族差异会对检验结果有一定影响。

364. 为什么患者需按规范留取尿液标本

答：尿液是肾病的一面镜子，通过检查尿液，医师可获知肾病种类和判断疾病轻重程度，如何正确留取尿液标本关系到检验准确性和可靠性。各类尿液标本留取方法：

（1）尿常规+沉渣镜检、肾脏早期损伤指标〔白蛋白/肌酐比值、β-N-乙酰氨基葡萄糖苷酶（NAG）、α1 微球蛋白〕、尿蛋白电泳、尿免疫固定电泳：最理想的是晨尿（清晨第一次尿），也可是随机尿，均需留取中段尿，以防尿道口或女性阴道疾病污染，并尽快（1 h 内）送检新鲜尿液。

（2）尿红细胞相位：晨尿为佳。由于此项检查重点观察细胞形态，因此对尿液新鲜度要求更高。希望患者在临床实验室就近排尿，尽快送检。

（3）尿培养：需患者留取清晨第一次中段尿，女性患者需用温和中性肥皂水清洁外阴，男性应将包皮翻开洗净，在使用抗菌药前留取。

（4）24 h 尿液检查（尿蛋白定量、尿离子定量、尿酸定量、尿轻链定量、肌酐清除率）：需留取 24 h 尿液进行检查。通常建议患者早 6 点，先排尿弃去，从第二次尿开始留尿，每次尿都留在同一个清洁大桶里，直到第二天一早 6 点，再次排尿。先把所有尿液进行测量，一般临床实验室都可提供量杯，将总尿量记录在检验单上，然后混匀所有尿液后留取一小尿管送检。如需检验肌酐清除率，送尿同时再空腹抽一管血。

（5）尿渗透压：建议患者检查前 1 天晚上 10 点后不吃不喝，一直到第 2 天检查日早上排第 2 次尿送检，并空腹采血。

365. 为什么对患者缺乏正确的指导是影响微生物标本质量的重要原因

答：客观的临床微生物检验结果对临床医师正确诊断和治疗感染性疾病有重要意义，而正确标本采集、处理、存放和运送是得到准确检验结果前提。研究显示，尿培养、痰培养标本采集前准备不足，分别占 14.64%、9.71%。实际工作中，很多微生物标本采集需患者自行留取，如尿培养标本、痰标本、粪培养标本等，若护士或检验人员未向患者详细讲明留取标本目的、方法及注意事项，患者就只能凭借自己理解去留取标本，造成标本采集前准备不足或采集方法不当。如留取尿培养标本时，须先冲洗尿道口，再留取中段尿，避免尿道口或尿道周围皮肤菌群污染尿液标本；留取痰标本时，应采集清晨第一口痰，晨起后用清水漱口 3 次，然后用力咳出气管深处痰至容器内，不要将痰液混有唾液，否则标本留取不符合要求，影响标本质量。

366. 为什么要重视血培养标本的适应证和最佳采集时机

答：患者出现以下一种或同时具备几种临床表现时可作为血培养重要指征：①发热

（≥38℃）或低温（≤36℃）；②寒战；③WBC 增多（>10.0×10⁹/L，特别是有"核左移"时）；④粒细胞减少（<1.0×10⁹/L）；⑤PLT 减少；⑥皮肤、黏膜出血，见于溶血性链球菌感染菌血症，伤寒患者第 4~10 天可出现玫瑰疹，斑疹伤寒第 4~6 天可出现暗红色斑丘血疹；⑦昏迷；⑧多器官衰竭；⑨血压降低；⑩呼吸加快和肝脾肿大，关节疼痛，C 反应蛋白（CRP）、内毒素、PCT 升高等。新生儿可疑菌血症，应同时做尿液和脑脊液培养。肺炎链球菌和流感嗜血杆菌菌血症患儿（特别是 2 岁以下幼儿），一般出现于门诊，常伴明显发热（≥38.5℃）和 WBC 增多（总数≥20 000×10⁹/L）。对入院危重感染患者应在未进行抗菌药物治疗前，及时做血培养。

血培养标本采集应尽量在使用抗菌药前进行，推荐同时采集 2~3 份（不同部位）血培养标本，以助于提高阳性检出率，区别病原菌与污染菌。临床对菌血症患者应立即采集血培养标本，对间歇性寒战或发热应在寒战或体温高峰到来前 0.5~1h 采集血液，此时细菌入血，为采集血培养标本进行病原菌培养最佳时机。除特殊情况外（如怀疑细菌性心内膜炎），采集血培养标本后 2~5 天内，无需重复采集血培养标本。

367. 为什么有些尿路感染患者细菌培养确为阴性

答：尿路感染出现假阴性情况：①患者在近 2 周内曾用过抗菌药物；②收集中段尿标本时不慎受消毒剂污染；③患者膀胱刺激征严重，膀胱内尿液停滞不足 6h，细菌无足够时间繁殖；④饮水过多，尿内细菌数被稀释；⑤感染灶与尿路不通，如血源性肾盂肾炎早期或尿路梗阻时；⑥某些细菌仅生存在特殊环境中，如变形杆菌等仅生存于肾髓质高渗环境中，培养结果为阴性。

标本留取对尿培养结果有很大影响，因此应注意：①应留取清晨第一次尿，保证尿液在膀胱中停留了 6~8h；②留取标本容器应经过消毒，无细菌污染；③留取标本前应充分清洁外阴、包皮及消毒尿道口，并留取中段尿；④标本应新鲜，最好在 1h 内接种，避免在室温下标本被污染或细菌繁殖造成假阳性。

368. 为什么有些尿液检验项目标本要加防腐剂

答：因某些原因，标本采集后不能及时检查，特别是留取 12h 以上尿标本，一般要放防腐剂如甲苯、甲醛等，目的一是防腐，二是固定尿中有机成分。尿中加入甲苯，可于液面上隔绝空气起防腐作用，用于 24h 尿糖或尿蛋白等测定。尿中加甲醛对有形成分保存。尿中加盐酸防止 Ca、激素等物质氧化，用于 24h 尿 Ca、P 和激素等测定。留取 24h 尿方法为留尿当日早晨 6：00 排空尿，之后每次排尿均收集于一大容器内，至次日早晨 6：00，共 24h，收集期间所有尿液。在收集期间，收集尿液容器内应事先加入防腐剂，容器应放在阴凉处或冰箱内（2~8℃）；全部收集完毕后，住院患者由医护人员（门诊患者由检验人员、患者及其家属）测量并记录 24h 总尿量，混匀后取适当尿量，置于有盖容器内送检即可。

尿液常规筛查尽量不要使用防腐剂，在标本收集后 2h 内无法进行尿液分析，或尿中所要分析成分不稳定，标本可加入特定化学防腐剂，防腐剂由临床实验室提供。使用方法见表 3-5。

表 3-5　防腐剂使用方法

类型	使用方法	适用项目
冷藏	4℃冰箱保存 6h	GLU、电解质、肌酐、重金属、药物筛查等
甲苯	每 100ml 尿加入甲苯 0.5ml	尿糖、尿蛋白定量检测
盐酸	每升尿加入浓盐酸 10ml	尿 Ca、P、17-酮类固醇、17-羟类固醇、儿茶酚胺、尿素等检测。不能用于常规筛查
甲醛	每 100ml 尿加入 400g/L 甲醛 0.5ml	管型、细胞检查。不能用于尿 GLU 等检测

369. 为什么患者留取粪便标本时也需按规范操作

答：留取粪便标本规范操作是粪便检验结果准确性首要条件，用于患者本人。留取粪便标本时应注意：①标本一定要新鲜，应在用药前采集；②容器为干燥、清洁、无吸水性有盖容器；③应避免混有月经血、尿液、消毒剂、污水等各种物质，以免破坏有形成分，使病原微生物死亡和污染腐生性原虫或寄生虫；④取少量新鲜粪便标本 3~5g（蚕豆大小）置于塑料容器内加盖，常规检查选取有黏液、脓血等病变成分粪便，外观无异常粪便隐血检测标本须从表面、深处和端部多处取样；⑤阿米巴滋养体检测，应排便后立即从脓血性或稀软部分取样保温送检；⑥在粪便形成过程中，少量消化道出血不一定与之混合均匀，消化道出血有间断性，因此，需连查多次且多点采集粪便标本。粪便标本应在留取后 2h 内送检。

门急诊患者由患者或家属采集粪便标本，直接送至检验窗口，住院患者由家属采集标本后由护理人员贴好检验条码，做好采集时间记录，由运送标本人员送至临床实验室接受标本处，检查溶组织阿米巴病原体标本应立即保温送检。

370. 为什么需为精液检验患者提供标本采集指导

答：精液检验目的是检查婚后不育原因。除女性所致原因外，男性精子质与量是否正常，也有同样重要意义。患者如何采集和运送精液，似乎是很简单问题，但操作不规范，直接影响检验结果准确性。所以，医师应正确采集与运送方法告知患者。

（1）精液采集时间：采集标本前禁欲 3~7 天。

（2）采集方法：采集精液前排净尿液，用手淫法或其他方法，将一次射出全部精液排入洁净干燥容器内。

（3）送检：采集精液及时送检，不能超过 1h，否则会影响精子活动力与活动率。

（4）注意事项：精液采集最好在临床实验室附近，室温应控制在 20~35℃。因精子生成变动较大，不能仅凭一次检查结果作出诊断。应间隔 1~2 周检查一次，连续检查 2~3 次。

371. 为什么肺结核患者留取痰液标本需注意采集方法

答：肺结核患者采集指征为：①反复发作或迁延不愈咳嗽、咳痰，或呼吸道感染经抗炎治疗 3~4 周仍无改变；②痰中带血或咯血；③长期低热或所谓发热待查；④体检肩胛区有湿啰音或年轻患者有局限性哮鸣音；⑤存在结核病好发因素，如免疫抑制、肿瘤、营养不良等，出现呼吸道症状或胸部 X 线检查异常。

痰标本质量好坏，是否停抗结核药直接影响结核菌检出阳性结果和培养分离率。晨痰涂片阳性率较高，采集方法为连续采集 3 天，每天 1 份标本（清晨第一口痰应以冷开水漱口刷牙后咳深部痰），应以脓样、干酪样或脓性黏液样痰为合格标本，痰量应为 3~5ml。直接涂片方法简单、快速，但敏感性不高，应作为常规检查方法。涂片阴性不能排除肺结核，连续检查≥3 次，可提高检出率。当痰少时可采用高渗盐水超声雾化导痰。分离培养法灵敏度高于涂片镜检法，可直接获得菌落，便与非结核分枝杆菌鉴别，是结核病诊断"金标准"。未进行抗结核治疗或停药 48~72h 肺结核患者可获得比较高分离率。

372. 为什么需针对患者实际情况选择留取痰液标本最有效的方法

答：用常规方法留取痰标本含痰量较少且唾液较多，有时甚至混有鼻咽分泌物，造成痰标本质量差，严重影响检验结果。因此，有必要针对患者实际情况选择适合患者最有效留痰方法，以达到提高检验痰标本质量和检出率目的。

（1）自然咳痰：用于痰液相对较多，有咳痰能力患者。将痰标本收集时间安排在清晨较为合适，且要求患者空腹进行痰标本留取，以每日清晨第一口痰进行微生物检验的临床价值较大，因患者经整夜积蓄，一般清晨口中痰量较大，痰内所含细菌数量较多。患者应用清水提前漱口或刷牙后再用清水漱口，以减少口腔中常存菌或口腔残留食物等杂物污染痰标本机会，以提高所留取痰标本质量，否则会培养出杂菌而影响检验结果。患者在留取痰标本时应进行深呼吸，在呼气同时用力咳嗽，医护人员应嘱其尽量咳出气管深处残留痰液。医护人员及家属可协助患者：可轻拍患者背部，使附着于气管、肺泡壁、支气管内痰液松动脱落，更易于排出体外进行检验。

（2）诱导咳痰：用于痰液相对较少或无痰患者。刷完牙龈和舌头后让患者用水漱口，借助喷雾器使患者吸入约 25ml 3%~10% 无菌盐水诱导痰。可稀薄痰液，增加痰量便于排出。

（3）下呼吸道肺泡灌洗、支气管刷或洗、气管抽吸物：用于重症昏迷、新生儿等无咳痰能力患者。将抽吸物或洗出物放入痰采集器内，将刷出物放入 1ml 无菌盐水无菌容器。

373. 为什么对疑似急性前列腺炎患者禁用前列腺按摩法留取前列腺液标本

答：前列腺液标本应由临床医师进行前列腺按摩术采集，可直接滴在玻片上。贮留型和慢性细菌性前列腺炎可通过定期对前列腺按摩、引流前列腺液，排出炎性物质而达到解除前列腺分泌液郁积，改善局部血液循环，促使炎症吸收和消退。因此，前列腺按摩既可采集前列腺液标本作诊断用，也是一种治疗手段。

不宜按摩情况：急性细菌性前列腺炎患者禁用前列腺按摩；被怀疑为前列腺结核、肿瘤患者不适合按摩；慢性前列腺炎急性发作期、前列腺萎缩或硬化患者也不适合按摩。在按摩中，如发现前列腺触痛明显，囊性感增强，及时到医院就诊。前列腺急性炎症时禁忌按摩，因在急性炎症期间、前列腺组织充血、水肿明显，按摩后使组织损伤，炎症扩散，同时使细菌进入血液，导致败血症，使症状加重。因此，急性炎症期前列腺检查应轻柔慎重。

（杨 蔺）

第三节 标 本 采 集

374. 为什么要重视检验标本采集质量

答：2002 年临床化学（Clinical Chemistry）杂志报道了临床反馈不满意检验结果中，60%可溯源到检验标本质量不合格。检验前质量保证体系是保证临床检验结果准确性重要基础。检验前过程涉及环节较多，检验标本质量缺陷并非在检验前都可及时发现，送检标本质量影响因素非检验人员单方面可控制。因此，检验标本质量保证工作是医院医疗质量保证体系重要组成部分，检验标本质量保证工作不仅是技术问题，更多是管理问题，应纳入医院质量管理体系来解决。检验标本质量管理取决于相关科室及检验人员对检验标本采集理解、重视和责任感；医院职能部门重视、参与和协调；临床实验室应关注到检验前过程因素复杂性、隐蔽性、不可控性和责任不确定性，做好宣传和指导，把好标本验收关，及时沟通反馈，重视检验标本质量，采集具有代表性，能真实、客观反映患者当前状态的检验标本，向临床提供高质量的检验报告和信息，满足临床工作和患者要求，得到临床医师和患者信赖与认可，是临床实验室质量管理核心内容。

375. 为什么检验标本采集应有代表性

答：检验结果是临床医师在诊疗过程中所需重要信息，根据检验结果及患者临床情况来区分疾病不同阶段，观察疾病变化，判断预后，检验前过程标本质量直接关系到检验结果能否真实客观地反映患者当前病情一个重要环节。采集具有代表性且合乎要求标本，以满足检验结果真实、客观地反映患者当前病情。实验室制定文件化程序应明确规定检验标本采集要求：①采集标本具有唯一性标识；②选择最具代表性采集时间：空腹时采集标本，可减少饮食、运动等因素对检验结果影响；现行参考区间基于健康人空腹条件下建立，检验结果更具临床意义；选择高检出率采样时间，如细菌培养应在使用抗生素前采集标本，心肌肌钙蛋白（cardiac troponin，cTn）应在心肌梗死后 4~6 h 采集；③合适标本采集量，标本量过少无法满足检验要求，导致检验结果阳性率降低，影响结果准确性；④选择正确抗凝剂，并保证抗凝剂与血液标本比例准确；⑤避免溶血和容器污染；⑥防止过失性采样。

376. 为什么检验标本采集前应核对患者身份

答：ISO 15189 医学实验室质量和能力要求 5.4 检验前过程指出，实验室对采集活动指导应包括：接受原始标本采集的患者身份的确认可明确追溯到被采集患者的原始标本标记方式的说明；有原始标本采集者身份和采集日期的记录，以及采集时间的记录（必要时）。检验标本采集后应立即确认其信息，检验标本信息应包含患者、申请医师、原始标本信息及申请检验项目，其中：①提供患者信息，包括患者姓名、性别、年龄及临床诊断，是辅助检验人员结合患者临床诊断与各检测数据内在联系，正确审核检验报告的要求；②申请医师信息，包括医师姓名、科室、申请时间等，便于在出现检验结果与病情不符或出现危急值时快速、准确联系到临床医师；③原始标本类型及添加剂：原始标本是直接来源于患者的标本，根据申请的检验项目不同，添加不同的添加剂，由于添加剂本身的影响可能会对检验结果产生影响，检验人员可通过所提供信息初步筛查不合格标本；原始标本的采集部位对检验结果及结果分析有一定影响，应在原始标本中标明；原始标本采集时间对某些特殊的试验时间越精确越好，如静脉给药的药动力学试验甚至需精确到秒；采集人员信息主要用于结果审核时怀疑结果受到标本采集的影响及时与标本采集者沟通、确认。

377. 为什么检验标本采集要重视安全管理

答：检验标本采集大部分由护士完成，部分标本如尿液标本主要在医师或护士指导下患者完成。标本采集过程中可能会接触到患者血液或其他体液等具有潜在传染性标本，可引起皮肤或黏膜暴露。标本采集操作不当不仅影响检验结果的准确性，还可引起医患间交叉感染，导致某些传染病传播，甚至造成公共卫生事件。因此，须重视标本采集安全管理，在标本采集过程中应严格遵守生物安全制度，建议使用真空采血管采血，所有生物标本应采集于密闭、防渗漏容器。检验人员应穿防护服，在每个患者或执行每个操作时，应使用一双大小合适、干净、一次性手套，减少医护人员潜在血液暴露风险，降低患者间交叉污染风险；为减少血液暴露和针刺伤害危险性，禁止将使用后针头重新套上针头套，禁止直接接触使用后针头；使用过注射器应置于耐扎容器中。一旦发生意外，应按职业事故暴露程序执行。

378. 为什么标本采集人员应具备紧急事件处理能力

答：标本采集过程中：①对医务人员最主要危害源是生物危害源，这些危害源主要来自患者各种标本的病原微生物或其他生物因子，由于标本采集不可避免造成不同程度生物污染，这些污染常由于处理感染性物质操作不当造成，因此，需对标本采集人员加强和普及生物安全基本知识，进行岗前培训和考核，并进行生物安全知识周期性继续教育，使标本采集人员做到规范操作，遵循生物安全要求，避免产生生物源性危害，具备生物安全应急处置能力；②静脉采血技术，目前仍是最常见侵入性医疗操作之一，采血相关严重不良反应较少见，但也可能出现意识丧失伴肌肉强直痉挛性抽搐，较轻不良反应包括静脉穿刺部位疼痛、精神焦虑和眩晕等。采血同样会给医务人员带来风险，如危险操作或缺乏引导患者突然移动造成针刺伤害及疾病传播风险。医务人员应具备急救能力，包括心肺复苏技术等，以便及时发现和抢救发生反应患者。

379. 为什么实验室应评审检验标本采集管的质量

答：标本采集管的正确选择对保证检验质量有重要意义。标本容器错误率列为卫计委2015年发布的临床检验专业医疗质量控制指标（2015年版）中，用于反映采集标本容器是否符合要求，是检验前重要质量指标。ISO 15189 医学实验室质量和能力要求的评估和审核指出：实验室应定期评审血液、尿液、其他体液、组织和其他类型标本采集器械以及保存剂要求，确保正确采集以保护被测量。标本采集容器应符合：①满足采集量、无渗漏、无污染，符合生物安全要求；②不同检验项目添加物不同；③采集容器有特定标识（如颜色）区分采集标本类型和检验项目，如各类真空采血管头盖通用标准及用途见表3-6。

表3-6 各类真空采血管头盖通用标准及用途

分类	类型	添加剂代码	管盖颜色
惰性分离胶管	含分离胶和促凝剂血清分离管（1~4ml/管）	无	金色
	含分离胶和肝素血浆分离管（1~4ml/管；9.8~28 IU 肝素/ml 血）	无	浅绿色
	含促凝血酶原酶（0.2~0.8mg/ml 血，干粉状态）	无	-
无添加剂管	内壁涂硅酮的血清管	无	红色
	内壁未涂硅酮的血清管	Z	粉红色
含添加剂血清管	含凝血酶（至少 2 IU/管，干粉状态）	无	橘黄色
	特殊促凝剂	无	红色
	含凝血酶、大豆胰岛素阻断剂，干粉状态	无	浅蓝色
全血管/血浆管	EDTA·K_2（1.5~2.2mg/ml 血或 4.55±8.85μmol/ml 血，干粉状态）	K2E	紫色
	EDTA·K_3（1.5~2.2mg/ml 血或 4.55±8.85μmol/ml 血，液体状态）	K3E	
	EDTA·Na_2（1.5~2.2mg/ml 血或 4.55±8.85μmol/ml 血，干粉状态）	N2E	
	枸橼酸钠溶液（38g/L 或 3.8% 或 0.129mol/L）与血标本比例为 1：9	NC9	浅蓝色
	枸橼酸钠溶液（32g/L 或 3.2% 或 0.109mol/L）与血标本比例为 1：9	NC9	
	枸橼酸钠缓冲液，相当于枸橼酸钠溶液（38g/L 或 3.8% 或 0.129mol/L）与血标本比例为 1：9	BC9	
	枸橼酸钠缓冲液，相当于枸橼酸钠溶液（32g/L 或 3.2% 或 0.109mol/L）与血标本比例为 1：9	BC9	
	血沉试验用枸橼酸钠溶液（38g/L 或 3.8% 或 0.129mol/L）与血标本比例为 1：4	NC4	黑色
	血沉试验用枸橼酸钠溶液（32g/L 或 3.2% 或 0.109mol/L）与血标本比例为 1：4	NC4	
	血沉试验用枸橼酸钠缓冲液，相当于枸橼酸钠溶液（38g/L 或 3.8% 或 0.129mol/L）与血标本比例为 1：4	BC4	
	血沉试验用枸橼酸钠缓冲液，相当于枸橼酸钠溶液（32g/L 或 3.2% 或 0.109mol/L）与血标本比例为 1：4	BC4	

注：EDTA：乙二胺四乙酸盐。

380. 为什么实验室应评审检验标本的采集量

答：正确的标本采集量是检验质量保证，标本量不足或过多都会影响结果准确性。ISO 15189 医学实验室质量和能力要求的评估和审核指出：实验室应定期评审血液、尿液、其他体液、组织和其他类型标本的采集量，以确保采集量既不会不足也不会过多。采样量过少可导致部分试验阳性率降低，如胸腹水离心找癌细胞；脑脊液离心涂片找细菌。部分试验要求标本量准确：如凝血检验时标本采集量须在采集管刻度处；精液量是精液分析重要指标；24h 尿蛋白定量、尿肌酐、尿肌酸、17-羟皮质类固醇和 17-酮皮质类固醇分析时尿量影响检验结果准确性。合适采样量一般应符合：①满足常规检验要求；②满足对疑问结果进行必要的复查要求；③满足对初筛阳性标本确证试验要求；④可进行标本溯源和回顾性分析；⑤满足实验室间比对需求。一般来说，采集量是否合格可作为标本拒收标准之一，以下情况，如儿童等特殊采样困难患者、创伤性大、风险较高标本采集、抢救中危急症患者等可考虑接收，但应注明"标本量不足，结果仅供参考"等字样。

381. 为什么要有文件化的检验标本采集程序

答：ISO 15189 医学实验室质量和能力要求的检验前过程中规定，实验室应制定检验前活动文件化程序和信息，以保证检验结果有效性。文件化程序应可供负责原始标本采集者使用，不论其是否为实验室员工。为获得具有代表性标本，减少采集活动对检验结果影响，减少差错和对患者可能出现的潜在伤害，原始标本采集者应执行实验室制定文件化标本采集程序。以静脉血标本采集为例，规范静脉血标本采集程序应：①对照申请审核患者身份，审核合格后与患者交流，确认患者是否规范饮食，是否对乳胶、碘酊敏感；②准备材料（试管、血培养瓶、穿刺针、试管架、压脉带、酒精棉球、碘棉球、绷带、手套、利器盒等），指导患者做好体位准备，选择采血部位，扎好压脉带、戴好乳胶手套；③穿刺点消毒，消毒范围以穿刺部位为中心，由内向外缓慢旋转，消毒面积应≥5cm×5cm；④静脉穿刺，在穿刺点上约 6cm 处系紧压脉带（压力维持 40mHg，时间≤1min，如>1min，应解开压脉带，2min 后再用），使静脉充盈，穿刺针与皮肤夹角约 30°，针尖斜面向上；⑤穿刺成功血液开始流出即可松开压脉带，嘱患者松开拳头，消毒干棉球压迫穿刺点≥5min；⑥移除穿刺针，并弃于利器盒内；⑦轻轻颠倒采血管数次，将标本和抗凝剂混匀，不可剧烈摇晃；⑧按要求在每支采血管上贴好标签，立即送检采集标本；⑨如是门诊患者，应嘱其静坐片刻，确认无不良反应方可离开。

382. 为什么应制定一次进针多管采血顺序的文件化程序

答：ISO 15189 医学实验室质量和能力要求规定实验室对采集活动指导应包括：当原始标本采集作为临床操作一部分时，应确认与原始标本容器、必需添加物、必须处理等相关信息和说明，告知检验人员。临床实验室向原始标本采集者提供一次进针多管血液标本正确采集和处理文件化程序，避免标本采集时试管间的添加剂携带污染造成结果错误。规范化塑料真空采集管采用国际通用头盖和标签颜色，指示采血管内添加剂种类和用途：蓝头管/黑头管（含枸橼酸钠）、红头管（硅化处理无添加剂）、黄头管（含分离胶和促凝剂）、紫头管（含 EDTA·Na$_2$ 或 EDTA·K$_2$）、绿头管（含肝素钠或肝素锂）和灰头管

（含氟化钠）。

依据 2007 年发布 CLSI H3-A6《Procedures for the Collection of Diagnostic Blood Specimens by Venipuncture》推荐的采血顺序制定文件化程序：建议采血顺序依次是：①血培养-需氧、血培养-厌氧；②蓝头管/黑头管；③红头管/黄头管；④绿头管；⑤紫头管；⑥灰头管。将血培养瓶放在第一管可减少血培养瓶被污染机会，在无需血培养瓶采集时，应以蓝头凝血管为第一管，且用蝶形针采血时，为防止穿刺过程中内皮损伤激活血管内凝血机制启动带来各种凝血因子被负压引入采血管，首先应采集第一管血丢弃，以维持血管中血液与抗凝剂比例，丢弃管应是无任何添加剂采血管。如采用直针采血则不需丢弃管。

383. 为什么血液标本采集手册应说明抗凝剂与血液的比例

答：ISO 15189 医学实验室质量和能力要求规定实验室对采集活动的指导应包括当原始标本采集作为临床操作一部分时，应确认与原始标本容器、必需添加物、必须处理相关信息和说明，告知适当检验人员。临床实验室向血液标本采集者提供文件化程序说明抗凝剂与血液比例。按卫生行业标准 WS/T 359-2011《血浆凝固实验血液标本的采集及处理指南》制定文件化程序，规定血浆凝固实验标本采集及处理要求，对抗凝剂和抗凝比例有明确规定：抗凝剂应为 105~109mmol/L（3.13%~3.2%，通常为 3.2%）枸橼酸三钠水合物（$Na_3C_6H_5O_7 \cdot H_2O$），不能使用其他抗凝剂（如草酸盐、肝素或 EDTA）。血液与水合枸橼酸钠抗凝剂比例为 9：1。采集标本量不够时会降低该比例，可能导致结果不准确，如凝血酶原时间。在血细胞比容（hematocrit，HCT）>0.55 L/L 时，需对患者血液中枸橼酸盐终浓度进行调节。另外，红细胞沉降率（erythrocyte sedimentation rate，ESR）对抗凝剂与血液比例也有严格规定，2011 年发布 CLSI H02-A5《Procedures for the Erythrocyte Sedimentation Rate Test》参考方法严格要求调节 HCT≤0.35 L/L，以消除对 ESR 影响。

384. 为什么血液标本采集手册应说明抗凝剂类型

答：ISO 15189 医学实验室质量和能力要求规定实验室对采集活动指导应包括血液与非血液原始标本采集说明、原始标本容器及必需添加物说明。临床实验室根据 WHO 和 CLSI 等权威机构指南或建议，选择在原始标本中添加不同抗凝剂，以达到阻止血液凝固目的，用于不同检验项目。血液标本采集手册中应说明常用抗凝剂种类和抗凝机制：①乙二胺四乙酸二钠（$EDTA \cdot Na_2 \cdot H_2O$）或乙二胺四乙酸二钾（$EDTA \cdot K_2 \cdot 2H_2O$）能与血液中钙离子结合形成螯合物，阻止血液凝固。由于 $EDTA \cdot Na_2$ 溶解度明显低于 $EDTA \cdot K_2$，因此，$EDTA \cdot K_2$ 适用于全血细胞分析，尤其适用于血小板计数（platelet count，PLT），在 1~4h 内可保持血细胞体积不变，但因影响血小板凝集和凝血因子检测，不适用于凝血试验和血小板功能检查；②枸橼酸钠抗凝机制与乙二胺四乙酸钠相同，但不影响血小板聚集，用于凝血试验，抗凝剂浓度及全血比例虽对凝血酶原影响不大，但对活化部分凝血活酶时间（activated partial thromboplastin time，APTT）有一定影响，抗凝比例多采用 1：9（V：V），ESR 测定抗凝比例采用 1：4（V：V）；③肝素是一种含硫酸基团黏多糖，与抗凝血酶结合，促进其对凝血因子Ⅻ、Ⅺ、Ⅹ、Ⅸ和凝血酶活性抑制，抑制血小板聚集达到抗凝，可快速分离血浆且不影响酶和电解质测定，适用于血气分析、电解质、钙测定。因添加抗凝剂不同，一般推荐以 2010 年 CLSI H01-A6《Tubes and Additives for Venous and Capillary Blood Specimen Collection》建议采血管头盖颜色进行区分：EDTA·K_2 抗凝管以紫色标记，凝血管以蓝色标记，血沉管以黑色标记，肝素管以绿色标记。

385. 为什么实验室应拒收溶血标本，并及时与临床沟通

答：溶血是临床检验中最常见干扰和影响因素，红细胞、白细胞和血小板等细胞成分破坏后释放出某些成分会干扰或影响检验结果，通常所说溶血就是指红细胞破裂。溶血分为体外溶血和体内溶血，体外溶血可有物理因素（如机械性破坏、冰冻）、化学因素（如血标本接触活性剂）和代谢因素（如遗传性疾病引起血细胞脆性增加）引起，体内溶血可有物理因素（如人工心脏瓣膜、大血管手术后）、生物因素（如疟疾）和药物毒性反应、配血不合引起输血反应等因素引起。血红蛋白（hemoglobin，Hgb）可干扰血清总胆固醇（total cholesterol，TC）的酶法测定。发现溶血标本时，首先要排除体内溶血可能，与临床进行沟通，具体分析，对不良采血习惯及试管材料质量造成标本溶血，及时通知临床，重新采血。

溶血对检验影响有：①对检验结果影响：细胞内、外部分成分含量差异较大，溶血可引起血浆或血清中部分成分含量发生变化；②对检验方法影响，如 Hgb 对 300~500nm 波长范围内有一定程度吸收，尤其在 432nm 和 555nm 处有吸收峰，可引起吸收峰假性增高；红细胞部分物质对某些测定反应有干扰，如 Hgb 能竞争性抑制胆红素与重氮试剂偶氮反应，导致胆红素浓度假性偏低。另外，Hgb 具有氧化性，可干扰采用氧化还原原理测定指标。一般情况下，实验室应拒收溶血标本，但对弥散性血管内凝血（disseminated intravascular coagulation，DIC）患者等特殊疾病标本，因对临床很重要或不可替代，临床实验室仍应接受并检测这些标本，但应在最终报告中说明标本溶血问题。

386. 为什么血液标本采集手册应有规范使用压脉带的要求

答：压脉带压迫时间过长可使小分子物质从毛细血管溢出到组织间隙，大分子物质仍保留在静脉血液内，多种血液成分发生改变，如压迫时间 40s 时总蛋白（total protein，TP）增加 4%，谷草转氨酶（aspartate aminotransferase，AST）增加 16%，200s 时增加 25%。压迫时间超过 3min 时，因静脉扩张、淤血、水分转入组织间隙，血液浓缩，可使血清铁（ferrum，Fe）、TC、清蛋白（albumin，ALB）、离子钙（free calcium，Ca^{2+}）、碱性磷酸酶（alkaline phosphatase，ALP）、AST 等升高 5%~10%，钾（kalium，K）上升更明显；同时，由于氧消耗增加，无氧酵解增强，乳酸升高、pH 降低。静脉采血时，应将压脉带扎在穿刺部位上方 4~5 指宽处，并维持最小张弛度，采血时应尽量缩短压脉带的压迫时间（≤1min），见到回血，立即解开压脉带，当需重复使用止血带时，则需选择另一上臂。反复攥拳可使血 K 增高，采血时勿让患者做反复攥拳运动。

387. 为什么应明确规定静脉输液时如何采集静脉血的原则

答：为保证血液标本质量，应尽量避免在输液过程中采血，尤其不能在输液侧肢体采血。输液不仅稀释血液，且输液成分会严重干扰检验结果，引起检验结果偏差，误导临床

诊断，最常见干扰项目是葡萄糖（glucose，GLU）和电解质。如输注葡萄糖可引起体内血糖升高、输注电解质可引起电解质浓度升高，输注右旋糖酐可使凝血酶原时间缩短和血清总蛋白浓度增高，输血时可使血液 pH 偏高。不推荐从留置外周血导管中采血，可从经外周静脉穿刺中心置管导管（peripherally inserted central venous catheters，PICC）或刚放置外周导管中采血，需用 5ml 生理盐水冲洗。一般情况下，输入碳水化合物、氨基酸、电解质或蛋白质患者应在输液结束 1h 采血，而输入脂肪乳剂患者应在输液结束 8h 后采血。

388. 为什么血液标本采集后应注明采集的部位

答：采集血液标本进行实验室检测有助于临床诊断及健康评估。按标本采集部位分为毛细血管采血、静脉采血和动脉采血。血液标本采集部位选择取决于需采集标本量及检测目的。动脉血液标本采集主要检测动脉血气，采血部位选择桡动脉（首选）、臂动脉和股动脉；毛细血管采血最多可获血量约 0.5ml，临床主要用于用血量较少检验项目或预稀释血血液分析仪检测，采血部位一般选择手指、足跟及耳垂（极少用），用于所有年龄段患者进行一些特殊检测，用血量很少，用于儿童患者。静脉血最多可获得血量 60ml，因代表性好，可重复或追加试验，是临床最常用标本采集部位，主要用于用血量大检验项目，采血部位一般选择肘部静脉（多见）、手背静脉（次选），不宜选腕部静脉（神经和肌腱在此区域靠近），不可用踝部、下肢部静脉（因有潜在医学并发症，如静脉炎、血栓形成、组织坏死），动脉不能替代静脉。标本采集部位应具有代表性，不同部位血液成分有一定差异，如动脉血、毛细血管血、静脉血氧含量依次降低，二氧化碳浓度依次升高（肺循环除外），输液处静脉血中相关离子、GLU 或药物浓度高于其他部位。血液标本采集时，应根据检验目的和项目，选择合适的采血部位，并在标本采集后加以标记。

389. 为什么要有文件化的毛细血管采血末梢血采集程序

答：毛细血管采血方便，多用于一些简单易行、取血量少的检验项目，如婴幼儿血细胞分析、微量法血糖测定等。应制定文件化毛细血管采血流程供检验人员参考，规范末梢血采集流程减少标本采集对检验结果影响。规范毛细血管采血流程应做到：①收取并审核检验申请，审核合格后检查标识与申请单是否一致；②患者做好准备，找好采血部位并按摩采血部位使局部自然充血，用 75%乙醇棉球消毒采血部位皮肤，待干后针刺；③用左手拇指和示指捏紧采血部位，使采血部位皮肤和皮下组织绷紧，右手持一次性消毒采血针，自指尖腹内侧迅速穿刺，拭血（血液自然流出后用消毒干棉球擦去第一滴血），轻轻按摩针刺周围组织，尽量使血液自然流出，用 EP 试管收集血液至所需量，用消毒棉球压迫伤口，充分混匀标本，注明采样时间，立即送检。

390. 为什么标本采集需有患者知情同意程序

答：ISO 15189 医学实验室质量和能力要求规定对患者执行的所有程序需患者知情同意。对大多数实验室程序，如患者携带申请单自行到实验室并愿意接受采血程序，即可推断患者已知情同意。对住院患者，正常情况下，应给予其拒绝（采集）机会。特殊程序，包括侵入性程序或增加并发症风险程序，需有详细的解释，某些情况下，需书面同意。在实验室制定的文件化程序中应有患者知情同意的详细解释，如静脉采血时，检验人员应告知患者产生静脉穿刺并发症（皮下淤青）主要原因及如何避免：①穿刺时穿刺针尖未完全进入静脉，血液从静脉穿刺点渗入到周围组织未及时压迫；②穿刺时针头移动次数过多或移动范围围过大，局部静脉形成多个穿刺点，造成穿刺点周围组织损伤、穿破皮下毛细血管或穿透静脉；③按压不及时或方法不正确；④患者凝血机制障碍易引起皮下血肿。静脉穿刺时，标本采集人员应做到：①保持穿刺针与静脉走向一致，穿刺针与皮肤间的夹角约为30°，针尖斜面向上，将穿刺针快速、平稳刺入皮肤和静脉；②采血完成拔出针头时应指导患者及时压迫穿刺点，避免皮肤表层看似未出血就停止按压，而使血液渗至皮下造成淤青；③避免按揉穿刺点而破坏伤口处血小板聚集；④告知患者一旦出现血肿，早期冷敷可减轻局部出血和肿胀，48h后热敷，改善血液循环，加速皮下淤血吸收。

391. 为什么需严格规定微量元素标本采集管的要求

答：锌、铁、钙、镁、铜等广泛分布于体内的微量元素，参与机体重要的生物学活动，并与某些疾病发生、发展密切相关。微量元素在人体内含量较低，应建立从标本采集和处理直至检测全程序严格防范。如铅是一种具有神经毒性重金属元素，血铅能直接反映近期（几个月内）机体吸收铅的量，与食物链和空气铅浓度密切相关，全血铅浓度测定是最有用筛查和临床诊断试验手段。标本采集、运输和保存应按2006版《血铅临床检验技术规范》执行：所有器皿、用品（注射器、真空采血管或聚乙烯管、消毒棉签等）应一次性使用，需抽样进行空白检验。必要时对所有器皿、用品应先行无铅化处理。储血容器采用经抽样空白检测合格的真空采血管（预置抗凝剂）或采用实验室用优质聚乙烯管（应预先加入抗凝剂待干，并经抽样空白检验合格）。血清锌测定标本应使用无金属采集器材、避免接触橡胶制品。玻璃器皿可持续弥散少量锌，聚丙烯材质容器是最合适的采集容器。

392. 为什么血气分析标本的质量会影响患者状态的评估

答：血气分析是用于判断机体是否存在酸碱平衡失调以及缺氧和缺氧程度检验手段。动脉血气分析已广泛用于临床，在急性呼吸衰竭、外科手术等危重患者抢救中起重要作用，通过血气分析能全面了解患者通气功能、换气功能以及机体酸碱状态、电解质紊乱程度。基于血气分析仪工作特点，获得高质量检验结果的关键是全程质量控制。血气分析常选择动脉血作为检验标本，标本采集是重要环节，动脉血采集技术要求高，检验前质量显著影响检验结果，不适当检验标本直接影响对患者状态评估，标本采集前应避免患者紧张焦虑情绪；评估选择搏动明显、弹性好、穿刺方便的动脉；正确使用肝素作抗凝剂，避免抗凝剂过多造成稀释性误差，使血液酸碱度（potential of hydrogen，pH）、动脉血氧分压（partial pressure of oxygen，PaO_2）值偏低、二氧化碳分压（partial pressure of carbon dioxide，$PaCO_2$）值偏高，出现假性低碳酸血症。采集高质量检验标本，能真实反映机体有无酸碱平衡失调、缺氧和二氧化碳潴留，判断急、慢性呼吸衰竭程度，指导氧气治疗和机械通气。

393. 为什么要有文件化的血气分析标本采集程序

答：动脉血能真实反映血液氧合作用和酸碱状态，血气分析标本主要以动脉血为主。应制定文件化标本采集程序，指导采样人员操作时注意：①采血前应让患者在安定舒适状态，避免非静息状态造成的误差；②标本采集时隔绝空气是至关重要的，抽血过程中如出现小气泡应立即排出，标本中若进入空气将产生误差，因空气中氧分压高于动脉血，二氧化碳分压低于动脉血，根据气体交换规律，高分压向低分压弥散，血标本如遇空气接触，则使 PO_2 和 PCO_2 都改变而无测定值。在动脉血气标本采集前应检查注射器有无漏气、针头连接是否紧密，标本采集后应立即封闭针头斜面；③采集后 30min 内送检，如不及时送检，离体后血细胞新陈代谢，使 pH 及 PO_2 下降，PCO_2 上升；④降低体温使血液中 pH 和碳酸氢盐升高，二氧化碳分压降低，因此应记录标本采集时患者体温、Hgb 及氧流量；⑤如患者吸氧或使用呼吸机加以特别注明。

394. 为什么全血细胞分析的标本采集程序中应解释标本类型

答：在全血细胞分析标本采集程序中应解释标本类型。毛细血管采血常采集耳垂血和指血，毛细血管血液循环易受温度的影响，采集毛细血管血时，因挤压力过大，过多组织液混入，造成血液稀释使细胞成分和细胞与血浆的比例同静脉血有差别；目前大多数医院引进全自动血液分析仪等大型设备，成人毛细血管采血有被静脉血取代的趋势；毛细血管采血量少，一般<0.5ml，对目前广泛使用的全自动分析仪，不易采到足够标本量，更不能在疑问时进行复检。ISO 15189 指出：实验室应制定检验前活动文件化程序和信息，以保证检验结果有效性。实验室制定标本采集程序中应解释并推荐使用静脉血标本，除少数困难采血患者，如婴儿、大面积烧伤患者及某些需经常采血检查患者，如血液病、放化疗患者，尽可能不用毛细血管采血进行全血细胞检测。

395. 为什么需在标本采集程序中注明脂血标本可影响检验结果

答：血脂检查要求患者应保持平常生活和饮食习惯。美国胆固醇教育计划（National Cholesterol Education Program，NCEP）建议，初筛时 TC 和高密度脂蛋白胆固醇可用非空腹标本，但鉴于血脂测定常成套进行，仍建议清晨空腹采血。在制定标本采集程序时，需注明脂血对检验结果有重要影响，指导采集人员正确采集原始标本：静脉采血时应注意患者体位，体位影响水分在血管内外分布，影响血脂水平，如站立 5min 可使血脂浓度提高 5%，15min 提高 16%，因此，除非卧床患者，一般取坐位采血，建议门诊患者静坐至少 5min 后再采血；同时，应注意压脉带压迫时间不超过 1min，穿刺成功后应立即松开压脉带，然后抽血，静脉阻滞 5min 可使 TC 增高 10%~15%。

396. 为什么要评审尿液标本采集容器的质量

答：尿液标本是临床常用体液标本之一，尿液成分改变在泌尿生殖系统疾病方面有重要意义，尿液标本质量对标本检测有重要影响。目前，尿液检查普遍存在标本留取难以标准化问题，直接影响尿液检验质量。ISO 15189 医学实验室质量和能力要求在申请、程序和标本适宜性的定期评审指出"实验室应定期评审血液、尿液、其他体液、组织和其他类型标本采集器械，以确保采样量既不会不足也不会过多，并正确采集以保护被测量"。尿液标本收集容器质量评审可按卫生行业标准 WS/T 348-2011《尿液标本的收集及处理指南》和 CLSI GP16-A3《Urinalysis》执行：①容器应清洁、无渗漏、无颗粒；②容器材料与尿液成分不发生反应；③容器和盖均无干扰物附着；④容器容积一般应≥50ml，收集

24h 尿液容器容积应为 3L 左右；⑤容器开口为圆形，直径≥4cm；⑥容器应有较宽底部，适于稳定放置；⑦容器盖应安全，密封性好又易于开启，推荐使用一次性容器，收集微生物检查标本容器应干燥、无菌。

397. 为什么要有文件化的尿液标本采集程序

答：按尿液标本收集方法不同分为患者自己收集标本、医务人员收集标本和需医务人员参与或指导收集尿液标本。不同尿液标本采集要有不同文件化采集程序。其中：①患者自己收集尿液标本：根据收集时间不同，分为随机尿、晨尿和计时尿。随机尿收集时间不受限制，主要用于急诊患者；晨尿为清晨第一次尿液，因较浓缩、条件恒定、易于检出异常，尤其适用于住院患者；计时尿为特定时段内收集尿液标本，如 24h 尿、餐后 2h 尿等，一般用于定量测定尿液某一溶质的量；②医务人员收集尿液标本：导管尿主要用于尿潴留或排尿困难时尿液；耻骨上穿刺尿以无菌操作技术行耻骨上膀胱穿刺吸取尿；③需医务人员参与或指导收集尿液标本：主要为清洁中段尿和婴幼儿尿。清洁中段尿主要用于尿常规分析和尿培养。实验室应制定文件化尿液标本采集程序，指导标本采集人员或患者正确采集原始标本，保证检验结果的有效性。

398. 为什么检验前因素可影响尿培养结果准确性

答：尿路感染常由患者自身常居菌上行至膀胱所致，为内源性感染。健康个体膀胱穿刺尿是无菌的；经尿道排出尿液，受尿道口与外尿道寄居正常菌群污染而混有细菌。采集尿液培养标本类型为中段尿、导尿管尿、膀胱穿刺尿，一般选择中段尿。标本采集时应减少检验前因素对结果准确性影响，留取尿液前，应清洁外阴及尿道口，自然排尿，让尿流不间断，留取中段尿，标本量不少于 10ml，尽量留取晨尿或膀胱内停留 4h 以上尿，以降低培养结果假阴性率；留尿前，尽可能减少因液体摄入稀释尿液所致尿细菌计数偏低；对普通细菌培养阴性浑浊脓尿，进行结核分枝杆菌检测，尿液标本应留取第一次晨尿，且连续送检 3 天。膀胱穿刺尿主要用于婴儿、中段尿检查结果难以确定以及厌氧菌所致感染者。导管尿因操作过程中易将尿道细菌带入膀胱，增加医源性感染危险，一般不建议作为细菌培养标本。尿液标本采集后应尽快送检，新鲜尿应在 2h 内送检，有保存液的尿液室温保存不超过 24h 或置 4℃冰箱，在 24h 内送检，否则为不合格标本。

399. 为什么要有文件化的粪便标本寄生虫（卵）检查程序

答：在粪便中找到虫卵、原虫滋养体和包囊可作为明确诊断相应寄生虫病和寄生虫感染的依据。临床可在粪便中查出虫卵包括蛔虫卵、钩虫卵、鞭虫卵、蛲虫卵、血吸虫卵、姜片虫卵、带绦虫卵等；原虫包括溶组织内阿米巴、结肠内阿米巴等；鞭毛虫包括蓝氏贾第鞭毛虫、肠内滴虫；虫体和节片包括蛔虫、蛲虫、猪带绦虫、牛带绦虫等。实验室应制定文件化粪便标本寄生虫（卵）检查程序，向自采标本患者或原始标本采集者说明各种肠道寄生虫生活史特点，保证检验结果有效性：肠道寄生虫有周期性排卵现象，推荐在治疗前至少应送检 3 份标本进行寄生虫检查，送检 1 份标本检出率为 50%~80%，送检 3 份标本检出率>95%。送检 3 份标本尽可能间隔 1 天，或在 10 天内送检，同一患者多份标本不应在同 1 天送检，3 份标本不推荐连续 3 天送检。如患者是严重水样腹泻，病原体可能被稀释而漏检,送检标本应与临床医师沟通后再实施。

400. 为什么要有文件化的阿米巴原虫感染粪便标本处理程序

答:为提高阿米巴原虫检出率,应在制定文件化标本处理程序中,对检验结果有重要影响的因素进行说明:要发现活动的滋养体应采用新鲜标本,收集粪便标本前可将便盆或留样容器预先加温,保持 25~30℃以上温度,防止尿液等污染,快速送检。原虫滋养体一般出现在腹泻病例。当粪便排出体外后,滋养体不会再形成包囊,如不及时检查或即使保存时间很短,滋养体也会死亡。因此,液体标本应在排出后而不是标本送达实验室后30min 内检查;软(半成形)标本可能同时含有滋养体和包囊,应在排出后 1h 内检查;成形粪便标本只要在排出后 24h 内检查,原虫包囊不会改变。

401. 为什么要有文件化的脑脊液标本采集程序

答:正常脑脊液含有一定量细胞和化学成分。病理情况下,脑脊液细胞和化学成分发生改变。检测脑脊液成分的含量对中枢神经系统疾病诊断有重要意义。实验室应制定正确采集脑脊液标本文件化程序,对侵入性程序或增加并发症风险的程序有详细解释。脑脊液标本常由临床医师通过腰椎穿刺采集,应严格掌握脑脊液穿刺禁忌证,有明显视神经乳头水肿或脑疝先兆者,严禁穿刺;其他如休克、衰竭、濒危状态以及颅后窝占位性病变均应列为禁忌。脑脊液采集时应严格遵守无菌操作原则,特殊情况下可由小脑延髓池或侧脑室穿刺获取,无菌操作以避免细菌污染,穿刺成功后首先进行压力测定,压力测定完毕后,将脑脊液分别收集于 3~4 支无菌试管中,每管 1~2ml,用于化学、微生物及细胞分析。推荐第 1 管用于化学检查,第 2 管用于微生物检查,第 3 管用于细胞计数,第 4 管用于细胞学分析。标本采集后应常温下立即送检,疑似脑膜炎奈瑟菌、流感嗜血杆菌等苛氧菌感染时,应 35℃保温送检或床旁接种。

402. 为什么在脑脊液微生物检查标本采集文件中应说明影响因素

答:ISO 15189 医学实验室质量和能力要求检验前过程指出:实验室应制定检验前活动的文件化程序和信息,以保证检验结果的有效性。在临床实验室提供信息中应告知影响脑脊液微生物检查性能和结果重要影响因素。脑脊液中常见致病菌有脑膜炎奈瑟菌、流感嗜血杆菌、肺炎链球菌等苛氧菌,对外界环境抵抗力低,对寒冷和干燥菌敏感,对生长条件要求高,细菌可能因标本离体时间过长不能适应外部环境而死亡,或因细菌产生自溶酶自溶而导致培养假阴性,所以疑似脑膜炎奈瑟菌、流感嗜血杆菌等苛氧菌感染时,标本采集后立即送检,一般应 15min 内送到实验室或床旁接种,送检时应注意保温(25~37℃),防止干燥和避免日光直射,对疑似脑膜炎奈瑟菌感染,接种前平皿应 37℃预温 30min。若不能及时送检,标本应放置室温,保存时间不超过 24h(延迟送检影响苛氧菌检出),切不可放置冰箱保存。

403. 为什么在浆膜腔积液标本采集文件中应说明影响因素

答:正常情况下,人体浆膜腔内含少量液体起润滑作用。病理情况下,浆膜腔内液体大量潴留形成积液,根据积液产生部位不同分为胸腔积液、腹腔积液、心包腔积液和关节腔积液；按积液产生原因及性质不同分为漏出液和渗出液。浆膜腔积液理学、化学、免疫学和病原学检验在渗出液与漏出液、癌性积液与非癌性积液、结核性积液与非结核性积液鉴别诊断及病因查找中有重要意义。浆膜腔积液标本由临床医师局部麻醉后经有创操作采集。临床实验室应制定检验前活动文件化程序和信息，保证检验结果有效性，在浆膜腔积液标本采集文件中应告知影响浆膜腔积液检查性能和结果重要影响因素：需避免采集容器不合适导致标本凝集或细胞破坏；采集不当损伤血管引起血性浆膜腔积液；送检不及时导致细菌自溶破坏等检验前因素造成对检验结果准确性影响。标本采集后须及时送检，如不能及时送检可加入40%甲醛延缓细胞溶解，但可能对细胞形态有一定影响。

404. 为什么对痰培养标本质量验收标准要有文件化规定

答：人体上呼吸道有常居细菌群，下呼吸道是无菌的，但下呼吸道分泌物经上呼吸道排出时通常受正常菌群污染，上呼吸道常居菌主要有草绿色链球菌、奈瑟菌、微球菌和口腔链球菌，低龄儿童咽部可携带肺炎链球菌或嗜血杆菌。咳出痰、诱导痰和吸出痰在收集过程中很可能带有上呼吸道常居菌，需通过涂片筛查上皮细胞和（或）炎症细胞及细菌含量来评价呼吸道标本质量。可接收用于培养的痰液标本采集量应在1ml以上，有大量多形核粒细胞和少量鳞状上皮细胞，当每低倍视野下见到>10个鳞状上皮细胞，表明痰液标本被口咽部细菌污染，不宜作痰培养，也不适于肺炎支原体、嗜肺军团杆菌和结核分枝杆菌培养。临床实验室应制定文件化痰培养标本质量验收程序，指导正确采集痰液标本，提高痰涂片和痰培养阳性检出率。痰液标本具体质量要求：在直接涂片、革兰染色和镜检时，①痰液标本：平均低倍视野鳞状上皮细胞数<10个；②气管吸出痰液：平均低倍视野鳞状上皮细胞数<10个或油镜视野至少能见1个细菌；③支气管肺泡灌洗液：鳞状上皮细胞数<细胞数1%。

405. 为什么要有文件化的微生物标本采集要求

答：微生物标本正确采集是保证微生物检验结果准确的前提，实验室应制定文件化微生物标本采集程序，指导原始标本采集人员正确采集标本。采集微生物检验标本一般应做到：①选择合适采集方法和部位，如血培养应采集外周静脉血，不建议通过血管内导管采血；②选择高检出率标本采集时间，如抗生素使用前或发热寒战初期，超过发热峰值后，病原菌会逐渐被机体免疫系统清除，降低检出率；③选择合适标本采集容器，如血培养瓶正确选择；④严格无菌操作，采集无污染标本；⑤采集合适标本量：血培养标本采集量与血流感染病原菌检出率密切相关；⑥选择合适标本采集次数和间隔时间，如不明原因发热、亚急性细菌性心内膜炎或菌血症、真菌血症，可于24h内自不同部位采集2~4套血培养标本，每次间隔至少3h；怀疑急性感染性心内膜炎患者，应在1~2h内自3个部位采集3套血培养；⑦保证标本唯一性标识；⑧选择正确保存和运送方式：微生物检查标本采集后应立即送检，不可放冰箱储存，如脑脊液标本采集后常温下立即送检，疑似流感嗜血杆菌等苛氧菌感染时应35℃保温送检或床旁接种。

406. 为什么要有文件化的血培养标本采集程序

答：由于血流感染病死率高，危害严重，临床医师需做到快速、早期诊断。血培养是诊断血流感染主要手段，实验室应制定文件化血培养标本采集程序，规范血培养标本采集次数、采集时间、采集量和采集容器，保证血培养标本采集质量，标本采集程序应指导标本采集人员做到：①在怀疑血流感染时，在患者接受抗生素治疗前、寒战时或发热初期至少2个部位分2次采集血液标本培养，以提高检出阳性率，且可帮助排除污染可能性；对不明原因发热、亚急性细菌性心内膜炎或菌血症、真菌血症，可于24h内自不同部位采集2~4套血培养标本，间隔时间不少于3h；对怀疑急性心内膜炎患者，应在1~2h内自3个部位采集3套血培养；儿童患者应及早采集血培养标本；②为确保检出率，血培养采血量一般控制在培养基1/10~1/5，或按厂商建议确定采血量。成人或体重40kg以上患者，一般按每部位15~20ml血液，两部位总采血量不少于20~30ml；对新生儿及体重低于4kg患儿，一次采血0.5~1.5ml，不必采集两套血培养标本；1~6岁儿童，年龄增加1岁增加1ml采血量；③一次静脉穿刺血液需分别注入需氧培养瓶和厌氧培养瓶培养，即完整"一套"血培养，以提高阳性检出率、缩短阳性报警时间。

407. 为什么实验室将血培养污染率作为检验前过程的质量指标

答：血培养是临床诊断血流感染主要手段，根据血培养检验结果可明确诊断感染病原菌，并通过培养结果和药物敏感试验，指导临床正确用药，减少抗菌药物误用、滥用，改善患者预后。血液标本在采集、转种过程中均有被污染可能，尤其在静脉穿刺前，皮肤须严格消毒。常见污染菌如凝固酶阴性葡萄球菌、棒状杆菌、芽孢杆菌等，若单份培养瓶出现上述细菌生长，常表示污染可能，如多份标本出现上述细菌，应结合临床判断细菌致病性。质量指标（quality indicator）是对一组固有特征满足程度衡量（ISO 15189）。实验室应建立质量指标以监控和评估检验前、中和后过程中关键环节。卫计委于2015年发布临床检验专业医疗质量控制指标（2015年版），血培养污染率是检验前重要质量指标，通过对血培养污染率调查，反映血培养过程是否操作正确。血培养污染率应<3%，实验室发现高污染率应立即进行调查，探讨血培养标本采集环节标本污染发生因素，提出规范化标本采集流程。

408. 为什么要有文件化的核酸检验标本采集程序

答：临床核酸检验是利用分子生物学技术检测人体各种标本中内源性或外源性核酸物质，获得反映机体致病因素、疾病状态、病情变化等方面结果，协助临床医师进行疾病诊断、病情观察、预后判断、易感性评估。核酸检验是一项高敏感技术，检验过程中任何不当均可影响检验结果准确性，尤其应重视检验前过程标本采集、运送及保存。实验室应制定文件化核酸检验标本采集程序，指导标本采集人员，正确选择和采集核酸检验标本：①选择正确标本采集类型，用于核酸和基因检测的标本种类较多，通常有血液、尿液、粪便和其他体液及组织细胞，应根据分子诊断项目决定选择临床标本种类，避免给临床分子诊断检验结果带来偏差。分子标志物类型与分布是标本选择首要依据；同一分子标志物，分子诊断目的与要求不同，选择分子检测技术不同，对标本要求也不相同；在选择外周血作为检测标本时，应考虑检测分子靶标对标本选择要求。因此，合理选择分子检测标本是得到准确检验结果必要保证；②选择合适采集时机，病原体感染后，病原体含量能达到基因扩增检出水平并不能覆盖整个疾病过程，临床医师需根据疾病不同阶段采集不同类型标本；③避免核酸采集环节检测标本污染；④合理的标本采集量，基于临床实验室设备和操作可允许性、成本效益考虑，对定量检测来说，标本采集运输要求更为精准。

409. 为什么核酸检验标本采集应有原则

答：核酸检测是一项非常敏感的技术，其检验主要为聚合酶链反应（PCR）。PCR基本过程类似核酸天然复制，通过变性-退火-延伸3个基本反应步骤，短时间内将靶核酸扩增放大几百万倍，基于PCR技术高度敏感性，检验过程中任何污染可导致检验结果假阳性。原则上，核酸检验标本采集过程中所用防腐剂、抗凝剂及相关试剂材料不应对核酸提取及扩增过程造成干扰，标本采集材料如棉签、拭子等均应为一次性使用。如使用玻璃器皿作采集容器，应经0.1%焦碳酸二乙酯（DEPC）处理后高压灭菌，使可能存在的RNase失活。一般应使用EDTA或枸橼酸盐作抗凝剂，肝素可抑制Taq酶作用，且在核酸提取时难以去除，应避免使用。采集标本前需清洁消毒标本采集部位，去除污染微生物或其他杂物，采集过程中要特别注意污染，防止混入检验人员头发、表皮细胞、痰液等导致基因扩增结果假阳性。

（王瑛）

第四节　标本运送

410. 为什么送检标本质量会影响检验结果准确性

答：检验前质量管理（pre-analysis quality management，PAQM）是取得准确可靠检验结果的前提和先决条件，实际工作中发现的许多误差，甚至严重误差，很大部分可追溯到检验前过程影响。有报道，高达70%检验结果误差因检验前过程未进行有效质控引起。送检标本质量高低，很大程度上关系到是否能真实客观地反映患者当前病情，关系到检验结果临床应用可信度和有效性。从质量管理各要素来分析，方法学选择、仪器与试剂使用等，可由检验人员直接控制，但对送检标本质量，则非检验人员所能完全控制。标本送检质量不能只依靠临床实验室质量反馈控制，应同时加强对护士、工勤人员检验知识培训，以实现这一目标。培训目的是使护士、工勤人员自觉按质量要求进行操作，使可能出现质量偏差在事先就得以控制。

411. 为什么标本需有专人运送

答：从患者采集的原始标本（original sample）原则上都应由经专门训练的医护人员或工勤人员运送，不得由患者本人或家属运送，或由专用气动物流运输系统运输；送往外院或委托实验室标本也应由经训练人员进行运送和接收，标本运送人员应接受过相应培训，具备一定专业知识，保证运输中标本质量不影响检验结果、及时运送至实验室；保证运输途中安全及发生意外时有紧急处理措施，并有实验室负责人授权。

412. 为什么标本运送时需使用专用运送箱

答：标本运输过程中可能会发生人为丢失、不同标本间污染、标本过度振荡所致容器破损造成生物危害、标本唯一性标识丢失或混淆，以及人员运送过程中因阳光直射所致高温、或低温天气所致寒冷导致标本变质等情况，为避免标本在运送过程中出现上述情况，标本运送时需使用专用运送箱，用以将不同种类标本加以分隔，固定易破损容器（如血培养），防止标本损毁或二次污染，保证在运送过程中温度恒定，防止因温度原因造成部分检验项目结果影响。对疑为高致病性病原微生物标本，应按《病原微生物实验室生物安全管理条例》和各医疗机构制定生物安全管理规定要求进行传染性标识、运送和处理。

413. 为什么标本要按规定时间和温度送检

答：标本运送时间是检验前质量控制和管理重要环节，标本采集后，应及时处理，尽量减少运送和搁置时间，尽快检验。有些项目检测可因标本搁置时间过久而影响检验结果。标本采集后应及时送至实验室，2010 年 CLSI GP44-A4《Procedures for the Handling and Processing of Blood Specimens for Common Laboratory Tests》推荐，当标本采集温度超过 22℃时，应尽快将标本进行转运，避免某些分析物破坏。标本离体 2h 内务必运送至实验室。有些检验项目不稳定应立即送检或采取特殊运送措施，如血气分析，室温稳定时间小于 15min，采集后应即刻送检，如不能在 15min 内送检，应置于冰上运输，运送时间不超过 1h，有条件可开展床旁诊断；全血血糖离体后 10min 即开始降低，采集后应立即运送或分离血清或血浆，或通过添加稳定剂（如氟化钠）抑制红细胞糖酵解，减少 GLU 消耗，稳定血糖浓度。

414. 为什么标本运送时要遵循生物安全规范

答：标本在运送过程应遵循生物安全规范。涉及的生物安全规范有：①所有标本应以防止污染检验人员、患者或环境方式运送到实验室；②标本应置于被批准的、本质安全的、防漏的容器中运输；③标本在机构所属建筑物内运送应遵守该机构的安全运输规定；④标本运送到机构外应遵守现行的有关运输感染性和其他生物源性材料的法规；⑤标本、培养物和其他生物材料在实验室间或其他机构间的运送方式应符合机构的安全规定；⑥按国家或国际标准认为是危险货物的材料拟通过国内或国际空运时，应按现行国家或国际法规定或要求规定包装、标记并提供文件资料；⑦运送第一类、第二类病原微生物菌（毒）种或标本，应按《可感染人类的高致病性病原微生物菌（毒）种或样本运输管理规定》进行运输。

415. 为什么运送标本时不能剧烈晃动并避免光照

答：轻柔地处理标本有助于最大限度地降低红细胞破损造成的溶血。溶血标本可导致化学干扰，以及干扰仪器光学原理检验结果。Hgb 含量为 200mg/L 血浆颜色稍微呈粉红色，Hgb 含量为 1000mg/L 血浆颜色呈红色。血浆中 TBIL 增高可掩盖 Hgb 颜色，且血浆含 200mg/L 的 TBIL，Hgb 浓度为 2000mg/L 时可能不会被肉眼看出。此外，变色检测同样也依靠观察试管直径。当标本是全血时，如存在溶血，其现象会被掩盖，且可导致错误结果。当结果超过特殊指定浓度时（如 K>5.5mmol/L），建议实验室使用仪器检查溶血，以确定结果错误是否是由于溶血所致。标本或分样，应离心并目测判断。用于检测血液光敏物质标本，应避免长时间暴露于人工灯光或阳光下，如检测维生素 A、维生素 B$_6$、β-胡萝卜素、卟啉，特别是监测新生儿黄疸的胆红素以判断是否溶血时尤其重要。这些标本应使用铝箔包裹，并置于棕色容器中。

416. 为什么在自动化标本转运系统中须用真空采血管

答：自动化标本运送应采用真空采血管。如气动管道和自动化标本运送车（箱）时，应注意保持标本管口（管塞）向上垂直。用自动化标本转运系统转运标本时，因传输途径会影响某些项目检验结果，受影响的项目主要是红细胞膜完整性破坏所造成的，如 LDH、K、Hgb 和酸性磷酸酶（ACP）检测；不受影响的项目有：ALB、ALP、AST、Na、Cl、TBIL、WBC、APTT、凝血酶时间（TT）、总蛋白、肌酐、尿素和尿酸。

417. 为什么不同检验项目有不同送检时间要求

答：送检时间要求：①采样后须立即送检项目：ACP、血氨、血沉、血气分析、乳酸以及各种细菌培养，特别是厌氧菌培养。此外，还有 APTT、凝血酶原时间、凝血因子测定，找红斑狼疮细胞、白带常规、脑脊液常规等；②采样后 0.5h 内送检项目：GLU、电解质、血液细胞学、体液细胞学、精液分析、涂片找细菌、真菌等；③采样后 1~2h 内送检项目：各种蛋白质类、色素类、激素类、脂类、酶类、抗原、抗体测定、尿液及粪便常规检查等；④采样后 2h 以上送检者，应对标本采取必要保存手段，如对血 GLU 或乳酸可直接分离血清后冷冻保存，或用氟化钠作稳定剂 2~8℃密封保存；K 应分离血清后密封2~8℃存放；ACP 须加稳定剂后分离血清冷冻保存；其他检验项目可加盖密封后直接 2~8℃存放，但血沉和细胞学检查除外；⑤标本保存 1 个月：通常对检测物分离后-20℃存放；⑥标本需长期保存者（3 个月以上）：对检测物分离后（包括菌种）-70℃保存，应避免反复冻融。

418. 为什么血液标本要制定文件化的运送要求

答：血液标本运送时为保证标本完整性，需按制定原则运送。实验室应制定文件化程序监控标本运送，确保符合：①运送时间适合于申请检验性质和实验室专业特点；②保证收集、处理标本所需特定温度范围，使用指定保存剂，保证标本完整性；③确保标本完整性，确保运送者、公众、接收实验室安全，符合规定要求。运送原则有：①唯一性标识原则：采集后血样有唯一标识，采用条形码系统能很好保证标本唯一性，也可通过编号、标本容器上手工标注患者姓名等方式保证标本唯一性；②生物安全原则：使用消毒专用容器运送标本，特殊标本应采用有特殊标识字样（如剧毒、烈性传染等）容器密封运送。气压管道运送应使用真空采血管，确保管盖牢固；③及时运送原则：血液标本离体后会发生许多变化，要求及时运送标本至实验室，如 ESR、ACP、血氨（密闭送检）、血气分析（密闭送检）、乳酸等。

419. 为什么血液标本运送的注意事项要有文件化程序

答：血液标本在运送过程中可能发生标本蒸发、污染、外溅、溶血等情况。血液标本在运送过程中需注意：①应加塞、管口向上、垂直放置，减少管中内容物振动，防止标本蒸发、污染和外溅等；②应避免剧烈震荡，防止标本溶血；③应避免光线敏感分析物暴露在人造光或太阳光下；④应根据保存温度要求置冰瓶或冷藏箱内运送。

420. 为什么尿液标本运送的注意事项要有文件化程序

答：为保证尿液标本完整性，尿液标本运送时应注意尽量减少运送环节和缩短储存时间（标本采集后应及时送检，室温下保存时间不应超过 2h）。如不能及时运送或接种应 4℃冷藏，但保存时间也不应超过 8h。标本传送应做到专人、专业且有制度约束，避免标本传送过程中因主观或客观因素造成检验结果不准确。用轨道传送带或气压管道运送时务必防止尿液产生过多泡沫，防止因此引起细胞破坏和溶解。运送过程要注意生物安全，防止标本漏出而污染环境、器材和衣物等。

421. 为什么精液标本运送的注意事项要有文件化程序

答：为保证精液标本完整性，运送时应注意标本（射出精液应收集于洁净、干燥容器内，不能使用乳胶避孕套，否则会影响精子活力）留取后应立即送检，如送检时间过长，超过 1h 或有溢漏，均不能做精液检查。标本采集后在实验室存放或在运送过程中，其温度应保持在 25~35℃；若低于 20℃或高于 40℃将影响精子活率和活力。冬天运送标本时最好放在内衣口袋内，并防止容器倒置。

422. 为什么微生物标本运送的注意事项要有文件化程序

答：为保证微生物标本完整性，运送时应注意认真、尽快送达实验室。临床实验室应记录收到标本时间，拒收不符合要求或超过时间标本。转运时应注意不同种类标本的性质和特点，保持标本采集时状态，保证标本的质和量均无变化，也无外源污染。经验证明，凡不按规定采样，转运时不针对可能病原体特点对标本进行冷藏、保温或保持厌氧状态，或不加运输培养基及使标本拭子自然干燥等，其检验结果多为阴性。因此，微生物检验前标本采集和送检是否符合要求，直接影响到检验质量。不合格标本采集和送检会导致检出率下降，而杂菌污染会影响检验结果准确性，最终影响临床医师对疾病诊断和治疗。患者标本具有感染他人危险性，在采集和转运时均应切实做好防护措施。对烈性传染病材料的运送更要特别严格，应按规定包装及冷藏，附有详细的采集和送检记录，由专人护送。

423. 为什么病毒标本运送的注意事项要有文件化程序

答：为保证病毒标本完整性，病毒标本运送时应注意：①由专人运送，并与临床实验室办理交接手续；②应在低温下尽快送检；③24h 内进行接种的可置于 4℃保存；④如未能及时接种，应置-70℃或以下保存。标本送至实验室后处理要求是：①含拭子标本，先将拭子头在管壁反复挤压后取出，用手将装标本管充分振荡，将黏液打碎，置 4℃待其自然沉淀 5~10min，取上清液；②鼻咽漱液或抽取液，用无菌毛细吸管，在无菌条件下反复吹打收集溶液，以便打碎黏液，同样置 4℃待其自然沉淀 5~10min，取上清液检验。

424. 为什么人类免疫缺陷病毒标本运送的注意事项要有文件化程序

答：为保证 HIV 标本完整性，标本运送时应注意：①实验室间传递标本应为血清或血浆，除特殊情况外，一般不运送全血；②应采用 WHO 的三级包装系统：第一层容器：装标本，要求防渗漏；标本应置于带盖试管内，试管上应有明显的标记，标明标本编号或患者姓名、种类和采集时间；试管周围应垫有缓冲吸水材料，以免碰碎；随标本应附有送检单，送检单应与标本分开放置；第二层容器：要求耐受性好、防渗漏、容纳并保护第一层容器，可装若干个第一层容器，将试管装入专用带盖容器内，容器材料要易于消毒处理；第三层容器：放在一个运输用外层包装内，应易于消毒，在第三层容器外面要贴标签（数量、收和发件人）；③血清和血浆标本应在 2~8℃ 条件下由专人运送，用于 CD4 及 CD8 T 淋巴细胞测定的标本应在室温下 18~23℃ 运送，每一包装体积以不超过 50ml 为宜；④运送感染性材料应有记录，接收标本时应填写标本接收单；⑤如分离血浆仍有困难，可直接将抗凝血置于 -20℃ 以下冻存，采用冰壶冷藏运输，避免冻融；⑥特殊情况下，如需对个别标本进行复测，可用特快专递形式投寄，但应按三级包装系统将盛标本试管包扎好，避免使用玻璃容器，以保证不会破碎和溢漏。

425. 为什么要在文件上规定血液标本采集后应尽快送检

答：血液标本采集后，应尽量减少运输和贮存时间，尽快处理，尽快检验，时间耽搁得越少，检验结果准确性越高。很多过程影响标本质量，如血细胞代谢活动、蒸发作用和升华作用、化学反应、微生物降解、渗透作用、光学作用和气体扩散等。如血标本需送到远处实验室应在采血后 1h 内离心，制成血浆或血清；血涂片应在采血后 2h 内制备。较长距离运输血液标本原则是：运输时间越短，运输时标本温度越低，标本到达时质量越好。

426. 为什么要在文件上规定血气分析标本采集后应立即送检

答：血气分析标本抽血后立即送检，不宜存放。标本采集后应存放在隔绝空气 37℃ 环境下，在 15min 内进行测定，送检时间如超过 2h，绝对数值有显著影响。血标本放置时间越长，pH、PaO_2、$PaCO_2$ 等数值会有不同程度改变。离体血液血细胞在室温下仍进行代谢活动，不断消耗 O_2 并产生 CO_2 和酸性代谢产物，所以随送检时间延长，pH 呈酸性变化，使 pH、PaO_2 下降，$PaCO_2$ 数值逐渐上升。如需短暂保存运送，用抑制或阻断糖原分解方法并不理想，因代谢抑制后，细胞内会损失钾离子，使 pH 上升，故不宜使用氟化物、一碘醋酸等。目前认为，最可靠办法是将标本放在冰水（0℃）或冰箱中（4℃），使糖原分解降到最低程度，同时也适于运输，但储存时间不宜超过 30min。

427. 为什么要在文件上规定血栓和止血检验标本采集后应立即送检

答：血栓和止血检验标本采集后要立即送检，时间耽搁越少，检验结果越可靠。在未开盖试管中室温（18~24℃）保存的用于凝血酶原时间测定的未分离血浆标本（未离心或离心后）应在 24h 内完成测定，冷藏（2~4℃）4h 以上会造成因子Ⅶ冷激活而改变凝血酶原时间结果。未使用肝素患者测定 APTT 的未分离血浆标本在未开盖试管中室温或冷藏保存，应在 4h 内完成测定。疑使用普通肝素患者测定 APTT 的室温或冷藏保存标本，应在 1h 内离心，4h 内完成测定。用于其他测定（如 TT、蛋白 C）的室温或冷藏保存标本，应在 4h 内离心和完成测定。如在上述时间内无法完成凝血酶原时间、APTT 和其他项目测定的标本，应分离血浆，在 -20℃ 冷冻可最多保存 2 周，或在 -70℃ 冷冻可最多保存 6 个月。

428. 为什么要在文件上规定脑脊液标本采集后应立即送检

答：脑脊液标本采集后要立即送检，一般不能超过 2h，因放置时间过久，其性质可能发生改变，影响检验结果：①细胞破坏或沉淀，与纤维蛋白凝集成块，导致细胞分布不均而使计数不准确；②细胞离体后迅速变形乃至溶解，影响分类计数；③葡萄糖迅速分解，造成含糖量降低；④细菌溶解，影响细菌（尤其是脑膜炎双球菌）检出率。此外，采集脑脊液标本应尽量避免凝固和混入血液。

429. 为什么要在文件上规定痰液、粪便培养标本采集后应立即送检

答：文件化立即送检要求应包括：①痰液标本：应尽快运输和处理，痰标本在室温时可放置 2~3h，正常人痰液标本含有一定数量定植菌，放置时间过长会引起正常菌群大量繁殖（如草绿色链球菌、表皮葡萄球菌、非致病奈瑟菌、类白喉杆菌、念珠菌等）影响结果判断，时间延长还可能引起革兰阴性菌过度繁殖，嗜血杆菌和肺炎链球菌死亡，导致临床用药不当，若不能及时处理，可选择运送培养基运送和保存标本，但不应超过 48h；②粪便标本：对住院成人腹泻者应采集住院 3 天内粪便标本送检，标本采集后应尽快送检，提倡使用运送培养基。

（金伟峰）

第五节 标本处理

430. 为什么需对检验标本进行保存

答：标本储存是指对检验完毕后标本进行必要的备查性保留。检验前标本保存时间要尽可能短，检验后按标本种类及检测指标不同，保存时间可长可短。原则是保存后标本检验结果与初次检验结果仍有可比性。临床上对每一标本的检验项目只做一次测定，所以标本储存最主要目的是备查。检验结果也只能代表该次标本某项指标水平，总之，每份检验报告仅对送检标本负责。所以，当临床对检验结果提出疑问时，只有对原始标本进行复检才能说明初次检验是否有误。

431. 为什么标本保存的原则要文件化

答：标本保存应遵循制定原则，才能保证标本完整性、安全性。标本储存空间和条件应确保标本记录、结果和其他影响检验结果质量的物品持续完整性，应以防止交叉污染方式储存检验过程中使用的临床标本和材料。标本储存原则如下：①应有标本储存的专门规章制度，最好专人专管，重要标本可加锁保管；②在标本储存前进行必要收集和处理，如分离血清、添加防腐剂等；③标本储存应做好标识，并有规律存放，最好将标本原始标识一并保存；④要定期清理储存标本，减少不必要的资源消耗。

432. 为什么血液标本保存的原则要文件化

答：血液标本保存应遵循保存原则，才能保证检验结果可靠：①为防止蒸发，血标本应贮存在封闭容器中，即使贮存在冰箱里，蒸发的危险性依然存在；②血标本贮存温度越低，血标本保存时间越长，但有些项目标本不能冷冻，如血细胞形态学检验的 EDTA 抗凝全血，做脂蛋白电泳的血清或血浆，测载脂蛋白 AI、载脂蛋白 B、脂蛋白 X 及低密度脂蛋白胆固醇的血清或血浆，纤维蛋白单体血浆等；③惰性分离介质能提高血清和血浆产量，且可让血清保留在原管中；④血标本保存时应竖直放置，以加快凝血；⑤避免晃动血标本，产生溶血；⑥贮存中应避光，尽量隔绝空气；⑦血标本深冻再溶解后，应重新混匀几次，防止检测物分布不均；⑧推荐贮存期限：生化、免疫检验冰箱贮存 1 周；血液学检验室温 2 天；血液凝固检验冰箱贮存 1 天；毒理检验冰箱贮存 6 周。

433. 为什么要规定对未及时检查的血液标本进行适当处理保存

答：血液标本应在采集后尽快检查完毕，对不能及时检查标本，应进行适当处理或保存，以降低因标本不及时检验而引起结果改变。血液标本应在 2h 内进行测定，特殊情况下，如仪器故障、试剂暂缺、停电、外地标本运送、错检漏检时重检、医疗纠纷需举证时就需保存适当时间。血液标本保存分：室温保存、冷藏保存、冷冻保存。其中：①全血标本保存：血液分析仪测定抗凝血宜室温保存，且不宜超过 6h；因低温可使血液成分和细胞形态发生变化；②分离后标本保存：分离后血清或血浆标本，根据保存时间长短要求分为保存 1 周标本，可置于 4℃冰箱内；保存 1 个月标本，可置于-20℃冰箱内；保存 3 个月以上标本，可置于-70℃冰箱内。

434. 为什么要重视血液标本保存的注意事项

答：血液标本保存应遵循制度，才能保证标本完整性、安全性。血液标本冷藏能减少细菌生长，降低细胞代谢能力，对一些成分起稳定作用，不过全血标本只能冷藏不能冰冻保存，因为冰冻后红细胞会破裂造成溶血。用血清检测标本，可离心分离血清后再存放。血液标本保存须注意：①建立保存规章制度，专人专管，敏感或重要标本可加锁保管；②保存期间应密闭，以免水分挥发而使标本浓缩；③冷冻标本不宜反复冻融，必要时可分装多管保存，解冻标本要彻底融化并混匀后再用；④应建立标本存放信息管理系统，具备监控每个标本有效存放，通过患者信息快速定位找到标本存放位置。

对存档标本进行统一保管：①存档标本保存时间和要求应符合国家有关规定；②存档标本数量应和保存处理记录相符；③存档标本要摆放合理、整洁、安全、便于检索；④定期对存档标本库、冰箱进行维护、监控和记录，保证存档标本在贮存期间不发生损坏和变质。

435. 为什么要规定对未及时检查的尿液标本进行适当保存

答：尿液标本应在采集后尽快检查完毕，对不能及时检查标本，应行适当处理或保存，以降低因标本不及时检验而引起结果改变。冷藏是保存尿液标本最简便方法，一般可保存 6h，但要避光加盖。冷藏保存 24h 内可抑制细菌生长，但有尿酸盐和磷酸盐沉淀可影响镜检结果。因此，对 2h 内可完成检验尿标本不推荐冷藏保存。尿常规筛查尽量不要使用防腐剂，对计时尿标本、采集后 2h 内无法进行尿液检查标本或被检成分不稳定时，可加入特定化学防腐剂，如甲醛、甲苯、浓盐酸和麝香草酚等，同时，尿液仍需冷藏保存。

436. 为什么要规定对未及时检查粪便标本进行适当保存

答：粪便标本采集后应尽快送检，一般在 2h 内及时送检，最好在 30min 内完成检查，粪便标本久置可因 pH、消化酶等因素而使粪便中细胞成分分解破坏。如不能及时送检或分析，应采取保存措施，冰箱内保存（隐血检测 4℃ 环境、幽门螺旋杆菌检测 -20℃ 环境）；常规检查标本可用汞碘醛或邵氏固定液固定后保存。粪便标本可用聚乙烯醇固定保存液。临用时，取粪约 1g 置于聚乙烯醇固定保存液中混匀，标本中虫卵、原虫可保存数月之久。

437. 为什么要规定对未及时检查的生化标本进行适当保存

答：生化标本采集完成后应尽快处理、尽快检测，以减少标本采集后耽搁时间。时间耽搁越少，检验结果可靠性就越高。因标本储存时，血细胞代谢活动、蒸发作用、升华作用、化学反应、微生物降解、渗透作用、光学作用和气体扩散等会直接影响标本质量和检验结果。临床化学检验标本常用血清和血浆，血气分析、血红蛋白电泳、某些药物浓度测定时需用全血。通常，临床化学检验标本应于采血后 2h 内分离血清或血浆。暂时无法检测标本应冷藏（2~8℃），标本冷藏可抑制细胞代谢，稳定某些温度依赖性成分。但测定血 K 标本不能冷藏，因室温下 Na^+-K^+-ATP 酶活性较低，K 从红细胞中释放入血浆效应量比较小，而温度低于 4℃ 和高于 30℃ 时，Na^+-K^+-ATP 酶活性增加，K 从红细胞中释放入血浆效应量增加，使血 K 测定结果假性增高。此外，应严防标本受直射光照射，如 TBIL、尿酸等对紫外光敏感，曝光后含量降低。

438. 为什么要规定对未及时检查的免疫标本进行适当保存

答：临床免疫标本应在采集后尽快检查完毕，对不能及时检查标本，应进行适当处理或保存，以降低因标本不及时检验而引起检验结果改变。不同项目保存时间不同，一般要求采用带分离胶采血管或标本管。如检测肿瘤标志物中神经元特异性烯醇化酶标本采集后，分离血清，保存在 2~8℃，24h 内稳定；在 15~25℃ 保存时，8h 内稳定；在 -20℃ 保存时，3 个月内稳定，应避免反复冻融。检测糖类抗原 CA 125 标本分离血清后，保存在 2~8℃，4 周内稳定；在 -20℃ 保存，6 个月内稳定。自身抗体检测标本可采用血清、EDTA、肝素或枸橼酸盐抗凝血浆，2~8℃ 下可稳定 14 天，稀释后标本需在 1 个工作日内检测。补体性质不稳定，易受各种理化因素影响，温度过高、紫外线照射、机械振荡、酸碱均可破坏补体，故补体活性检测应尽快进行。若进行细胞因子检测，采血后应在 2h 内将血细胞和血浆分离，以免人为刺激血细胞引起细胞因子合成，在此之前标本应冷藏。

439. 为什么要规定对未及时检查的微生物标本进行适当保存

答：微生物标本应在采集后尽快检查完毕，对不能及时检查标本，应进行适当处理或保存，以降低因标本不及时检验而引起检验结果改变。保存菌种原则是根据微生物生理、生化特性，在人工条件下，尽量降低微生物细胞代谢水平，使细胞基本上处于休眠状态，生长繁殖受抑制，但又不至于死亡，以降低菌种变异。通常：①一般保存方法：用琼脂保存，使细菌处于代谢缓慢状态，并按各种细菌生长情况做定期移种，此法是最简单保存菌种方法，最长可保存1年，细菌不会死亡，但细菌经多次移种后，性状可能发生变异；②低温冰箱保存方法：取数环对数生长期细菌混悬于小牛血清或无菌脱纤维羊血0.5~1ml中，容器中加入无菌玻璃球数枚，速冻后（液氮内）存于-40℃低温冰箱保存，需用时以无菌镊子取出一枚玻璃珠置增菌培养基中，即可获得新鲜菌种，这种方法可长期保存细菌；③真空冷冻干燥法：该方法最为可靠，具有不改变菌种性状，可长期保存，对保存条件适应性强等优点。

440. 为什么要规定对未及时检查的基因扩增标本进行适当保存

答：基因扩增标本应在采集后尽快检查，对不能及时检查的标本应进行适当处理或保存，以降低因标本不及时处理而引起检验结果改变。标本保存和转运涉及不同种类原始标本保存和脱氧核糖核酸（DNA）、核糖核酸（RNA）提取物的保存和转运。应特别注意靶核酸的降解和防止无关核酸及抑制物的污染等问题。临床标本中可能存在使靶核酸降解核酸酶，所以需采用适当形式及有效手段保存标本，防止靶核酸（尤其是RNA）降解。如外周血标本需及时分离血清、血浆或有核细胞，置于-20℃短期保存，长期保存应置于-80℃，冻存标本要避免反复冻融；如体液标本、拭子标本一般经离心后留取沉淀物保存于-20℃，长期保存应置于-80℃；组织标本在取材后直接置入液氮中冷冻保存。

无论何种标本，应尽快提取DNA或RNA后保存（用于原位杂交标本除外），提取DNA或RNA后标本可置于TE缓冲液中（10mmol/L三羟甲基氨基甲烷，1mmol/L EDTA，pH 7.5~8.0）于-20℃或-80℃长期保存。乙醇中核酸沉淀物可在-20℃下短期保存。此外，RNA酶可被4mol/L硫氰酸胍和β-巯基乙醇等还原剂灭活。常用商品化TRIZOL试剂是一种总RNA抽提试剂，含有硫氰酸胍等，能迅速破碎细胞并抑制细胞释放核酸酶，加入TRIZOL后标本可-20℃保存数周。

441. 为什么要规定对未及时检查登革热、麻疹、钩端螺旋体标本适当保存

答：标本在采集后应尽快检查完毕，对不能及时检查标本，应进行适当处理或保存，以降低因标本不及时检验而引起检验结果改变。

（1）登革热病毒：标本采集后应立即冷冻保存，标本至实验室后，病毒分离标本应尽快接种分离，48h内进行接种的可置4℃保存，如不能接种，应置-70℃或以下保存。常用标本运输液为pH 7.4~7.6的Hank、Eagle或水解乳蛋白液。为防止细菌和真菌生长，在采样液中需加入青霉素、链霉素，同时加入制霉菌素。血清标本应带冰在24h内运送至实验室并应分装多管冷冻保存。全血标本可在4℃保存24h，血清标本可在4℃存放1周，如要长期保存可置-20℃或以下。

（2）麻疹病毒：无菌术取全血1ml或毛细血管法取耳垂、指尖血0.3ml。在室温下凝固，分离血清。存放和运送血清试管应保持无菌，有条件可用1500rpm离心20min分离血清。采血时，尤其是毛细血管法取耳垂、指尖血时应避免挤压。血清标本运送前应在2~8℃保存，血清可冷冻保存，但应避免反复冻融。不能冷冻全血。若采集鼻咽拭子、鼻咽分泌物标本，宜取出疹当日拭子标本，最好为出疹前标本。拭子和试管等无菌。拭子深入

咽部，应轻擦咽部或麻疹黏膜斑处数次。剪去用手握过的木（竹）棍后置入无菌试管中，试管内可放5%牛血清溶液（pH 7.0），4℃或冰冻保存。

（3）钩端螺旋体：尽快处理尿标本，因为酸性会损害菌体，如不能及时送检，就用1%牛血清按1：10稀释，存放于5~20℃。及时分离血清、脑脊液标本，血清标本应低温（-20℃以下）保存。标本要冷藏运送，同时要符合实验室生物安全和相关运输管理有关要求。

442. 为什么要规定对未及时检查人类免疫缺陷病毒标本适当保存

答：HIV应在采集后尽快检查完毕，对不能及时检查标本，应进行适当处理或保存，以降低因标本不及时检验而引起检验结果改变。HIV标本保存要求有：①用于HIV抗体检测血清或血浆标本应存放于-20℃以下，短期（1周）进行检测标本可存放于2~8℃；②用于HIV抗原和核酸检测血浆和血细胞标本应冻存于-20℃以下，进行病毒RNA检测标本如需保存3m以上应置于-80℃；③用于CD4/CD8 T淋巴细胞测定标本不能长期保存，标本采集时间超过48h不可检测。

HIV阳性血清标本需保存至少10年。艾滋病筛查试验室不能存放阳性血清，阳性血清应存放在有资质的实验室，如艾滋病检测确认实验室，因此，在HIV阳性反应血清标本较多地区，艾滋病检测确认实验室应配置-20℃以下低温冰箱和-80℃超低温冰箱。

443. 为什么要规定对未及时检查尿液标本适当保存

答：尿液标本应在采集后2h内检查完毕，对不能及时检查尿样，应进行适当处理或保存，以降低因标本送检延时而引起理化性状改变。尿液标本若无防腐措施可发生以下变化：①颜色：因物质氧化或还原、尿色素原或其他成分分解或改变所致，如胆红素转化为Hgb，胆绿素转化为高铁血红蛋白，尿胆原转化为尿胆素；②透明度：因细菌繁殖、溶质析出如结晶和无定形物质会导致假性减低；③气味：因细菌繁殖或尿素分解形成氨；④pH：因细菌分解尿素产生的CO_2挥发导致假性升高，因细菌或酵母菌分解GLU为代谢性酸类物质导致假性降低；⑤GLU：因细胞或细菌分解糖导致假性减低；⑥酮体：因细菌将乙酰乙酸盐代谢成丙酮导致假性增高，因丙酮挥发导致假性减低；⑦胆红素：因光氧化作用转变为胆绿素，水解为游离胆红素导致假性减低；⑧尿胆原：因氧化为尿胆素导致假性减低；⑨亚硝酸盐：因尿液标本采集后细菌繁殖导致假性增加，因转变为氨导致假性减低；⑩红/白细胞管型：因细胞和有形成分分解，特别是稀释碱性尿液细菌导致假性减低，因标本采集后细菌繁殖导致假性增加。

444. 为什么应文件化规定脑脊液、浆膜腔积液标本冷藏保存要求

答：脑脊液、浆膜腔积液中化学物质和有形成分不稳定，留取后即开始发生物理和化学变化，如细胞成分破坏、葡萄糖降解。因此，提倡常规、生化检查采集后尽快送检，最好不超过2h，如不能及时送检或分析，应采取保存措施。冷藏可抑制微生物生长，维持脑脊液pH恒定，使脑脊液、浆膜腔积液有形成分形态基本不变，在4℃条件下，冷藏不超过4h。

445. 为什么应文件化规定血培养标本室温保存要求

答：收集血液标本血培养瓶应立即送实验室，如不能立即送检，切勿冷藏或冷冻保存，应放置在15~25℃以模拟微生物体内生长情况。正常人血液及骨髓是无菌的，温度过低会导致温度敏感微生物死亡，如奈瑟菌；温箱会导致细菌进入对数生长期，错过最佳检测期，导致检验结果假阳性或假阴性，影响临床判断，所以，接种后培养瓶最好立即送到实验室，室温保存最迟不超过2h。

446. 为什么文件中要规定血糖标本应尽快完成检验

答：血糖标本采集后要尽快检验。血液离体后，血液中细胞、细菌在一定时间内仍可利用其中GLU，室温下血细胞糖酵解使血中GLU减少5%~7%/h，当白细胞增多或细菌污染时，GLU利用率会增加。测定血糖标本多采用血清或血浆，应尽快分离制备。分离血浆比血清快，但采用已加促凝剂一次性真空采血管，亦能在30min内离心分离得到血清。建议使用氟化物-草酸盐混合物抗凝，氟化钠除通过抑制烯醇化酶而防止糖酵解外，还具有弱抗凝作用，使用量为每毫升血液加2mg草酸钾和2mg氟化钠。血浆GLU在25℃稳定8h，4℃稳定72h。快速血糖仪采用全血标本，因红细胞中GLU浓度较低，空腹全血GLU浓度比血浆低12%~15%（在HCT正常时）。

447. 为什么文件中要规定血脂检测标本保存温度

答：血脂标本如保存不当会使检验结果产生偏差。血脂标本保存温度尤为重要，因标本保存及测定时间不当会影响临床医师作出判断。应选择适当标本保存条件，尽量避免因保存条件不当而产生检验结果偏差。血脂标本应尽快送往临床实验室，室温下放置30~45min，放置时间不得超过3h。血清应吸出，转移至有盖小试管中（或有封口膜，防止水分挥发），如不能当天测定，可暂存4℃冰箱，至少可稳定4天。如需长期保存，用作TC测定标本保存在-20℃，用作三酰甘油、脂蛋白、载脂蛋白测定标本最好保存在-70℃，不能反复冻融。抗凝标本离心后可直接检测。

448. 为什么文件中要规定检测治疗药物的标本需做预处理

答：治疗药物监测（therapeutic drug monitoring，TDM）时，除少数方法可直接使用标本外，大多需对标本进行必要预处理。预处理目的是在不破坏待定成分前提下，用适当方法浓缩纯化待测组分，减少干扰，提高检测灵敏度、特异性。预处理包括去蛋白、提取和化学衍生反应。

（1）去蛋白：血浆、唾液等标本含蛋白质，蛋白质对多种测定方法会造成干扰。去蛋白方法包括沉淀离心法、色谱法、超滤法和超速离心法。其中，沉淀离心法简便快捷，结合提取要求，选用合适酸、碱和有机溶剂，可与提取同时完成，故最常选用。

（2）提取：为尽可能选择浓缩待测组分。提取法分为液-液提取法和液-固提取法。液-液提取法是根据药物在2种液体中具有不同分配系数而进行；液-固提取法又称固相柱提取法，根据待测组分理化性质，选用合适常压提取短色谱柱，待标本（多经去蛋白处理后）通过该柱后，以适当溶剂洗脱，选择性收集含待测组分洗脱液供进一步测定，即可获较理想提取。

（3）化学衍生反应：用光谱法和色谱法检测药物，常需根据待测物化学结构和检验方法需求，通过化学反应，特异地引入显色（可见光分光法）、发光（荧光、磷光、化学发光）基团，提高检测灵敏度和特异性。

（金伟峰）

第四章 检验程序评价

第一节 设备选择

449. 为什么临床实验室设备性能对临床检验质量至关重要

答：按《医疗机构临床实验室管理办法》和 ISO 15189 相关规定，临床实验室设备要"能达到规定性能标准，并符合检验所要求规格"。为了确保检验质量，应对完成临床检验所涉及设备、试剂、校准品、检验程序、保养计划等所有要素进行全过程质量控制，临床实验室设备性能是保证临床检验质量关键要素。

目前，临床实验室开展的检验项目绝大多数由检验设备完成，设备性能将直接影响出具检验报告的质量，设备性能是影响临床实验室检验结果质量的主要因素，根据临床实验室质量管理要求，设备在投入使用前都需经性能验证才能启用，这样才能确保检验质量符合要求。

450. 为什么申请临床实验室设备时要考虑设备使用可靠性

答：设备使用可靠性是设备在规定条件下和规定时间内完成规定功能能力。从整体上看，设备能否完成预期功能是临床实验室选购该设备的一个重要衡量指标。《全国临床检验操作规程》在临床实验室设备相关章节中规定"临床实验室在采购设备前应根据国家有关部门对该类设备规定的性能标准、临床实验室质量目标及临床对检验结果的要求，制定所要购买的设备的所有性能指标和应具有的功能"。临床实验室应充分了解需申购设备的性能特点，必要时进行实地考察，详细了解该设备并综合分析其优缺点，对该设备销售公司资质和信誉以及技术力量也要深入了解，最好选择同类产品进行比较后再做选择。在设备采购中，应在性能相同或相近条件下，采购低价设备，同时还要兼顾配套试剂、零配件、消耗品、维护及维修费用，从而确保实验室质量控制要求。

451. 为什么采购临床实验室设备需兼顾本实验室的配套条件

答：实验室配套设施是指设备安装时对环境和条件（如房屋、水、电等）要求，这关系到设备能否及时验收，以及能否尽快投入使用。ISO 15189 的 5.2.2 条款有关"检验设施应保证检验的正确实施。这些设施可包括能源、照明、通风、噪音、供水、废物处理和环境条件"，临床实验室应根据本实验室配套条件来采购设备，设备在安放地点的电力供应、水供应、通风条件、照明条件、温度、湿度控制方面应和设备厂商要求一致，此外，还要考虑设备输出端与 LIS 间兼容性，不同设备需不同安置环境和条件，在购置前应提前考虑，以免采购设备后由于配套条件不具备，造成设备搁置，影响功能发挥。

452. 为什么临床实验室采购实验设备要通过招投标形式进行

答：我国现有医疗卫生机构绝大多数属于事业单位，设备购买属于非生活性基础设施项目，根据《中华人民共和国招标投标法》相关规定，临床实验室设备和器材采购要逐步纳入招标采购范围，招投标基本制度要遵循"三公"原则，即公开、公平和公正原则，在全面资质审查和合理低价基础上中标。招投标要经"招标—投标—开标—评标—定标—签订合同"这些完整过程，通过招投标程序完成设备采购，使医疗机构临床实验室权益得到充分保证。

453. 为什么临床实验室要评价提供设备供应商

答：临床实验室设备采购计划编制与选购是保证检验质量重要环节，是设备正确使用和管理前提条件，如购买设备性能不好，功能不全，就谈不上正确使用和管理，更谈不上临床检验质量保证，要求实验室对设备供应商及产品进行质量调查，从资源输入角度保证实验室工作质量和能力。

通过各种调查方式，包括资料收集、用户走访、网上咨询、电话、信函等调查评价供应商是否为合法成立或注册实体，有无齐全证件或注册资料，历史资料是否稳定可靠，供货是否及时、价格是否合理，有无良好信誉和售后服务等。临床实验室需编制《合格服务机构和供应商名录》，此名录要每年评价一次，做到及时更新，现行有效，作为临床实验室采购设备重要依据。

454. 为什么临床实验室设备经销商必须有"三证"

答：所谓"三证"是《企业法人营业执照》《医疗器械注册证》和《医疗器械生产/经营企业许可证》简称。为实验室供货设备供应商都应具备"三证"。具备"三证"是评价设备经销商是否为合格服务机构和供应商基本条件。《企业法人营业执照》是企业或组织合法经营权凭证，《医疗器械生产/经营企业许可证》是由地方食品药品监督管理局依照《医疗器械监督管理条例》规定对医疗器械生产/经营企业审核颁发，同意开办医疗器械生产/经营企业许可文件，《医疗器械注册证》是由国家或地方食品药品监督管理局依法定程序，对拟上市销售、使用医疗器械安全性、有效性进行系统评价后允许医疗器械上市销售/使用证明文件。临床实验室可通过资料收集、网络查询、电话信函等方式调查设备经销商是否有"三证"，从资源输入角度保证检验质量。

455. 为什么临床实验室设备招标采购需遵循"三公原则"

答：按《中华人民共和国招标投标法》第五条规定：招标投标活动应遵循公开、公平、公正（简称三公）和诚实信用原则。这里所指公开是招标活动应公开进行，不得隐蔽、私下进行，也不得隐瞒招标结果，是对招标活动形式和程序公开规定。公平是招标活动应达到目的，这包含合乎法律、合乎科学和合理含义，从国家和当事人角度对招标活动最终达到目的要求规定。公正是指招标活动应采取公正方法进行，不得偏袒、包庇、围标、瞒标，评标应当合法合理等，不得有其他一切违反法规和科学工作方法、程序，不仅程序要公正，而且结果也要公正。目前，国内临床实验室大多隶属于公立医疗卫生机构，属于国有事业单位，设备属于非生活性基础设施项目，其采购需纳入招标采购范畴并遵循"三公原则"。

456. 为什么临床实验室设备在运输及安装过程中不能倒置

答：实验室设备属于精密仪器，在运输过程中，大部分要求直立运输，倾斜不能超过一定角度，绝对不能倒置，在搬运中尽量减少震动，特别是大型仪器，其内部组件非常精细，部件间排列空间也很紧密，虽然仪器在运输过程中使用某些加固装置，但在搬运和移动过程中，超过一定角度倾斜会使设备可活动部件移位，仪器零部件受损，造成不必要损失；此外，某些实验室大型仪器自身质量很重，如这些仪器设备在运输过程中倾斜或倒置，仪器自重会令承重部位变形或断裂，甚至对仪器造成不可逆损坏，影响设备性能和正常使用。所以，为安全稳妥运输设备，在运输过程中要避免剧烈震动，禁止倒置，设备生产商在包装设备时在外包装明显部位应粘贴防倾斜运输标签和震动标签，用于监测运输过程中状态是否符合要求。

457. 为什么临床实验室设备安装要考虑室内环境温湿度

答：ISO 15189 的 5.2.2 条款中 "检验设施应保证检验的正确实施。这些设施可包括能源、照明、通风、噪音、供水、废物处理和环境条件"。实验室温湿度条件是临床实验室环境条件重要组成部分，室内适宜温度 18~26℃，相对湿度为 30%~70%。室温过高会使设备散热困难，设备内部电子元器件运行困难甚至损毁，室内应安装空调用于调节温度；另外，室内湿度过高会使设备内电子元器件表面吸附潮气，使绝缘性能降低，电子元器件间导电性增加，影响正常使用。所以，在气候潮湿地区和季节，临床实验室应使用除湿机，降低室内湿度，保持正常温、湿度，保证检验结果准确性。

458. 为什么海拔超过 2000 米时安装设备要事先向厂商声明

答：空气内部向各方向都有压强作用，此压强即为大气压。在海拔 2000 米，空气密度近似不变，在海平面平均气压约为 101.325kPa（760mmHg），称为标准大气压。大气压会随高度上升而下降，海拔每提高 12m，大气压下降 1mmHg，或每上升 9m，大气压降低 100Pa。海拔 2000m 处大气压约为零海拔大气压 0.8 倍，大气压力过低，会使设备中密封安装电子元器件（如电容等）内外压力不平衡，以致密封失效，影响电子元器件功能。此外，高海拔地区空气稀薄，电气绝缘能力减弱，空气导电性增强，电位差间带电间隙及产品内外部绝缘层易被击穿，造成设备电路短路。如高原地区临床实验室需安装此类设备，应向设备厂商声明，以便厂商预先改善电气线路设计，保证设备使用安全。

459. 为什么临床实验室在设备安装时要配备在线式不间断电源

答：在线式 UPS 是一种含储电装置，以逆变器为主要组成部分恒压恒频 UPS，当市电输入正常时，UPS 将市电稳压后供应给设备使用，此时 UPS 就是一台交流市电稳压器，可消除瞬间高电压、瞬间低电压、电线噪声和频率偏移等"电源污染"，使设备工作电压保持在（200±5%）V，同时，还向储能电池充电；当市电中断时，UPS 电源立即开始工作，由储电电池供给设备所需电源，使设备维持正常工作，保护设备软硬件不受损坏，因此，在线式 UPS 是保证临床实验室设备正常运转的必备电源系统。

460. 为什么须定期检定临床实验室温度计

答：计量器具是临床实验室基本实验工具，计量器具准确性直接关系到检验结果准确性，临床实验室应按《中华人民共和国计量法》规定，定期将计量器具送计量部门检修，检定合格后标示合格标签。温度计是《中华人民共和国计量法》列入要求强制检定计量器具，临床实验室应定期检定温度计，并至少维持一支由计量部门检定过温度计作为参照温度计，参照温度计冰点应每 10 年由计量部门重新检定认证 1 次，温度每年检验 1 次，实验室使用的其他温度计应每年同参照温度计校验 1 次，校验过温度计须标识后方能使用。

461. 为什么电子天平在使用前需先用水准仪检查

答：电子天平是通电导体在磁场中做切割磁力线运动而产生电磁力变化，传感此数据至伺服放大器，并经计算得出电压值，电压值与被称量物体有确定对应关系，电压信号经数据转换和微处理即可在显示器上显示被称量物重量，在使用电子天平过程中，如不经水平校准即开始使用电子天平，被称量物放在称盘上压动杠杆时就会造成电子天平线圈与永磁铁间位移偏差，而不能精确反应被称量物重量，所以电子天平应放置在稳定刚性称量台上，使天平保持水平平衡状态，使被称量物重心在衡器上保持 90° 垂直于地面，可更加准确得出被称量物重量。

462. 为什么可调节式移液器未用时应调到最大量程

答：移液器是检验过程中标本采集和移取必备工具，根据容量是否可调分为固定容量移液器和可调容量移液器。可调节式移液器可对一定范围内容量进行设定并移液。使用可调式节移液器大部分为塑料材质，平时在实验过程中长期使用，会使移液器中弹簧受挤压而变形，弹力随之改变，可调节式移液器在使用小量程刻度时，弹簧处于压紧状态，在移液器使用小量程后如长时间不用，应将可调式移液器调节到最大量程，使移液器弹簧处于松弛状态，这样可使移液器使用过程中，在吸取设定容量液体时，能保持移液器精确性，同时也有利于延长移液器使用寿命。

463. 为什么临床实验室移液器需定期校准后才能使用

答：移液器是实验室基本计量工具之一，其准确性直接关系到检验结果准确性。由于移液器是实验室最常用计量工具，长期使用会使弹簧弹力发生变形，大部分移液器材质是塑料的，不耐摩擦，使用一段时间后必然会产生误差，为保证移液器移取液体量准确，应定期对移液器进行质量管理。对新购移液器，如有校准证书可直接使用，对在用移液器应每年进行计量校准，实验室可按《中华人民共和国国家计量检定规程》对移液器的要求，自行校准移液器，但许多实验室自身条件并不能完全满足校准要求，如外部环境、工作条件及称量仪器精密度等，同时，大部分移液器厂商能为使用者提供专业校准及维修服务，所以，临床实验室所用移液器校准也可通过外部服务获得。

464. 为什么临床实验室水浴箱中最好加去离子水

答：水浴箱是临床实验室基本设备之一，由于水浴箱长时间处于加热状态，箱内水分蒸发较快，所以应及时补充水量，如使用自来水作为水浴箱用水，自来水中杂质（包括电解质离子、有机物、颗粒物、微生物、溶解气体等）经长期加热后会积累在加热装置及箱体内壁上，形成水垢，影响恒温水浴箱加热性能和使用安全。去离子水是将水通过反渗膜和离子交换树脂将水中杂质去除，使去离子水电阻率、蒸发残渣含量、可溶性硅降到容许范围，去离子水也是实验室较易获得的二级实验室用水，便于制造和质控，使用方便经济，有利于水浴箱清洁保养和延长使用寿命，所以实验室水浴箱用水建议使用去离子水。

465. 为什么水套式恒温培养箱要定期检查水箱水位并及时补充水量

答：恒温培养箱是临床实验室常用设备之一，主要用于体外培养各种微生物或细胞、组织等。根据加热方式不同，恒温培养箱分为气套式和水套式恒温培养箱。水套式恒温培养箱是通过一个独立水套层包围内部箱体来维持培养箱内温度恒定，优点是培养箱内温度有较好稳定性。由于水套式恒温培养箱是利用加热水套中水来间接加热箱内空气达到恒温目的，所以，定期检查水套中水位非常必要，大部分水套式恒温箱已有低水位报警功能，在水位低于下限时会及时报警，检验人员需向其加注去离子水或二次蒸馏水，维持恒温培养箱正常运行。

466. 为什么临床实验室不能直接按冰箱自带温度计记录温度

答：实验室冰箱根据温控程度可分为冷藏、冷冻和超低温冰箱，都有严格温度控制装置，是实验室开展工作不可缺少设备。虽然，实验室冰箱大都自带温度计量装置，用于设置温度及显示温度，但实验室不能直接采用冰箱自带温度计显示的温度作为冰箱温度记录，温度计是《中华人民共和国计量法》要求应强制检定计量器具之一，冰箱自带温度计并未被质检部门定期检定，为准确地计量实验室冰箱温度，实验室需用经质检部门检定符合要求或与参照温度计对比合格温度计。

467. 为什么临床实验室冰箱要定期消毒

答：医用冰箱是临床实验室常用检验设备之一，临床实验室常用试剂、标准品、定标液和测试标本等物品，根据不同保存条件存放在实验室冰箱中，冰箱在使用过程中由于放置不同生物制剂、试剂和标本，有可能存在化学腐蚀性或生物危害性物品漏出，而污染冰箱内部环境，所以检验人员除每天登记冰箱运行情况和温度外，还要根据实验室制定的冰箱使用保养程序对冰箱定期进行清洁消毒，内容包括：冰箱外表面清洁，空气过滤网和冷凝器清洁，特别是冰箱内部消毒，以减少交叉污染，从生物安全角度安全地使用实验室冰箱。

468. 为什么临床实验室离心机需做水平校准

答：离心机是临床实验室常用设备之一，基本原理是通过旋转运动构成离心力场，离心力场中物质在离心力和浮力作用下产生离心沉降运动，实现不同组分标本分离。离心机基本结构由驱动系统、转头、调速定时系统、温控系统等组成。由于离心机是利用转头高速旋转产生离心力达到分离标本目的，在离心机安装时要求放置在坚固平整地面或台面上，并对离心机转头进行水平校准，使离心机在高速运转时转头部分平衡受力，避免转头在高速运行时受力不均，失去平衡，发生危险，影响设备安全使用。

469. 为什么临床实验室需定期校准离心机转速

答：离心机在实验室内长期使用后，离心机电机、传动装置、控制模块都可能会磨损或老化，造成离心机实际转速与面板显示转速不一致，为确保离心机安全准确为临床实验室服务，有必要对离心机进行质量管理。离心机质量管理工作包括：离心机日常维护保养和定期校准，定期校准内容为转速相对偏差测定，即用装至满载转头离心机调至最高转速，稳定5min；用精度为千分之一转速仪测量离心机实际转速，计算公式为：转速相对偏差＝（实际转速−最高转速）×100%/最高转速。低速离心机相对转速偏差要求小于±2.5%；高速离心机相对转速偏差要求小于±1.0%。对转速相对偏差大于规定要求离心机，该离心机须经仪器厂商维修并校准后才能投入使用；转速校准合格离心机，粘贴合格标示后继续使用。

470. 为什么使用临床实验室设备前操作人员需经培训、考核和授权

答：ISO 15189 的 5.1.5 条款和 5.3.1.3 条款指出"实验室应为所有员工提供培训"，"设备应始终由经过培训的授权人员操作；设备使用、安全和维护的最新说明，包括由设备厂商提供的相关手册和使用指南，应便于获取。实验室应有设备安全操作、运输、储存和使用的程序，以防止设备污染或损坏"。《医疗机构临床实验室管理办法》第十四条也指出"实验室专业技术人员应当具备相应的资格，进行专业培训并持证上岗"。

实验室设备在使用前要对相关检验人员进行培训，包括标本准备流程、仪器操作和处理流程、仪器维护保养和故障排除等，使检验人员了解并掌握准确操作规程，所有检验人员都要经考核合格后取得授权才能操作仪器。

471. 为什么临床实验室不能将制造商说明书直接作为标准操作程序

答：ISO 15189 的 5.5.3 条款关于"检验程序文件化"和 5.3.1.3 条款关于"设备使用说明"中规定设备在投入使用前，应制定 SOP。SOP 文件制定要遵循设备制造厂商说明书，但也不能直接照搬厂商说明书，根据 WS/T 227-2002《临床检验操作规程编写要求》规定，每一检验项目都应有相应操作规程，应与当前检验方法与操作步骤一致，主要设备操作规程应包括：①仪器使用目的和范围；②校准程序；③标准操作程序；④质控程序；⑤保养及维修程序。设备使用说明书可作为编写该设备标准操作程序参考文件，按质量管理体系总体要求，结合实际情况，制定本实验室设备 SOP 文件。

472. 为什么临床实验室长期未用设备需校准后才能重新启用

答：如临床实验室内设备长时间停用，应标示为停用，该设备在重启前，按设备管理准则要求，对该设备进行校准，确保设备检测性能满足实验室质量要求。长期未用设备，特别是大型分析仪，在长时间闲置后，设备加样系统、反应系统、清洗系统、测量系统液路，电路都需仪器维修保养工程师做全面维护，必要时，还要更换零配件，在完成全面检

修维护后对设备进行校准，长期闲置设备检测性能应验证并达到实验室质量要求，留下校准记录后才能使用。

473. 为什么临床实验室设备维修后需校准后才能重新启用

答：ISO 15189 的 5.3.1.5 条款规定："当发现设备故障时，应停止使用并清晰标识。实验室应确保故障设备已经修复并验证，表明其满足规定的可接受标准后方可使用。实验室应检查设备故障对之前检验的影响，并采取应急措施或纠正措施"。设备发生故障后，应标示为停用，对简单故障可由有经验检验人员直接排除，如无法直接排除，也可咨询设备维修工程师或请工程师到现场维修，设备故障修复后，应首先分析故障原因，如设备故障影响了分析性能，应通过合适方式进行相关检测或验证，同时，还需检查仪器故障对之前检验结果影响，必要时复测设备故障发生前所有检验标本。设备经校准验证或检测达到实验室规定可接受标准后，检验人员可更改其仪器标签为合格状态并投入使用。

474. 为什么临床实验室设备移动后要进行校准和对比才能启用

答：临床实验室所有精密设备都须妥善保管和存放，未经允许不得搬移原地或拆卸。如需搬运到其他地点，应采取措施确保安全、防止污染环境或损坏设备。大型精密仪器移动和搬运应在专业工程师指导下进行。大型设备在移动和搬运后，或在运输过程和重新安装后，其检测性能可能会受到影响，为保证设备移动前后检测性能一致性，在重新安装后，检验人员需通过质控品检测或留样再测来判断设备在搬运后检验结果是否有偏差。如保留标本检测值前后差异超过允许误差上限，或质控品检测值超出范围，需重新定标并给出一组修正因子（包括标准曲线），直到检测值符合实验室质量控制要求才能启用该设备。

475. 为什么临床实验室借用的非永久设备也需验证

答：ISO 15189 的 5.3.1.1 条款规定："如实验室需使用非永久控制的设备，实验室管理层也应确保符合本准则的要求"。临床实验室因工作需要借用的非永久设备，或设备脱离了临床实验室直接控制（如借出），或修理/维护过，或未通过实验室质控对校准状态有疑问设备，在投入使用前，要对设备进行验证，并确保性能能满足实验室质量目标。设备性能验证内容主要包括精密度、准确性、重复性、携带污染率等，填写设备验证结果和确认记录表，在确认该设备性能通过实验室质量要求后，可再次启用该设备。

476. 为什么备用设备启用前须进行验证

答：临床实验室设备发生故障后，须立即停用，在设备醒目位置上放置停用标识。如工程师无法在短期内修复该设备，在有符合条件的备用设备时，可启用该备用设备，启用前，应核实该设备性能和使用状态，备用设备应满足本实验室质量要求，可通过下列方式验证该设备：①可校准项目实施校准验证；②室内质控结果在允许范围内；③与其他设备检验结果相比，偏差符合规定要求；④使用留样再测结果进行判断，偏差符合规定要求。经验证表明，备用设备达到实验室规定可接受质量标准后，检验人员可认定其为符合实验室质量要求并投入使用。

477. 为什么同一临床实验室相同型号仪器也需比对

答：按 WS/T 407-2012《医疗机构内定量检验结果的可比性验证指南》规定：同一医疗机构内使用多个测量系统向临床报告检验结果检验项目均应进行可比性验证，因此临床实验室根据质量要求，对同一实验室多台设备定量检验项目实施结果可比性验证就非常必要。临床实验室多台设备间同一检验项目结果比对宜应用标本作为首选比对物质，不得使用参考物，应验证比对物质互通性。比对物质浓度要求每个测量系统至少检测 2 个浓度水平（正常和异常水平）。对不符合可比性要求测量系统，应分析原因，必要时采取纠正措施，通过校准改善检验结果一致性，保证临床实验室检验质量的可靠性。

478. 为什么大型仪器在预防性维护后须验证

答：ISO 15189 的 5.3.1.5 条款规定"实验室应制定文件化的预防性维护程序……"。设备预防性维护是为了降低设备失效或功能退化，按预定时间间隔和规定操作程序及标准进行维护，根据厂商建议和实验室制定相关操作 SOP 对设备进行定期保养和更换仪器易损部件，及时了解仪器运行状态，预防仪器出现大的功能故障。预防性维护包括清洁、调整、更换、评估（验证）四大步骤，首先是清洁设备，其次是对仪器部件进行调整，更换消耗性器件，最后是对设备性能进行预防性维护后评估验证。验证方案应根据不同维护内容具体制定，目的是为了保证设备在预防性维护后处于正常功能状态，验证内容包括精密度、准确度、线性等，临床实验室将仪器验证评估资料保存在设备档案中，以利于事后核查。

479. 为什么临床实验室设备在维修前需先去污染

答：用于临床标本检测的实验室设备，通常用于检测人体标本（如血液、尿液等），实际已被标本污染，故应视为具有潜在感染性。按 WHO《实验室生物安全手册》规定，对含有或怀疑含有生物安全威胁物品，应按生物安全相应等级或其他相应生物安全规范执行处理程序。ISO 15189 的 5.3.1.5 条款指出"在设备投入使用、维修或报废前，实验室应采取适当措施对设备去污染，并提供适于维修的空间和适当的个人防护设备"。实行生物安全措施，可降低设备维修人员感染风险，确保维修工程师及其他相关人员安全。

480. 为什么临床实验室需专职人员操作设备"三级保养"

答：实验室设备维护保养是设备管理一项经常性工作，做好这项工作既能节省更新设备所需资金，又能提高设备使用寿命，保证工作正常进行。

设备维护保养有日、周、月或季保养。日和周保养是利用高效清洗剂对设备管道进行清洁，擦洗接触标本部件以及检查机械部件运行等，这些操作一般由检验人员完成；月和季保养又叫"三级保养"，需对设备进行部分解体检查和维护，润滑、更换或修复机械部件，擦洗机械部件试剂残留物及灰尘，清洗通风滤网，对检验结果起关键作用部件进行特殊维护，使设备达到规定质量要求。由于"三级保养"需较高技能，所以负责此项维保的人员应以专职人员为主，检验人员配合即可，设备保养维修后要进行校正和质控，合格后方可用于临床检测。

481. 为什么生物安全柜中不能使用明火

答：生物安全柜是用来保护检验人员，临床实验室环境及实验材料安全常用实验室设备，WHO《实验室生物安全手册》规定，在生物安全柜内禁止使用产生明火的本生灯和酒精灯，因持续燃烧明火会干扰气体层流，同时，明火产生高温能使 HEPA 快速老化，特别是有些 HEPA 采用纸质过滤器，明火高温会使纸质 HEPA 穿孔，造成生物安全柜 HEPA 损坏，未经过滤污染的气流漏出生物安全柜，失去正常生物防护作用，危及人员和环境安全。对需用明火灭菌接种环实验室，可在生物安全柜内使用微量加热器或灭菌器用于接种环消毒，以确保正确安全地使用生物安全柜。

482. 为什么生物安全柜要安装在无气流干扰环境里

答：生物安全柜是为了培养菌（毒）株和诊断性标本等感染性材料，用以保护检验人员、实验室环境及实验材料，避免暴露于感染性气溶胶和溅出物而设计的负压过滤排风设备。临床实验室常用二级生物安全柜。二级生物安全柜通过气流流入前窗开口，称作"进气流"，以防在菌（毒）株及诊断性标本操作时可能生成的气溶胶从前窗逃逸，另外，经 HEPA 过滤垂直层流气流从安全柜顶部吹下，称作"下沉气流"，下沉气流不断吹过安全柜工作区域，以保护柜中标本不被外界尘埃或细菌污染。如生物安全柜工作环境中有外界气流干扰，极可能造成柜内污染气流逸出，或外界空气突破气流隔离进入柜内，使标本被外界尘埃或细菌污染，所以生物安全柜安装在无气流干扰环境中，以保证正常安全运行。

483. 为什么生物安全柜使用后要开动风机运行一段时间再关闭

答：生物安全柜是临床实验室用来保护检验人员本人、实验室环境及实验标本安全重要设备，在每次使用生物安全柜前，检验人员应检查生物安全柜风速、气流量、负压是否在正常范围内，打开风机 15min，待生物安全柜内空气得到净化，且气流稳定后再开始进行操作。在完成操作后，也不要立即关闭生物安全柜风机，应至少让生物安全柜继续工作 15min，使柜内污染空气完全净化后再关闭，WHO《实验室生物安全手册》指出，正确安装和使用生物安全柜可避免感染性气溶胶和溅出物逸出，对维护临床实验室生物安全具有重要意义。

484. 为什么使用设备制造商配套试剂和耗材也要验证其有效性

答：随自动分析仪在临床实验室内广泛应用，商品化试剂盒不断涌现。目前，临床实验室使用的试剂既有厂商原装配套试剂盒，也有非配套试剂盒。CNAS-CL38《医学实验室质量和能力认可准则在临床化学检验领域的应用说明》指出，临床实验室使用配套测量系统和试剂时，可使用厂商溯源性文件；使用非配套测量系统时，实验室应采用有证参考物质、正确度控制品等进行正确度验证或与经确认参考方法（参考实验室）进行结果比对，以证明检验结果正确度。应制定适宜的试剂盒正确度验证计划，验证符合要求后，出具和保存性能验证报告，才能进行临床检测，所以验证厂商试剂盒是临床实验室质量保证的重要组成部分。

485. 为什么应由临床实验室按要求调查设备直接引起不良事件并向制造商和监管部门报告

答：ISO 15189 的 5.3.1.6 条款指出"由设备直接引起的不良事件和事故，应按要求进行调查并向厂商和监管部门报告"。临床实验室设备不良事件是指在正常使用情况下，已获准上市的设备，导致或可能导致人体伤害，此不良事件与设备预期使用效果虽无关但有关联，尽管这种关联也未必存在因果关系。设备不良事件造成人体出现未预期不适症状、体征和疾病或身体伤害。因此，检验人员对临床实验室设备引起的不良事件，应加强信息收集、分析、报告和管理工作，及时报告医疗机构职能部门，填写不良事件上报表，并向厂商和监管部门报告。

486. 为什么临床实验室设备每一项性能指标验收报告应有实验数据

答：实验室设备正确验收是保证所购置设备达到规定性能标准，且符合相关检测要求前提条件，新购进设备需进行安装、调试、验收等步骤，ISO 15189 的 5.3.1.2 条款规定"实验室应在设备安装和使用前验证其能够达到必要的性能，并符合相关检验的要求"。明确要求设备需验证能达到相应的性能，如厂商所声称性能或医药行业标准所规定性能，同时，临床实验室还要验证设备能否达到相应检测性能。验收每一项技术性能都应能提供实验数据。无完整实验数据，性能指标和功能不符合要求的设备不能通过验收。

487. 为什么临床实验室设备须有唯一标识

答：ISO 15189 的 5.3.1.7 条款规定"应保存影响检验性能的每台设备的记录，包括内容：①设备标识；②厂商名称、型号和序列号或其他唯一标识；③供应商或厂商的联系方式；④接收日期和投入使用日期；⑤放置地点；……"。

临床实验室每台设备都应有唯一性标识，张贴在每台设备醒目处，便于检验人员辨识，包括设备统一编号、名称、规格型号、使用部门、启用时间等内容，还应有设备状态标识，分为：合格（正常使用状态）（应标明本次及下次检定/校准日期）、故障或待修状态及停用报废状态。临床实验室设备唯一性标识就是设备在本实验室内"身份证"，是实验室设备档案的重要组成部分。

488. 为什么临床实验室要及时更新设备档案

答：临床实验室对影响检测性能的所有设备均应建立设备档案，并由专人负责。设备档案包括：设备标识、厂商名称、设备型号、序列号或其他唯一性识别号、厂商联系人和电话、到货日期和投入运行日期、当前位置、接受时状态（如新品、使用过、修复过）、设备说明书、证实设备可用性能记录（如检定、校准、验证、确认记录等），这些记录内容包括日期、时间、结果、调整、接受标准、有效期等，仪器维护计划和维护记录，设备损坏、故障、改动或修理记录及预计更换日期。对设备档案变更内容和记录，应及时更新、准确记录，保证设备测定结果准确、延长设备使用寿命、提高设备使用效率。设备档案记录保存期应不少于设备寿命，并在保存期间随时可查。

489. 为什么临床实验室设备报废时需进行无害化处理

答：设备经数年使用后，性能指标不能达到临床实验室质量要求，或维修后仍不能达到规定性能标准，临床实验室应对设备进行报废处理。设备报废应按报废流程办理手续、更新设备档案信息，搬离临床实验室。

在设备搬离临床实验室前，需对设备进行无害化处理，包括：①去除危险品和感染性物品：应从报废设备上去除所有危险或感染性物质；②设备去污染处理：以免在报废设备运输和处置过程中对环境和人员危害；③去除保密信息：对报废设备内信息进行转存后彻底删除。设备报废前无害化处理可减少因设备导致的生物安全事件，也可保证实验室信息安全。

（罗 军）

第二节　设备评价

490. 为什么要评价已购置设备

答：检验设备的购置大大提高了医疗水平，促进了各项医疗新技术开展，不仅是保证医疗卫生工作运行的物质基础，也是医院现代化重要标志。为确保新购检验设备质量和正常安全运行，评价新购设备工作就显得十分重要，设备评价包含安装后验收和使用前评价，因此，应有验收工作制度和实施验收程序。

《全国临床检验操作规程》规定，临床实验室设备使用和管理核心任务是：设备"能达到规定的性能标准，并且符合相关检验所要求的规格"。《医疗机构临床实验室管理办法》和 ISO 15189 对此提出了详细要求，目的是为了保证设备能正常、有效运行，其性能符合相关检验要求，确保检验结果准确和可靠。设备使用和管理涉及设备整个使用周期，包括设备采购计划编制与选购、设备安装与验收、设备标识、设备档案、设备检定/校准、设备使用、设备维修和保养、设备报废等内容，所以对临床实验室设备管理和使用工作，要做到合理购置、正确使用、及时维修和保养，只有这样才能确保设备正常运行，提高工作效率、使用率、完好率和正确诊断率，提高诊疗水平。

491. 为什么要验收安装后设备

答：设备验收不是简单签字接收。设备质量好坏直接影响疾病诊断和治疗水平，也影响医疗质量、服务信誉和经济效益。验收工作是设备管理工作中重要组成部分，是设备质量第一关，也是检验订购合同执行情况关键环节。技术性能指标验收是仪器安装后最为重要的验收，此过程包括设备功能配置验收和技术性能指标检测。只有技术验收合格后，设备才可办理入库手续，再正式投入使用。设备管理人员要依据相关法律文件（合同、投标书、招标书等）对购进设备从外包装到内在质量进行检查核对，并进行安装和工作试验，最后按说明书提供技术指标和各种功能进行调试，确保设备达到设计工作状态。

492. 为什么建立完整设备验收制度是双方履行合同保障

答：因为设备购置合同中包含货物名称、数量、规格、型号、金额、交货期、包装、运输、验收、设备质量要求及对质量负责条件和期限、售后服务等。设备验收工作技术性和政策性很强，要依据相关法律、法规（《医疗器械监督管理条例》、《大型医用设备配置与使用管理办法》、《医疗卫生机构仪器设备管理办法》、《医疗器械说明书、标签和包装标识管理规定》等）和商检工作程序，制定符合检验设备验收流程的制度。验收流程应由设备管理人员参与设备接收、开箱验收、安装调试，由专业人员亲自负责。验收时，应充分利用随机提供资料，按操作规程对新购置设备评估关键技术和质量特性，使其达到最佳工作性能，然后进行设备上岗培训和设备移交，这样才能很好履行合同中每一条款。

493. 为什么要验收设备排水系统

答：临床实验室应根据所购设备的设施和环境条件要求确定安装地点和配备必要设施。排水系统即设备废液排放系统。首先污水排放要符合生物安全要求和标准，有腐蚀性化学试剂应单独收集、综合处理后再排入污水管道或回收利用。管道位置、管道高度、管道口径都要符合设备所规定要求，否则会影响设备排水速度，甚至堵塞管道，造成设备废液倒流，直接影响检验结果准确性，尤其是对水质敏感的离子检测。

494. 为什么要验收设备进水系统

答：因为设备用水不是一般饮用水。随检验应用需求和技术发展，标本和试剂消耗量越来越少（加样量甚至是几微升），测量系统内部液路设计越来越精密，使检验过程对水质越来越敏感；同时临床实验室通常承担繁重工作，很难频繁深度维护和清洗测量系统（一般清洗无法有效去除液路内菌膜），因此，若水质不合格会直接影响检验质量。应使用达到严格标准的纯水，重视去除和控制水中有机物和微生物。2012 年 CLSI GP40-A4 文件将实验室纯水分为 Ⅰ、Ⅱ、Ⅲ 等级，建议尽量使用 Ⅰ 级水，以最大限度地消除潜在风险，要求为：水质电阻率>10MΩ，微生物<10cfu/ml，有机物<500ppb，颗粒物经>0.22μm 终端过滤。

495. 为什么要验收设备稳压电源系统

答：设备对电源质量及电压要求较高，如电源质量较差，设备在运行过程中易出现死机、部件损坏、程序错误、数据丢失等，造成极大安全隐患。电源质量下降还会使设备使用不稳定，轻则使设备暂停使用，重则损坏设备，引发医疗事故。另外，电压不稳定会加速设备老化、影响使用寿命。因此，一般采用交流稳压器和 UPS 来保证设备的正常安全运行，尤其在发生瞬时停电时，不会损伤设备，对确保医疗质量有重要意义。

496. 为什么要建立切实可行的设备验收程序

答：建立完整的设备验收制度和程序，是保证设备应用质量，充分发挥设备效能，并贯穿于设备购买论证、效益分析、招标采购、安装调试、计量管理、使用全过程。《全国临床检验操作规程》中临床实验室设备管理基本准则明确规定，设备正确验收是保证所购置设备达到规定性能标准，符合相关检验要求的前提条件。新购设备需进行安装、调试、验收。重点关注问题：①安装评估：仪器安装环境是否符合厂商所需环境要求，仪器基本性能特性是否达到厂商出厂时应达到规定性能标准，并符合相关检验所要求规格；②人员培训：检验人员能力是否达到厂商基本标准要求，是否建立了设备危害识别与减少危害措施规程；③设备验收报告：仪器验收合格后写出仪器验收报告。验收报告应有每项性能指标实验数据，经负责人审核批准。无完整实验数据，性能指标和功能不符合要求则不能通过验收。

497. 为什么要制定大型设备现场验收流程

答：现场验收是按合同有关条款，对所购设备外包装和完好状况进行检查。验收程序一般有外包装检查、开箱验收、清点数量、核对规格型号、测试性能和技术指标、收集随机技术资料、检查机内组件和设备附件等。

一般负责设备尤其大型设备验收人员，应具备高度工作责任心和专业技术能力，且熟识验收工作流程。设备一到医院，设备管理部门有专人负责接货，根据双方签订合同、技术协议清点箱数、记录箱号。如发现外包装有破损，应做好记录，作为索赔依据。随后会同代理商代表、设备管理部门人员（维修工程师、档案管理员）、检验人员一起开箱清点货物，要注意原包装是否完好、设备名称、型号规格、数量等是否符合要求，检查设备外观，确认设备是否全新，防止是展品或翻新设备。与合同配置清单一一核对规格型号、数量、原产地证书等，资料是否齐全，有无缺损，并做好记录。如法定商检产品，还应有商检人员到场验收，如已商检则要核查商检证书与实物是否相符。

498. 为什么设备现场验收要检查外包装

答：外包装检查主要是对设备外观和数量进行检查。设备生产完毕后，从装箱、运输到抵达安装地点，由于环节较多、时间较长、路途较远，可能会出现日晒、雨淋、震动、倒置、倾斜等问题，外包装完整与否可直观反映设备状况。外观检查时，应注意外包装箱表面及封装状态是否完好，有无破损、受潮、变形等情况，检查设备和附件表面有无残损、锈蚀、碰伤等情况，重点检查主机、主要配件和主要工作面。数量检查时应以供货合同和装箱单为依据，逐件清查核对主机、附件等设备配置数量。现场验收中若发现问题应作详细记录。

499. 为什么设备开箱后要清点核对每一个组件

答：设备开箱后要认真清点并做好记录，写明地点、时间、参加人员、箱号、品名、应到和实到数量，以装箱单、配置单、运输提单等为依据逐项核对每个组件。设备面板各开关、旋钮应完好，连接电缆无破损，固定螺钉无松动；外壳铭牌应当标明制造厂名称、产品名称、型号、使用电源电压、频率、额定功率、产品出厂编号、出厂日期、标准号；对精密易碎部件，如仪表、镜头、电极、探头、各种传感器等要仔细检查有无裂痕、擦伤、污染、破碎等情况。附件包括配套的标本杯、反应杯、吸样针、试剂针和维修工具箱等是否遗漏。设备包装箱内应有安装使用说明书、简易操作卡和保修卡等文件。如发现短缺、错发等问题，须及时作好记录并保留相关材料，以便补发或更换。

500. 为什么设备要进行技术验收

答：技术验收是以一定技术指标、技术手段和科学方法对设备性能参数进行检测。技术验收包括安装调试验收和试运行验收。这项工作贯穿于安装、调试和试运行全过程，核心是专业调试检测。技术验收就是按医疗器械说明书、鉴定证书、国家有关规定要求，精心安装调试检验设备，检测设备各项性能指标是否达到规定要求，设备是否具有安全性、准确性、可靠性、重复性。一般选用正常人和患者标本、第三方质控品和可溯源标准物来完成这些参数验证。按厂方提供测试条件、测试设备逐项进行测试。如对照出厂技术指标实际测量,对检验结果作出合格与不合格评判,并做好记录。验收报告应由参加检测各方共同签字。不合格检验项目应由厂商负责重新调试或更换部件,直至测试合格。

技术验收是设备验收核心环节,是保证设备应用质量水平关键,是用户保障重要依据。因此,应对设备每一技术指标进行详细认真检测,并对所检测原始数据作详细记录和保留,以此作为设备质控依据和设备档案重要组成部分。

501. 为什么要建立设备技术档案

答:设备验收工作应按合同规定内容来进行,并做好相应记录,以此建立设备技术档案。从设备论证选型到设备安装验收过程中工作日志、测试结果、技术处理过程记录、安装验收报告,连同随机技术资料、设备清单、设备入账凭证、责任人和使用人签字确认等文件,证实设备可使用性能记录应包括所有校准或验证报告/证明复件,内容包括日期、时间、结果、调整、可接受标准以及下次校准或验证日期,在两次维护/校准之间核查频次,应整理成设备技术档案存档。完整设备技术档案是设备中期管理起点,是设备科学管理的要求,也是设备验收工作目的。

502. 为什么要验收设备功能配置

答:功能配置验收应根据招标文件和合同技术配置清单中提供各项功能(包括软件功能版本)逐项进行核对,并进行操作演示,按设备作业指导书,确认设备能否正常开机、关机,设备各部分启动、显示和运行功能是否正常,能否执行设计动作。如仪器试剂针、标本针和试剂搅拌棒位置校准,洗涤针吸水和吐水量校准,仪器测试速度是否达标,急诊通道能否正常运行,操作界面是否合理,试剂条码和标本条码扫描是否准确等,上述功能是否有缺少或与合同规格不相符,设备是否能正常工作,作好记录。对功能配置不符又无法调整的设备,应向供应商提出更换,对影响操作流程应向厂商要求及时改进。

503. 为什么设备验收时要保存技术资料

答:设备验收时要收集的技术资料包括安装手册、使用手册、维修手册、原产地证书、鉴定证书、检验合格证等,作为随机资料存入设备档案中。安装手册中有对仪器安装环境和供电要求,设备各部件名称和基本性能;使用手册是设备操作指导书,帮助了解设备工作原理、操作步骤、项目设置要求,简单耗材更换步骤、操作注意事项、维护保养方法以及生物安全;维修手册提供了设备故障发出报警信号和处理提示,以便及时处理;原产地证书、检验合格证能证明设备出处和质量保证。因此,这些技术资料文件对日常工作非常重要,不可或缺。

504. 为什么要填写设备验收报告

答:填写设备验收报告是设备质量管理重要部分,包括:①设备基本情况:到货设备应与合同一致,国别及厂商应为生产商国别及厂商;②开箱验收记录表:根据配置清单进行验收记录;③安装、调试、运行过程及结果记录表;④厂商提供设备性能及技术参数与合同要求符合程度，按合同约定内容进行比对描述，以验证是否达到合同规定要求，并写明验证标准、方法、程序等内容，以及所用测试标准标本，设备型号规格及性能指标测试原始结果；⑤附件、备件及技术资料、说明书，以验证乙方是否按合同约定或有关规定提供完整材料；⑥职能部门相关验收文件记录；⑦厂商洽谈备忘录、商品检验证书、索赔文件资料等；⑧培训情况记录；⑨售后服务承诺书等。该验收报告是设备档案重要组成部分，验收结束后将该报告及随机材料及时存档。

505. 为什么要重视设备培训计划和实施效果

答：我国《大型医用设备配置与使用管理办法》实施细则规定，为加强大型医用设备管理，合理配置和有效使用大型医用设备，促进卫生事业健康发展，使用大型医用设备的临床医师、技师、医学工程技术人员应持有卫生部颁发的《大型医用设备上岗合格证》。因此，厂商技术支持人员有义务负责新仪器上岗培训工作，内容包括：介绍仪器基本理论和基本结构、上机操作、仪器维护保养、简单故障排除以及耗材更换，通过培训检验人员可很快了解和掌握新仪器使用，并及时制定操作规程和安全维护保养制度，新仪器能保质保量投入临床使用。设备管理人员应定期检查检验人员执行操作规程情况，定期培训和考核，不合格者不得继续操作设备。

506. 为什么要设备管理人员参与设备验收

答：设备验收不仅是检验人员责任，也是设备管理人员职责。设备管理人员应参与临床实验室新购设备整个验收过程。《大型医用设备配置与使用管理办法》实施细则中也规定，配置大型医用设备的医疗机构须设置设备管理职能部门，建立由主管院长、设备科（处）长、技术人员组成的三级管理结构。建立健全设备管理规章制度，建立完整检验设备验收制度和程序，保证检验设备应用质量，发挥检验设备效能并贯穿于设备购买论证、效益分析、招标采购、安装调试、计量管理、使用检测全过程。设备验收工作是检验设备管理制度的重要部分，既是设备质控的依据，更是设备档案管理的重要组成。

507. 为什么要验收设备安装环境

答：设备送达前，应根据设备所需工作环境做好准备，检查一些辅助设施是否到位。如实验室安装独立空调以保证恒温、恒湿、防潮，并检查室内温度和相对湿度是否达标；安装纱窗以防尘；准备设备所需供水、供气、排水等系统设施，检查水质是否符合要求，排水口是否有密闭装置；安装特殊电源电压线、接地线和插座（位置和数量）；生物安全所需特殊设施（洗手、洗眼、冲淋）。这些相关设备辅助配套设备均需提前安装和调试，以确保设备安装验收工作正常进行，缺少任何辅助配套环节，均会延缓设备安装验收和使用。

508. 为什么要检测设备运行状态

答：设备安装完毕后需试运行，即运行状态检测，以保证设备每个部件安装准确无误。检测项目包括：①确认电源线完好及除尘过滤网完好无破损；②确认键盘正常工作及电脑显示屏正常工作；③确认打印系统正常工作；④确认数据传输系统正常工作；⑤确认清洗部件正常工作,逐一调整清洗槽水位;⑥校准搅拌器位置;⑦校准加样针位置,调整试剂针和标本针加样量;⑧确认仪器轨道、传送带以及试管抓手正常工作;⑨确认扫描传感器准确扫出试剂条码和标本条码;⑩在错误发生时确认报警灯正常工作,确认报警声正常等。调整完成后设备才能正式启用。

509. 为什么要检测设备试剂舱温度准确度

答:试剂舱是设备上安置的小冰箱,无论是全自动生化仪还是全自动免疫分析仪,检验项目所需试剂,均存放于此,因试剂存放对温度有一定要求,试剂舱温度直接影响试剂质量。试剂舱温度准确度检验方法是将经过校准、精度为 0.1℃ 温度检测仪探头放入试剂舱中,在温度显示稳定后,每隔 1min 测定 1 次,检测 10min。要求温度值在一定摄氏度范围内(温度值由厂商提供,不同仪器温度值要求不同),温度波动度不大于 2℃。如测出试剂舱平均温度符合厂商温度设定值,且波动符合要求,说明试剂舱温度准确度检测合格,反之检测不合格,需更换相应零件,以保证检验结果准确性。

510. 为什么要检测设备孵育舱温度准确度

答:设备孵育箱有两种,一种注入水,称为水浴箱,如全自动生化仪孵育箱;另一种无水,称为孵育盘。生化检验酶促反应、免疫检验抗原抗体结合反应须在 37℃ 完成,温度过高或过低会使酶反应活性受影响,抗原抗体结合也会受影响,因此,设备孵育箱温度准确性检测至关重要。检验方法是将经校准,精度为 0.1℃ 温度检测仪探头放入孵育箱(盘)中,待温度显示稳定后,每隔 1min 测定 1 次,检测 10min,要求温度值在 (37.0 ± 0.3)℃,温度波动范围在 ± 0.2℃。进行仪器孵育箱温度准确检测同时,也是对仪器温度控制系统进行鉴定,确保检验结果准确性必要条件之一。

511. 为什么要检测设备加样系统准确性及重复性

答:标本针吸样量和试剂针加样量精确与否直接反映设备加样系统好坏,通过准确度、重复性和携带污染检测判断是否合格,厂商赋值作为判定值。重复性检测一般选用低值和高值标本各重复测定 20 次,计数变异系数,若小于判定值即为合格。准确度检测可选用测试项目定值参考物,偏移值若小于判定值即为合格。携带污染检测取高浓度质控品或新鲜标本,混合均匀后放置于 1、2、3 杯位置,再取去离子水或生理盐水放置于 4、5、6 杯位置;对以上 6 份标本连续进行检测,测定值分别为 H1、H2、H3、L1、L2、L3;携带污染率 $= (L1-L3) \times 100\% / (H3-L3)$,若计算值小于厂商判定值即为合格。

512. 为什么要提供设备配套试剂一览表

答:因为设备配套试剂表能显示该型号仪器用于检测试剂品名、试剂规格、测试数规格,这些信息恰好是选择上机组套依据。组合检验项目是肝功能、肾功能、血糖、血脂、肝炎两对半、肿瘤标志物和甲状腺功能等。首先,应选仪器配套试剂;其次,一种组套最好选用一类品牌试剂。另外,要根据每月每个项目测试数选择上机试剂规格;如选用小包装而不够用,会增加添加试剂麻烦,因大多数仪器只在停机后才加试剂;如选大包装而用不完,则造成浪费,因每瓶试剂都有开瓶有效期,超过此期限会影响检验结果。所以,在设备投入使用前选择好试剂也很重要。

513. 为什么供应商要提供医疗器械注册证和产品经营许可证

答：《全国临床检验操作规程》中临床实验室设备管理中要求：设备经销方应具备企业法人营业执照、医疗器械注册证和医疗器械生产/经营企业许可证资质。因为在申请产品许可证时，要审核该产品风险分析资料、产品技术要求、产品检验报告、临床评价资料、产品说明书及标签样稿、与产品研制及生产有关质量管理体系文件、证明产品安全及有效所需其他资料。另外，在申请医疗器械注册证时，厂商要提交相关资料，包括：①产品名称、型号、规格；②企业名称、注册地址、生产地址、联系方式；③医疗器械生产企业许可证编号、医疗器械注册证编号、产品标准编号；④产品性能、主要结构、适用范围；⑤禁忌证、注意事项、其他警示或提示内容；⑥安装和使用说明或图示；⑦限期使用产品，应当标明有效期限。这些资料应证明该仪器和相关试剂质量可靠、有效和安全。

514. 为什么设备验收报告中要有售后服务承诺书

答：设备验收报告应有经销商售后服务承诺书。售后承诺书包括：仪器名称型号及购置日期；仪器安装调试合格后进入保修期；接到用户正式维修要求通知后 2h 作出响应；在使用寿命内，保证用户按市场优惠价得到原厂零配件、消耗品；有新技术更新时免费进行软件升级；提供全套技术资料；写明各地维修中心和备件仓库明确地址和电话，工程师电话，专业维修人员电话，技术支持电话；培训计划由应用工程师在仪器安装及调试合格后，现场进行 1~2 天检验人员培训。售后服务承诺书可保障仪器维护、维修、更换耗材、及时解决操作问题，保证检验报告质量和报告时间不受影响。

515. 为什么要检查进口设备的商检报告

答：商检，即商品检验。由商检机构提供报告证明进口设备经检验后质量和数量符合要求。进口设备大部分需商检，只有检查合格才能入境，否则违法。商检机构接受报验后，认真研究申报检验项目，确定检验内容，并仔细审核合同（信用证）对品质、规格、包装规定，弄清检验依据，确定检验标准、方法（检验方法有抽样检验、仪器分析检验、物理检验、感官检验、微生物检验等）。商检报告是国家出入境检验检疫局按国家质量监督检验检疫总局颁发的《进口医疗器械检验监督管理办法》条文对所有进口医疗器械、设备规格、质量、数量、包装、标记、产地等内容进行检验、测试和鉴定，出具具有法律约束力有效凭证。检查设备商检报告单可了解货物品质是否与需求一致。

516. 为什么在设备使用前要仔细阅读说明书

答：说明书是厂商制作，并在申请产品注册时由食品和药品监督管理部门批准，符合国家标准或行业标准有关要求的具有法律效用的文件，由厂商随产品提供给用户，涵盖该产品安全有效基本信息并用以指导正确安装、调试、操作、使用、维护、保养技术文件，可从中了解操作步骤、注意事项及生物安全要求，简单故障现象和纠正方法表，给检验人员和维修人员带来方便，可根据表中提示快速锁定目标、查找故障、少走弯路，起到事半功倍效果。

在日常工作中，可根据说明书编写适合使用仪器操作规程和检验项目操作规程文件，以防盲目操作而浪费耗材甚至损伤、损坏仪器，造成测试结果不准确。因此，如何充分利用说明书中资源，正确操作使用、维修和保养仪器，显得尤为重要。设备是否正常运转，直接影响到医疗质量和水平，影响医院社会效益和经济效益。为确保设备使用安全、有效，在运行前，检验人员须仔细阅读说明书。

517. 为什么要了解设备使用年限

答：设备每个部件都有使用期限，如全自动生化分析仪中光源（灯泡）、电极、标本针、试剂针、搅拌棒等。实际测试数不同，每个部件寿命也不同。一般可通过日常维护保养和每日 IQC 来监测这些部件，一旦发现问题可及时纠正和及时更换。通过了解使用年限，确定设备维护保养内容和频次。设备在使用 5~6 年后故障率提高，除关注上述部件外，还要关注管道（进水和废液排放），各节点感应器、电磁阀、密封圈等部件。最常见的是废液管道堵塞，造成冲洗站水倒流而影响标本针和搅拌棒冲洗不干净、质控异常，因此，还要增加小保养和大保养频率，减少设备故障率，必要时可更换管道和相应异常部件，以保证检验质量准确性。

518. 为什么设备说明书报警代码和处理指南很重要

答：在设备验收时，应留意说明书中是否提供设备报警代码和处理指南。因为操作设备时常会碰到不能正常运转而发生报警状况，其中，大多数报警是因检验人员对设备不了解或操作不当造成，尤其是新装设备，在使用前应熟读说明书，并留意所有"警告"和"注意"事项。说明书中大多有简单故障和纠正方法列表，给检验人员提供方便，遇到设备报警时，可根据表中报警代码来查阅设备故障提示和处理方法，快速锁定目标、查找故障、少走弯路，达到事半功倍效果。此外，根据报警代码了解设备耗材使用情况和寿命，根据其提供操作步骤准确更换耗材，使设备在无彻底停止运转时就得到有效维护，降低故障率，提高使用率。

519. 为什么要保存完整设备装机测试数据

答：因为装机测试数据是设备投入使用前最原始数据，记载装机过程中每一部件合格状态，这些数据证明设备验证和评估结果。装机合格数据也是日后工作中评判依据。如全自动生化分析仪杯空白数据与装机时比较差异较大时，提示需加强清洗比色杯或更换光源（灯泡）。如某一检验项目在定标后，质控出现失控现象，可先分析定标值，若与装机时值差异大，应首先考虑更换定标液，用新批号定标液定标后，重做质控。在日后设备维护和保养、排除设备故障过程中，完整装机测试数据有重要价值，故保存完整装机测试数据十分必要。

520. 为什么新设备要进行内部测量系统一致性比较

答：由于工作量大或工作流程安排需要，临床实验室同一项目会在不同设备上检测。新购置设备在完成基本性能验证后，还需进行内部测量系统一致性和测定结果可比性验证，表明临床实验室应保证测量系统完整性和有效性，同一检验项目在相同测量系统不同设备上进行检测，或在不同地点使用相同测量系统检测同一检验项目时，实验室应定期

（至少每 12 个月一次）比对检验结果一致性。相同检验项目在不同测量系统上进行检测时，实验室应在新测量系统报告患者结果前，验证不同系统检验结果一致性。所以，新装设备要进行内部测量系统一致性比较，两者比对结果符合要求后，才能用于临床。相同测量系统比对结果不符合要求时，须调整设备参数，测试一致后方能使用；不同测量系统比对结果不符合要求时，可选择其中一种测量系统；若两种测量系统并存（如干生化和湿生化）则须根据比对结果和不符原因，递交一份说明于医务部门备案，这样才能保证检验结果重复性、准确性和可靠性。

521. 为什么设备验收报告要有每一项性能指标原始数据

答：验收工作程序常包括外包装检查、开箱验收、数量清点、规格型号核对、性能和技术指标测试、随机技术资料收集等。验收报告需如实记录，包括收集所有清单和签名，以及设备性能指标和技术指标测试过程中所有原始数据。每完成一个测试，要及时打印数据并作为附录，如测试技术指标中设备状态数据、光路状态数据、杯空白等；测试性能指标中试剂空白、定标曲线、质控数据、重复性验证数据、准确度验证数据、比对数据、线性数据等。以此说明每一项性能指标真实，可靠。如遇问题及时调整设备参数，更换试剂，重新定标，重复测试。每一项性能指标验证均对设备评估至关重要，故设备验收报告要有每一项性能指标原始数据作为附录保留。

522. 为什么在设备验收过程中检验人员担负着重要责任

答：在新装设备整个验收过程中，除有经销商、设备部门代表、设备工程师、电脑工程师参与外，还需有检验人员参与。其中，只有检验人员经历整个验收过程，包括接受设备、清点设备、协助安装调试、参与设备运转和验证性能指标，见证所有技术指标和性能指标验证数据真实性和可靠性，这些实验数据要经检验人员审核后再报负责人批准、写入验收报告，并存入设备档案，所以，检验人员在设备验收过程中担负着重要责任。

523. 为什么改动设备配套检验项目参考区间须经医务科审批或备案

答：新装设备调试完成后，试剂须进行验证测试，除做重复性、准确性、干扰实验、线性外，还要做参考区间验证，使检验结果有可延续性、检验结果可互认性。在实际工作中，检验医学已成为疾病诊断、预后判断、疗效评价及健康监测重要手段，检验项目参考区间是疾病诊断和健康评估最主要依据，检验项目参考区间变动直接影响检验结果对疾病诊断和疗效评估，因此，当检验项目参考区间有改变时，应经医务部门批准和修改备案。

随我国临床实验室 EQA 和标准化工作不断推进，不少常规检验项目已达较高程度标准化，检验结果具有溯源性和可比性，为建立和应用不受方法学、测量系统限制，参考区间提供了技术保障。目前，已建立中国人群临床常用检验项目参考区间，具有代表性人群和可溯源/多系统检验结果，适用我国多数地区和各主要测量系统，以达到检验结果一致性和可互认性。

524. 为什么设备验收报告要有多部门签字

答：设备验收报告是设备安装调试、技术指标验证和性能指标验证完毕，各项测试数据合格后，设备交付使用前确认。在整个验收过程中，设备管理部门人员、工程师、设备使用部门人员、维修经理、供应商等人员各尽其责，依据相关法律文件（合同、投标书、招标书等），从外部包装到内在质量，对购进设备进行检查核对。包括设备工程师、设备使用部门人员、维修经理等多方合作进行设备安装和工作试验，最后根据说明书所提及技术指标和各项功能进行调试和验证测试，确保设备达到最佳工作性能和可靠工作状态，方可投入临床使用。因此，设备质量管理要求为设备最终验收报告需有医院设备管理部门人员、工程师、设备使用部门人员、维修经理以及客户负责人共同签字。

（吴　京）

第三节　方 法 选 择

525. 为什么要对检验方法进行选择、验证和确认

答：实验室质量管理流程从质量计划（quality planning，QP）开始，为实现质量目标选择和评估适用于实验室检测的分析方法、设备和试剂，实验室一开始应重视分析方法选择、验证和确认，以提供一致、可靠的分析质量；然后建立质量实验室过程（quality laboratory process，QLP），用于规范如何完成检测流程，如标准工作流程和操作规程；在建立合适检测流程后，通过运用统计方法对分析性能进行定量评价即质量控制（quality control，QC）；再通过质量评估（quality assessment，QA）流程对包括标本采集程序有效性、周转时间、结果报告格式等进行评价，发现问题时，通过质量改进（quality improvement，QI）流程对问题进行解决，对标准操作流程持续监控和改进通过 QA 和 QI 来实现。如质量改进不能解决问题，应再通过新一轮 QP 重新选择检测流程和实施更好方法，通过这一质量管理循环，达到持续改进目的。

526. 为什么在选择检验程序时应从预期用途、临床诊断效能和方法学性能等方面考虑

答：选择合适检验程序是为患者提供最佳诊疗的必要保证。首先，应明确检验程序在疾病诊断、管理、预防、治疗和健康评估等方面预期用途，才能作出正确选择。如检测抗核抗体（ANA）对许多自身免疫性疾病有诊断价值，间接免疫荧光法（IIF）是检测 ANA 最有效方法；血液循环中 HBV-DNA 水平与 HBV 感染者病情和预后关系密切，观察 HBV-DNA 动态变化对临床用药剂量、用药时间以及是否需联合用药等提供参考。其次，检验程序选择还应了解其临床应用价值，通过灵敏度、特异性和预测值等指标评价，如甲、乙两个检验程序诊断灵敏度分别为 90%、95%，特异性分别为 75%、80%，灵敏度越高漏诊率就越低，特异性越高误诊率越低，从诊断准确性来看，乙程序临床诊断效能优于甲程序。因此保持与临床沟通，了解临床对该项目诊断需求是必要的。方法学性能指标应至少符合国家或行业标准，或选择性能指标较优的程序。如甲、乙两个检验程序检测血糖不精密度分别为 1.2% 和 2.6%，均小于国家行业标准推荐不精密度，从精密度来看，甲程序方法学性能优于乙程序。ISO 15189 强调测量不确定度评定，应优选不确定度较小检验程序。

527. 为什么应根据临床实验室条件和检测要求多方面考虑来确定检验方法

答：检验方法选择要从实际出发，根据实验室条件和检测要求确定适当方法。如条件许可应优先考虑选择参考方法；一般临床实验室可结合设备、技术力量、实验成本等因素，选择常规分析方法和使用简化参考方法。选择常规分析方法时，尽量选用国内外通用方法或推荐方法，便于方法规范化和质量控制，要重点考虑应用特性、方法学特性和性能特性等三方面指标。应用特性是确定方法能否应用于特定实验室环境因素，包括单次检测成本、可分析标本种类、标本量、标本处理、分析批大小、标本周转时间、工作负荷、设备和人员要求、空间场地、试验成本、空间需求（包括试剂贮存）、废物处理要求和化学危险物、安全考虑。通常，方法学特性与分析方法分析灵敏度和特异性有关，涉及化学反应选择、反应条件优化、校准方法、校准频率、质控方法、标准化和分析程序严密性等。性能特性是实践中证明方法性能好坏因素，包括可报告范围、精密度、回收率、干扰、准确度、试剂稳定性和检出限等。

528. 为什么需选择多项指标评价引入检验方法

答：检验方法评价包括精密度、准确度、检测能力等多项指标，综合分析多项指标才能全面了解分析方法性能。

精密度（precision）是测定结果随机误差大小程度指标。表示同一标本在一定条件下多次重复测定所得到一系列测定值一致程度。常用标准差（s）或变异系数（CV%）表示。

准确度（accuracy）是测定结果与真值接近程度，一般用偏差和偏差系数表示。偏差为重复测定均值与真值之差。偏差系数 $= |真值 - \overline{X}| \times 100 / 真值$。通常真值难以得到，在实际工作中，常用已知含量标准品来检查分析方法系统误差，确定分析方法准确度。在无标准品情况下，常用已确认标准方法测定结果作为标准值，对照被测方法是否存在系统误差，以确定准确度。准确度受系统误差支配（系统误差愈小，准确度越高），也受随机误差影响，所以，准确度是表示测定结果中系统误差和随机误差综合。

不确定度（uncertainty）表明被测标本中真值存在范围，是表达测定结果一个组成部分。

特异性（specificity）即专一性，是特定条件下，分析试剂只与待测物质起反应，而不与其他结构相似非被测物质发生反应。分析方法特异性越高，测定结果越准确。

干扰（interference）是标本中某些非被测物质本身不与分析试剂反应，但以其他形式使待测物测定值偏高或偏低，这些非被测物质称为干扰物。如分析试剂与标本中被测物质以外成分反应，属特异性差；如加入物质影响被测定物与试剂反应，则是干扰。如用邻甲苯胺试剂测定血糖，除 GLU 外，半乳糖、甘露糖等也能与试剂反应，产生与 GLU 相似吸收光谱，引起正误差，这是特异性不足所致。GOD-POD 法测定血糖，尿酸可和由葡萄糖氧化酶作用产生 H_2O_2 反应，使部分 H_2O_2 不参与过氧化物酶第二步反应，造成显色程度下降。尿酸本身未与试剂直接反应，但对该方法有干扰。

检测能力即检测限或检出限（detection limit）是能与适当"空白"读数相区别的待测物最小值。空白读数由基质、试剂所得读数和结果，由仪器或测定过程所产生影响测定步骤残差。对某分析方法而言，确定检出限，有助于与其他方法检测能力比较，避免标本中待测物含量接近或低于检出限。确定检出限时，首选合适空白标本，多次测定（一般 20次）吸光度，求得平均吸光度及标准差；然后重复测定接近空白标本，计算标准差；最后选定一合适单值统计试验和可接受机率作为有意义水平。为简便计算可用"空白读数+3S"代表检出限。

529. 为什么选择方法时要关注检测体系完整性和有效性

答：临床检验测量系统包括完成一个检验项目测定所涉及仪器、试剂、校准品、质控品、消耗品、操作程序、质控程序、维护保养程序和检验人员等。从广义上讲，还包括采样器具、检测用水等。

测量系统完整性是指组成测量系统各方面是完整配套的，包括检验流程、检验方法、仪器、试剂、校准品、质控品、操作规程、检验人员、环境等。测量系统有效性是测量系统完整基础上，是否能得到预期质量目标。

检验结果可比性是建立在测量系统完整性和有效性基础上，只有形成一个固定组合测量系统，检验结果才有可比性，各厂商仪器、试剂、校准品和检测程序各有特点，因此，检测同一种物质，结果也存在差异。如一个试剂、一个校准品、一个校准品值用于不同仪器；或一个校准品、一个校准品值用于不同已配套试剂仪器，这样检测出来结果不可靠，也不具溯源性。实验室在选择方法时应首选完整配套测量系统，并对选定方法在本实验室检测能力进行评估，验证是否达到预期用途。

530. 为什么在选择方法时要进行量值溯源

答：检验结果正确度是通过溯源性确定的，溯源性是通过一条具有规定不确定度不间断比较链，使测量结果与规定参考标准，通常是国家或国际标准（参考方法和参考物质）联系起来，使得选定测量方法结果上溯至真值。测量结果由测量程序获得，故测量程序建立者应负责测量结果溯源性，目前，绝大多数常规测量程序由厂商建立，厂商提供包括测量方法、试剂、校准品等以保证测量结果溯源性，因此，实验室在选择方法时要了解量值溯源。此外，临床医师通常将检验结果与参考区间或医学决定水平进行比较，结合患者其他临床信息作出决策，但如实验室间检验结果一致性不佳，使参考区间或医学决定水平有差异，会混淆临床判断，可能由此导致错误医学决策。因此，有必要在选择方法时考虑量值溯源和测量系统标准化，以实现检验结果间一致性和可比性。

531. 为什么在选择方法时需了解是否可溯源至国际单位制

答：检验结果应有证据证明是准确且有根据的，临床实验室通过校准为测量系统确定校准值，以保证检验结果准确性和一致性。通常，使用可溯源性校准品，通过一条具有规定不确定度不间断传递链，使测定结果准确性得到技术保证和验证，溯源顺序采用等级来描述，要求校正常规方法参考物应溯源到国家或国际规定参考方法，最好溯源到 SI 单位或其他确定参考系列，SI 单位是计量溯源链最高等级，表示该物质量值准确性达到计量基准，位于溯源链顶端，不确定度非常小。有些分析物无公认参考物质或参考方法，不能提供溯源路径，某些溯源路径不能提供某分析物超纯物质（一级参考物），使得不能实现溯源。有些物质，如皮质醇、某些酶活性由 IFCC 提供参考测量程序和参考物；有些有参考测量程序而无参考物，如凝血因子；有些有参考物但无参考测量程序，如血浆蛋白类；有些既无参考测量程序又无参考物，如肿瘤标志物等，虽以上项目都不能溯源至 SI 单位，但实验室应提供检测上可信度，可溯源至相应检测标准，如使用有证参考物质，或使用特定方法和（或）协同标准。使用计量溯源性正确度控制品作为参考物质，应确认其所用检验程序上是可互换的。

532. 为什么须建立临床实验室检测流程

答：对临床实验室而言，检测流程是从临床医师提出检验需求开始到检验报告发出，这一过程包括检验前、中和后过程。检验前过程涉及标本采集、保存和运送等过程。检验过程包括选择候选方法，从文献或执行临床结果研究中获得可靠诊断灵敏度和特异性估计，规定质量目标；评价候选方法性能特征，包括精密度、正确度、准确度、分析范围、检出限和分析特异性（analytical specificity）等；最后，估计性能指标参数与质量目标进行比较，确保检验结果可接受医学实用性。当启用新仪器时，厂商应提供相关参数，实验室必须对特定仪器性能参数进行评价，包括移液器精密度、标本间携带污染、试剂间携带污染、仪器不精密度、第一次报告结果时间、试剂在仪器上稳定性、总通量、仪器出现故障平均时间、维修平均时间等。临床实验室所有工作都由各种过程组成，只有每个过程都受控，才能确保临床检验报告合格。因此，临床实验室应建立检测流程。

533. 为什么检验方法分为多种

答：IFCC 根据分析方法准确度和精密度不同，将检验方法分为决定性方法、参考方法和常规方法。决定性方法（definitive method）准确度最高、系统误差最小，测定结果最接近真值，因此具有权威性，主要有重量分析法、中子活化法、同位素稀释-质谱法（ID-MS）等，这类方法常用于评价参考方法和对一级标准品进行定值。参考方法（reference method）准确度和精密度已充分证实，干扰因素少，有适当灵敏度、特异性和较宽分析范围，用于二级参考物和质控品定值，或用于商品试剂盒质量评价等。常规方法（routine method）性能指标符合临床需求，有足够精密度、准确度、特异性和分析范围，常规检验方法经济实用是临床常用方法。从常规方法、参考方法到决定性方法三者的准确度和精密度依次增加，应用范围依次降低。

534. 为什么选择检验程序时应选用适宜技术

答：选择方法目的是选择与实验室服务要求最匹配方法。选择过程包括规定各种要求，检索相关文献查找可用方法，选择性能特性最能满足实验室服务要求方法，即选择适宜技术。应从检测成本、诊疗目的、诊断效能等方面考虑。不同方法性能用于不同诊疗目的，如酶免法检测乙肝两对半检验程序已基本满足临床要求，且收费较低，可作为健康筛查和乙肝诊断适宜技术，近年，发光法显著提高两对半检测灵敏度且可定量，对乙肝疗效判断和预后评估有一定意义，发光法作为治疗监测适宜技术。随技术发展，适宜技术也不断更新。以血清葡萄糖测定为例，葡萄糖测定方法有葡萄糖氧化酶法和己糖激酶法，葡萄糖氧化酶法是用葡萄糖氧化酶和辣根过氧化酶偶联反应，该法缺点是易受还原物质，如胆红素、抗坏血酸、尿酸等干扰。而己糖激酶法对葡萄糖特异性高，不受抗坏血酸和尿酸干扰，因此，己糖激酶法是公认的葡萄糖检测适宜技术。

535. 为什么选择一个多项目分析系统应将应用特性作为主要考虑因素

答：多项目分析系统选择较为复杂，应确认每项检验项目可报告范围、精密度、准确度和参考区间等，在选择时将应用特性作为主要考虑因素。具体关注特性为：可用于检测的检验项目数量、每小时检测通量、试剂仓位数、试剂载量、标本载量、标本量、最小死腔量、凝集/气泡检出、检测时间、开机后延迟时间、给出首个结果时间、STAT功能和时间、运行环境要求、水电要求、抗交叉污染能力、维护频率及时间、内置维护日志、软件友好度、配件和消耗品使用情况、培训服务等。厂商通常在网站上或市场资料中提供有关测量系统介绍。国内每年各类大型检验学术会议常同时举办设备展示，国外如AACC也会举办大型设备展览。在最终采购决策前，应拜访那些已安装了该测量系统，且正在运行的实验室以了解仪器性能。

536. 为什么临床实验室引入新检验方法时需收集各种相关信息

答：实验室在引入新检验方法时，应收集各种相关信息。需广泛查阅已发表相关文献，按方法选择要求对各种方法进行比较，充分了解各方法科学依据和真实使用价值，根据实验室设备条件、人员素质、工作量等具体情况，选择适合于本实验室具体条件方法作为候选方法；候选方法确定后，应编写该方法原理、参考文献、所用仪器、试剂来源和纯度、标本收集要求、详细操作步骤、结果计算和分析、参考区间、注意事项等；对候选方法还应作初步评价实验。初步实验包括：标准曲线、重复性、质控品和新鲜标本重复实验、分析不同浓度标本，并与公认参考方法结果比对；通过对候选方法初步实验使检验人员熟悉有关技术，掌握各分析步骤要点，判断能否适合本实验室条件要求。根据初试结果资料确定是否有必要作进一步研究。

537. 为什么需对未加修改的检验程序进行验证

答：所谓验证（verification）是提供客观证据证明引入检验程序满足规定要求，用数据说明是否满足厂商声明或预期用途，对未加修改检验程序，在报告患者结果前，实验室应在自己实验环境条件下独立完成厂商声明分析性能验证，确保检验结果符合要求。定量实验需验证准确度、精密度、测量系统检验结果可报告范围；还应核实厂商提供参考区间是否适用于实验室患者群体；某些项目还应包括检出限。验证需做4项实验：方法学比对实验估计不准确度或偏移、重复性实验估计不精密度、线性实验确定可报告范围、收集参考值验证参考区间。定性实验以临床免疫分析为代表，如特定病原体（如HBsAg、HCV、HIV等），至少包括检出限、符合率和临界值验证。

538. 为什么对经修改检验程序进行方法学确认要求更高

答：检验程序确认（validation）是确证一种即将在实验室中使用方法是否满足预期用途过程。实验室采用新方法，如非标准方法、实验室设计或制定方法、超出预期范围标准方法和实验室修改了厂商试剂盒检验方法。因检验程序或实验条件发生显著变化，任何因素改变都可造成方法学性能变化，如检验程序中试剂和样本比例变化可造成检测范围改变等。因此，对经修改检验程序所检标本项目适应性应进行全面评估，以明确该方法使用时局限性。确认应尽可能全面，定量实验包括精密度、正确度、分析范围、参考区间、检出限、分析特异度、可报告范围、抗干扰能力、测量不确定度等；定性实验包括临界值、检出限值、特异度、阴、阳性符合率等。经严格确认实验证明经改变方法性能是可接受的，才可用于临床检测。

539. 为什么对任何引入的检验方法都要进行方法性能确认

答：方法性能确认目的是确认实验室为所服务患者提供正确检验结果，证明实验室所选方法可接受实施，提供符合诊疗要求质量。所以，即使一个检验方法在出厂前厂商进行严格测试，当方法在实验室运行时，许多因素或变异仍可发生，这些因素包括不同批号标准品、试剂、仪器或系统组件更换、温湿度控制条件变化、实验室供水情况、检验人员技术水平、试剂运输和保存条件等。方法确认是一个标准实验室过程，应是 QLP 组成部分。作为质量策划一部分，有检验结果预期质量才能有效管理质量。提供方法性能技术评估，是实验室在启用新分析方法时所必需的，可保证无论发生何种改变，新方法在实验室使用条件下运行性能仍可接受。

540. 为什么对方法学确认需制订详细方案

答：完整方法学确认涉及方面较多，因此，需制定详细方案，通常包括 4 个阶段：①初步熟悉方法；②快速初步评价实验；③深入精密度和准确度研究；④方法用于日常检测。熟悉期包括建立工作程序、确认可报告范围、核实校准及检出限。方法确认初步实验包括批内重复性研究、干扰实验、回收实验及判断分析可接受性。方法确认最终实验包括总重复性研究、方法学比较研究、判断分析可接受性、验证参考区间和整理文件形成报告。实施阶段包括选择质控程序、撰写操作规程、培训检验人员、将方法用于检测及监控日常性能。以上方案可根据方法独特性或实验服务患者任何特别要求进行调整。如对患者进行药物浓度监测时，可进行更深入干扰和回收研究。收集数据也可根据已有文献数据或法规、认可指南要求进行调整。如任何自建方法或修改厂商方法都要进行更全面研究，可参照 CLSI EP5-A3 重复性实验和 CLSI EP9-A3 方法比较实验方案，未经修改的已确认方法可采用较简单实验进行评价。

541. 为什么确认检验程序时应评估重要性能参数

答：检验程序分析性能参数包括准确度、精密度、分析灵敏度、分析特异性、可报告范围、参考区间等。在确认需评估分析性能参数后，就要确定实施程序实验，如重复性实验用于估计不精密度；空白实验用于估计干扰物质和检测限；标准物质测定实验用于估计准确度（正确度和精密度）和重复性；加标准物测定实验用于估计回收率、重复性、抗干扰性、范围、检测限、定量限等；与标准方法比对实验用于估计准确度（正确度和精密度）、重复性、检测限、检量限、线性；不同检验人员测定实验用于估计再现性和稳健性；不同实验室间测定实验用于估计准确度（正确度和精密度）；全面参考值研究实验用于估计参考区间。对任何实验均要求形成文件并记录结果，要求文件至少保存至该方法停用为止。

542. 为什么检验方法确认详细方案及统计方法须参考相应文献

答：CLSI 是一个全球性、多学科、非营利性、标准化和教育性组织，旨在促进医疗卫生领域的标准化进程和应用。多年来，一直致力于制定一系列评价临床方法文件，其提供许多方案用于方法性能评价，已在世界范围内被公认是改进对患者服务有效手段，因此，检验方法确认详细方案及统计方法应参考相应文献。目前，CLSI 公布与方法学评价相关文件如下：

①CLSI EP5-A3. Evaluation of Precision of Quantitative Measurement Procedures；Approved Guideline- Third Edition. （2014）. 定量测量方法精密度评价；②CLSI EP6-A. Evaluation of the Linearity of Quantitative Measurement Procedures：A Statistical Approach；Approved Guideline（2003）. 定量测量方法线性评价：统计学方法；③CLSI EP7-A2. Interference Testing in Clinical Chemistry；Approved Guideline- Second Edition. （2005）. 临床化学干扰性检测；④CLSI EP9-A3. Measurement Procedure Comparison and Bias Estimation Using Patient Samples；Approved Guideline-Third Edition （2013）. 使用患者标本进行测量方法比较和偏移估计；⑤CLSI EP10-A3-AMD. Preliminary Evaluation of Quantitative Clinical Laboratory Measurement Procedures；Approved Guideline-Third Edition （2014）. 临床实验室定量测量程序初步评价；⑥CLSI EP12-A2. User Protocol for Evaluation of Qualitative Test Performance；Approved Guideline- Second Edition （2008）. 定性试验性能评价用户方案；⑦CLSI EP14-A3. Evaluation of Commutability of Processed Samples；Approved Guideline-Third Edition （2014）. 处理标本互换性评价；⑧CLSI EP15-A3. User Verification of Precision and Estimation of Bias；Approved Guideline-Third Edition （2014）. 用户精密度验证和偏移评价；⑨CLSI EP28-A3c. Defining, Establishing, and Verifying Reference Intervals in the Clinical Laboratory；Approved Guideline-Third Edition （2010）. 临床实验室参考区间定义、建立和验证。

543. 为什么不同检验领域性能验证指标不同

答：按 ISO 15189 要求对实验室所使用检验程序进行方法学验证或确认，保证检验结果准确。针对不同检验领域，CNAS 制定了不同应用说明，这些文件指出在临床化学、血液学、体液学、免疫学、微生物学和分子诊断学等领域需分别对相应方法学性能指标进行验证。定量检测以临床化学分析为代表对人体不同成分浓度进行检测，如血清酶类、电解质、GLU 等，CNAS-CL38 要求至少应进行正确度、精密度和可报告范围验证，以证明测量程序与厂商声明性能是否一致。定性检验以临床免疫分析为代表利用抗原抗体反应对血液、体液、组织中正常或异常成分进行检测，如病原体 HBsAg、HCV 等检测，CNAS-CL39《医学实验室质量和能力认可准则在临床免疫学定性检验领域的应用说明》要求至少包括检出限和符合率验证。临床血液和体液学是对血液、体液及其组成成分进行检测，血液学根据 CNAS-CL43《医学实验室质量和能力认可准则在临床血液学检验领域的应用说明》要求验证内容至少为精密度、正确度、可报告范围，体液学根据 CNAS-CL41《医学实验室质量和能力认可准则在体液学检验领域的应用说明》要求至少应包括尿液干化学分析仪：阴阳性符合率；尿有形成分分析仪：精密度、携带污染率及可报告范围的验证。临床微生物学是对人体内病原微生物进行分离鉴定及抗生素敏感性试验，根据 CNAS-CL42《医学实验室质量和能力认可准则在临床微生物学检验领域的应用说明》要求验证内容至少为精密度、准确度、线性、分析灵敏度、分析特异性、生物参考区间。临床分子诊断主要采用 PCR 等核酸体外扩增技术对病原体或基因进行检测技术，根据 CNAS-CL36《医学实验室质量和能力认可准则在分子诊断领域的应用说明》要求验证内容定量实验至少应包括：精密度、正确度、线性、可报告范围、抗干扰能力等。定性实验至少应包括：检测下限、特异性、准确度（方法学比较或与金标准比较）、抗干扰能力等。

544. 为什么方法确认流程的关键是估计误差

答：对检验方法性能进行分析，实际是估计某种方法得到检验结果中可能含有误差大小，此外，还需了解误差是否会影响检验结果解释和干扰患者诊疗。如实际误差大到可能导致错误解释时，说明该方法不可接受。要使方法被接受，实际误差应小于临床可接受范围，即不影响临床对检验结果解释。关注分析误差是整个方法确认流程关键。在进行方法学确认时，应了解检验方法在整个检验过程（包括检验前、中、后）可能发生误差类型，并通过相应实验进行误差分析，需了解误差评价相关实验做法、对误差充分估计需收集数据量、对实验数据误差大小作出最佳估计所涉及统计方法、规定允许误差应以不影响检验结果解释和干扰患者诊疗为目标，因此，性能分析过程即方法确认就是误差评估。

545. 为什么要验证定量分析方法性能

答：定量检测是可给出具体数据检测方法，当一个检验项目用不同仪器或在不同地点进行检测，或一个未加修改检验方法用于临床标本检测前，因实验条件和环境发生了改变，定量分析方法性能是否随之发生变化，如检测结果是否发生偏移、检测结果稳定性是否发生变化等。为验证检测程序在整个临床适用区间内检验结果可靠性，以证明测量系统可取得与厂商建立性能特征可比性，应验证方法性能。通常需做下列 4 个实验，即方法学比对实验、重复性实验、线性实验和参考区间验证。

方法学比对实验是用新方法与参考方法或推荐方法进行比对，判断估计不正确度或系统误差。重复性实验用于估计不精密度。线性实验是确定可报告范围。验证参考区间是验证厂商提供参考区间是否适用于本实验室患者群体。

546. 为什么验证定性检验程序方法学性能包括重复性研究和方法学间比较

答：定性实验（qualitative tests）常仅给出阳性或阴性（是或非）检验结果。在临床实验室中，使用一项新定性检验方法有许多理由，如使用简便、低成本、操作过程规范或满足用户特殊要求。在使用新方法进行患者标本检验前，用户应进行相关实验，包括新方法与其他方法比较，进行标本采集、室内质控操作过程等培训。评价定性实验方法时，使用患者标本进行重复实验和方法比较是非常重要的。重复性研究目的是确定被评估方法临界值，即位于区分阴阳性阈值上下标本结果重复性和复现性，并进一步确立临界值±20%标本浓度范围是否在该方法临界值95%区间内。用低于或高于临界值浓度标本进行重复性研究是不合适，应收集接近临界值标本精密度结果。在临界值95%区间外，定性方法给出一致测定结果能力（阴性或阳性）是评价定性实验方法性能重要指标。

方法学比较是采用两种或多种方法检测同一标本，比较结果一致性。对比方法可以是另一种定性方法（如目前正在使用方法）、"金标准"方法、定量方法或临床诊断。

在临界值检验结果处于阴、阳性分界点标本中，低于分析物浓度测定值，结果为阴性，高于分析物浓度测定值，结果为阳性。对定性实验来讲，临界值是唯一医学决定水平。当标本中被测物浓度处于临界水平时，定性实验重复检查同一标本，将产生50%阳性结果和50%阴性结果；当标本浓度在临界值以上增加时，阳性结果增加；当标本浓度在临界值以下减低时，阴性结果增加。

临界值95%区间是在标本浓度高于临界值，重复实验产生95%阳性结果，与浓度低于临界值并产生95%阴性结果间标本浓度范围。

547. 为什么方法学确认时定性实验与定量实验要求不同

答：临床实验室定性实验可用于筛查、诊断、确认、监测为目的测定。检验项目敏感性、特异性、预测值和效率等决定其临床应用范围。从临床应用角度讲，定性实验可分为筛查试验和确诊实验。

筛查试验（screening test）常用于对整个人群或特定人群中是否存在初测物检查，如粪便隐血试验，要求检验方法有较高灵敏度，保证不漏掉真阳性结果。在做方法学确认时需验证灵敏度。

确诊实验（confirmatory test）通常在筛查试验后进行，对已作出检验结果进行验证和确认，以帮助临床医师作出正确临床诊断。确诊实验一般具有较高特异性和较高阳性预测值。

548. 为什么验证定性检验程序方法学性能前必须做好充分准备

答：在使用或更换新检测试剂和测量系统前，应对方法学性能进行验证。定性实验中，人员操作规范化对能否满足临床特殊要求有较大影响，因此，应尽量把人为干扰因素降到最低。在做性能验证前，首先应对检验人员进行培训，使其熟悉待评系统和试剂，掌握标本和试剂处理及存储过程，施行正确实验步骤及正确结果解释，如使用厂商提供的质控品，应按厂商要求进行，使用第三方质控品应注意是否存在基质效应，所用标本应与临床标本有相似基质。在整个方法学评价期间，尽可能使用相同质控品，对大多数定性实验，每日需做阴性和阳性质控品，如报告弱阳性则需做弱阳性质控。实验室应将验证程序文件化，并记录验证结果。验证结果应由适当授权人员审核并记录审核过程。

549. 为什么相关系数不能用于判断检验方法间一致性

答：在方法学比对研究中通常计算相关系数 r，用于评估数据范围是否足够宽，可较好估计两个变量间线性关系，但 r 不适用于判断方法可接受性。如相关系数为1.00，说明实验方法值增加直接与比较方法值增加成比例。r 为1.00并不意味着实验方法值是等同于比较方法值，两者间可能存在系统误差。如实验方法结果高于比较方法结果100单位，或实验方法提供结果是比较方法值一半，而相关系数仍接近1.00，因方法比对实验是确认方法准确度，统计分析应提供系统误差估计值，而不仅是结果相关性。相关系数是估计普通直线回归提供斜率和截距可靠性。如 r 为0.99或更高，说明方法比对实验所覆盖浓度范围较宽，直线回归计算斜率和截距可靠。当 r 小于0.99时，需收集更多数据以延伸浓度范围。对分析范围较窄数据，考虑使用 t 检验估算整个系统误差，也可运用更复杂回归计算。

550. 为什么分析确认试验实验数据要用到多个统计量

答：分析确认试验应包括精密度、准确度、线性范围、参考区间、灵敏度和特异性等指标。精密度重复性实验数据可用均值、s 和 CV 作为统计量，偶尔还可用 F 值，用于比较不同方法观测 s。准确度方法学比较实验用线性回归统计计算斜率、截距、数据点对回归线标准差、相关系数 r，偶尔还会用配对 t 检验（偏移、差值标准差、t 值）。此外，还可用图更直观表示，如重复性数据研究还可用直方图；当进行回归统计时，可用比较图（测试值为 y，比较值为 x）；当进行 t 检验统计时，可用差值图（测试值与比对值差值为 y，比较值为 x）表示。线性或可报告范围以分析物浓度（已知）为 Y 轴，测定均值为 X 轴，绘制 X-Y 线性图，目测分析测量范围，若所有实验点在图中呈明显直线趋势，进行直线回归统计对数据进行处理。

551. 为什么应尽可能选择参考方法作为确认方法学偏移比较方法

答：检验结果解释是建立在比较方法可得到准确结果基础上，用方法比较实验评估系统误差即偏移，也可揭示误差是恒定还是比例误差，因此，选择参考方法作为比较方法显得尤为重要。参考方法具有好精密度、无已知干扰物、有相同单位和相对国家标准，换言之即参考方法偏移是已知的，因而已充分证实其准确性和精密度。通过与参考方法比较、或溯源至标准参考物质，可证实测试方法结果可靠，因此，测试方法与参考方法间任何差异都可归于测试方法本身，即认为检测误差由测试方法所致。如选择常规方法作为比较方法，意味着该法正确性未能得到确认，如比较差异很小，说明两种方法具有相同准确度；如差异较大，在医学上不可接受，应确定哪个方法不准确，可由回收和干扰实验提供更多信息。

552. 为什么对新引入检测方法正确度评价必须规范化

答：正确度是评价系统误差指标，即同一检测物在不同测量系统所得结果一致性。正确度评价方法有多种选择，对新引入检验方法进行规范化正确度评价能得出科学有效结论。正确度评价可采用两种比较方法，一种方法是与标准物质或参比标本比较：用新检验方法、可替代方法、非标准方法及新研制方法或新安装、研制仪器等检测分析标准物质，如分析结果（$\bar{x}\pm s$）与参比标准值（标准值±不确定度）一致，表明分析测定过程不存在系统误差，标本分析结果可靠，采用 t 检验法和回归分析法进行统计分析；另一种方法是与标准方法或参比方法比较：用新检验方法与国内外标准方法（最好是仲裁方法）分析同一批标本，对两种方法数据进行显著性检验，确定引入方法与标准方法间是否存在显著性差异（即偏移）。此外，还有一些其他准确度评价方法，如用回归分析校准曲线确定准确度，用权威实验室所做结果评价其他实验室检验结果准确度等。

553. 为什么干扰和回收实验能为方法学比对提供更多信息

答：用干扰实验评估因方法特异性不足所致恒定系统误差，特定浓度干扰物常引起恒定误差，而与标本中被测分析物浓度无关，将分析标本分两份，一份加干扰物质，另一份加纯溶剂或不含干扰物稀释液，同时检测并观察测定结果有无差异。回收实验揭示因竞争反应所致比例系统误差，是一种随分析物浓度增加而增加误差，这种误差常因标本基质中某种物质引起，这种物质与被分析物竞争反应试剂，该实验也可用于调查仪器校准所用标准溶液，将待测分析物标准溶液加入分析标本，将配置标准液溶剂等量加入另一份分析标本中得到一个回收空白标本，同时检测两个标本，对回收量和加入量进行比较。

干扰和回收实验用以确定方法系统误差，可作为方法学比对补充试验。两种实验能对特定误差进行初步评估，两个实验过程相似，只是添加材料不同，干扰实验添加干扰材料，回收实验添加被分析物。干扰实验用配对标本间偏差计算，类似 t 检验。回收实验用于计算平均回收率，即配对标本浓度差除以添加浓度。

554. 为什么方法确认中需评估多种类型分析误差

答：方法学确认需评估随机误差或不精密度、系统误差或不正确度、偏移和总误差。

随机误差（random error，RE）是方向和实际大小不可预测误差。通常以一组重复测定结果标准差或变异系数进行量化。如出现试剂瓶或仪器管道中有气泡、试剂混匀不充分、温度或电压不稳、检验人员不熟悉情况等。

系统误差（systematic error，SE）是总在一个方向误差，SE 在整个浓度范围内保持不变，这种误差称为恒定误差（constant error）；随浓度而变化，称为比例误差（proportional error）。通常用偏移表示。可能是标本或试剂携带污染、校准品、仪器和水质问题等。

总误差（total error，TE）包括随机误差和系统误差，总误差是判断分析误差可接受性最重要参数。

555. 为什么应使用不同实验方法评估不同类型分析误差

答：估计不同类型分析误差应使用特定实验，可先采用比较易实施耗时少且难度低实验作为初步实验，初步实验合格后再进行难度较高最终实验，初步实验不合格可终止研究或直接拒绝该方法。估计 RE 可先进行批内重复性实验作为初步实验，如合格再做批间重复性实验。评估恒定误差可通过干扰实验，评估比例误差可通过回收实验作为初步实验，回收实验虽可用来评估比例误差，但也存在缺陷，因为校准物和临床标本基质是不同的，在检测时常加入一种简单离子或化合物与临床标本组分差别太大，可能给出数据不理想，因此，回收实验测定并不能真实反映检验结果或检验方法准确度，目前已较少采用回收实验作为准确度评价方法。评估 SE 采用方法学比较实验。

556. 为什么估计分析方法不精密度先从重复性实验开始

答：用重复性实验评估分析方法不精密度，与随机误差有关。在相同条件下执行连续评价检验结果一致性，为批内重复性实验，由于结果仅受短时间内变异影响，所以批内观测到随机误差通常很小，或许是该方法最佳性能，若不能接受该性能，应拒绝该方法。在改变测量条件下（如时间、检验人员、校准物和试剂批号等）执行测量评价检验结果一致性，为批间重复性实验，通常在 20 天内进行，可提供随时间变化变异。总精密度包含批内和批间变异。检测标本常有标准液、质控品、混合血清等；一般选择在重要医学决定水平附近 2~3 个不同浓度材料，检测至少 20 个标本；检验结果通过计算器、Excel、统计软件等工具计算均值、标准差和变异系数。

557. 为什么在方法确认实验设计时应将方法性能与质量要求相关联

答：方法确认本质就是误差评价，方法性能可接受性结论，是对观测误差是否会影响该检验项目医学用途作出判断。通过统计学针对误差作出估计，判断这些误差是否影响该项目医学用途，取决于规定医学允许误差要求，当观测误差小于医学允许误差时，方法性能为可接受，反之则不可接受。因此在选择方法时，应在重要医学决定水平上规定医学允许误差，将观测误差与规定医学允许误差进行比较。临床实验室分析性能质量指标包括允许不精密度、允许不准确度和 TEa，临床实验室根据分析性能目标 3 层等级模式自行选择不同标准，模式 1 是基于临床需求制定标准，模式 2 是基于生物学变异，模式 3 是基于实验室自身操作水平达到质量标准，如临床生化检验常规项目分析质量指标、美国 CLIA 88、德国 Rilibak 等质量标准。

558. 为什么在确认新方法研究中要使用原级校准品代替商用校准品

答：原级参考物就是一级标准品，由一级参考测量程序定值，一级标准品测量不确定度相对较小。商品校准品是用厂商选定测量程序定值，厂商选定测量程序与常规检测程序相同，尽管运行要求比常规方法更严格，提供测量不确定度比常规方法小，但在建立新方法确认研究中，很多因素或变异都可能影响检验结果，如常规检测操作实验商品校准物，此物质应经临床方法和测量系统分析，在进行回收、干扰及方法比对实验前，应对校准品进行确认，通常是将商品校准物和原级校准品同时检测，确认一致性问题。而分析具有指定值参考物质代替商品校准品，基于已知适用性进行选择，推荐物质包括从美国国家标准与技术研究院（National Institute of Standards and Technology，NIST）获得某些分析物有证参考物质（certified reference material，CRM）。这些权威机构赋值参考物质制备过程符合标准，量值及测量不确定度溯源作为校准品用于正确度评价。

559. 为什么在选择方法初期应做可报告范围验证实验

答：验证方法可报告范围，即评价该方法能准确报告最低浓度、最高浓度或检测范围，可报告范围包括分析测量范围（analytical measurement range，AMR）和临床可报告范围（clinical reportable range，CRR）。AMR 指标本不做任何浓缩、稀释或其他预处理测量程序所能测出准确结果范围，当超出 ARM 结果，实验室需将标本稀释、浓缩或其他预处理后检测再报告临床，用于延伸直接测量分析物测定值范围即 CRR，指对临床诊断、治疗有意义待测物浓度范围。在评估候选方法误差前，验证方法可报告范围，能正确地计划实验和收集该范围内有效数据，如重复性实验选择测定浓度应在可报告范围内，收集覆盖高、中、低浓度标本；在方法学比较实验中，患者标本浓度选择也应在方法可报告浓度范围内，这样作出结论才有效。因此，在选择方法初期应做可报告范围验证实验。

560. 为什么临床实验室需做设备校准验证

答：校准验证是以患者标本相同方式检测已知浓度材料，证实在整个患者检验结果可报告范围内仪器或测量系统校准情况，是验证校准保持稳定过程。对不常校准系统，至少 6 个月应验证校准，如测量系统在试剂改变后、仪器在进行预防性维护后、更换任何主要部件后、出现无法纠正质控问题并证实检验结果出现偏移时，实验室应验证校准或重新校准。校准验证和可报告范围实验差别就是应使用具有指定值材料，来自厂商特殊校准系列、已知值 PT 标本、指定值控制标本、指定值患者标本或校准品作为未知标本，像患者标本一样检测。数据分析程序应确定观测值与指定值间差值，将差值与实验室规定可接受标准比较。观测值差值可与 CLIA 规定 TEa 进行比较。

561. 为什么验证方法不精密度可接受性是方法确认研究中首要任务

答：重复性实验用于估计分析方法不精密度或随机误差，目的是观察检验结果在正常运行条件下预期变异，是方法学确认研究中首要工作之一。典型做法是对同一材料进行 20 次检测，获得结果均值、标准差和变异系数。尽管这些数据计算比较简单，但判断计算标准差是否为可接受性能却比较复杂。可接受性能判断取决于允许误差，允许误差是随检验项目临床结果解释预期用途而定。如将 CLIA88 作为可接受标准，批内标准差或天间标准差应小于或等于 1/4TEa，长期不精密度总标准差应小于 1/3TEa，使用方法决定图也可能得出相似结论。

验证厂商声明精密度可通过 F 检验完成，F 检验是表示方差间差异是否有统计学意义，用于说明测试方法与比较方法·RE 或不精密度是否存在差异。方差即标准差平方，从厂商声明重复性实验中找到预期标准差和次数；从实验室重复性实验中得到 s 和次数，用较大 s 平方除以较小 s 平方得到计算 F 值；分别根据分子和分母自由度在 F 临界值表中查找临界 F 值，如计算 F 值小于临界 F 值，说明实验室 s 与厂商声明 s 之间无差异，厂商声明通过验证，反之就未通过。

562. 为什么要确定方法偏移可接受性

答：方法学比较实验用于估计不正确度，新引入方法（测试方法）与比较方法检测标本，观测方法间差异估计不正确度，关注在临界医学决定水平处系统差异，通过相应统计计算得到恒定或比例系统误差。由于检验结果解释建立在比较方法可得到正确结果基础上，因此，应尽量选择参考方法作为比较方法。结果可接受性判断取决于允许误差大小，应不低于国家标准、行业标准或地方法规要求，如卫生行业标准 WS/T 403 或 CLIA88 可接受性能标准。TE 包括 RE 和 SE，通过计算数据组回归分析（包括斜率 b，y 轴截距 a 和数据点对回归线标准差 $s_{y/x}$）、配对 t 检验（包括方法间平均差异偏移，差值标准差 S_{diff} 和计算 t 值，确定偏移在统计学上有无显著性）以及相关系数 r 做分析。RE 通过 $s_{y/x}$、S_{diff} 和 r 变化得到反映；恒定系统误差体现在回归 y 轴截距和 t 检验偏移上，偏移计算是测试方法和比对方法结果均值差值；比例系统误差最佳评价是回归斜率（相当于理想角度偏离），回归是比例系统误差最佳估计，以百分比表示斜率与理想值 1.00 差异，是描述比例系统误差最有用方式，如观测到斜率为 0.95，说明比例系统误差为 5.0%。

563. 为什么需验证厂商说明书上准确度声明

答：准确度包括精密度和正确度，因此验证厂商说明书上准确度声明应包括精密度和正确度。CLSI EP15 文件用于验证厂商声明，即证明实验室观测性能与厂商预期或声明一致。精密度包括批内精密度和总精密度，对正确度衡量常以偏移表示，指大量重复检验结果均值与公认参考值间一致程度。精密度方案是 5 天内每天对控制标本重复检测 3 次；正确度方案有 2 种，其一，是检测 20 个患者标本，如厂商声明无偏移，用 t 检验统计验证实验室数据能否确认此声明。若配对 t 检验统计计算 t 值小于临界 t 值，说明统计学上无意义即未观测到真正偏移。如厂商声明了有限的偏移，则确定实验室估计偏移可信区间可与厂商声明偏移进行比较。如厂商声明偏移在观测偏移可信区间内，则声明得到确认；反之，则声明未被验证。简化判断是：观测偏移小于厂商声明偏移，厂商声明得到验证。其二，是至少对 2 个定值参考物检测，这些参考物质为 NIST 获取 CRM、能力验证计划提供者附有指定值物质、厂商提供附有指定值物质、第三方供应商提供由多个实验室分析得到指定值物质或标准物等。

564. 为什么显著性检验如 t 检验不能判断方法性能可接受性

答：显著性检验主要用于评价两组数据是否存在差异，以及这种差异是否显著。如 t 检验统计关注差值偏移、s 和 t 值，t 值反映是否收集了足够配对标本检测数据，以了解观察到偏移是否真实或统计是否显著。某方法比较实验比较至少需 40 个患者标本，若 $t>2$，说明数据足以认为存在偏移。如两种方法检测结果无显著性差异，说明结果间有可比性，但并不说明两者间误差可接受。特别方法间存在比例误差时，t 检验统计数据不可信。方法可接受性是评价差异是否足够大，以至于不可接受。正确方式是通过将观测误差与允许误差（如行业标准或 CLIA88 可接受性标准）进行比较，判断方法性能可接受性，所用指标是偏移大小，不是 t 值大小。

565. 为什么说方法学确认和验证是不同概念

答：方法学确认是通过提供客观证据，对预期用途或应用要求是否得到满足的认定，即将观测到方法性能与规定要求进行比较。由实验室建立标准操作程序，确认内容除准确度、精密度、线性范围、参考区间，还包括检出限、分析特异性、抗干扰能力等。将确认程序文件化，收集和分析数据，制定新方法可接受性标准，可接受性判断取决于所确定的该项目质量标准。质量标准可参照如行业标准规定的部分项目方法学性能指标或 CLIA 标准，或基于个体内或个体间生物学变异数据库可作为补充，或基于实验室检验项目预期临床用途要求等，可用规定 TEa 来表示，也可用质量要求临床决定区间方式表示，后者更直接反映临床质量要求。因此，对任何方法可接受性判断，取决于能否为该方法规定一个质量标准。验证是对规定要求是否得到满足认定，指确认厂商性能声明，实验室可参考 EP15 提供方案和数据分析，以验证厂商重复性、实验室内精密度和正确度声明，所以方法学确认和验证是两个不同概念。

（张 洁）

第四节 方 法 评 价

566. 为什么测量精密度不等同于测量准确度

答：测量精密度（measurement precision）简称精密度，定义为在规定条件下对同一或类似被测对象重复测量所得示值或被测量量值间一致程度。其中，①通常用不精密度表示，其值以数字形式表示，如在规定测量条件下标准差（s）、方差或变异系数（CV）；②规定条件是重复性测量条件（repeatability conditions）、中间精密度测量条件（intermediate conditions）或复现性测量条件（reproducibility conditions）；③测量精密度用于定义测量重复性、中间测量精密度或测量复现性；④术语"测量精密度"有时用于指"测量准确度"，这是错误的。在医学检验中，精密度反映对同一标本重复多次定量检验结果离散度，精密度好，说明一致程度高，离散度小，结果重复性好。精密度大小与实验条件密切相关，不同测量条件下所得精密度不同，所以，应用或比较精密度应注意规定测量条件。测量精密度是组成测量准确度分量之一，所以不能混淆测量精密度和测量准确度。

567. 为什么精密度是反映检验方法学性能重要指标

答：精密度是反映检验方法学性能重要指标，在所有性能指标中是第一位的。其关键原因是临床实验室在检测患者标本时，对标本中任何分析物或项目都只做一次检验就发出报告，与其他类型实验室，如检测、校准或参比实验室不同，这是临床实验室特殊之处。因此，确保检验结果可靠性第一前提是检验结果精密度要好，也就是同一份标本重复检验结果与第 1 次是相同或相近的，否则临床医师和患者会质疑检验结果，检验人员本身也会对检验结果信心不足。当临床医师和患者对检验结果提出怀疑时，检验人员最基本反应常是重复检测标本。如重复检测结果与上次报告结果一致，临床医师与患者一般会接受检验报告结果是"准确"的。其实，这并不是准确度好，而是精密度好。由此可见，在任何时候，确保精密度是临床实验室首要任务。

568. 为什么要确定定量检验方法学精密度可接受限

答：在临床实验室中什么样的精密度才能满足临床诊断需求呢？精密度可接受限取决于实验室分析质量目标。当实验室在选择定量检验方法时，会根据预期临床用途设定分析质量目标，所谓临床检验分析质量指标设定就是确定何等误差是可接受误差，这些分析质量目标有不同设定方式和来源。当分析质量目标确定后，就很容易根据分析质量目标制定方式确定精密度可接受限。如临床实验室常基于法规和 EQA 规范制定目标，最著名法规 CLIA 88 就是典型，对 ALB 检测质量要求是靶值±10%，根据实验室一般要求，其重复性为 1/4 总误差，其 $CV \leqslant 2.5\%$，复现性/中间精密度为 1/3 总误差，$CV \leqslant 3.3\%$。根据生物学变异确定质量目标则能直接提供精密度可接受限，如 ALB 检测精密度 $CV \leqslant 1.6\%$。

569. 为什么临床检验精密度常用不精密度参数标准差和变异系数来衡量

答：精密度表示测量结果中随机误差大小，但精密度无法直接衡量，统计学上常用标准差（standard deviation，s）和变异系数（coefficient of variation，CV）来反映统计量不精密程度。s 和 CV 越大，说明检验结果离散度越大，精密度越低，反之则精密度越高，因此精密度高低需用不精密度参数来衡量。不精密度参数衡量精密度时要注意：使用 s 比较时，数据计量单位要相同；s 与均数相关，所以均数相差悬殊时不能直接用 s 比较，如均数相差悬殊可用 CV 比较。CV 是 s 与均值之比，用百分数表示。CV 是相对量，无单位，便于资料间比较。常用于比较均数相差悬殊几组资料变异度；比较度量衡单位不同多组资料变异度；CV 还常用于比较多个标本重复测定误差。在医学检验中，除最为常用 s 和 CV 外，WS/T 407 推荐了极差来反映精密度。极差（range，R）是一组数值中最大值与最小值差值。极差越大，变异度可能越大，各变量值离均值越远，数据越分散，均数代表性越差，反之亦然。极差是最简单一种离散趋势指标，以极差反映变异度，较为粗略。

570. 为什么要建立和评价定量检验方法学精密度

答：任何用于患者标本检测定量检验方法均需评价/建立方法学精密度，这是由《医疗机构临床实验室管理办法》和《体外诊断试剂注册管理办法》所规定。评价（evaluation）/建立（establish）方法学性能是通过对未知其方法学性能的测量系统/方法进行实验评价，以建立其方法学性能。通常针对厂商开发的新的测量系统/方法；或临床实验室自行建立或组合的测量系统/方法和修改过的检验方法。因而对定量方法建立主体不同，需评价的精密度不同，对精密度评价方法亦有不同。临床实验室在多数情况下仅需评价重复性和中间精密度即可；而对体外诊断试剂厂商则需对重复性、中间精密度和复现性3个精密度参数作全面评价，因为与临床实验室使用范围不同，体外诊断试剂要在不同实验室使用，检验结果复现性尤为重要。CLSI EP5-A3针对不同情况分别设计了单一地点精密度评价方案和多地点精密度评价方案，前者适用于临床实验室，后者适用于体外诊断试剂厂商。

571. 为什么要规定精密度评价标本选择条件

答：精密度评价所需标本有多种来源，标本选择3原则是：①标本基质，其原则是选择的标本能反映实验室实际使用的被检测标本的特征，所以可选择患者的混合标本，也可使用质控品或校准品，如基质符合要求，如含有蛋白，与患者标本相似，那么性质稳定商品化标本也可使用；②标本中含待测物水平，应覆盖测量系统线性范围，包含或接近重要医学决定水平，3个水平标本可满足大多数精密度评价要求；③标本容量、分装与保存，标本容量需满足评价实验所需，可按照每次测试所需标本量分装且冻存，减少由标本本身和标本处理带来变异。

572. 为什么 EP5-A3 评价精密度方案分为单一或多个地点两种研究

答：2014年CLSI EP5-A3定义两种评价方案，分别是单一地点精密度评价研究或多地点精密度评价研究方案。单一地点精密度评价研究要求对每一个水平标本每天做2批、每批做重复测试2次、一共测试20天，即所谓20×2×2，总共可获得80组数据。推荐每批之间最小间隔为2h。要求在同一实验地点使用同一试剂批号、同一校准品批号和同一设备检测标本。此方案反映的是重复性和"实验室内精密度"即中间精密度，影响因素有标本制备、材料稳定性、携带污染和漂移等。多地点精密度评价方案主要用于评价不同地点间同一测量系统精密度，此方案不能替代单地点精密度评价，而是与单地点精密度评价方案同时或先后施行。对临床实验室来说，单地点方案可满足要求，对厂商来说就需同时实施两个方案。多地点精密度评价方案要求在3个不同地点或3个实验室，甚至3台仪器上实验5天，每天1批，每批重复测定5次，即所谓3×5×5，总共可获得75组数据。

573. 为什么临床实验室要验证定量检验方法精密度

答：临床实验室在新引入定量检验方法时，检验程序是未加修改且性能已确认的，如使用经国家食品药品监督管理局批准的商品化试剂和仪器，实验室仅需对精密度等方法学性能进行验证，以证明其性能符合厂商说明书所提供性能参数，满足预期用途。精密度由规定条件下测量所得。在检验医学领域曾使用过"批内精密度"、"批间精密度"、"日间精密度"和"总精密度"等专业术语来说明定量方法的精密度参数，这些不同术语前缀都是用来限定所获得精密度的"规定测量条件"。EP5-A3 对精密度概念和规定测量条件作出了更新，定义了 3 种精密度术语：重复性，相当于习惯使用的"批内精密度"，其"重复性测量条件"包括同样的检测程序、同一操作者、相同检测系统、一致操作条件和相同地点，并在短时间内对同一或相类似测量对象进行重复测量；第 2 个是中间精密度，其"中间测量条件"除了相同测量程序、相同地点，以及在一个较长时间内，测量对象同一或相似外，还包括可改变其他条件，近似习惯使用的"批间"、"日内"、"日间"、"装置内（Within-Device）"和"实验室内（Within-Laboratory）"精密度；第 3 是复现性，其"复现性测量条件"包括不同地点、操作者和检测系统，测量对象同一或相似，在临床实验室还可包括不同试剂批号、测试批次、测试时间和操作者等，对应习惯术语有"两实验室间（between-laboratories）"、"多实验室间（interlaboratory）"和"实验室组间（among-laboratories）"精密度。实验室可采用 CLSI EP5-A3 中单地点精密度评价方案验证重复性和中间精密度，但此方案对临床实验室不仅复杂费时，且成本较高，因此，采用相对简单实验方案来验证定量方法精密度。主要有 Westgard 确定不精密度方案和 CLSI EP15 方案。其中 CLSI EP15-A2 已广泛应用，新版的 CLSI EP15-A3 对其方案作了更新。

574. 为什么常用 EP15-A3 方案验证厂商声明精密度

答：对一个新的定量方法，CLSI EP15-A3 方案要求将精密度验证试验分为 2 个阶段。首先是测量系统熟悉阶段，包括检验人员培训，制定质控程序，研究相关文件，制定数据处理程序等。其次是实验阶段，评价标本可选择混合患者标本或商品化质控品，至少需 2 个浓度水平，如验证比较对象是厂商声明，则浓度应与厂商声明一致或接近。标本要确保稳定和有足够标本量。实验时，每个浓度评价标本每天 1 批，每批重复测定 5 次，持续 5 天。收集实验数据，每个标本获得 25 个数据。用 Grubbs' 法计算离群值，单因素方差分析（ANOVA）计算用户重复性和中间精密度，分别与厂商声明精密度进行比较和判断，如实验所得精密度≤厂商声明精密度，则验证通过。如未通过，则继续与其统计计算所得验证值上限比较，如小于验证值上限，同样用户证实厂商精密度声明，验证通过。否则需查找原因或与厂商联系。

575. 为什么正确度是准确度一个分量

答：正确度（trueness）全称是测量正确度（trueness of measurement），定义是大量测试结果（算术）均值与真值或接受参照值间一致程度。正确度常用偏移表示。偏移小，说明正确度高，反之正确度低。正确度反映测量系统 SE。首次将此计量学概念引入检验医学领域是 CLSI 于 2005 年发表的 CLSI EP15-A2。"正确度"概念引入，厘清了医学检验领域长期以来"准确度"和"正确度"不分情况，准确度是正确度和精密度总和，如在检验医学实践中常用与参考方法比对，重复检测参考物质来做偏移评估，所验证的是正确度，其客观地表达了以多次检测均值与"真值"比较性能评估，正确度是准确度一个分量，和精密度一样，正确度不能等同于准确度。

576. 为什么正确度是反映检验方法学性能重要指标

答：正确度指大量测定均值与真值接近程度。正确度是表示测量结果中 SE 大小，即同一被测物从不同测量系统所得到检验结果应尽可能一致。假定一个患者在不同测量系统检测了 2 次血糖，临床和患者总是以其中一个结果为参照，希望另一个结果与其一致，在临床实践中，此类结果间"不一致"已多次被媒体"曝光"，也带来了对检验报告"信任危机"。测定结果与"参照值"之间一致性就是"正确度"，很大程度上衡量的是通常所说的检验结果可比性。由于检验特殊性，如量值溯源体系不健全，测量系统无法统一等，要完全达到检验结果可比性是检验领域的永恒目标。在实践中，临床实验室也采取了很多措施来保证检验结果可比性，实验室每年要花很大人力、物力做很多 PT、EQA 和实验室间比对等，还要做很多实验室内比对，这些措施最大目的就是要保证检验结果正确度。

577. 为什么要用偏移来反映正确度

答：偏移是检验结果与可接受参考值之间差异。偏移可由一个或多个 SE 引起。SE 与可接受参照值之差越大，偏移越大。从偏移定义来看与正确度相符，同时，偏移作为一个统计量可量化正确度大小。GB/T 6379.1《测量方法与结果的准确度（正确度与精密度）第 1 部分：总则与定义》中明确"正确度度量通常用术语偏移表示"。在临床实验室经常会混淆"偏差"和"偏移"两个概念，易犯错误是：把偏差当成是衡量正确度指标。在统计学上，偏差（deviation）是单个测定值与测定均值之差，用来衡量测定结果精密度高低指标。显然，偏移和偏差是两个不同概念，反映正确度指标是偏移。

578. 为什么要确定正确度临床可接受限

答：与精密度可接受限相同，临床实验室应确定正确度可接受限，以确保定量检验方法能符合预期用途，满足临床医师和患者需要。正确度临床可接受限取决于实验室所制定质量目标中测量系统允许误差大小。根据总误差理论，临床实验室习惯将 1/2 TEa 作为正确度可接受限。用基于检验项目生物学变异数据库制定分析质量目标，直接给出偏移目标。如使用一个商品化测量系统，且厂商提供偏移声明，临床实验室只需验证厂商偏移声明，此时，厂商偏移声明就是可接受限，只要验证试验正确度结果小于厂商声明，就说明正确度是可接受的。

579. 为什么要选择评价或验证正确度方法

答：确定正确度方法有多种，正确选择评价/验证方法能得出科学有效结论。评价正确度规范方法之一，是将测量系统与已确定正确度参考方法进行比较，如很多酶学检验项目 ALT、AST 等有 IFCC 推荐参考方法。还可使用待评价测量系统测定有证参考物质，将所获测定值与参考物质靶值进行比较，以评价正确度。临床实验室要获得参考方法或参考物质比较困难，由于商品化测量系统广泛使用，通过方法学比对实验评价/验证正确度成为普遍选择。方法学比对是用实验方法和参比方法同时测定一定数量同一标本，再通过统计学分析实验方法与参比方法偏移，以评价正确度。此外，回收实验也是评价正确度方法，回收实验分析标本中待测物含量，再分析加入已知含量待测物的标本，计算试验和基线浓度或活性差值来确定已回收量，然后计算实际测定值与理论值比值，将此值乘以 100 得到回收率。回收率代表测量系统对被加入组分能否定量回收的能力，反映了 SE，将此误差估计值与允许误差进行比较判断可接受性，即代表了正确度。

580. 为什么要规定评价正确度标本选择条件

答：正确度评价标本选择取决于评价方法，不同评价方法对标本要求不同。采用方法学比对时，无论是与标准参考方法，还是与已知正确度参比方法比较，均采用同一标本。需注意的是，如使用患者标本，应遵循测量系统要求或厂商声明，标本应避免干扰因素，如溶血、黄疸、脂血等，要有足够标本量完成测试，并应合适保存标本。如使用有证参考物质标本，需注意标本基质效应，很多有证参考物质是纯物质溶液，与临床标本有很大基质差异，这种差异可能带来检验结果偏移。现有不少机构提供用于临床实验室的正确度验证品，如卫计委临床检验中心就提供正确度验证品。

581. 为什么常用 EP9-A3 方案评价正确度

答：2013 年发布的 CLSI EP9-A3 文件，要求比对时应使用未经处理患者标本，分析物浓度应尽可能均匀分布测量范围，标本信息完整。标本数关系到统计估计值置信度，所以对厂商用于建立或确认声明正确度，标本数量应至少 100 份；如重复测量，应计算均值，手工方法应重复测 2 次。对临床实验室至少需 40 份标本，可单次或重复测定，重复测定应计算均值或中位数后再进行不同浓度标本间比较。两种方法以随机顺序测定标本。收集测定数据作偏移图和散点图，目测检查，初步判断选择标本浓度是否在测定范围内均匀分布，了解方法间差值潜在变化情况，决定后续选择何种统计方法进行更合理评估。对检测数据作回归分析，计算在医学决定水平处偏移、回归参数置信区间，将计算所得预期偏移与正确度接受限比较，判读正确度符合性。

582. 为什么可用正确度验证品证明正确度

答：CLSI EP15-A3 规定作为正确度验证品应是赋值标本，又称"参考材料"。参考材料赋值应通过正确度验证，否则不能作为正确度验证品，同时验证品赋值还要有测量不确定度。所以新鲜患者标本不能作为正确度验证品，可使用 PT 标本或有证赋值参考品。选择至少 2 个浓度水平验证品，要求性质稳定、标本量充足，分 5 天检测，每天 1 批，每批重复测定 5 次，统计计算每个验证品水平均值和标准差，计算验证品靶值验证区间，如实验所得均值在验证区间内，则正确度得到验证。否则计算实验均值与验证品靶值之间偏移，如偏移符合实验室偏移目标，则得到验证。

583. 为什么可用 EP15-A2 患者标本比对方案验证正确度

答：除 CLSI EP9-A3 正确度评价方案外，2005 年发布的 CLSI EP15-A2 用患者标本比对实验验证正确度方案，在临床实践中仍广为应用。方案要求取至少 20 份患者标本，浓度均匀分布在测量区间。标本类型应与比对方法和实验方法检验程序要求匹配。根据厂商要求采集和制备标本。如使用存储标本，存储条件应与厂商要求一致。如使用存储标本尽可能在 1~2h 内完成检测。理想状态下，比对方法应与厂商声明参比方法一致。如不一致，不能使用厂商声明偏移验证，实验室必须定义医学允许偏移来证实正确度。如可能，实验方法和比对方法测定应在 4h 完成。检测可与精密度验证试验同时进行，分布于 5 天完成，每个标本测定 1 次，收集实验数据，作偏移图，计算平均偏移，将平均偏移与厂商声明比较，确定正确度符合性。由于本方法仅能发现相对较大偏移，且检验结果受标本浓度选择影响大，所以，在 CLSI EP15-A3 中已取消了此方案，但如能严格选择评价标本，细致实验，此方案仍不失为经济、简便、可行方案，尤其是在正确度验证品尚不能简便广泛获取现状下。

584. 为什么准确度和正确度概念不同

答：准确度全称是测量准确度（accuracy of measurement），定义为一次检验结果与被测量真值之间一致程度。准确度用于一组测试结果时，由 RE 和 SE 组成。由于不精密度反映 RE，不正确度反映 SE，所以不正确度和不精密度之和即不准确度，不准确度是准确度度量。在检验医学领域很长时间以来"准确度"和"正确度"概念是不分的，实际上计量学很早就定义了两者不同，准确度是一次检验结果直接与真值比较，正确度是一组检验结果均值与真值比较，很明显理论上重复测定次数无穷大时所得均值可认为接近排除了 RE，而临床实验室仅测定一次就报告检验结果显然包含了 RE，"准确度"和"正确度"不分就不能体现出其中所包含 RE。

585. 为什么准确度是反映检验方法重要指标

答：精密度和正确度是反映测量系统性能最重要 2 个指标，而准确度是一个测量系统正确度和精密度总和。在临床实践中，检验结果首要追求是检验结果准确，所谓"检以求真"，即检验结果要尽可能接近"真值"，说的就是准确。临床医师和患者拿到检验报告会问"准不准可不可信"，所反映就是准确度，并不会讨论是 SE 还是 RE，所以准确度是测量系统性能总体现，是其他一切性能基础。《医疗机构临床实验室管理办法》和《体外诊断试剂注册管理办法》规定，方法学性能中首个就是"准确度"。

586. 为什么要用总误差来表示准确度

答：检验医学以总误差理论作为质量管理基础。TE 即检验结果与被测量值之差。准确度是检验结果与被测量真值之差。其中，只有一字之差"真"，但反映的都是不准确度。准确度好坏是以不准确度来度量的。由于真值不能确定，误差也只能通过约定真值近似地评定，称为误差估计。误差是 RE 和 SE 代数和。描述质量指标是不精密度和偏移，前者是 RE，后者是 SE。对单次结果，误差包括 RE 和 SE，计算 TE 常用方法是将偏移和不精密度相加。

587. 为什么总误差是评价检验分析质量结果重要参数

答：临床实验室检验质量至关重要，总误差指标是衡量、评价检验分析质量的质量重要参数。总误差是检验方法 RE 和 SE 之和，反映了检验结果准确性。1999 年斯德哥尔摩会议发表了临床实验室建立和评估分析质量指标分级指导原则，确定了制定质量指标 5 个等级。2014 年欧洲检验医学联合会在意大利米兰召开第 2 次国际会议,该会议对原先确定质量指标 5 个等级简化为 3 个。模式 1:依据质量指标对临床后果影响,如血清 TC 水平主要用于心血管病危险分析,检验结果不准确将导致错误医学决定,通过建立分析偏差或分析不精密度与错误划分比率间关系,若规定能接受错误划分率,相应偏差或不精密度则为应达到分析质量指标。模式 2 是依据被测量生物学变异制定总误差指标,各种检验项目都有固有生物学变异,所以几乎适用所有定量检验指标。模式 3 是依据当前所有操作水平,与技术上可实现最高分析性能水平有关,主要反映在两类文献或资料中,即 EQA 和方法学研究结果,可根据这些结果设定应达到检验质量指标,但这种指标缺点是与临床需求无关。

588. 为什么说评价准确度就是判断检验方法性能

答:准确度最大用途在于判断一个检验方法性能。方法性能是否可接受取决于准确度与总误差目标比较,当不准确度小于总误差指标时,那么方法学准确度性能是可接受的,否则检验方法不能被接受。用 Westgard 方法学性能决定图,根据总误差目标,还可将检验方法性能定性成 6 个等级,包括不可接受性能、不佳性能、临界性能、良好性能、优秀性能和世界级性能,根据不同性能制定个性化室内质控规则和策略,即所谓"西格玛度量值 QC",是基于方法性能评估。

589. 为什么精密度和正确度合成误差即可评判总误差

答:通过精密度评价实验估计检验方法 RE,获得标准差和变异系数,通过偏移评价估计检查方法 SE,获得在医学决定水平处预期偏移。这些 RE 和 SE 需综合评判其总效应,因此,应将精密度和正确度合成,其合成结果代表了总误差。通常将两者代数和来合成总误差。即 TE = 偏移% + Z×CV,式中,Z 值与选定置信区间有关,常选用 90% 置信区间时 Z 值为 1.65 或 95% 置信区间为 1.96。此外,Westgard 还介绍了 Z 值分别取值 2、3、4 和 5 合成算法。

590. 为什么要用实验方法来确定总分析误差

答:WS/T 409《临床检验方法总分析误差的确定》介绍了一种通过实验方法确定总分析误差方案。实验方法与 CLSI EP9 比对实验方案完全一致,所不同的是,其统计计算方法不同,所评估内容也不同。CLSI EP9 用作偏移评价,WS/T 409 用作分析总误差确定。使用标本应来源于健康人或患者,标本应能代表常规检测标本,并在医学决定水平范围内均匀分布。所有标本应包括在检验中。推荐临床实验室使用最小标本量宜为 40 例。每次分析应进行相应例数标本检测,使用同批测定一次结果确定总分析误差。亦可进行重复测定以减小参考方法不精密度对总分析误差评估影响。厂商使用标本量宜为 120 例,宜分析更多标本,使用所有数据进行总分析误差。宜使用新鲜标本,若储存标本对分析无任何影响,亦可使用。标本浓度应覆盖分析测量范围,对不同浓度范围可设定不同总分析误差。同时,用实验方法和参考方法测定标本,收集数据。在确定总分析误差前,应核查偏离观察值(离群点)是否错误,若确认此点错误,可删除,否则应保留,然后用统计方法确定总分析误差。

591. 为什么要用非参数分析方法确定总分析误差

答：总分析误差分析方法取决于比对实验所获得两种方法间差值统计分布，即差值数据是否呈正态分布。非参数分析对差值总体无任何特定分布假设，即不论实验数据是否呈正态分布都可用。其分析从实验方法与比对方法测定结果得到 n 对观察值，两值相减得到 n 对观察值差值，即标本数为 n。将 n 个差值以升序排列，排序后差值以 x_1，……，x_n 表示，计算每个 x_n 秩次，然后用秩次除以（标本数+1）得到每个秩次百分位数；对所有超过 0.5 百分位数，应用 1 减去该百分位数得到调整百分位数，取所需百分位数对应差值即可得到对总分析误差区间点估计。计算出总分析误差估计值后，应计算允许区间来说明该值范围，通常至少包括 95% 差值和 95% 允许区间，即当标本数为 n 时，至少含指定概率 95% 双侧非参数置信水平 2.5% 允许区间低值和 97.5% 允许区间高值。

592. 为什么要用参数分析方法确定总分析误差

答：当比对实验所获得两方法间差值呈正态分布时，可采用参数分析法，其分析方法相对简便快速。以百分位数为 Y 轴，两方法结果差值为 X 轴作图，目测图形是否呈钟形判断其正态性。参数分析方法总分析误差计算公式见式 4-1：

$$TE = \bar{x} \pm t \times s \qquad \text{式 4-1}$$

TE 为总分析误差，$\bar{x}$ 为差值均值，t 为 t 分布表中相应自由度（n-1）与指定差值分布比例有关因数，s 为差值标准差。

总分析误差允许区间计算公式见式 4-2：

$$[x_1, x_u] = \bar{x} \pm k \times s \qquad \text{式 4-2}$$

$[x_1, x_u]$ 为总分析误差允许区间，$\bar{x}$ 为差值均值，k 为正态分布允许因子，取 95% 置信区间时 k 为 1.96，s 为差值标准差。

593. 为什么要报告分析总误差

答：实验所得分析总误差需以分析报告形式报告。总分析误差结果以差值或百分差值形式报告，同时，应说明总分析误差目标值。报告还应包括实验设计具体细节，如标本数、每份标本检测顺序、标本检测次数、每台仪器采样间隔时间等。将评估所得总分析误差结果与实验室分析质量目标比较，确定结果满足总分析误差目标。当允许区间取值 95% 置信区间时，说明 95% 结果在总分析误差目标内，提示有约 5% 患者结果会超出总分析误差。总分析误差初步确定完成后，通过常规分析质控品进行监测。定期统计总分析误差，并与目标值比较，以监测测量系统长期性能。

594. 为什么参考区间是目前国际通用规范术语

答：参考区间是从参考下限到参考上限区间，是统计分布中间 95% 区间，如 WS/T 404.1《临床常用生化检验项目参考区间 第 1 部分》的血清谷丙转氨酶参考区间，男性为 9~50U/L，女性为 7~40U/L。在某些情况下，只有一个参考限有临床意义，通常是参考上限，此参考区间就是检测范围下限到参考上限区间，如很多肿瘤标志物参考区间，《全国临床检验操作规程》甲胎蛋白参考区间分别是：ELISA 法≤20ng/ml，CLIA 法为≤13.4ng/ml，ECLIA 法为≤7.0ng/ml。参考区间在我国习惯上又称为"参考范围"、"正常范围"、"正常值"等，"参考区间"是目前国际通用规范术语，且该术语已为 WS/T 402《临床实验室检验项目参考区间的制定》明确定义。

595. 为什么建立参考区间十分重要

答：临床实验室提供检验结果，由临床医师通过与参考区间、医学决定水平、判断限和参考值等进行比较作出医学诊断、药物治疗决定或其他生理学评估。临床实验室数据解释是比较、作出决定过程。在此决定过程中，参考区间作为一个判断"正常"和"异常"界限，可直接影响医疗决策，也是检验医学价值所在，所以检验项目参考区间非常重要，错误参考区间可导致错误诊治。因此，临床实验室有责任验证和确认参考区间，必要时应建立本实验室参考区间。

596. 为什么要区别参考区间和医学决定水平

答：参考区间是对具有明确背景资料、表观为健康人群所测定值，进行统计所得 95%测定值分布区间。检测值超过此区间时，被认为是"异常"，在统计过程中总有 5%同样是健康人群却人为地落在此"异常区间"，所以此"异常"可能存在误判，因而不必采取医疗措施。

医学决定水平（medicine decide level，MDL）是某一被测成分对疾病诊断或治疗起决策作用而应采取措施检测水平。MDL 不同于参考区间判断限值，比较检验结果是否高于或低于这些限值，可在疾病诊断中起排除或确认作用，或对某些疾病进行分级或分类，或对预后作出估计，以提示医师在临床上应采取何种处理方式，如进一步进行某一方面检查，或决定采取某种治疗措施等。所以，MDL 与参考区间诊断作用不同，超出参考区间"异常值"，可根据患者临床表现区别对待，可采取治疗措施，也可进行观察。检测值如超过 MDL 界限，一定要及时采取治疗措施。MDL 与参考区间两者来源不同，参考区间来源于表观健康人群，而 MDL 是来源于对大量临床患者数据观察和积累。参考区间只有一个范围上限或下限，而 MDL 可根据不同疾病诊断要点和标准，不同治疗要求和方法选择，有多个设定上限或下限，临床医师在使用这些指标时能根据不同界限采取不同处理方法和措施。MDL 是临床医师在诊断和治疗疾病时，应掌握和使用重要数据，不作为普通患者参考之用。

597. 为什么临床实验室可从多途径获得参考区间

答：从甲胎蛋白参考区间不同，可见参考区间受很多因素影响，包括检验方法、参考群体等，所以临床实验室自行建立是获得参考区间的最佳途径。在实践中，由于难以收集足够的、符合要求参考个体、成本等因素，很少有实验室能建立自己参考区间。最常见参考区间来源是体外诊断医疗器械使用说明中所提供、公认/权威教科书、经同行审议过文章或杂志发表，国际公认标准或指南或国家、地区法规中程序。临床实验室只要引用了参考区间，就需验证和确认以确保参考区间适用于本实验室。

598. 为什么要确定建立参考区间步骤

答：建立参考区间一般遵循步骤：研究医学和科学文献，列出所有分析干扰和生物变异内容，对新分析物，无或很少文献供参考时，须进行必要实验研究；建立选择/排除和分组指标，并设计成相应调查表，调查表应反映这些指标，对参考区间研究参加者要有完整调查表，并有书面承诺；依据调查表和其他相应健康评估，进行参考个体分类，依据分组指标，排除不符参考个体；按建立参考区间所需统计学置信限，计算所需决定参考个体合适数量；按要求完善和保证参考个体标本收集和准备一致性；用常规检验处理患者标本相同方式收集和处理生物标本；在确定良好检验方法条件下，按常规检验标本相同方式，收集分析标本参考值；分析标本参考值数据并绘制柱状图评价数据分布；识别和剔除可能数据误差和（或）离群点；分析参考值，根据参考值数据分布情况，选择参考区间统计方法，估计参考限值与参考区间，如适用，根据参考个体分类分组，分别统计各自参考区间，最后形成参考区间文件记录。

599. 为什么要选择建立参考区间所需参考个体

答：建立参考区间所需参考个体首先要求是"健康"，但"健康"并无明确定义，"健康"是相对的，所以定义"健康"标准是选择参考个体第一步。在实践中，易将年轻健康成年人作为健康标准，实际上对决定健康相关参考区间参考个体不一定要选年轻成年人，可选择更接近医学评估就诊群体。选择参考个体可采取直接或间接抽样技术。直接抽样技术是在选择参考个体前，要求明确定义排除和分类指标，该技术适用于经良好研究、确定检验程序；应彻底研究经文献证实已知来源生物变异，将文献信息纳入排除和分组指标，建立这些指标后，形成了完善调查表，选定参考个体。间接抽样技术是基于下列假设，几乎所有检验结果，即使是患者看来是"正常"的，所以就可利用已有就诊者数据建立参考区间，如 LIS 中存储数据，如选择只接受过简单外科治疗患者，接受基因筛查个体等。只要可能，建立参考区间选择参考个体首选直接抽样技术。

600. 为什么确定参考区间限值的统计方法分为参数统计和非参数统计

答：参考区间常由从参考下限到参考上限范围，也由一个参考限决定，大于或小于参考值组成范围。确定参考值统计方法分为参数统计和非参数统计，取决于参考数据在统计学上是否呈正态分布。通过检测参考个体标本，对获得一组参考值进行分析，如参考值呈正态分布或能转换成正态分布，就可使用参数统计，计算参考值均数和标准差，确定参考群体百分范围，通常是95%分布范围，参考低限为2.5%百分位，高限为97.5%百分位。如一组参考值呈偏态分布，需采用非参数统计方法，以参考值分布，第2.5%百分位数为参考低限，第97.5%百分位数为参考高限。

601. 为什么要采用参考区间转换

答：CLSI C28-A3 提出转换参考区间（transferring a reference interval）概念。转换参考区间是将以往确定参考区间改变适应某新方法或用于新场所过程。当实验室引入新项目和新方法时，不论实验室大小，不切实际地要求每个实验室去建立参考区间，很困难也不可行。所以，临床实验室越来越多地依靠厂商和其他途径获得参考区间。由于定义可靠的参考区间是一个很繁重和耗费资金的任务，如能通过实验和统计分析将参考区间从一个实验室转换给其他实验室，不但可减少费用，且更方便易行，提出参考区间转换概念和方法为此提供可能。

602. 为什么要在满足某些先决条件下才能确保参考区间转换可靠性

答：参考区间转换要求满足某些先决条件，以确保参考区间可靠性。首先被转换参考区间是可靠的；其次转换参考区间时要考虑建立参考区间测量系统与实验测量系统间可比性，以及检测对象群体可比性。如满足要求，按 CLSI EP9 所规定比对方案，评价两个测量系统间可比性和偏移，要求两个方法间有良好可比性，评价所得相关系数要好，所得回归方程的回归系数和截距要满足要求。将引用参考区间上、下限值代入回归方程，计算获得转换后参考区间参考上限和下限。

603. 为什么要验证参考区间

答：临床实验室引用或采纳实验室外途径获得参考区间可通过检验程序来验证所引用参考区间的适用性。首先是选择表观健康人群，适用时根据测量系统要求建立表观健康人群排除要素，如饮酒、吸烟史、血压不正常、正在用药者、孕期及哺乳期、患遗传性疾病、曾患有系统性疾病等。表观健康人群年龄分布不应集中于青年，应尽可能选用该项目参考区间相近的年龄分布。表观健康人群男女比例应相近。如引用参考区间分年龄组和性别组，应考虑分组进行参考区间验证评价。严格按测量系统要求的标本采集、处理、运送和保存条件进行表观健康人群标本采集。检验过程（包括定标品、质控品选择）应与检测患者标本完全一致，应有完整质控措施。如某项目有多种标本类型，如血清、血浆、尿液标本时，应分别对不同类型标本进行参考区间验证。至少选择表观健康人群 20 名，统计各表观健康人群检测值，与引用参考区间比较，检测值在引用参考区间内表观健康个体数≥18 人，即引用参考区间得到验证。

604. 为什么要规定线性和线性范围

答：线性和线性范围是整个测量系统中重要仪器性能指标，线性（linearity）是在检测标本时，一定范围内可直接按比例关系得出分析物含量能力；线性范围（linear range）是覆盖测量系统可接受线性范围，非线性误差小于设定标准。定量检验项目线性范围又称为分析测量范围，是系统最终输出值（浓度或活性）与被分析物浓度、活性呈比例范围，即患者标本不做任何稀释、浓缩或其他预处理等，直接测量标本所得到分析物浓度或活性范围，反映整个测量系统输出特性。利用线性关系，用有限实验数据对未知物质进行测定，即用标准标本信息找出化学信息与仪器信号关系，根据直线特点，未知物质也应符合此种关系，这样利用标准物质信息即可得到未知物质信息（被分析物浓度或活性）。

605. 为什么线性范围评价是方法评价中一个重要指标

答：线性范围是反映分析方法性能重要指标，是临床检验结果准确性保证，评价目的是了解某一测量方法测定结果在允许误差范围内是否线性良好，线性范围是多少可用作图法（响应值 Y/浓度 X）或计算回归方程（$Y = a + bX$）来判断是否线性良好和确定线性范围。线性范围可参照相关国际标准或国家标准，基本要求有：①采用标准曲线定量，浓度范围尽可能覆盖一个或多个数量级；②所用标准点尽可能均匀地分布在关注浓度范围内，并覆盖该范围；③充分考虑可能基质效应，排除其对标准曲线干扰。实际上，上限通常设置为仪器响应线性限，下限相当于定量下限，即线性范围是定量下限至校正曲线偏离线性响应浓度范围，不同仪器线性范围相差很大，检测上限是不可超越界限，在实际工作中，需注意待测物检测含量是否在线性范围内，对超出线性范围标本如只报告检测值不准确，需稀释到线性范围后再检测，最后将检测结果乘以稀释倍数。

606. 为什么要判断测量系统输出值与分析物浓度间线性和非线性关系

答：利用设备检测标本是基于仪器系统最终输出值与被分析物浓度或含量之间的相关性，但这种变量间关系不是十分确定，这种不确定性关系称为回归关系，其数量关系常用函数形式表示。如仪器信号 S 与分析物浓度 c 关系可描述为：$S = Kc + a$，a 是仪器本底噪音，测量系统不考虑本底噪音时，a 通常为零，K 为非常数，随测定条件或仪器不同而不同，需用标准物质校正，S 与 c 函数关系呈线性时，仪器信号与分析物含量为线性关系，而非线性是两者之间不是一次线性函数关系。标准曲线法是建立被测物浓度与仪器响应信号之间关系的常用方法，标准曲线直线部分可判断为仪器信号与分析物含量间呈线性关系。

607. 为什么可用线性试验来评价线性范围

答：线性试验是用试验方法对一系列浓度标本进行分析，对结果进行直线回归统计，评价该方法能准确报告最低浓度、最高浓度或浓度范围；线性评价根据不同浓度标本与仪器信号值间关系作浓度-信号值标准曲线，或高浓度标本被系列稀释后，对预期值-实测值间关系制作标准曲线，通过对标准曲线直接目测或二元一次直线回归判断，部分放免法和核酸定量法检测经 Logistic 转换为直线后进行直线回归判断；标准浓度应包括 5~8 个浓度梯度，标准曲线应覆盖标本可能浓度范围，对含量测定要求上限为标本最高浓度 120%，下限为标本最低浓度 80%，但应高于定量检出限（limit of quantitation，LoQ）。采用相关系数（r）表示标准曲线线性，对照品 LoQ 应包括在线性范围内。如不呈线性应选择曲线方程拟合；如假定函数关系不能真实反映仪器响应与分析物浓度间关系，SE 可能伴随分析方法。

608. 为什么会有多种评价线性试验方案

答：线性评价目的是要了解某一测量方法测定结果在允许误差范围内是否线性良好，其线性范围是多少。如不呈线性应与何种曲线方程拟合，在检验专业建立了多种评价线性范围方法。常用方案有：

（1）目测法：评估几个不同浓度标本多次测量均值与实际值之间是否直线关系，无需用到统计学方法来证实线性，是线性评价中最直观方法，但主观、粗略，不具重复性，受非客观和人为因素影响较大，虽可判断一个方法是非线性的，但不能肯定一个方法是线性的，目前只作为初步评价线性的一个工具。

（2）平均斜率法：采用最小二乘法直线回归作统计分析方法，将真实值和测量值拟合得到直线方程，利用最小二乘原则，合理地找到一条最能代表数据点分布趋势直线，但受离群点影响较大，单个离群值可能将整个回归直线拉高或拉低。

（3）CLSI EP6-P 方案：采用最小二乘法回归分析拟合最适直线，该法缺点是易受检测不精密度影响。

（4）CLSI EP6-A 方案：采用多项式线性评价方案，即多项式回归方法，能对可报告范围内非线性能否接受进行评估，是通过计算机程序来完成多项式回归分析，在实际应用中更有价值。

609. 为什么线性试验评价方案中有多种试验标本类型

答：由于仪器、试剂和检验方法不同，线性试验涉及一系列已知浓度或高浓度标本，或患者混合物稀释物，其评价方案有多种，涉及标本类型也是多样的，常用试验标本有：①混合患者血清，该标本与真实标本具有相同基质，对易获得高浓度标本，该法是最方便的；②在混合患者血清中加入一定量待测物，以得到高浓度标本，用于制备难以获得病理性高浓度标本；③经特殊处理混合人血清，如透析、热处理、层析等处理方法，用于制备低浓度标本；④标准品、商品化质控品或 PT 材料，这类标本使用方便，但不是正常临床标本，因基质效应，可能与实际线性结果有偏差，同时稀释液选择很关键，可根据厂商建议。

610. 为什么可通过稀释患者标本方法来评价线性范围

答：用来评价线性范围方法是线性试验，即对一系列浓度标本测量结果进行回归分析，如标本与实际标本有相同基质最好，因此，临床患者中如能获得分析物高浓度标本，就可通过用低浓度标本按一定比例稀释患者高浓度标本得到系列浓度验证标本，最好有 5 个或以上系列浓度，浓度范围覆盖整个预期范围，每个标本重复检测 2~4 次；记录所有结果，计算每个标本实测均值和标本预期值，如低浓度标本达不到低限标本要求，需用稀释液进行稀释，一般情况下，用厂商推荐稀释液对患者标本进行稀释，如无推荐稀释液，一般化学实验通常用水和生理盐水，其他实验最好使用牛或血清白蛋白配制品，此时稀释液尽量用最小量。

611. 为什么常采用平均斜率法评价线性范围

答：平均斜率法以简单、实用，无需专用软件就可进行统计分析而常用。平均斜率法评价线性范围规定有：

（1）标本要求：和真实标本尽可能相似，不含厂商所标定干扰因素，理想标本是患者标本，用接近预期线性范围上限和下限两个分析浓度标本配成所有标本浓度。

（2）主要步骤：①标本配制：将低浓度标本（L）和高浓度标本（H）按一定比例配制（如 1L、0.8L+0.2H、0.6L+0.4H、0.4L+0.6H、0.2L+0.8H、1H）得到系列浓度验证标本；②分析测量：测量系统校准，在控，尽量 1 天完成，每个标本测 2~4 次；③计算预期值：分别计算每个标本测量均值，每个浓度测量均值乘以加入高值标本份数得到每个不同浓度斜率，求均值得到平均斜率；平均斜率除以加入高值标本份数即为对应浓度标本预期值；④作图：对预期值-实测值数据作散点图；⑤统计：用直线回归统计对数据作处理，得到直线回归方程 $Y=b_0+b_1X$；⑥结果判断：b_1 在 1.00 ± 0.03，b_0 近于 0，可判断在已涉及浓度范围内为线性；b_1 在 1.00 ± 0.03，b_0 较大，需作 b_0 与 0 的 t 检验以判断是否线性；

b_1 不在 1.00 ± 0.03 范围，根据散点图试着舍去某组数据，再作回归统计，若缩小分析范围，b_1 在 1.00 ± 0.03，b_0 近于 0，缩小分析范围可作为真实线性范围。

612. 为什么可通过高浓度分析物储存液来获取高浓度检测点

答：在准备线性评价时，常需花很长时间收集高值标本，以达到线性范围上限，否则只能缩小线性范围，等收集到合适高值标本时再补做线性范围。高值标本不易获得，可通过在低浓度水平患者标本中添加分析物方法来制备，高浓度分析物储存液加入患者标本时所加体积原则上少于总体积 10%，并记录所用溶剂。将收集到低值患者标本离心或过滤后一分为二，一份加入高浓度分析物储存液，体积小于混合标本体积 10%，浓度可达线性上限，充分混匀后作为高值标本；另一份加入储存液溶剂，加入体积同前一份高值标本，充分混匀后作为低值标本，避免用溶血、脂血、黄疸等干扰标本。

613. 为什么临床可接受线性在临床检验应用中更有价值

答：当线性评价结果为非线性，若采用线性方式处理患者结果，引入误差不超过允许误差，也可作为线性处理，称为临床可接受线性。由于采用平均斜率法评价线性范围时，易受离群点和检验方法精密度影响，同时也无法对临床可接受非线性进行分析和评价，CLSI EP6-A 指南采用多项式回归作为分析线性评价方法，采用二元一次直线回归、二次与三次曲线回归统计处理，以统计估计值与实测值差异（统计误差）来判断，统计误差最小为最适直线或曲线。

主要步骤：先设定线性允许误差范围（一般为 5%）；选择比覆盖声明线性范围宽 20% 左右高、低浓度水平混合血清；按比例配制成系列浓度 5～7 个标本，重复检测 2～3 次；多项式回归统计拟合为一次（$Y=b_0+b_1X$）、二次（$Y=b_0+b_1X+b_2X^2$）和三次多项式（$Y=b_0+b_1X+b_2X^2+b_3X^3$）；判断各项系数与 0 之间差异是否有显著性（t 检验）；b_2 和 b_3 与 0 比较无显著性差异，认为存在线性关系，否则为非线性，需非线性评价。采用多项式回归分析作为线性评价方法，能将具体检验过程和临床应用紧密结合，设定临床允许偏差，通过临床可接受线性来判断是否线性，因此，在临床应用中更有价值，可通过计算机程序完成多项式回归分析。

614. 为什么要理解多项次回归法分析思路和评价结果

答：目前，临床实验室线性评价方案有多种，各有优缺点，但多项回归分析法在检验过程中和临床应用紧密结合。为更好在临床应用，首先要理解多项回归法分析思路和评价结果方法。多项回归法分析思路和评价结果：第一步要判断用非线性多项式拟合数据是否比线性好；第二步是当非线性多项式拟合比线性好时，判断最适非线性模型与线性拟合间差距是否小于预先设定该方法允许偏差。通过计算机程序完成多项式回归分析，如数据最适模型符合一次、二次和三次多项式，得到回归方程，然后对非线性系数进行统计分析；如最适模型为线性，则评为"线性 1"；如最适模型为二次或三次多项式，则对数据作进一步检查，计算与直线模型平均线性偏离（average deviation from linearity，ADL），如小于分析物特异性允许误差标准，可按线性数据处理，为"线性 2"；如 ADL 超过分析物特异性允许误差标准，则评价为"非线性"；当数据组重复检验结果间有较大变异度时无法正确评价线性，则判定为"不精密"，因此，多项式回归法对线性具体评价结果有四种：线性 1、线性 2、非线性和不精密。

615. 为什么要区分检出限和定量检出限

答：按国际理论和应用化学联合会（IUPAC）定义检出限（limit of detection，LoD）为某特定方法在给定置信度内可从标本中检出物质最小浓度或量，检出限一般有仪器检出限、方法检出限之分。仪器检出限是仪器能检出与噪音相区别最小信号能力；方法检出限是一个给定方法在特定条件下能以合理置信水平检出分析物最小浓度或量，即能可靠地将分析物测定信号区别于特定基质背景（噪音）最低浓度或量，因此，方法检出限不但与仪器噪音有关，而且与方法全部流程各环节有关，如取样、样本性质、测定条件优化等。定量检出限（LoQ）是在规定可接受精密度和正确度条件下，测量系统能可靠地定量测出标本中待测分析物最小量，可用分析物在标本中浓度来表示。LoQ 与 LoD 区别在于，LoQ 所规定最低浓度应满足达到规定精密度和正确度。

616. 为什么测量统计特性和统计学上两类错误对确定检出限很重要

答：检出限核心是由给定测量程序得到测量值，该值在给定声称物质中存在时误判概率为 α，声称不存在时误判概率为 β，α 和 β 默认值均为 5%。由于测量总是带有一定 RE，这种 RE 决定测量结果总有一个分布范围，可用特殊分布函数来描述，且现有测量基本是相对测量，因此，在建立检出限时，需用函数来描述测量结果，并进行统计学判断，而统计学判断时都会犯以下两类错误：如针对判断检出限与空白相比较时，如空白信号/浓度比设定检出限低，此时就可能犯 I 类错误（α），即标本中不存在分析物，结果却为阳性，即假阳性；如设定检出限比空白信号/浓度高，此时就可能犯 II 类错误（β），即标本中存在一定量分析物，结果为阴性，即假阴性。所以，计算检出限时统计特性和统计学上两类错误对结果判断很重要。

617. 为什么空白限不是实际检验浓度

答：空白限（limit of blank，LoB）是在规定条件下，空白标本被观察到最大检验结果。LoB 不是检测到的实际浓度，而是实际浓度处阳性信号。由于空白标本测定结果分布基于随机测量误差原理，相关 I 类错误（α）和 II 类错误（β）水平默认为 5%，如空白限测定值符合正态分布，计算方法为：$LoB = \mu_B + 1.645\sigma_B$（$\mu_B$ 为空白标本均数，σ_B 为空白标本标准差）；若空白标本结果未报负值或不符合正态分布时，需用非参数方法估计第 95 百分位数，可用〔N_B（95/100）+0.5，N_B 为空白标本检测数〕评估第 95 百分位，计算方法为：$LoB = Pct_{B100-\alpha}$（即在 $B_{100-\alpha}$ 秩次百分位数），如第 95 百分位是非整数值，应在相邻值中插入对应数，如将所测空白限测定值数据由小到大排列，找到 95% 分布秩次：空白测定总次数为 60，95% 分布秩次为 $N_B \times$（95/100）+0.5，即 60×0.95+0.5 = 57.5，LoB 是第 95 百分位处检测值，即第 57 和第 58 个检测值均值。

618. 为什么要用空白限定义检出限

答：检出限主要用来评估方法所能检测的分析物最低浓度，对诸如法庭毒物检测以判断阴阳性以及肿瘤患者接受治疗后用于判断预后肿瘤标志物检测十分重要，如何确定仪器检出分析物分界点很关键，检出限确定对分析方法选择有重要意义，对检出限忽视有可能导致检验结果不确定度增大。以一定置信度与空白区别最小浓度或量为检出限，因此，确定检出限重点与空白限密切相关，通常做检出限就是先测定空白标本，即完全不含待测物质，其他组分与待测标本完全相同的一种分析标本，且按待测标本分析程序测定空白标本，然后用统计方法来判断能与空白区别的最小浓度和量，测量结果可靠性在很大程度上取决于空白值大小及空白值波动情况，因此，常通过空白限来定义和计算检出限。

619. 为什么确定检出限是通过多次重复检验系列标本浓度来实现的

答：由于 LoD 是通过 LoB 来定义和计算，依赖于对标本重复检验结果，每个标本重复测定次数越多，估计 LoD 不确定度越小，结果越可靠。确定 LoD 经典方法是：制备一系列空白标本和一系列低浓度标本，进行多次重复检测，得到各自系列结果，空白标本测定结果用于确定一个响应量临界点，高于该临界点值认为标本中含有分析物，该点和低浓度标本标准差可用来确定非常有可能超过空白标本最高值分析物浓度，只有高于 LoB 标本才会被认为明显超过空白标本值，即含有一定量分析物，由于任何测量值都是一个统计量，用均值和标准差等统计参数，在判断与空白相区别时就应采用置信度方法，若 II 类错误 β 设定为 5%，当标本浓度在 LoD 水平时其测量结果有 95% 概率超过 LoB，LoD 是标本实际浓度，是被检测最低浓度，如标本检验结果呈正态分布，第 5 百分位数相当于 LoB：LoB = $\mu_S - 1.645\sigma_S$（μ_S 为低浓度标本均数，σ_S 为低浓度标本标准差），LoD = μ_S = LoB + 1.645σ_S = μ_B + 1.645σ_B + 1.645σ_S（μ_B 为空白标本均数，σ_B 为空白标本标准差）。

620. 为什么对确定和验证检出限标本有特定要求

答：确定和验证检出限依赖于对空白和低浓度标本重复检验结果，综合考虑统计学要求、精密度和费用，确定 LoD 最小检测数 60（空白和低浓度标本检测数相等），在验证厂商 LoD 时，应对声明水平处标本至少检测 20 次，最好在 LoB 处也同时检测 20 次；空白标本和低浓度标本应和实际标本有互通性，如在药物分析时需用不含药物血清或血浆，而不是缓冲液，空白标本要求不含所测分析物，应和检验患者标本基质相同，如测定内源性化合物时空白标本应不含该物质，测定激素时可采用体内激素水平被药物抑制患者，测定肿瘤标志物时可使用非患病个体标本；低浓度标本最好选择不同个体一系列标本（至少 5 份标本）而不是一个标本，实验应进行多天。

621. 为什么需验证厂商声明有关检出限等性能参数

答：按管理规范要求，临床实验室在启用新检验方法（如开展新项目、同一检验项目仪器或试剂更换等）和已确认过检测程序发生变更后，需对检出限等相关参数进行性能验证。其中，验证 LoD 过程如下：①准备空白和低浓度标本；②验证厂商提供 LoB：空白标本重复检测 20 次，测定值超过 LoB 不超过 3 个，则给出 LoB 可靠；如厂商未提供检出限或验证未通过，需建立 LoB；③选择浓度为厂商给定 LoD 浓度标本，至少测定 20 个数据，多个（如 4~5）标本多天（如 5 天）完成，计算大于 LoB 测定值所占比例是否符合要求，若比例与预期值（默认 95%）在计算比例 95% 可信限内（通过查询"20~1000 个检测值符合/超出 LoB 预期95%比例下限"表），表明厂商提供 LoD 得到验证，如不符合要求则联系厂商或建立 LoD。

622. 为什么建立和验证定量检出限程序不同

答：因为 LoQ 建立和验证程序复杂性及所需测量次数均不同，达到目的也不同，通常，建立 LoQ 由厂商（方法建立者）完成，以确保临床实验室能验证建立检测限，验证检测限由临床实验室完成，确保所用测量系统或方法检测限能满足质量要求。LoQ 是分析物可被实际检出最低浓度，在该浓度下总误差符合准确度要求，根据明确提出误差，LoQ 可等于或高于 LoD，但不能低于 LoD；LoQ 由厂商确定，实验室可通过确定分析物在低浓度时总误差是否可接受来判断 LoQ 是否适用，验证 LoQ 步骤如下：用 3~5 个不同浓度标本至少做 5 批检测，最少 25 个重复测量，每个标本重复检验结果与该标本参考值和误差目标进行比较，超过误差目标结果数是该方法是否合适的度量值，在使用 95%可能性时，可通过查询"20~1 000 个检测值符合超出 LoB 预期95%比例下限"表中"不可接受"结果数，未超出误差目标，则 LoQ 验证通过；超出误差目标，应增加重复检测次数，仍未达标，LoQ 验证未通过。建立 LoQ 时，如缺乏足够低水平参考物质，可用已知浓度或活性标本适当稀释制成低浓度标本，但标本中分析物浓度应高于分析测量范围下限，实验方法类似于 LoD，对多个低浓度标本进行重复检测，每个浓度推荐最少 40 个重复测定，计算每个浓度重复测定标准差和已知值偏移，可获得该水平下总误差估计值，即总误差 = 偏移 + 2s，如估计值小于设定总误差目标，此时标本中所有分析物含量即为 LoQ。

623. 为什么有些检验项目要求有分析灵敏度

答：按 ISO 15193 定义，分析灵敏度（analytical sensitivity）为应给出分析物的灵敏度。其中：①定义为校准曲线（或分析曲线）的斜率。如校准函数既非线性关系又不能转化为线性关系，则应给出在不同量值水平上斜率；②术语"分析灵敏度"与"检测限"概念不同。有些检验项目检测限对疾病诊断或治疗监测有重要意义，如 cTn、促甲状腺素（TSH）、前列腺特异性抗原（PSA）、核酸检测等。cTn 升高是诊断急性心肌梗死重要依据，在"心脏标志物应用指南"中明确要求，实验室应确定其检测低限和在低浓度时变异情况，TSH 和 PSA 是监测患者治疗及复发重要指标，要求报告有意义最小值，核酸检测报告阴性/阳性也要求说明能检出最小拷贝核酸量可相当于多少病毒量。因此，针对需有可检出最低浓度或某个量检验项目，如肿瘤标志物、特定蛋白、核酸、激素和毒品等，要求有分析灵敏度。

624. 为什么分析灵敏度核心是反映测量系统中最低分析物浓度

答：IUPAC 将分析灵敏度定义为校准曲线斜率及对于规定量变化分析程序所产生信号变化，校准曲线是检测浓度均值对实际已知浓度关系，校准曲线斜率越大，检测对分析物微量变化越敏感，事实上，即使校准曲线斜率很大，若检测信号变异很大，可靠地检出最低浓度也会很大，而一个中等分析灵敏度，但检测信号随机变异较低，这样可有较低检出限，因此用分析灵敏度不足以表达出真实检测限，虽然对检测信号变异近似或稳定测量系统或方法，如 PCR 荧光探针法定量检测核酸方法，可用斜率来判断仪器信号变异或检验结果有效性是否符合质量要求，但还应根据各自专业领域实际情况。实际上，应用到临床实验室时分析灵敏度就是可检测最低分析物浓度，其性能对有分析灵敏度要求的检验项目才真正有临床价值，因此，分析灵敏度核心是可反映测量系统中最低分析物浓度检测能力，可测定体内不存在物质分析能力，以区别于零值，表示从无到有或对人体内含量很低物质进行区分的分析能力。

625. 为什么用确定检测低限、生物检测限和功能灵敏度来评价分析灵敏度

答：分析灵敏度反映测量系统检出最低分析物浓度能力，但由于检验指标众多，体内是否含有分析物等多方面不同，测量系统常分为定性和定量系统。在临床试验中，分析灵敏度分为具有定性含义检测低限和具有定量含义生物检测限、功能灵敏度（functional sensitivity，FS），常通过这三个指标来评价分析灵敏度。检测低限主要回答"怎样才算是可检出分析物含量"和"标准曲线从零开始，报告分析物含量也从零开始"等；生物检测限和功能灵敏度主要确定测量系统或方法可定量报告分析物最低浓度或其他量值限值。

626. 为什么要确定检测低限

答：确定检测低限是评价分析灵敏度内容之一，检测低限（lower limit of detection，LLD）是标本单次检测可达到非空白检测响应量所对应分析物量，数量上等于空白标本均值加上2或3倍标准差（$LLD = 均值_{空白} + Zs_{空白}$，Z常是2或3），描述检验结果为"零"浓度范围，相当于空白限。确定方法：①准备空白标本：空白标本是不含分析物的标本，理想空白标本应具有和患者标本相同基质，可使用术后无某疾病患者标本，也常使用测量系统校准品中"零浓度"校准品、或专用稀释液作为空白标本；②空白标本批内重复测定12次；③求LLD：计算空白标本平均值$_{空白}$和标准差$s_{空白}$，如95%可能性$LLD = X_{空白} + 2s_{空白}$，如99.7%可能性$LLD = X_{空白} + 3s_{空白}$。若检测响应用初始值表示，如吸光度、荧光等，所计算均值也为初始值，需利用校准因子转换成浓度单位。

627. 为什么要确定生物检测限

答：生物检测限（biologic limit of detection，BLD）是某标本单次检测可能具有最小响应量刚大于LLD响应量时，该标本所含分析物浓度，为检测低限加上2或3倍检测低限标本标准差（$BLD = LLD + Zs_{检测限标本}$，Z常是2或3），BLD更能代表实际标本检测限，即能和零区分开浓度水平。确定方法：①检测限标本准备：用空白标本加入分析物配成几份检测限标本，加入分析物量应是厂商说明检测限浓度，检测限浓度应介于预期检测限浓度1~4倍范围；②系列检测限标本每日重复测定1~2次；③计算BLD：95%可能性$BLD = LLD + 2s_{检测限标本}$，99.7%可能性$BLD = LLD + 3s_{检测限标本}$，如计算所用单位为初始值，需利用校准因子转换成浓度单位。

628. 为什么要建立功能灵敏度

答：功能灵敏度（FS）是测量系统可定量报告分析物最低浓度。以日间不精密度（CV）为20%时对应检测限标本的平均浓度，用来描述可靠定量测定的最低浓度，代表定量限概念，为估计FS须用多个检测低限来确定低浓度时精密度，从中选择具有或近于

20% CV 对应浓度，FS 用于确定测量系统可报告范围最低限值，日间 CV 为 20%大致是检验方法最大不精密度。FS 建立：常制备一系列低浓度标本，重复测定至少 10 次以上，计算每个低浓度标本检测信号均值、标准差和 CV，从中选择 CV 最接近 20%低浓度标本均值对应分析物浓度为 FS。

629. 为什么有分析灵敏度和功能灵敏度之分

答：分析灵敏度与功能灵敏度可作为测定方法检测某物质的灵敏度，但两者所用范围与表达临床意义不同。功能灵敏度是评价分析灵敏度指标之一，定性系统中分析灵敏度又称检测低限，是基于零浓度基础，反映最低可区别于零值浓度，用于区分从无到有分析能力，即用于评价一个测量系统测定体内不存在物质能力，如病毒、药物等；功能灵敏度又基于低浓度基础上，反映实际标本检测时，所能达到精确定量的检测极限，用于评价测量系统能力，如肿瘤标志物、某些特定蛋白等。在确定分析灵敏度和功能灵敏度实验中，一般制备两种不同类型标本：一个是"空白"标本，即不含分析物，分析物浓度为零；另一个是"检测限"标本，即含低浓度分析物，空白和检测限标本由检验方法作重复检测，计算各自均值和标准差，分析灵敏度和功能灵敏度由空白和检测限数据计算出来。

630. 为什么分析灵敏度与诊断灵敏度概念不同

答：分析灵敏度是反映测量系统中最低分析物浓度，用于评价一个测量系统测定体内不存在物质分析能力和对人体内含量很低物质进行检测的能力。作为测定方法检测某物质灵敏度，可用在与测量系统相关领域，而诊断灵敏度是体外诊断检验程序可识别与特定疾病或状态相关目标标志物存在能力，是检验结果临床诊断评价指标之一，反映检验结果在临床诊断中价值。诊断灵敏度也指所有患者获得阳性结果百分数，即真阳性率，诊断灵敏度高的检验指标常用于普查或定期健康体检，如恶性疾病早期诊断等。

631. 为什么检验方法要评价分析特异性

答：分析特异性是测量程序检出被测量的能力，与准确度相关，是分析方法只确定分析物，而对其他相关物质不起作用的能力。按 CNAS-CL39 定义，测量系统能力是指定测量程序对一个或多个被测量给出测量结果，而不依赖测量系统中任何其他量的能力。分析特异性用于描述检验方法在标本中有其他物质存在时只检测被测量的能力。通常，以一个潜在干扰物来说，是给出特定医学相关浓度值分析干扰程度，缺乏特异性称为分析干扰。干扰实验目的是评估标本中其他物质引起系统误差，这些误差为恒定误差，与标本中分析物浓度无关，而与干扰物浓度相关。

632. 为什么不能混淆分析特异性和诊断特异性概念

答：分析特异性即测量系统能力，是测量程序特异性。在定量检验中，指一种方法检测某种成分能力或只对一种指定分析物反应，而不是标本中其他物质，是方法学评价指标之一。诊断特异性（diagnostic specificity）是检验方法可识别特定疾病或状态相关目标标志物不存在的能力，在已知目标标志物不存在的标本中也称为阴性百分数，即无此类疾病患者得出阴性标本占总数百分比，无病患者阴性百分率，是诊断试验评价指标之一，该指标在诊断某疾病时，不误诊（假阳性）机会，诊断特异性＝（真阴性者/无病患者总数）×100%。分析特异性和诊断特异性概念不同，但都用了特异性导致混淆，ISO 指南 99 对"分析特异性"使用术语选择性而不用特异性。

633. 为什么说了解检验各种干扰对临床很重要

答：干扰是造成误差一个原因，如干扰物可引起恒定误差，在某种程度上一个干扰物会引起不可预期的作用，使检验结果出现显著差异。对个体患者而言，干扰物干扰效应随标本中干扰物浓度而变，易误认为是患者病情改变而误诊，因此，临床实验室了解不同检验方法干扰很重要。通过分析干扰来评估被分析标本由其他物质引起系统误差，提供适当数据分析和解释，帮助确认方法对干扰物质敏感性，评估潜在风险，将有意义干扰提供给用户，改进方法特异性是临床检验质量目标之一，厂商有责任弄清方法分析特异性和干扰物对患者标本的影响。

634. 为什么说干扰物会影响分析特异性

答：分析物是标本中准备测定的物质或组分，干扰物也是标本中一个组分，但不是分析物。分析干扰就是缺乏分析特异性，广义上干扰物是导致分析物浓度或催化活力出现偏移的物质，如免疫法干扰常由交叉反应所致，因此，干扰物通过干扰作用来影响分析特异性，从干扰物来源，干扰作用分为内源性和外源性干扰。内源性干扰：标本中生理物质对分析物检测引起干扰；外源性干扰：体外物质（如药物、代谢物等）对分析物检测引起干扰。从干扰作用分为绝对或相对干扰。绝对干扰是一般患者标本中不含某物质，一旦存在会引起干扰；相对干扰是一般患者标本中含某物质，其含量相当于混合标本中平均浓度。

635. 为什么须从多方面考虑干扰物来源

答：由于干扰物可通过多种途径影响检验结果，因此，干扰实验开始前应根据实验方法检测原理和预期用途从多方面考虑干扰物，以免遗漏。常见干扰物有：①样本中异常物质：常为体内某些病理条件下产生，如高浓度 Hgb、TBIL、三酰甘油等；②药物：处方与非处方药，做某检验项目的特定群体常用药；③代谢物：特定患者可能出现的异常生化代谢物与药物代谢物；④标本添加剂、标本采集与处理过程中与之接触物质：抗凝剂（肝素、EDTA、柠檬酸盐、草酸盐等）与防腐剂（NaF、HCl、碘醋酸盐等）、分离胶、标本采集容器及胶塞、导管、导管冲洗液、皮肤消毒剂、手部清洁剂、玻璃清洗液和手套粉末等；⑤文献中提及对实验方法类似方法有干扰作用物质；⑥饮食：咖啡因、β-胡萝卜素等。

636. 为什么要从多种机制分析对检验过程干扰

答：干扰物通过不同途径来影响分析特异性，干扰物对分析过程影响机制有：①化学效应：干扰物通过与试剂竞争或抑制指示反应改变反应结果，也可通过络合或沉淀作用改变分析物形式；②物理效应：干扰物与被测物性质相近，如荧光、颜色、散射光、洗脱位置或电极反应等；③基质效应：干扰物改变标本基质特性，如黏度、表面张力、浊度或离子强度等；④酶抑制作用：干扰物与金属激活因子形成螯合物、与催化位点结合、氧化必需巯基基团改变被测量或试剂中酶活性；⑤检验方法非特异性：干扰物与被测量同样方式参与反应。尽管非特异性与干扰不同，但对检验结果影响是相同的，如酮酸在碱性苦味酸法测肌酐时反应，吲哚硫酸盐在重氮法测 TBIL 时反应，免疫法中交叉反应等；⑥水取代效应：非水溶性物质（蛋白、脂类等）通过取代液体血浆影响活性测量。

637. 为什么确定一种物质是否是干扰物对检验结果准确性至关重要

答：干扰是患者结果与真值间偏差主要原因之一。干扰物是标本中一个组分，却不是被测物，但会改变最后检验结果而导致临床误判，因此，确定干扰物对检验结果准确性至关重要。判断是否属于干扰物标准是：某分析物浓度的可接受最大干扰结果（允许最大偏移），该偏移可引起临床误诊或误治。对干扰物确定需做干扰物筛查试验。实验方法为：①在基础标本中添加高浓度干扰物，使之成为实验标本；②分别检测实验标本与对照标本中被测物浓度，通过配对 t 检验判断两标本测定结果间差异是否有统计学意义，如无统计学意义，说明此物质引起的偏差不影响临床，不认为是干扰物，如有统计学意义，则考虑此物质可能有干扰作用，需进一步实验以确定干扰物浓度与干扰效应间关系。

638. 为什么可用"配对差异"试验评价分析干扰

答：干扰实验是评估标本中干扰物引起系统误差，可通过含有和不含有干扰物的配对实验来进行：将干扰物加入临床标本中，与加溶剂标本同时进行检测，比较测定结果间有无差异。主要流程和步骤：

（1）标本制备：①从未服用过药物健康人群中采样（血清、尿液等），将标本混匀后制成基础标本；②干扰物原液配置：干扰物纯品多为固体，需用适当溶剂溶解，制成干扰物原液，溶剂应使干扰物充分溶解且不影响检验结果，原液浓度应至少 20 倍于实验浓度，以减少对基础标本基质稀释；③标本配置：实验标本在基础标本中添加一定量干扰物原液，使标本中被测物浓度达医学决定水平；对照标本在基础标本中添加用于制备干扰物原液的溶剂。

（2）重复测定：为避免方法偶然误差对结果影响，测定时采用重复测定，每份标本测定次数需按统计置信水平与检验效能，由被评价方法批内精密度和干扰标准计算得出。

（3）数据计算：①列出配对患者结果；②计算实验标本和对照标本重复测定均值，以及配对标本结果间差值；③计算全部标本测试结果平均偏差。

（4）结果分析：如实验标本与对照标本测定均值间平均偏差小于界值，可判断由被评价干扰物所致偏差未超过允许标准，不认为此物质为干扰物；反之认为被评价干扰物对被评价方法有明显干扰作用。

639. 为什么可用"用患者标本作偏移分析"评价分析干扰

答：利用"配对差异"实验即将不同浓度干扰物加到标本中，然后分别测定加与不加干扰物标本，比较两者有无偏差，了解干扰物浓度与偏差关系，此法存在一定局限性，无论考虑多全面，患者血清中可能有其他干扰，为减少这种情况发生，可分析患者真实标本，以评价不同血清标本间变异，是"用患者标本作偏移分析"即选择患者标本，如肝脏、肾脏或心脏病患者，用服用了某种可能干扰药物标本，或含高胆红素、高血脂、Hgb

标本，用候选方法和参考方法同时测定，将两种方法测定结果进行比较，从被选择患者标本中寻找不准确结果，以确定是否有干扰及干扰程度。该实验只证明偏移和特定物间相关性，而不证明因果关系，不足是：①患者常用多种药物，难以确定某一种干扰物；②不是每个检验项目均有参考方法，且参考方法也难以在临床实验室中开展；③参考方法也会有干扰。但是，本方案在提供干扰物线索查找方面很有价值，也是目前唯一能检测药物代谢产物干扰的方案。

（施新明　郭竹英）

第五章　检验质量保证

第一节　室内质量控制

640. 为什么临床实验室内部质量控制是全面质量管理体系重要环节

答：临床实验室内部质量控制（IQC）简称室内质控，是按一定策略对稳定标本进行测定，对测定结果进行统计学分析，其结果反映测量系统或分析方法性能，且能评价同批检验结果可靠性，从而确定患者检验报告能否正常发放，以及是否需对现有测量系统进行校正。IQC 主要包括质控品选择、质控品数量、质控频度、质控方法、失控判断规则、失控原因分析及处理措施和质控数据管理要求等。其中，关键之处在于能否获得稳定质控品，以及选择合适质控策略对质控品进行检测，并对检验结果进行分析和判断。总之，IQC 是为确保实验室内部进行技术操作和活动完全达到检验质量要求，是全面质量管理体系重要环节。

641. 为什么临床实验室必须进行室内质量控制

答：《医疗机构临床实验室管理办法》第 25 条规定，医疗机构临床实验室应当对开展的临床检验项目进行室内质量控制。检验产品是通过各种相关工作产生的检验报告。如临床实验室检验结果能帮助临床医师正确诊治患者，防治疾病，产品就适用，质量就满足实验室预期要求，反之，则未达到实验室预期要求。但是，临床检验面对不同患者标本，事先不知道检验结果究竟是多少，且通常只对每个标本做一次检验就发报告，该如何保证检验结果的质量呢？临床实验室 IQC 就是通过一系列技术手段和活动来确保实验室质量能完全达到预期要求。实验室通过这些技术手段和活动能监测检验全过程，发现需关注的异常情况，可在结果有误差时提出警告，及时排除质量环节中不满意因素，从而保证检验质量。

642. 为什么误差检出概率和假失控概率是质控方法性能评价要点

答：在一个大样本中随机抽样时，因抽样不同而导致一定抽样误差（sampling error）。抽样误差不可消除，从一个数据集中任选一点（抽样）时客观存在。一个质控结果与均值不一致时，要判断所发生的误差除抽样误差外，是否还存在其他误差，如仅是抽样误差，此结果在控（in control），否则为失控（out of control）。理想情况下，临床实验室期望所用质控规则能正确识别"真失控"，不误报"假失控"。但实际情况是任何质控规则或组合都存在不同程度"假失控"或"假在控"。误差检出概率（probability for error detection，

Ped）是在常规检验中发生真误差时，按质控规则能有效发现或检出的概率，相当于诊断试验的灵敏度。理想的质控方法 Ped 应为 100%，实际工作中，可接受的 Ped 在 90%～99%之间。

当检验过程正确时，除方法固有误差外，如无其他误差，应判为"在控"，但是按质控规则却误判为"失控"，此即"假失控"，出现假失控的可能性称为假失控概率（probability for false rejection，Pfr），相当于诊断试验的假阳性（1−特异性）。理想的质控方法 Pfr 应为 0，即诊断特异性为 100%。实际工作中，可接受的 Pfr 应小于 5%。质控目的是最大限度提高误差检出概率和降低假失控概率，此两者是质控方法性能评价要点。

643. 为什么要绘制功效函数图

答：功效函数图（power function graph）是根据分析批失控概率（误差检出概率和假失控概率）与该批发生 RE 或 SE 大小函数关系绘制而成的图。X 轴表示误差变化大小，Y 轴表示失控概率大小，功效函数图表示统计功效和分析误差大小（临界随机误差和临界系统误差）关系。不同功效曲线描绘了不同质控规则和不同质控检测频率性能，通过显示功效函数曲线可方便地评价不同质量控制方法的性能特征，以便选择适合临床实验室自身需求的质控规则和质控检测个数。

644. 为什么要文件化规定功效函数图设计室内质量控制方法步骤

答：制定质量目标和应用质量设计流程对质量保证非常重要。WS/T 250-2005《临床实验室质量保证的要求》总则提出所有质量保证活动都应文件化。因此，应文件化规定功效函数图设计 IQC 方法步骤，其主要步骤为：

（1）确定质量目标：国内主要参考 CLIA 88 PT 评价限-TEa。

（2）评价分析方法：按方法学评价方案对本实验室定量项目的不精密度（用标准差表示）和不正确度（用偏移%表示）进行评价。

（3）计算临界系统误差（critical systemic error，$\triangle SEc$）。

（4）绘制功效函数图：一般由计算机模拟程序完成。

（5）评价质控方法性能特征：包括误差检出概率（Ped）和假失控概率（Pfr）。

（6）选择质控规则及质控品测定次数：根据评价结果，选择的质控方法既有较高 Ped 和极低 Pfr，又简便适用。一般 Ped 在 90%以上和 Pfr 在 5%以下，可满足临床实验室通用要求。

645. 为什么用允许总误差表示质量目标

答：影响分析结果准确度的误差组合即总误差（TE）。由于患者标本的每个项目只做一次检测，所以实际分析误差既包含不正确度，又包含不精密度，结果中误差"最坏"表现即为 RE 和 SE 的加成，即 TE。允许总误差（TEa）是基于检验医学技术上所能达到的分析质量标准或满足临床所需的质量标准，对该测量系统在检测患者标本时可能具有总误差的评估，即对患者标本每个项目只做一次检测时，测量系统可能出现"最差"结果的可接受范围。目前，临床实验室用 TEa 表示质量目标，中国仅确立了部分检验项目的 TEa，大部分参考 CLIA 88 PT 规定的 TEa，将来有必要制订符合中国国情的各种定量检验项目 TEa。

646. 为什么要绘制操作过程规范图

答：操作过程规范（operational process specifications，OPSpecs）图是 Westgard 1992 年提出的一种质量控制设计工具。OPSpecs 图是对检验过程要求的图示工具，显示的是测定方法不精密度、不正确度和达到规定质量要求所需采用的质量控制方法之间的一种线条图。X 轴表示允许不精密度（CV），Y 轴表示允许不正确度（偏移%），最上面的斜线表示当测定方法非常稳定时，不精密度和不正确度的最大允许限，规定 TE 为偏移%+2CV，此 TE 是判断方法性能是否可接受的标准。下面的斜线表示当测定方法在不同 CV 和偏移%时，在常规操作中应采用的不同质量控制方法，每条斜线代表一种质量控制方法。OPSpecs 图描述的是临床实验室为达到允许不精密度和不正确度时应采用的统计质量控制方法，以保证常规操作能达到预期质量要求。

647. 为什么要采用常规操作线高于实验室操作点的质量控制方法

答：为保证检验质量，临床检验应开展 IQC。如检验技术误差水平和临床要求相去甚远，检验质量只能以实际检验技术能达到水平为目标；如检验技术能满足临床需求，在检验方法操作性能特征或质量控制上应以临床要求为目标。随着自动化技术不断完善，现代质量控制技术以 TEa 为质量目标。OPSpecs 图最上面的斜线表示当测定方法非常稳定时，不精密度和不正确度最大允许限值。实际应用时，只需将测定方法不精密度和不正确度画在图上，确定实验室操作点，然后将它与不同质控方法常规操作线比较。如质控方法的常规操作线在实验室操作点上方，并在最上面斜线之下，说明实验室测定方法性能好，总误差水平低，质量控制方法达到规定的质量保证水平，因而可采用。但质量控制方法的最终确定还需考虑失控概率、质控检测频率以及实际工作中可行性等多方面因素。

648. 为什么检验方法改变时需重新用操作过程规范图法设计质量控制方法

答：利用 OPSpecs 图法选择质控方法的主要步骤是：

（1）确定质量目标：目前，国内主要参考 CLIA 88 PT 评价限 TEa 确立质量目标，使质量要求符合相关规定。

（2）评价分析方法：对拟选择质控方法的检验项目不精密度和不正确度进行评价。可通过较长时间 IQC 数据来估计测定方法的固有不精密度，根据参加国际、国内权威定量检测 EQA/PT 计划的测定结果与期望值计算方法不正确度（用偏移%表示）。

（3）绘制 OPSpecs 图：根据各测定项目的 TEa、不精密度和不正确度，使用专门计算机软件（Westgard Validator）绘制 OPSpecs 图。

（4）评价质控方法的性能特征：包括 Ped 和 Pfr，通常 Ped 在 90%以上，Pfr 在 5%以下，可满足普通临床实验室要求。结合临床实验室可操作性，一般选择较高 Ped、极低 Pfr 和最小质控频率的质控规则作为质控方法。

当检验方法改变时，实验室操作点（不精密度、不正确度）亦改变，需重新用 OPSpecs 图法设计质控方法。

649. 为什么操作过程规范图法适用于质控方法设计

答：功效函数图需计算临界误差，绘制比较复杂，需专门计算机软件拟合，且应控制许多变量，在临床实验室难以进行相关特性研究。OPSpecs 图不需要计算临界误差，并减少了不必要的操作，只需将测定方法的不精密度和不正确度标记在图上，就可直观得到所选质量控制方法在保证质量水平方面的能力，可简化质量控制方法的设计过程。OPSpecs 图可用于证实当前所用统计质控方法是否适当，或新选择的质控方法是否能达到分析质量要求，对促进质控规则发展，提高质控工作水平，确保质控真正发挥作用具有重要意义。对临床实验室来说，OPSpecs 图法因其简单、直观、实用性，适用于质控方法设计。

650. 为什么要发展六西格玛质量控制理论

答：六西格玛（6σ）管理是 1980 时期 Motorola 的质量管理支柱，是在传统质量管理基础上发展起来，同时包含定量过程性能评价和过程改进目标的全面质量管理体系，21世纪逐渐引入医疗机构和临床实验室质量控制。σ 是希腊字母，表示数理统计 "总体标准差"，是表征一组数据结果离散度的指标，σ 大小可反映质量水平高低，6σ 质量管理为 6个标准差的质量管理。6σ 代表的质量水平意味着每 100 万次机会中有 3.4 个缺陷，是非常严格的质控要求。在临床检验中，引入六西格玛质量控制理论，用临床检验通用 TEa 指标替代生产过程变异的容忍指标，设定精密度目标为 TEa/6，可确保每个标本质量在 TEa内。随着对临床检验质量要求不断提高，临床实验室越来越需要 6σ 质量管理。

651. 为什么六西格玛管理提供了实现质量目标和改进性能具体策划方法

答：6σ 质量管理理论是一个复杂体系，在临床检验中主要用于设计质量控制方案和评价临床检验项目的性能。其基本步骤为：

（1）计算分析项目的 σ 水平：$\sigma = \dfrac{(TEa - |\text{偏移\%}|)}{CV}$。

（2）根据 σ 值选择质控规则：在对应 TEa 西格玛度量水平图上，以 σ 值对横坐标画垂直线，观察不同候选质控规则的性能，一般选择 Ped 在 90% 以上质控规则作为相应项目的控制规则。

（3）评价检验项目性能：对于 σ ≥ 6 检验项目，计算质量目标指数（quality goal index，QGI），$QGI = \dfrac{\text{偏移\%}}{1.5 \times CV}$。

6σ 管理提供了实现质量目标和改进性能具体策划方法，如 QGI ≤ 0.8，提示导致方法性能不佳的主要原因是精密度超出允许范围，应优先改进精密度；如 QGI > 1.2，提示方法正确度较差，应优先改进正确度；如 0.8 < QGI < 1.2，正确度和精密度均需改进。

652. 为什么有不同模式及规则室内质控图

答：Levey-Jennings 质控图又称常规质控图或均值-标准差质控图，是临床实验室最常用质控图。其一般做法是：测定至少 20 份（次）质控品，计算 20 个测定结果的均值和标准差，定出控制限，以后每分析批随患者标本测定质控品，将所得质控结果标在质控图上，采用单一浓度质控品，称为单值质控图，常运用 "单个" 质控规则。Westgard 质控图与 Levey-Jennings 质控图相似，但质控判断规则不同，运用 "多个" 质控规则。Levey-Jennings 和 Westgard 质控图均为单值质控图，即一张图只能标记一个浓度水平质控品。

Z-分数图可在同一质控图上标记多个质控品测定结果。均值-极差控制图是控制技术元老，该质控方法是每次做多次重复检测，求所有控制值均值、最大和最小差值，分别绘制均值变化控制图和差值控制图。均值变异反映检测正确度变化，差值变异反映检测精密度变化。不同模式及规则室内质控图各有其特点，满足不同实验室需求。

653. 为什么利用质控品进行质量控制是最常用质量控制形式

答：临床检验特点是对每个标本只做一次检测就发检验报告，因此，检测值（Xi）相当于对标本作多次测定的抽样。所有重复检验 Xi 值和均值差异有大有小（可正可负），方向各异，即为 RE。IQC 首先控制的是实验室自身每天操作精密度，代表 RE 水平。1950年，Levey 和 Jennings 开始将生产过程统计控制引入临床实验室，形成临床检验过程质量控制。制造商发展了类似患者标本稳定质控品，临床检验中将质控品和患者标本一起由测量系统做检验分析，质控品检验结果为控制值，控制值大小和变化反映测量系统在检验过程中质量表现。为便于了解质量状况，及早发现检验过程质量问题，使用统计技术对控制值进行归纳分析，利用质控品进行质控方法已被全世界临床实验室接受，是最常用 IQC 形式。

654. 为什么利用质控品进行质量控制方法存在局限

答：因为：①质控品与临床标本具有基质差异，或多或少存在基质效应；②质控品在储存运输过程中可能不稳定；③质控品测定仅能监测检验过程，不能监测检验前导入误差；④某些进口质控品较昂贵，供货周期可能较长，在实验室内稳定期极短等。所以，利用质控品进行 IQC 方法存在局限。患者检验结果是临床实验室的最终产品，使用患者数据进行质量控制更直接，可节省质控活动成本，提供有关检测全过程中与质量相关的信息，如标本采集、运输与处理等。临床实验室可运用患者数据质控方法，作为利用质控品进行统计质控方法的补充。

655. 为什么质控品不能用于校准

答：IFCC 对质控品（control material）的定义为专门用于质量控制目的的标本或溶液。GB/T 20468-2006《临床实验室定量测定室内质量控制指南》中指出质控品不同于校准品，质控品决不能作为校准品用。通常，在检验过程中使用可溯源性校准品是保证检验结果正确的前提。校准品是公司指定用来校准某测量系统（仪器+试剂+方法程序）的，由于校准品是处理过的人血清，和新鲜血清之间存在明显的基质差异，因此，校准品不能采用参考系统直接为之定值，实现可追溯性，而是考虑到它具有基质效应的情况下，人为赋予校准品的校准值。因此，校准品应专用于某一测量系统。应鼓励临床实验室使用设备制造商指定的试剂和校准品（三合一）。用于 IQC 的质控品（无论是否为定值质控品），无需强调定值的可追溯性，所以，质控品只能用于质量控制，不能用于校准。

656. 为什么理想质控品应和临床标本具有相同基质

答：ISO 15189 规定实验室应使用与测量系统响应方式尽可能接近患者标本的质控品。对某分析物进行检测时，处于该分析物周围其他成分是该分析物基质（matrix）。如测定肌酐时，肌酐为分析物，标本中所有非肌酐成分、参与反应试剂各组分等均为基质。测量系统检测标本中分析物时，处于分析物周围所有非分析物质（基质）对分析物参与反应的影响称为基质效应（matrix effects）。质控品是经处理标本，所有测量系统都用来检测临床标本，对临床标本检验具有可靠性，但不一定对处理过标本检验提供可靠数据。只有质控品和临床标本具有相同基质，检验时质控品和临床标本具有相同表现，质控品定值有可靠性，才能保证检验质量。因此，理想质控品应和临床标本具有相同基质。

657. 为什么基质效应既是绝对的又是相对的

答：质控品的基础材料是人或动物血清或其他液体，如化工的无机物或有机物、生物体提取物、防腐剂等，是经过处理的物质。质控品的形态可为液态、冰冻态、冻干粉态等多种形式。无论怎样选用制备材料，质控品生产加工处理必然改变基质性质，和患者新鲜标本基质状态不同，一定有基质效应，所以基质效应是绝对的。基质效应又是相对的，只要认可某一测量系统的基质效应可被忽略不计，或基质效应对某测量系统引入的误差在可接受水平，那么衡量另一测量系统是否有基质效应时，应作方法学比较。处理过标本和患者新鲜标本的结果分布不同，说明基质效应明显，反之，属可接受，即认为"无"基质效应。

658. 为什么回收实验可估计分析方法受基质效应影响

答：临床标本中分析物处于复杂非分析物环境，当分析试剂和标本混合后，处于分析物周围非分析物对分析物参与的反应有强化或抑制作用，必然给标本测定结果引入误差。非分析物即基质，基质效应几乎存在于所有标本中，测定标本中任一分析物时，受基质效应影响。基质效应存在一直是困扰临床实验室检验的严重问题。回收实验是分析某方法正确测定加入常规分析标本中纯分析物能力的实验。回收率接近100%，说明分析方法对分析物无论纯溶液中还是复杂基质环境中，反应能力一致，即分析不受基质效应影响。若回收率明显偏离100%，说明分析方法对于分析物处于的基质环境不同，反应能力有明显差别。

659. 为什么稳定性是质控品最重要性能指标之一

答：任何质控品有变化、不稳定是绝对的；而不变化、稳定则是相对的。稳定性好的质控品，是指它的变化很缓慢，常规检验手段无法反映出来；稳定性不好的质控品，是指变化太快。因IQC是建立在对稳定质控品重复测量的基础上，控制的是实验室检测精密度，因此，稳定性成了质控品最重要性能指标之一。通常制造商在定值质控品上提供的预期范围很宽，包含了质控品的缓慢变化使实际检测值有偏离初始均值的倾向，只要检测值仍在预期范围内，说明质控品没问题。好的质控品可在规定保存条件下，至少稳定1~2年。实验室最好购买一年用量的同一批号质控品，可在较长时间内观察控制过程的检验质量变化，同时减少新批号确认所需的平行比对检测而降低成本。

660. 为什么质控品瓶间差需控制到最小

答：质控品有液体、冰冻、冻干等多种形式，包装于小瓶中供使用。不同质控品分装瓶间差异称为瓶间差。制造商混匀分装等生产过程、实验室复溶过程、效期内不同使用时间的缓慢变化均可造成质控品瓶间差。优秀质控品在生产时除极其注意均匀混匀外，还特别用称量法控制分装加样时的重复性，即注意保持各瓶容量的一致性。因临床实验室开展IQC主要目的是控制检验结果重复性，而质控品检验结果的变异是测量系统不精密度和质控品瓶间差的综合，因此，只有将瓶间差控制到最小，检验结果间变异才真正反映日常检验操作不精密度。

661. 为什么冻干质控品应严格按说明书规定步骤解冻复溶

答：无论哪种检验学科、什么类型质控品都有使用前预准备要求。检验人员应认真阅读质控品使用说明书，明确要求后再使用。冻干质控品复溶要确保所用溶剂质量，使用优级去离子水；所加溶剂量要准确，使用AA级容量移液管；对瓶内冻干物湿润和混匀动作和时间应明确规定，复溶时应轻轻摇匀，溶解时间充分，确保内容物完全溶解，切忌剧烈振摇。总之，冻干质控品应严格按说明书规定步骤解冻复溶，以免实验室引入新的瓶间差，导致质控品检验结果间变异，不能真正反映日常检验操作不精密度。

662. 为什么从质量控制角度定值与非定值质控品相同

答：质控品分为定值和非定值。定值质控品应在其说明书中有被定值的各分析物（检验项目）在不同测量系统下的均值和预期范围，不同测量系统对应不同定值，用户可选择和自己相同测量系统的定值表作为参考。制造商提供的预期范围是"保险"范围，并非应控制范围，一般都很大。用户测定值在此范围内，说明质控品没问题。非定值质控品质量和定值质控品一样，只是制造商没有邀请一些实验室为质控品做检测，因而无定值。无论定值或非定值质控品，在使用时，用户应用自己的测量系统确定均值和标准差，用于日常工作过程控制。因此，从质量控制角度定值与非定值质控品相同。

663. 为什么不能将质控品定值范围作为质控范围

答：制造商给质控品定值同时也是保护自己利益的手段，提供预期范围通常代表某种方法在多家实验室观察到的性能，可能包括发生在实验室间变异，这些范围对某一实验室某方法可能过于宽松，是其"保险"范围，而不是控制范围。只要实验室测定值落在定值范围内，说明质控品未变质或失效。由于公司所提供定值范围所用测量系统和用户测量系统可能不同，所以用户均值和公司均值相似或接近，不能证明用户检验结果准确，不相似也不能说明用户准确度有问题。使用时，用户应用自己测量系统确定均值和标准差，用于日常IQC中。如实验室将制造商提供质控品定值范围作为控制范围，导致控制范围过宽，将无法有效发现日常工作中失控，因此，不能将质控品定值范围作为质控范围。

664. 为什么定量实验最好同时做2个或2个以上水平质控品

答：常规检验IQC中，如只做一个水平质控品检测，反映的质量是整个可报告范围中仅一个点表现，而这一点质控结果在控，只说明该水平控制值附近检测患者标本的质量符合要求，不一定反映远离该点的较高或较低分析物检验质量也符合要求。所以，如能同时检测2个或更多个水平质控，则反映的质量是一个范围内多点表现，IQC效果会更好。

实际工作中，根据临床实验室要求，应选择有多个浓度、分布较宽的质控品，最好覆盖临床决定值水平、某方法可报告范围上下限，能反映较宽范围内质量是否符合要求，更科学和实用。

665. 为什么最好用近临床决定值水平质控品监控重要检验项目

答：ISO 15189 建议只要可能，实验室宜选择临床决定值或与其值接近的质控品浓度，以保证决定值有效性。临床实验室服务对象主要是患者和临床医师，检验结果能帮助临床医师正确诊治患者，防治疾病，实验室产品就适用，质量就满足预期要求。临床决定值（clinical decision point）是指在临床诊断及治疗工作时，对疾病诊断或治疗起关键作用的某一被测成分浓度。是临床医师处理患者的"阈值"，检验结果高于或低于该值，临床医师应制订相应对策，对患者采取适当的治疗措施。IQC 目的在于保证检验结果能正确地用于临床患者诊治。同一检验项目在不同浓度（活性）时临床价值不一样，当检验结果在临床决定值附近时可能对临床决策产生关键影响。因此，最好用接近临床决定值质控品监控重要检验项目，确保该水平附近患者检验结果可靠，以此进行临床决策也可靠。

666. 为什么每批次至少要做一次质控

答：GB/T 20468-2006 指出，在检验工作中，每个分析批应检测质控品以评价该批次性能。在质量控制范畴，批和分析批是指一段时间间隔，或是一组患者标本量大小，是统计过程控制确定控制状态的对象。在一个分析批中，测量系统精密度和正确度可认为不变。实验室在此时间段某个时间点通过检测质控品证实测量系统可靠，预期在整个分析批时间段中，测量系统可靠。实验室应为特定测量系统和特定检测程序恰当地确定分析批长度。CLIA 88 规定，临床化学检测最长批时间为 24h；血液学检验最长批时间为 8h。各实验室应依据影响检验过程性能变化来确定或调整批大小，如检验人员更换、改动试剂、重新校准等。导致测量系统精密度或正确度发生改变的事件更易发生于不同分析批之间。在实验室操作中，每批至少要做一次质控，以监测检验方法性能。

667. 为什么 Levey-Jennings 质控方法往往不能满足更高质控要求

答：临床检验中最简单和较常用的是 Levey-Jennings 质控方法，其质控规则为单独 1_{2s} 或 1_{3s}，简单易行。从质控规则选用来看，如仅使用 1_{2s} 规则对质控进行判断，所有超出均值±2s 结果均视为失控，虽极大地提高了质控规则 Ped，但同时 Pfr 也会明显增高，对目前大部分临床检验而言，基于人力、物力及时间消耗考虑，实验室难以接受这样的 Pfr。如仅以 1_{3s} 规则对质控进行判断，尽管 Pfr 明显降低，但对大部分临床检验项目而言，其 Ped 又太低，可能无法保持在 90% 以上。可见，Levey-Jennings 质控方法显得比较简单和粗糙，质控规则存在过松或过紧两种不合理现象，往往不能满足当前临床实验室更高质控要求。

668. 为什么稳定期较长质控品必须与旧批号质控品平行测定一段时间

答：不同批号质控品可能存在较大基质差异和瓶间差，稳定期较长质控品，更换新批号质控品时，应在"旧"批号质控品使用结束前，将新批号质控品与"旧"批号质控品同时测定，并设立新质控图中心线（均值）和控制限。通常与即将用完旧批号质控品平行测定一段时间，根据 20 次或更多独立批次获得至少 20 个结果，剔除离群值后（超出均值±3s测定结果）计算出均值作为质控图暂定中心线，计算标准差作为质控图暂定标准差，根据暂定中心线和控制限进行 IQC 工作。当第二个月结束后，该月同批号所有在控结果与前 20 次测定结果累积，重新计算均值和标准差，重复前述操作 3~6 个月后，计算均值和标准差，作为质控图常规中心线和标准差。对个别有效期内浓度水平不断变化项目，可适当调整质控图中心线。长效质控品这种中心线和标准差确立方法常用于临床生化检验专业。

669. 为什么临床实验室需积累较长时间质控数据计算均值和标准差

答：GB/T 20468-2006 由每月质控数据对标准差估计（对均值有一定影响）常因检测数不足，造成月与月之间变异较大。如由 20 个检测数估计标准差，和标准差真值间差异可达 30%，由 100 个检测数估计标准差，估计值和真值差异大于 10%。较好估计是累积较长时间周期内质控数据，可提供更具代表性估算值，如累积连续 6 个月期间质控数据计算均值和标准差，可更稳健地反映，如试剂批号更换、校准品批号更换、重新校准、测量系统保养，以及温度、湿度等环境影响。应注意保证较长时期内方法稳定，且每月均值无持续下降或上升。

670. 为什么控制限设定需根据所用质控规则来决定

答：控制限是绘制于质控图上临界线，便于判断有无失控。实验室使用自己测量系统对质控品进行重复检测，确定均值和标准差，作为质控图中心线和控制限，控制限为均值±标准差倍数。为使用方便，可用颜色对控制限加以区分，中心线为绿色，均值±1s 为蓝色，均值±2s 为黄色，作为警告线，均值±3s 为红色，作为失控线。控制限设定常需根据所用质控规则来决定，如最早 Levey-Jennings 质控图中，每天做 2 次，只要有控制值超出 1_{3s} 限值，即可确定为失控，控制限为均值±3s；改良 Levey-Jennings 质控图修改为每天只做一个质控品检测，只要有控制值超出 1_{2s} 限值，可确定为失控，控制限为均值±2s。经典 Westgard 多规则质控方法，依据不同质控规则设定有不同控制限。

671. 为什么 Westgard 建立多规则质控方法

答：1970 年前，自动化技术还属于不稳定时期。随自动分析仪发展和使用，Westgard 建立了和自动化技术相适应有计算机自动检索的经典 Westgard 多规则质控方法，包含以下控制规则：

（1）1_{2s}警告规则：1 个质控测定结果（控制值）超过均值±2s 控制限，启动其他规则检验质控数据是否在控。

（2）1_{3s}失控规则：1 个控制值超出均值±3s 限值。

（3）2_{2s}失控规则：同批两个水平的控制值同方向超出均值+2s 或均值-2s 限值，或同一水平质控品连续两批控制值同方向超出均值+2s 或均值-2s 限值。

（4）R_{4s}失控规则：在同一批中两个控制值之差超出 4s 范围，其中一个控制值超出均值+2s 限值，另一个控制值超出均值-2s 限值。

（5）4_{1s}失控规则：包括出现 1_{2s}警告此控制值，1 个水平的质控品连续 4 次控制值同方向超出均值+1s 或均值-1s 限值，或 2 个水平的质控品同时连续各有 2 次控制值同方向超出均值+1s 或均值−1s 限值。

（6）$10_{\bar{x}}$ 失控规则：包括出现 1_{2s} 警告此控制值，1 个水平质控品连续 10 次控制值在均值同一侧，或 2 个水平质控品同时连续各有 5 次控制值在均值同一侧。

672. 为什么经典 Westgard 多规则质控方法优于 Levey-Jennings 质控方法

答：经典 Westgard 多规则质控方法在 Levey-Jennings 质控方法基础上发展起来，Levey-Jennings 法中 1_{2s} 或 1_{3s} 在误差检出的灵敏度和对失控识别的特异性上有明显差异，Westgard 将它们巧妙结合，充分利用 1_{2s} 误差检出概率高的优点，将其仅作为警告规则，限制其对误差识别特异性差的弱点，只指出可能有问题，最后判别要经系列顺序检查，由其他规则判断。同时，利用 1_{3s} 假失控概率低的优点，将其作为失控规则，并引进其他控制规则，这些规则中既有对 RE 敏感，又有对 SE 敏感，组成了多规则质控方法。Westgard 建议使用 2 个浓度质控品，浓度一高一低，形成一定范围多个点控制。经典 Westgard 多规则质控方法以计算机作为逻辑检索，大大提高了控制效率，既对检出误差有较高灵敏度，又对失控误差识别具有较好特异性，而且失控时能确定分析误差类型，便于查找失控原因，因此，优于 Levey-Jennings 质控方法。

673. 为什么 1_{2s} 质控规则适宜作为警告规则

答：假失控误报可能性最大的控制规则是 1_{2s} 规则，如以 1_{2s} 失控规则来对质控进行判断，所有超出均值±2s 的结果均会被视为失控，当 n=1 时，根据正态分布两侧尾部超出±2s 面积得出假失控误报可能性约为 5%。当 n=2 时，假失控误报可能性大一倍，约为 9%；n=3 时，约为 14%；n=4 时，约为 18%。如每批做 2 个质控品，估计每 10 批就会有 1 批任 1 个控制值超出 2s 限值，是假失控表现，仅由抽样误差引起，实验室难以接受这样高的假失控概率。但是，1_{2s} 规则具有 Ped 高优点，所以作为警告规则，限制了误差识别特异性差的弱点，只指出可能有问题，最后判别要经系列顺序检查，由其他规则判断。

674. 为什么出现 1_{2s} 后较好做法是先检查是否有真失控

答：1_{2s} 是质控警告规则，不是失控规则。在 IQC 工作中，有些实验室一旦出现超出均值±2s 限值控制值，马上重做，而不检查是否发生真失控，是不恰当的做法。出现 1_{2s} 后较好做法是先检查是否有真失控。如经系列顺序检查，由其他失控规则判断下来确实是失控，应查明失控原因，评估包括前一次 IQC 在控后到本次 IQC 失控前的所有患者标本是否需重做。纠正误差后，再重做质控品，然后将失控结果和纠正后结果点于图上，同时记录失控项目、触发规则、失控时间、失控原因分析、处理后验证、患者报告评估等所有内容。若不是失控，无需重测质控品，也不必作其他处理，照发报告。

675. 为什么 1_{3s} 和 R_{4s} 质控规则对随机误差敏感

答：随机误差（RE）是在可重复条件下，检验结果与相同被测量无数次检验结果均值差异。RE 可正可负，无一定大小，以该值下标准差大小来度量。1_{3s} 和 R_{4s} 质控规则对 RE 敏感：①$1_{3s}$ 是设定控制限为均值±3s 质控规则，当一个控制值超出均值+3s 或均值−3s

时，该分析批被拒绝，当测量系统稳定、检验方法性能良好时，出现 1_{3s} 这种情况可能性非常小，是反映精密度问题良好指标；②R_{4s} 是当一批中 1 个控制值超出均值+2s 控制限，而另一个控制值超出均值−2s 控制限时，则该分析批被拒绝，"R" 指 "极差（range）"，这一 "极差" 规则对分布宽度变化敏感，是显示方法 RE 增大，或精密度发生改变的良好指标。

676. 为什么 2_{2s}、4_{1s}、$10_{\bar{x}}$ 质控规则对系统误差敏感

答：系统误差（SE）是在可重复条件下，对相同被测量无数次检验结果均值与被测量真值差异。SE 有一定方向与大小，以偏移即检测均值和真值差异来度量。2_{2s}、4_{1s}、10_x 质控规则均对 SE 敏感：①$2_{2s}$ 是当连续 2 个控制值超出同侧均值+2s 或均值−2s 控制限时，即提示拒绝；本规则对分布均值漂移敏感，因此，是显示方法 SE 增大或正确度改变良好指标；②$4_{1s}$ 是 4 个连续控制值在均值同一侧超出 1s，此规则对同一个质控品可横跨 4 个连续批，或 2 个质控品可横跨 2 个连续批；③$10_x$ 是 10 个连续控制值位于均值同一侧，此规则对同一个质控品可横跨 10 个连续批，或对 2 个质控品可横跨 5 个连续批。这两个失控规则也会引起分布均值漂移，是显示方法 SE 增大或正确度改变良好指标。

677. 为什么现在倾向于用灵活多值质控方法

答：临床实验室对高度自动化且非常精密的临床化学和血液分析仪，应用单规则质控方法，如 Ped 在 90%以上，Pfr 在 5%以下，可满足质量要求，但应当避免使用 2s 控制限或 1_{2s} 控制规则，以减少浪费和降低成本。当将控制规则用于更多检测次数以获得更高误差检出概率时，需选择多规则质控方法。2_{2s}、4_{1s}、$10_{\bar{x}}$ 等规则适用于检测 2 个质控品。如检测 3 个质控品，则最好使用 1_{3s} 和 $2/3_{2s}$、R_{4s}、3_{1s}、$6_{\bar{x}}$ 或 $9_{\bar{x}}$ 等规则建立多规则程序。现在，实验室倾向于用灵活多值质控法，即以临床允许误差为质量目标，由实验室选择合适控制规则及确定每批做几个质控品，建立自己质控方法。但是，灵活不等于随意，切忌任意选择控制规则，应考虑每个特定组合的 Ped 和 Pfr 等特性，使检验质量真正符合临床要求。

678. 为什么质控图上出现倾向和漂移变化时应积极查找原因并纠正

答：质控结果均值变化是 SE 证据。均值变化可表现为倾向和漂移。倾向提示测量系统可靠性逐渐丧失，这种变化通常缓慢而细小，往往由一个逐渐改变因素造成，如试剂挥发、吸水、沉淀析出、分光光度计波长逐渐偏移及质控品变质等。向上或向下倾向性变化表明检测正确度发生了渐近性变化。漂移指质控品均值突然改变，提示存在 SE，正确度发生了一次性向上或向下改变。该变化往往由一个突然出现的新情况引起，如更换校准品制造商或批号、重新配制试剂、检验人员变换等。尽管未违反任何失控规则，质控图上出现倾向与漂移说明有 SE，会影响测量系统可靠性，应积极查找原因并纠正。

679. 为什么可在同一 Z-分数图上标记多个系列质控品测定结果

答：为保证不同浓度水平患者标本结果可靠，实验室一般会使用不同浓度水平多个质控品进行质量控制。由于不同浓度质控品中心线（均值）和标准差不同，如使用 Levey-Jennings 质控图，就无法在同一质控图上标记多个系列质控品测定结果，需使用多个质控图，

在实际工作中很不方便。针对这一问题，Z-分数图应运而生。Z-分数是质控品测定结果与本系列质控品均值之差，再除以本系列质控品标准差而得到，是一个相对数，表示某批质控测定结果与均值之差是标准差的多少倍。Z-分数图横坐标为分析批次，纵坐标刻度一般为-4 到+4，如质控品测定结果正好等于均值，则 Z-分数为 0，以±1、±2、±3 为界限，可在同一质控图上标记多个系列质控品测定结果。

680. 为什么需制定失控处理流程

答：临床实验室以自己制定的质控规则和方法为依据，判断质控结果是否在控。一旦发生失控，应按本实验室制定 IQC 失控处理流程进行处理，常包含：

（1）立即停止该分析批次标本检测，临床报告审核、发布和打印。

（2）查找分析失控原因，判断是否需对患者标本进行评估，以及有无必要追回已经发放的临床报告。

（3）根据质控失控原因进行针对性处理。

（4）处理后再做质控验证，直至质控结果在控，确认失控情况处置完成。

（5）填写失控及处理记录表，交专业组组长（或指定检验人员）审核、签字，审核者查验处理流程和结果，确认处理方式和最终结果。

（6）由审核者决定是否发出与失控同批患者报告，是否收回失控前已发出患者报告，是否按随机原则挑选出一定比例失控前患者标本进行重新测定和验证，根据既定标准判断失控前测定结果是否可接受，对失控作出恰当判断。

681. 为什么出现失控时需立即停止该分析批次报告审核、发布和打印

答：IQC 目的是避免错误检验结果发放给临床和及时追回并纠正可能发生错误的临床报告。因此，一旦发生 IQC 失控，应立即停止发放该分析批次报告，并评估可能发生错误的临床检验报告。需评估的报告包括前一次 IQC 在控后到本次 IQC 失控前所有临床检验报告，评估关键在于分析 IQC 失控原因，确认失控是否会对患者标本检验结果造成改变临床决策的影响。如不找出失控原因并纠正，该分析批次的检验报告结果可能是错误的，不可靠的，则根据检验报告作出的临床决策也可能是错误的，不可靠的。

682. 为什么涉及同一批两个不同浓度质控品时通常非质控品本身问题

答：CLIA 88 规定美国实验室 IQC 应达到的最低要求包括每天进行患者标本检验时，每个定量检测程序应包括 2 个不同浓度质控品。我国参考 CLIA 88 法规要求，意味着每个定量检测程序至少包括 2 个不同浓度质控品。用 2 种不同浓度质控品已大大减少质控品本身存在问题，因为在统计学上，2 种不同浓度质控品同时出现质量问题的概率非常小。所以，涉及同一批两个不同浓度质控品时，通常非质控品本身问题，而是方法 SE 增大或准确度改变所致，可能是校准品、仪器校准、试剂空白等因素导致，检验人员应根据质控记录、质控图失控表现及建立的常见失控原因与误差类型联系表找出误差来源并解决问题。

683. 为什么失控时重新分析新质控品不一定恰当

答：临床实验室有一种常见错误观念，即结果失控一定是质控品问题。在失控处理指

导中也往往建议：如重做结果仍不好，新开一瓶质控品再试。其实，多规则质控过程已使假失控概率大为减少，用 2 种不同浓度质控品也已大大减少质控品本身存在问题。该做法说明实验室未在真正解决失控问题上下工夫，而是希望通过简单步骤，侥幸发现问题。如实验室按管理要求，对每个工作都有书面操作说明，对质控品如何复溶、混匀、使用、保存和稳定性等都有明确规定和具体操作步骤。在此前提下，一旦发生失控，立即重新分析新质控品，得不偿失。如偶然出现质控品确实在稳定有效期内出了问题，应查明原因，制定措施，防止今后重蹈覆辙。失控时立刻重新分析新质控品实际上是将问题简单地推给质控品，最终可能掩盖失控真实原因，延误故障排查和问题解决。GB/T 20468-2006 指出对失控的最佳处理是确认问题原因，发现问题，并提出妥善解决办法，消除失控原因，并防止再发生。

684. 为什么分析设备失控原因时应首先分析失控前测量系统是否完整

答：完成一个项目检验所涉及仪器、试剂、校准品和操作程序等组合，为临床检验测量系统。如是手工操作，还应包括具体检验人员。为确保患者检验结果可靠，要求实验室明确每项检验项目的分析性能。这些性能只有在固定组合的测量系统才具备。如在全开放大型自动分析仪上随意更换试剂，且无固定校准品，则检验结果无法保证可靠性和溯源性。长期实践说明，只有形成固定组合的测量系统，才能保证在任何地点，所有检验结果间具有可比性。所以，对大型自动分析仪，首先应分析在失控前有无改变测量系统完整性，如失控前有更换部分硬件、修改反应参数以及变更试剂、校准品或质控品等情况发生，则原已被认可性能无效，实验室应仔细确认其更改正确性，重做测量系统可靠性评估。

685. 为什么分析失控原因时对手工操作介入较多项目应回顾操作全过程

答：《医疗机构临床实验室管理办法》第 24 条提出，医疗机构临床实验室应当保证测量系统的完整性和有效性。该文件中多次出现"测量系统"的词语，强调测量系统概念，要求在日常工作中理解、使用、维护测量系统。这是当今国内检验界保证检验结果质量的重点。如检验项目是手工操作，完整的测量系统还应包括具体检验人员。所以，对手工操作介入较多项目，分析失控原因时应回顾操作全过程，包括有无更换检验人员、有无定时定量错误、有无计算失误，排除人为因素后，分析是否存在校准品、试剂、比色计等方面原因。

686. 为什么临床实验室需建立常见失控原因与误差类型联系

答：误差包括 RE 和 SE。由于不同质控规则对不同误差敏感性不同，仔细查看质控图上质控数据分布，分析所违背质控规则，大致可确定误差类型，区分是 SE 还是 RE。由于 RE 和 SE 常由不同原因引起，因此在确定误差类型后就较易分析误差来源。导致失控原因非常多，常见因素有操作失误，试剂、校准品、质控品失效，水电等供应不符合要求，仪器维护不良以及采用的控制规则、控制限范围、一次测定质控标本数不当等。实验室需建立常见失控原因与误差类型联系，检验人员应在实际工作中不断积累经验，正确判断不同原因引起的失控在质控图上表现，当发生失控时，根据质控图表现，快速准确地查找出失控原因。

687. 为什么室内质控在控不代表检验结果一定符合要求

答：IQC 主要控制实验室自身操作精密度。在实验室内，各项目标准差 s 或变异系数 CV 反映测定的重复精密度。实验室很可能会出现这种情况，由于使用某种仪器和方法，虽具有无法消除的明显偏移，但精密度非常好。无论使用哪种 TEa，需注意的是，TEa 包含有 RE 及 SE。每天 IQC 范围仅代表控制 RE 水平。如不注意了解方法性能，对方法均值和真值偏移不予注意，仍无法使检验结果符合临床要求。所以，IQC 在控只能说明实验室自身操作精密度符合要求，并不代表检验结果一定符合要求。

688. 为什么患者数据质量控制方法对全程质量监控有一定优势

答：全程质量监控包括检验前、中和后质量管理。目前，临床实验室最广泛最常用质控形式是利用质控品进行质控方法，属于检验过程质量控制，仅监测了检验过程，无法监测检验前过程导入误差。患者数据质控方法由于使用患者标本进行质控，能监测包括标本前处理检测全程，所以对全程质量监控有一定优势。常用患者数据质控方法有：①临床相关性分析或正确度评价，多用于微生物等定性项目；②患者标本双份测定（pair comparison）法，按随机选取原则，对少数患者进行双份平行分析，根据双份测定差值来检出批内 RE；③基于患者历史结果差值检查（delta check）法，在患者情况稳定时连续检验结果间差值应很小；④移动均值（moving averages）法，用于血液学质控，最大优点是原理简单，最大不足是质控限确定需大批标本（至少 500 份），且每日标本也不宜太少；⑤正态均值法（average of normals，AON），将一些正态分布的患者检测结果均值与一组质控限进行比较，若均值落在质控限内表明过程在控，反之则过程失控。

689. 为什么需妥善保存室内质控数据

答：IQC 是临床实验室长期日常工作，每天产生大量质控数据。这些数据是每天 IQC 工作记录性文件，也是日后向服务对象（临床医师和患者）提供质量保障措施的证明文件。要确保实验室每天能正确发放检验报告，需妥善保存作为实验室质量客观证据的 IQC 数据。IQC 数据还可在较长时间内对整个测量系统进行多方面控制和评价，实验室应保存相应质控数据作为实验室质控工作的溯源性证据。保存的数据应包括：所有 IQC 原始数据，包括检测人员、时间；新批次质控品平行试验检测相关数据；在周期性评估中所有项目质控图，包括质控图中失控点处理及标注；所有周期性评估所涉及统计数据，包括均值、标准差、变异系数等；所有失控处理记录，包括触发规则、失控原因分析、患者标本评估、处理措施、负责人确认等；所有项目当月评估总结，包括当月质控情况评价、根据评估所作出改进措施和提醒等。IQC 数据按行业要求常至少保留 2 年以上。

690. 为什么每月质控活动结束后应将当月质控资料整理汇总并存档

答：实验室对质控数据进行统计和总结的周期不应高于 1 个月，每月所有质控活动结束后应将当月质控资料整理汇总并存档，有利于实验室发现存在的质量问题并及时纠正，以期达到持续质量改进目的。存档资料包括：当月所有项目原始质控数据；当月所有项目质控图，包括质控图上失控点标注和处理；上述所有计算数据，包括均值、标准差、变异系数及累积均值、标准差、变异系数等；当月失控处理记录表，包括违背质控规则、失控原因分析、采取处理措施以及效果验证等；每台分析仪的全月质控小结，包括全月失控基本情况、失控规律分析、存在主要问题、下月改进措施和使用提醒等。

691. 为什么要进行室内质控数据周期性评价

答：IQC 是长期日常工作，测量系统准确度变化可能是长期而缓慢的。对全月 IQC 数据均值、标准差、变异系数及累积均值、累积标准差进行周期性评价，按月画出逐月均值和标准差（或变异系数）折线图，可更直观地反映质控数据与以往各月是否有明显差异，有效发现准确度变化，及时查找分析变化原因。观察逐月均值折线图有助于发现系统漂移，观察逐月标准差（或变异系数）折线图有助于发现仪器定期维护保养是否到位。如不能找到明确原因，在征得实验室主管同意后，必要时可对控制图中心线、标准差或质控限进行微调，或重新设计质量控制方法，达到持续质量改进的目标。

（李 莉）

第二节 室间质量评价

692. 为什么临床实验室要开展室间质量评价

答：在质量管理中，EQA 越来越受临床实验室和实验室用户重视。室间质量评价（EQA）是指多家实验室分析同一标本，并由外部独立机构收集和反馈实验室上报结果，以此来评价实验室操作过程。EQA 也被称作 PT，根据 ISO 17043《符合性评价-能力验证通用要求》定义为通过实验室间比对判定实验室校准/检测能力活动。是为确定某个实验室进行某项特定校准/检测能力，以及监控其持续能力而进行一种实验室间比对。

EQA 作为一种质控工具可帮助临床实验室发现分析实验中存在质量问题，使实验室采取相应措施提高检验质量，避免可能出现的医疗纠纷和法律诉讼。

EQA 主要用途有：①识别实验室间差异，评价实验室检测能力；②识别问题，采取相应改进措施；③改进分析能力和实验方法；④确定重点投入和培训需求；⑤实验室质量客观证据；⑥支持实验室认可；⑦增加实验室用户信心；⑧实验室质量保证外部监督工具。

693. 为什么通过室间质量评价可提高临床检验质量水平

答：实验室偶尔会有不及格 EQA 结果。不合格成绩（nonconformity）可揭示实验室在标本处理、分析和报告过程中不当。此时，应充分研究每个不及格结果来最大限度地提供纠正依据。无论何时，实验室应尽可能利用不及格结果调查获得的信息来预防出现类似问题。因此，实验室应将 EQA 融入到 QI 计划。

值得注意的是，即使当 EQA 结果是可接受的，实验室还应监测结果趋势，从中也可提示质量问题。当所有结果在均值一侧时，或几次 EQA 活动结果不精密度增加。此时，应及时采取措施，以预防结果不及格或患者标本检测不准确。

694. 为什么要由临床检验中心组织开展部分质量评价活动

答：我国于 1970 年代末成立卫生部临床检验中心（National Center for Clinical Laboratories，NCCL）专门负责全国 EQA 工作。NCCL 于 1980 年开始在全国范围内组织临床化学 EQA 活动，其后又相继开展了临床细菌、乙肝免疫诊断和临床血液学 EQA 活动。

30 余年来，NCCL 坚持定期组织 EQA 活动，发放标本，逐步采用计算机方法进行评分和统计，并在全国范围内推广。参照 WHO 推荐方法，结合我国实际情况，建立了我国临床实验室 EQA 系统，建立了一系列规章制度，配备了专职技术人员、研发了部分调查标本，并积极组织学习班，研究和解决 EQA 中存在问题。目前，很多省、市、自治区都相继成立各自临床检验中心并积极开展地区性质量评价活动，和 NCCL 一起，形成了一个临床检验质控网，提高专业人员业务水平、工作责任心和对 IQC 和 EQA 认识，推动方法学改进和统一，明显提高各级医院检验结果的准确性和可比性。

695. 为什么室间质量评价设计时要求配备协调者

答：EQA 是一项技术要求很高工作，任何 EQA 设计要求配备技术专家、统计学家和协调者（coordinator），确保计划成功和顺利运作。通过与专家商议，协调者应制定用于某项具体 EQA 计划，EQA 计划设计应避免目标含混不清。

当协调者对 EQA 进行统计设计时，所用统计模式和数据分析技术都应文件化，并对选用背景材料作简短说明。此外，对 EQA 计划进行统计设计时，应考虑事项为：①所涉及检测精密性和真实性；②在要求置信水平下检出参加实验室间最小差异；③参加实验室数量；④待检标本数目和对每一标本进行重复检测或测量次数；⑤估算靶值（target value，TV）所用程序；⑥识别离群值（outlier）所用程序。

696. 为什么有些开展室间质量评价协调者需顾问小组予以指导

答：参与制定计划人员在实验室间比对设计、实施和报告等方面应有足够资格和经验，或能与具有这种能力人紧密合作。这些资格和经验应包括适当的技术能力、统计技能和管理技能。

如上所述，这些特定实验室间比对（interlaboratory comparison）运作，也需对所涉及方法和程序有详尽技术知识和经验人员予以指导。为此，部分协调者需列出一个或多个适当人选组成顾问小组（但非必须），这些人选可从专业机构、签约实验室、计划参加者（participant）或数据最终用户中选取。

顾问小组作用可包括：①制定和评审 EQA 计划，在策划、执行、分析、报告和效果方面程序；②鉴别和评价由其他机构组织实验室间比对；③评价与参加实验室能力有关 EQA 结果；④就 EQA 计划所获结果和如何将这些结果和实验室评价其他方面结合运用，向评审实验室技术能力任何机构提供建议；⑤向遇到问题参加者提供咨询；⑥解决协调者和参加者之间争议。

697. 为什么室间质量评价存在一定局限性

答：EQA 虽有诸多重要作用，但也存在一些缺陷，如参评实验室为得到一个较好成绩，未将 EQA 标本按常规标本去做，而是选用最好的实验人员、最好的测量系统、采用多次实验方式去完成，评价结果可能不是实验室正常检测水平而是最好水平；EQA 也不可能确认检验前和检验后存在许多问题，如患者确认、准备、标本收集、处理、检验结果传递等。调查人员对 EQA 结果分析，表明方法学、技术能力、笔误和调查标本本身等存在的问题都可导致 EQA 失败。

此外，一次 EQA 计划成功只代表这次活动的能力，不能反映持续进行的能力。同样，一次计划的不成功表现，也许是实验室偶然偏离了正常能力状态。

因此，EQA 不可作为实验室质量评估的唯一方法，而只是实验室质量管理的一部分。单个不合格结果并不必然表示实验室就存在问题。有些研究显示，有 20% ~ 25% 不合格 EQA 结果未能揭示其实际原因。

698. 为什么早期手工室间质量评价系统存在弊端

答：早期手工 EQA 计划包含漫长过程：①参加实验室注册，提供地区信息，规定每一试验所用分析；②在每一调查时，由 EQA 组织者准备调查标本和有关报表，并邮寄给所有参加实验室；③执行所要求的试验后，实验室将测得的结果回报给 EQA 组织者，组织者将数据输入计算机中；④进行统计分析，确定每一分析项目全部和特定方法结果均值和标准差；⑤调查结束将个性化评价报告邮寄给每一参加实验室；⑥年末，由 EQA 组织者作出年度报告，包括一般性评论和建议，以及特定实验室匿名性能评价；⑦最后，整个 EQA 计划，组织者和参加单位之间有详细通信和信息交流。

自 NCCL 成立以来，每年有大量 EQA 数据积累在数据库中，需仔细分析和挖掘大量有用信息。早期 EQA 系统存在诸多缺陷，整个系统（邮寄、数据输入、信息交换）完全是手工的。除进行数据统计分析外，几乎未使用现代技术。整个过程依赖于邮政服务，只在截止日后开始结果评价，通常是测定标本后 2~3 周，系统在每一数据转换阶段都容易产生误差。

699. 为什么要使用室间质量评价远程通讯系统

答：相比繁琐且漫长的手工 EQA 系统，远程通讯优点包括降低手工操作耗时，加速 EQA 结果收集，以及截止后快速发出统计报告，消除了由于数据输入、多步骤抄写、文档字迹不清楚等引起错误，还显著降低因实验室自己输入 EQA 数据所致管理和人员成本。电子数据交换系统要求最少的人员干预，提供了快速信息交换，以及允许 EQA 结果直接融入局域信息系统中。远程通讯系统使用标准编码，避免技术垄断，意味着最少的变换和维护、更好的数据保护和节约成本。总之，远程通讯系统大大提高了 EQA 计划效率。

从定性观点看，远程通讯方式提供用户极大的灵活性和责任感，实验室可完全控制 EQA 所有特征，结果可用实验室最熟悉的单位进行报告。

此外，图形和计算过程也包括在远程通讯系统的工具箱中，让实验室更易查看 EQA 结果，更好地使用自己积累的 EQA 数据库。远程通讯系统主要目的是提供最终用户微机智能化设备，使这些设备能一体化处理和解释质评相关信息以及从各种资源获取相关知识。

对 EQA 组织者来说，使用远程通讯解决方案可获得高效率。因此，对取得 EQA 预期目标可提供更及时和专业化方式，控制实验室间变异。由于无需增加额外人力资源和评价时间，远程通讯可增加 EQA 试验数量，还可更好地挖掘 EQA 结果，特别是对基于不同标准，如生物或分析（试剂盒、仪器、温度等）EQA 结果可接受长期追踪。

700. 为什么室间质量评价计划会有所不同

答：EQA 已成为检测、校准、检查各领域实验室活动的一项重要内容。根据使用方需求、EQA 标本性质、所用方法及参加者数量，EQA 计划会有所不同。但大部分 EQA 计划具有共同特征，即将一个实验室所得结果与一个或多个不同实验室所得结果进行比较。

EQA 计划中检测或测量类型决定了进行能力比较方法。实验室活动有三种基本类型：定量的、定性的以及解释性的。

定量测量的结果是数值型的，并用定距或比例尺度表示。定量检测的精密度、正确度、分析灵敏度以及分析特异性可能有所差异。在定量 EQA 计划中，对数值结果通常进行统计分析。

定性结果则是描述性的，并以分类或顺序尺度表示，如免疫测定中有反应性、无反应性等。用统计分析评定能力可能不适用于定性检测。

解释性 EQA 计划，标本是与参加者能力解释性特征相关的一个检验结果（如描述形态说明）或一套数据（如确定校准曲线）。

其他 EQA 计划依其目的不同而有另外的特点。

701. 为什么室间质量评价计划可分为"强制型"和"自愿型"

答：根据实验室参加形式，可将 EQA 计划分为"强制型"和"自愿型"。

（1）"强制型"EQA 常以法律为依据，强制要求实验室参加，由于要保证多数实验室通过 EQA 计划，故在 EQA 计划设计上就不宜太难，未能通过计划的要接受政府有关部门的处罚。

（2）"自愿型"EQA 主要目的是教育和帮助实验室通过 EQA 发现存在的问题，帮助实验室解决问题，实验室自愿参加，未能通过计划的实验室也不用接受任何处罚，计划设计形式灵活，可难易结合。

702. 为什么室间质量评价计划每次活动要规定标本数且有不同浓度水平

答：如有可能，EQA 计划应在每次活动中至少提供 5 个标本。每年在大概相同时间间隔内，最好组织 3 次 EQA 活动。每年计划提供的标本，其浓度应包括临床相关值，即患者标本浓度范围。标本可通过邮寄方式提供或指定人进行现场考核。

为确定定量测定项目实验室结果准确度，计划应将每一分析项目实验室结果与 10 个或更多仲裁实验室 90%一致性或所有参加实验室 90%一致性得出的结果进行比较。

703. 为什么室间质量评价计划组织者应向参加者提供详细文件化指导书

答：根据 ISO 17043 能力验证试验提供者规定，EQA 组织者应向所有参加者提供详细文件化指导书。指导书应包括：①要求参加者按大多数日常检测标本处理方式处理 EQA 标本（除非 EQA 计划有不同于该原则的特定要求）；②EQA 标本检测或校准影响因素详细说明，如 EQA 标本性质、存储条件、是否限定检验方法，以及检测或测量时间要求；

③进行检测或校准前，EQA 标本准备和（或）状态调节的详细程序；④处置 EQA 标本的适当指导，包括安全要求；⑤参加者检测和（或）校准时特定的环境条件，如适用，要求参加者报告测量期间的相关环境条件；⑥检测或测量结果及其不确定度记录、报告方式的明确和详细说明。如指导书要求报告结果的测量不确定度，应包括包含因子和置信概率（只要可行）；⑦组织者接收用于分析的 EQA 结果截止日期；⑧EQA 提供者用于问询的详细联络信息；⑨适用时，返回 EQA 标本说明。

704. 为什么室间质量评价对组织者有很高要求

答：EQA 是一项技术要求很高的工作，对组织者工作条件、能力及质量体系建立都有一定要求。否则，将可能导致 EQA 组织者工作不规范，由于其失误甚至可能出现对参评实验室评价结果的不公平甚至错误。因此，需依据标准化组织的文件对开展 EQA 组织者进行技术验收和认可。

我国 EQA 工作流程由两部分组成，即组织者内部工作流程和参加实验室工作流程。其中组织者工作流程包括：①质评计划组织和设计；②邀请书发放；③质控品选择和准备；④质控品包装和运输；⑤检验结果接受；⑥检验结果录入；⑦检验结果核对；⑧靶值确定；⑨报告发放；⑩与参加者沟通。

705. 为什么当室间质量评价只有两个参加者时适用分割样品检测计划

答：分割样品检测计划可在临床实验室内部应用，通常用于少量参加者（通常只有两个参加者）数据比较。在该类 EQA 计划中，某种产品或材料样品被分成两份或多份，每个参加者检测其中一份。该类计划用途包括识别不好的准确度、描述持续偏移以及验证纠正措施的有效性。该设计可用于评价作为检测服务提供方的一个或两个参加者，或用于参加者数量太少而无法进行适当结果评价的情况。

该类计划中，其中的一个参加者由于使用了参考方法和更先进的设备等，或通过参加承认的实验室间比对计划获得满意结果而证实了其自身能力，可认为其测量具有较高计量水平（即较小测量不确定度）。该参加者的结果可用作该类比对指定值（assigned value），该参加者可作为顾问实验室或指导实验室，其他参加者的结果与之比对。

706. 为什么会导致室间质量评价失败

答：EQA 结果比较是每个参加实验室检验项目终末质量的综合比较，这种比较可帮助实验室确定自己在参加实验室中检测水平高低，如自身检验结果与靶值、公议值有显著差异，需认真分析每一实验过程，找出存在问题，采取相应改进措施。导致 EQA 失败主要原因：①检测仪器未经校准并有效维护；②未做 IQC 或 IQC 失控；③试剂质量不稳定；④人员能力不能满足实验要求；⑤上报检验结果计算或抄写错误；⑥EQA 标本处理不当；⑦EQA 标本存在质量问题。

707. 为什么室间质量评价要用公议值作为靶值

答：理想 EQA 计划是使用互通性标本，由参考系统建立靶值。互通性标本与临床标本一样，在不同测量程序上结果具有一致性，可显示相同数值关系，可用参考测量程序对其赋值。目前我国 EQA 计划中，由于很多检验项目参考方法尚未建立，大部分 EQA 标本互通性未知，多以参加实验室公议值作为靶值，根据方法、仪器或试剂对参加实验室分组，将相同方法组均值或中位数作为靶值。对定量项目，公议值（截断均值）是剔除了离群值后所有参加实验室测定结果均值，正确应用公议技术确定靶值应合理剔除离群值，选择适宜均值或中位数。

708. 为什么建立靶值有不同程序

答：靶值建立有各种程序，以下按次序列出一些最常用的程序。在大多数情况下，该次序表明靶值的不确定度在逐渐增加。这些程序分别使用下列各值：①已知值：由专门检测物品配方决定结果；②有证参考值：由决定性方法确定（用于定量检测）；③参考值：与一个可溯源到国家或国际标准的标准物质或标准进行分析、测量或比对检测物品所确定的值（NCCL 已开展了多项正确度验证的 EQA 计划就是利用参考方法来定靶值：如代谢物/总蛋白正确度验证、脂类正确度验证、酶学正确度验证、HbA1c 正确度验证、电解质正确度验证）；④从专家实验室得到公议值：专家实验室利用已知具有高精密度和高准确度，并可与常用方法相比较的有效方法，确定实验中被测量时应具有可证明的能力。在某些情况下，这些实验室可以是参考实验室；⑤从参加实验室得到公议值。

709. 为什么室间质量评价标本必须按临床实验室常规标本一样方式处理

答：如参评实验室未将 EQA 标本按常规标本进行检测，而是选用最好的检验人员、最好的测量系统、采用多次测定的方式去完成，由此得到的评价可能就不是实验室常规工作中的检验能力，而是最好的检验水平。

因此，实验室应与检验患者标本一样的方式来检验 EQA 标本：①EQA 标本应由进行常规检验人员按实验室常规方法检测。实验室主任和标本检测人员应在 EQA 组织者提供的质评表上签字，表明 EQA 的标本是按常规标本处理；②实验室在检测 EQA 标本的次数上，应与常规检测患者标本的次数一样；③实验室在规定回报 EQA 结果给 EQA 组织者截止日期之前，不能进行关于 EQA 标本结果之间的交流。这包括由多个检验场所或者有分开场所之间的实验室交流；④实验室一定不能将 EQA 标本或标本一部分送到另一实验室进行分析，任何实验室如从其他实验室收到 EQA 标本应通知 EQA 组织机构；⑤实验室进行 EQA 标本检测时，应将处理、准备、方法、审核、检验的每一步骤和结果报告文件化。实验室应保存所有记录的复印件至少 2 年，包括 EQA 结果的记录表格；⑥EQA 要求只能用对患者检测主要方法的测量系统、检验方法进行 EQA 标本检测。

710. 为什么室间质量评价要做到保密和真实

答：通常，为各个参加者的身份保密是大多数 EQA 计划的政策。参加者的身份仅为参与协调计划的极少数成员所知。但这一点不应延伸到以后向显示不良能力的实验室提供补救性建议或措施时。在某些情况下，可能要求协调机构向某个特定管理部门报告参加实验室的不良能力，但在参加者同意参加该计划时应告之这种可能性。

EQA 目的主要是帮助参加者改善其能力，但在参加者中仍可能有一种倾向，即对其能力提供一个虚假的良好印象。例如，在实验室之间可能发生串通，以至不提交真正独立的数据。假如实验室日常进行的是单次分析，但在 EQA 中报告的是标本重复测量的平均值，或就一个特定计划进行的附加重复实验，这时实验室也可给出一个其能力的虚假印象。因此，在可行情况下，EQA 应设计为确保尽可能少地出现串通和伪造行为。

711. 为什么实验室认可机构选择室间质量评价时应考虑多种因素

答：在选择 EQA 时，实验室认可机构（laboratory accreditation body）应考虑下列多种因素：①所涉及的检测、测量、或校准应与拟参加申请者或已获认可实验室的检测、测量或校准类型相吻合；②根据与被认可实验室的协议，认可机构应能获得已被认可的参加者测试结果，以及设计计划的详细内容、建立指定值的程序、对参加者的指导书、数据的统计处理和每个被选定 EQA 的最终报告；③计划运行频次；④该计划组织安排上的合理性，诸如日程、地点、对标本稳定性的考虑、分发安排等，这些安排均应与参加计划的这组认可实验室相关；⑤参加实验室验收准则（即用于判断 EQA 成功与否）的可获得性；⑥所选计划成本；⑦计划中为参加者保密政策；⑧报告结果日程表；⑨对计划使用的检测材料、测量制品等其特性的可靠程度，诸如均匀性、稳定性，以及在适当时对国家或国际标准的溯源性。

712. 为什么认可机构应及早向临床实验室通报其不满意结果

答：如实验室提交的某个结果或一些结果超出了某一次 EQA 计划的验收准则，那么实验室认可机构应有对这些结果采取措施的程序。这样的程序应包括及早向实验室通报其结果，并建议该实验室对其能力进行调查和评议。

某些 EQA 计划需相当长的时间才能完成，尤其是相继向各个参加实验室提供相同的检验物品去检验、测量或校准。在这种情况下，最好向实验室提供结果的中期报告，尤其是结果不能令人满意时。这样将允许及早调查，并尽快采取后续纠正措施（corrective action），而不用等到该计划最终结果的发表。

对于报告不满意结果的实验室，认可机构应有下列政策：①实验室在约定的时间范围内调查和评议其能力；②必要时，让实验室随后进行可能的 EQA，以确认实验室采取纠正措施是否有效；③必要时，由合适的技术评审员对实验室进行现场评价，以确认纠正措施是否有效。

实验室认可机构应告知参加实验室 EQA 计划中不满意表现可能带来后果，包括指定期限内进行有效整改可继续认可；暂停相关项目认可（要求采取适当的纠正措施）；撤销相应项目认可。通常，实验室认可机构对这些措施选择将根据该实验室一贯能力和最近现场评审（assessment visit）而定。

713. 为什么室间质量评价所有参加者结果只要求近似于正态分布

答：在 EQA 计划设计过程中一个重要的统计考虑是，假设分析结果服从正态分布。正态分布是一个连续的、对称的"钟形"曲线，约 68% 值位于均值一倍标准差内，95% 值位于两倍标准差内，99% 值位于三倍标准差内，是统计分布中最常见类型。计划组织者应注意，所有获得的结果要求近似于正态分布。

正态分布是许多数据统计处理的基础。正态分布特点是单峰性、对称性、有界性和抵偿性。作为一个 EQA 计划的结果，由于参加者的测试方法、测试条件往往各不相同，而且 EQA 结果的数量也有限，所以在许多情况下 EQA 的结果呈偏态分布。对于 EQA 结果只要求近似正态分布，尽可能对称，但分布应当是单峰的，如分布中出现双峰或多峰，则表明参加者之间存在群体性的系统偏差，这时应研究其原因，并采取相应的措施。例如，可能是由于使用了产生不同结果的两种检验方法造成的双峰分布。在这种情况下，应对两种方法的数据进行分离，然后对每一种方法的数据分别进行统计分析。数据直方图或核（Kernel）密度图可显示结果的分布情况。

714. 为什么在统计室间质量评价数据前要确保采集数据正确性和合理性

答：在开始进行统计分析 EQA 数据前，要采取措施确保所采集的数据正确、合理。应确保正确输入所有提交的结果。一旦获得所有结果（或已超过上报结果的最后期限），应仔细复查输入的数据。通过这个检查过程，一般可识别出数据中的粗大误差和潜在问题。

在某些情况下，结果需经过转换，例如：微生物计数的统计分析通常按结果的对数计算，而不是按原始的数据计算。当所有结果已输入并经过检查（必要时经过转换），制作显示结果分布的数据直方图，以检验正态性假设。

检查直方图可看出结果是否连续和对称。如不是，统计分析可能无效。此外，还可能出现一个问题，即在直方图上出现两组有差异的结果（即双峰分布），这通常是由于使用了产生不同结果的两种检验方法。在这种情况下，应对两种方法的数据进行分离，然后对每一种方法的数据分别进行统计分析。

715. 为什么要保证室间质量评价标本均匀性和稳定性

答：比对标本的一致性对利用实验室间比对进行 EQA 至关重要。在实施 EQA 计划时，组织方应确保 EQA 中出现的不满意结果不归咎于标本之间或标本本身的变异性。因此，对 EQA 标本应进行均匀性检验和（或）稳定性检验。

对制备批量标本 EQA 计划，通常应进行标本均匀性检验。对稳定性检验，可根据标本性质和计划要求来决定。对性质较不稳定标本，如生物制品，以及在校准 EQA 计划中传递周期较长的测量物品，稳定性检验必不可少。

对于均匀性检验或稳定性检验的结果，可根据有关统计量表明的显著性差异或标本的变化能否满足 EQA 计划要求的不确定度进行判断。

716. 为什么室间质量评价标本存在基质效应

答：基质亦称为"介质"或"基体"。分析标本中，除了分析物以外的所有其他物质和组分称为该分析物的基质。

测量系统检测标本中的分析物时，处于分析物周围的所有非分析物质（基质）对分析物参与反应的影响，称为基质效应。

临床检验结果准确度是检验可靠性的重要方面，而 EQA 通常作为评价各实验室准确度的依据。但是，现有数据说明，简单地从室间数据说明准确度不一定可行。因为 EQA 用的控制品都经过加工处理，例如冷冻、冷冻干燥、加稳定剂、添加某些分析物等，而处理过的标本（processed sample）存在基质效应。所有测定方法、仪器、试剂、测量系统等都是设计用来检验新鲜患者标本，对患者标本检验具有可靠性，但是不一定对各种处理过的标本检验提供可靠数据。

717. 为什么在检测新鲜患者标本时不常见偏移却常见于检测处理过标本

答：检测新鲜患者标本时不常见的偏移，在检测处理过标本中却常见，因为在处理过标本中有新鲜患者标本所无的基质变化。新鲜患者标本与处理过标本间的基质差异产生新的基质效应。由于这些基质效应，以 EQA 来评价检验正确度，若不注意会导致不正确结论。基质效应涉及各个检验专业项目，表现有所不同。在检验中，仪器设计、试剂组成、方法原理、控制品、校准品、EQA 用控制物的组成和处理技术是产生基质效应的因素。它们间的互相作用又使基质效应变得更为复杂。对这类基质效应的观察，可了解某测量系统（包括方法学、仪器、试剂、操作程序等）在检测处理过的标本和新鲜患者标本结果间的偏移大小。但是，只用一种检验方法检测处理过的标本和新鲜患者标本时，无法看出这种偏移。通过方法比对实验，假定某参考方法对新鲜患者标本和处理过的标本均能测出可靠结果，若被评价方法对新鲜患者标本的检验结果和参考方法比对具有的偏移明显小于两方法对处理过标本对比具有的偏移，即可说明该方法在检测处理过标本时具有的基质效应。显然，这样评价的基质效应是相对的。基质效应是对产生误差的解释，尚不能阐明效应的真实机制。

718. 为什么远程室间质量评价在实施前期存在一定阻力

答：早期手工 EQA 系统为绝大多数实验室所采纳。多种原因阻碍了实验室应用远程 EQA 系统，其主要原因可能是在医学计算机方面缺乏教育和培训。根据经验，实施新系统的前期存在阻力的原因有：①用户设备不一致（如：个人计算机的信号和性能，网络配置及调制解调器的特征）；②用户技术上差别（很少数人是远程通讯专家，绝大多数是外行）；③新知识传播方法问题（新程序和由用户自己引入更新现存软件）；④开发者难在较短时间内与用户交流清楚。

719. 为什么室间质量评价报告应完整

答：EQA 报告应清晰、全面，包含所有参加者结果的资料，并指出每个参加者的能力。最终报告的批准不应分包。除非不适用或 EQA 提供者有正当理由，否则报告应包括以下内容：①提供者的名称和详细联系信息；②协调者的姓名和详细联系信息；③报告批准人的姓名、职位、签名或等效标识；④提供者分包活动的说明；⑤报告发布日期和状态（如初期的、中期的或最终的）；⑥报告的页码和清晰的结束标记；⑦结果保密程度的声明；⑧EQA 计划报告的编号和清晰标识；⑨对 EQA 物品的清晰描述，包括 EQA 物品制备、均匀性和稳定性评定的必要细节；⑩参加者的结果；⑪统计数据及总计统计量，包括指定值、可接受结果的范围和图形表示；⑫用于确定指定值的程序；⑬指定值的计量溯源性（metrological traceability）和测量不确定度（uncertainty of measurement）的详细信息；⑭用于确定能力评定标准差或其他评定准则的程序；⑮对应每组参加者使用的检验方法/程序的指定值和总计统计量（如不同组的参加者使用了不同的方法）；⑯EQA 提供者和技术顾问对参加者的能力评述；⑰EQA 计划设计和实施的信息；⑱数据统计分析的程序；⑲对统计分析解释的建议；⑳基于本轮 EQA 结果评述或建议。

720. 为什么室间质量评价会出现不满意结果

答：以下情况出现会将 EQA 评定为不满意结果：①每次活动每一分析项目未能达到至少 80% 可接受成绩则称为本次活动该分析项目不满意的 EQA 成绩（细菌学专业除外）；②每次 EQA 所有评价项目未达到至少 80% 得分称为不满意的 EQA 成绩；③未参加 EQA 活动定为不满意的 EQA 成绩，该次得分为 0；④在规定的回报时间内实验室未能将 EQA 的结果回报给 EQA 组织者，将定为不满意的 EQA 成绩，该次活动的得分为 0；⑤对于不是由于未参加而造成的不满意的 EQA 成绩，实验室应进行适当的培训及采取纠正措施并有文件化的记录。实验室对文件记录应保存两年以上。⑥对同一分析项目，连续两次活动或连续三次中的两次活动未能达到满意的成绩则称为该项目不成功的 EQA 成绩（细菌学专业除外）；⑦所有评价的项目连续两次活动或连续三次中的两次活动未能达到满意的成绩则称为该计划不成功的 EQA 成绩。

721. 为什么要处理及纠正不满意的室间质量评价结果

答：所有实验室偶尔都会出现不可接受 EQA 结果。不可接受 EQA 性能可能揭示在标本处理或检验过程中不为其他指标指示的不恰当情况。因此，应彻底调查每个不可接受结果，以提高对潜在问题校正机会。大部分监管机构要求调查每一个不可接受结果。后续措施包括确定其他结果是否受到影响、错误问题根源调查、排除问题根源的校正措施（适用于该问题原因）、对校正措施监控和要求及时向监管机构报告。

有些误差可能由于在 EQA 标本上所采取措施引起，通常不属于患者标本处理部分，如复溶过程。在确定这些错误原因之前，实验室首先需排除其他因素。

EQA 结果也可作为预防措施（preventive action）建议。在任何可能情况下，实验室均应使用从可接受和不可接受结果调查上获得的信息，作为避免 EQA 问题而进行连续性改进工作的一部分。

实验室应监控其趋势结果，这些结果是问题正在形成的信号-示例，包括在所有分析物结果位于均值一侧时或在多次 EQA 标本结果不精密度增加时。及时采取措施可避免出现进一步不可接受结果或患者检测不准确情况。

ISO 17025 和 ISO 15189 要求常规管理评审（management review）包含有关预防措施、补救措施、问题根源调查、纠正措施和后续跟踪审定的报告。

722. 为什么临床实验室要有书面程序处理不合格室间质量评价结果

答：实验室应系统地评价检验过程的每一方面。实验室应有识别、解释和纠正已发现任何问题所需步骤的书面程序，以用于规范化处理不合格室间质量评价结果。其内容应有：

（1）收集和审核数据：应审核所有文件。审核测试标本结果及抄写结果之间是否一致。调查应包括：①书写误差检查；②质控记录，校准状况及仪器性能检查；③如可行时，重新分析原来标本和计算结果。如未保留原标本，实验室可向 EQA 组织者申请额外相同批号调查品；④评价该分析物历史检测性能。

（2）问题分类：不及格结果可分为几类：①书写误差；②方法学问题；③技术问题；④EQA 标本问题；⑤结果评价问题；⑥经调查后无法解释。

（3）患者结果评价：实验室应审核来源于不及格 EQA 结果时间内患者数据，目的是确定是否问题已影响到患者的临床结果。如是这样的话，应有文件记录相应的追踪措施。

（4）结论和措施：实验室应作出最大的努力去寻找出现不及格结果的原因，及其对不及格的 EQA 结果作出的影响，制定改进实验室质量体系的措施，使问题复发的危险性降到最低，持续不断地提高患者检验结果的质量。

（5）文件化：调查、结论、和纠正措施应有完整的文件记录。实验室使用标准化格式记录每一不及格 EQA 结果的调查。

723. 为什么经调查研究后还有部分不满意室间质量评价结果无法解释原因

答：有报道称，经调查研究后还有 19%～24% 不可接受 EQA 结果无法解释，其原因包括：

（1）RE：在排除所有可确定来源误差后，单个不合格结果可能属于 RE，特别是在重复分析结果为可接受时。此时不应采取纠正措施，因为这种措施可能实际上增加进一步不可接受结果概率。RE 可能由技术或方法/设备问题引起。

（2）SE：对个别不可接受结果重复检验后仍不可接受时，该结果不可能属于 RE。类似地，如两个或以上结果不可接受，如两个结果偏移方向相同，则可能为 SE，与方法问题（如校准、设备设置不正确）或干扰物（如基体效应）有关；如分布在均值两侧的重复结果不可接受，表示实验室方法不够精密。

724. 为什么要跟踪每个室间质量评价结果

答：对单个结果评估应结合随时间对 EQA 结果进行有效跟踪。每个 EQA 问题，实验室应评估评分分布情况。如所有结果均在可接受结果范围均值上、下方，则可能是校准问题。实验室应评估每个结果与均值之间差距。如分析物含低、高浓度在其质控限值范围内，但远离 EQA 项目的可接受范围均值，则可能为线性问题。表明检测程序降级和可能出现进一步 EQA 问题。

在单个 EQA 事件上不满意结果可能导致潜在系统实验室问题指示滞后。满意的 EQA 评分仅是对某个时间上一个点性能的一个测量。EQA 性能监控将有助于为实验室提供其日间性能的较完整画面，从而使实验室能在小问题变成大问题前采取预防措施。对单个结果的同一关键性核查应被应用到从一事件到另外事件之间结果分析。

随时间性能监控可揭示校正措施影响，或能提供可采取预防措施有效信息。监控可检测到单个结果上不明显趋势或偏差。定期浓度相关监控可显示不能以其他方式检测到水平相关偏差。

725. 为什么室间质量评价结果通常需转化为能力统计量

答：EQA 结果通常需转化为能力统计量，以便进行解释和与其他确定的目标作比较。其目的是依据能力评定准则来度量与指定值的偏离。所用统计方法可能从不做任何处理到使用复杂统计变换。

能力统计量对参加者应是有意义的。因此，统计量应适合于相关检测，并在某特定领域得到认同或被视为惯例。

变动性度量常用于计算能力统计量和 EQA 计划总结报告中。对一组比对数据常用例子是：标准差、变异系数或相对标准差（RSD）；百分数与中位值绝对偏移或其他稳健度量。

定性结果通常不需经过计算。定量结果常用统计量如下：①绝对偏移（偏移#）；②相对偏移（偏移%）；③百分数或秩；④Z 比分数；⑤E_n 值。

726. 为什么室间质量评价是临床实验室继续教育最重要来源之一

答：客户满意度调查经常表明 EQA 标本是实验室继续教育的最重要的来源之一。大部分 EQA 计划可提供许多工具以用于继续教育。

许多 EQA 计划可生成 EQA 活动后信息表，讨论结果、活动相关事情及其结论。评论可能不仅指出预期正确响应，且也指示不正确和（或）不太期望响应及可能来源。有关难题的临床信息为实验室提供了为何应核查其响应观点。

EQA 计划常提供相关教育信息，即便该信息不直接属于特定标本和检测活动。通常信息可能是关于质量管理方面问题或即将召开会议、教育机会或与实验室相关资料。由于信息资料不限于单个 EQA 标本的特定情况，因此，其可能是实验室继续教育更重要的资源。

教育性 EQA 标本可提供用于整个实验室领域内信息共享机制。如微生物领域，当有机体命名可能变化时和在无经验实验室发生特殊问题时其他领域显得特别有价值。在标本与信息共享情况下，可认为是发送信息而非评估。

部分 EQA 提供者定期、有时为专门事件或在专业讨论会上召集参加者会议。为参加者和提供者提供分享经验、解决问题和对提议修改及要求进行讨论。参加者会议通过帮助提供者关注实验室需分享相关信息，而使实验室受益匪浅。

727. 为什么室间质量评价会产生离群值

答：标本中的一个或几个观测值离开其观测值较远，提示可能来自不同总体。离群值（outlier）即通常所说异常值，指标本中个别值其数值明显偏离所属标本的其余观测值。

异常值可能是总体固有随机变异的极端表现，这种异常值和标本中其余观测值属同一总体；异常值也可能是由于试验条件和试验方法偶然偏差所致，或产生于观测、计算、记录中失误，这种异常值和标本中其余观测值不属于同一总体。

由于在实验室绝大部分的检测值属于正态分布，所以判断异常值的依据应根据 GB/T 4883《数据的统计处理和解释正态样本异常值的判断和处理》进行判断和处理。对于指数分布标本和 I 型极值分布标本异常值的判断与处理在 GB/T 8056《数据的统计处理和解释指数样本异常值的判断和处理》和 GB/T 6380《数据的统计处理和解释 I 型极值分布样本异常值的判断与处理》中都作了具体的规定。指数分布标本常见于寿命试验，而 I 型极值分布标本常用于水文气象领域，由于它们在日常实验室中很少应用，所以不作介绍。在此应当注意，对异常值的判断应首先找出实际的原因。而当实际寻找异常值原因不易时，才能使用这种数理统计判断与处理异常值的方法与准则。

728. 为什么离群值应在室间质量评价计划中予以评价

答：在室间质量评价计划中，离群值可按下列方法进行统计处理：

（1）明显错误结果，如单位错误、小数点错误、错报为其他 EQA 物品结果，应从数据集中剔除，单独处理。这些结果不再计入离群值检验或稳健统计分析。

（2）当使用参加者的结果确定指定值（assigned value）时，应使用适当的统计方法使离群值的影响降到最低，即可使用稳健统计方法或计算前剔除离群值。在较大的或常规的 EQA 计划中，如存在有效的客观判据，则可自动筛除离群值。

（3）如某结果作为离群值被剔除，则仅在计算总计统计量时剔除该值。但这些结果仍应当在 EQA 计划中予以评价，并进行适当能力评定。

729. 为什么室间质量评价是实验室认可活动中一项重要内容

答：在实验室认可领域中，EQA 越来越受到 ILAC 及各国实验室认可组织重视，成为实验室认可活动中不可或缺的一项重要内容。实验室认可依据的 ISO 17025 文件中多处提到了 PT。ISO 15189 中也多处提到 EQA/PT。EQA 之所以受到认可组织重视，主要因为 EQA 本身可反映实验室是否有胜任从事某项检测的能力，也可补充实验室认可评审员和技术专家进行实验室现场评审不足。成功的 EQA 结果是实验室认可中所需重要依据。

730. 为什么室间质量评价结果图形方法有助于数据分析理解

答：EQA 计划的报告除包括结果、Z 比分数（z-score）表和总计统计量外，通常还应包含一定数量图表。两个最常用图形是 Z 比分数序列图和尤登图。

这些图能帮助组织者解释结果，对于参加者也非常有用，特别是那些带有离群值的参加者，他们能够看到自己提交的结果与其他实验室结果的差异。

（1）Z 比分数序列图是按照大小的顺序显示出每个实验室的 Z 比分数，并标有实验室编号，使每个实验室能够很容易地与其他实验室的结果进行比较。

（2）尤登图是为两个标本的结果对比而设计的。尤登图能显著地表示出实验室的系统偏差。其优点在于是真实数据的图示。但尤登图只是用来说明数据，并不用来准确评定实验室结果（结果评定仍由 Z 比分数确定）。

731. 为什么有些项目尚无法开展室间质量评价

答：有些项目无法进行 EQA，一般包括：①新研发检验项目；②非常见检验项目；③特定药物；④与 EQA 标本问题相关试验；⑤容器-分析物相互作用相关试验；⑥检验前需对标本进行大量操作试验；⑦非常见基质中分析物；⑧地理因素：实验室所在地区无法提供。

实验室应当确定无法实施的 EQA 检验项目，并尽可能为这些检验项目制定出进行实验室间比对计划。应当提前确定每一个定量评估程序的可接受范围。如当前具备充足的质控数据时，实验室可通过 IQC 数据建立可接受范围，也可根据文献数据建立可接受范围，还应确定比对频率。每年应至少 1 次。通常，每年可执行两次检验项目实验室间比对。实验室应记录实验室间比对结果，以便于进行趋势分析。同时还应记录不合格结果所采取的纠正措施，并至少保存两年。

（王佳余）

第三节 检验结果内部比对

732. 为什么临床实验室要做检验结果内部比对

答：按 ISO 17025 和《临床实验室资质认定评审准则》要求，临床实验室为确保检验结果准确、可靠应采取一定的比对措施。临床实验室应经常利用内部手段，如盲样比对、留样再测、人员比对、方法比对、设备比对等验证检测和校准工作可靠性；要借助外部力量，如临床实验室间比对和参加 PT 等证明检测和校准能力。根据 CNAS GL02《能力验证结果的统计处理和能力评价指南》，PT 可用偏差、偏差百分率、百分率、秩和 Z 比分数等统计量进行结果分析，盲样比对可采用试验比率值进行结果分析，人员比对可采用单因素方差分析，仪器比对根据各学科应用说明不同设计不同比对方案。

733. 为什么临床实验室要做人员比对

答：人员比对是在相同设备、检验项目、环境和设施下，对性能稳定操作对象，由不同检验人员操作。只研究人员因素，因素中有两个水平，即检验人员 A 和检验人员 B，通过对不同人员的实验数据统计分析，从而得出人员之间检测数据有无显著性差异。人员比对是临床实验室内部质控的有效措施，有助于了解临床实验室检测能力，为检验结果准确性、重现性、可验证性打下良好基础；同时，通过人员比对有助于了解自身不足，量化临床实验室 SE，采取完善措施。

734. 为什么同一项目同一测量系统不同仪器需做仪器比对

答：在同一临床实验室内使用同一测量系统不同仪器，对同一检验项目进行测定，由于仪器使用年限、重要部件维修以及工作环境等因素，均可使检验结果一致性出现偏差。根据 WS/T 250 文件，临床实验室应建立一个系统，一年 2 次评估并确定用不同方法、仪器，或不同检验地点进行检验结果之间关系，一个临床实验室同一检验项目应有相似结果。为保证不同仪器检验结果具有可比性和连续性，需对不同仪器的结果定期进行比对。

735. 为什么同一项目不同测量系统需做仪器比对

答：同一临床实验室内使用不同方法学测量系统对同一检验项目进行测定，由于方法学差异和部分项目参考区间不一，不可避免地存在 SE，临床上对实验数据产生困惑，也给临床实验室对结果解释带来一定困难。根据 CLIA 88 中有关质量评估要求，临床临床实验室应有具体措施，使用同一项目不同测定方法报告具有可比性。测量系统是完成一个检验项目所涉及的仪器、试剂、校准品、检验程序、保养计划等组合。不同仪器之间，由于系统配置不一致，如检验方法、反应杯体积、试剂、反应介质、吸样方式以及检测光路等都存在差别，常导致检验结果不一。为保证同一项目检验结果有可比性和连续性，需对不同测量系统仪器结果定期进行比对试验。

736. 为什么临床实验室要做留样再测

答：留样再测是考核临床实验室能力较为常用、便捷方式。留样再测又称留样试验，主要用于监视结果的复现性，包含整个检验过程（人员、环境、设备）监视。在留样再测中，临床实验室应选择性地保留被监视检验结果已测量的较稳定标本，按计划确定时间间隔，检验人员采用同台设备在复现性条件下进行再次测量，所得结果与上次测量结果差值应在控制范围内。如留样再测结果超出测量控制限时，临床实验室应认真查找原因，采取纠正措施和预防措施，避免不合格测量过程和检验结果发生。

737. 为什么临床实验室内部同一检验项目使用不同方法或不同仪器或在不同地点检验均要做检验结果内部比对

答：《临床实验室质量保证的要求》对检验结果内部比对要求做了具体规定：如同一检验项目使用不同方法或不同仪器，或在不同地点进行相同检验，临床实验室应建立一个系统，一年 2 次评估并确定用不同方法、仪器或在不同检验地点进行检验结果间关系，一个临床实验室同一检验项目应有相似结果。结果间差异不超过规定可接受标准时，可认为结果具有可比性。

738. 为什么可比性不等同于互通性

答：可比性（comparability）是使用不同测量程序测定某种分析物获得检验结果间一致性。结果间差异不超过可接受标准时，可认为结果具有可比性。WS/T 407 指出：每个测量系统在实施可比性验证方案前，应按 CLSI EP9-A2 和（或）EP15-A2 文件要求，进行全面性能评价或验证。可比性验证只能确认测量系统性能一个方面，不能取代其他质量保证环节，如校准和室内质控等。同一医疗机构使用多个测量系统向临床报告检验结果的检验项目均应进行可比性验证。实施周期性结果比对时，用于检测临床标本每个测量系统都应进行可比性验证。

互通性是用不同测量程序测量该物质时，各测量程序所得测量结果间数字关系，与用这些测量程序测量实际临床标本时测量结果数字关系一致程度。临床实验室内部同一检验项目使用不同方法或不同仪器，或在不同地点进行相同检验要做检验结果内部比对，比对结果应一致。比对标本选择，宜使用临床标本作为首选比对物质；不得不使用其他物质（如 EQA 或其他参考物质）时，应验证比对物质互通性。如用两种测定方法同时对选定有代表性的临床标本和制备标本进行分析，利用两种方法测定临床标本结果建立数学关系（回归）。制备标本测定结果偏离这一数学关系程度即反映基质效应大小。制备标本与临床标本性质差异越大，数据偏离程度越大，该物质互通性越差；反之该物质互通性越好。

739. 为什么在进行检验结果内部比对前须先保证测量系统足够精密

答：测量过程应足够精密才能在使用时达到最少重复测量次数。非常精密的测量系统仅需一次测量就能满足要求。精密度差测量系统即使增加重复次数也不会明显改善精密度。同一医疗机构内，使用多个测量系统向临床报告检验结果的检验项目均应进行可比性验证。测量系统足够精密，检验结果才具有可比性。

精密度无法直接衡量，往往以不精密度表达，常用标准差表示，较小标准差表示有较高精密度。可用一个标本重复测定结果，或合并多个标本多次重复测定所得信息来估计精密度。

740. 为什么检验结果内部比对前一定要做室内质量控制

答：检验结果内部比对前一定要做室内质控。室内质控是临床实验室内为达到质量要求所进行操作技术和活动。在临床实验室，室内质控目的在于监测过程，以评价检验结果是否可靠，以及排除质量环节的所有阶段中导致不满意原因。每个测量系统在实施检验结果内部比对前，均应按 CLSI EP9-A2 和（或）EP15-A2 文件要求，进行全面性能评价或验证。可比性验证只能确认测量系统性能一个方面，不能取代其他质量保证环节，如校准和室内质控等。

741. 为什么要确定医疗机构内定量检验结果比对验证方法和程序

答：确定医疗机构内定量检验结果比对验证方法和程序，可提高检验结果比对规范化：①确定需进行结果比对的检验项目；②确定需进行结果比对的仪器；③比对标本选择及浓度水平选择；④确定测量系统测定结果不精密度；⑤确定比对标本浓度范围；⑥确定比对物质重复检测次数；⑦建立比对试验结果可接受标准；⑧比对试验实施；⑨可比性验证结果不符合要求处理措施。

742. 为什么要确定不同测量系统测定结果不精密度

答：确定不同测量系统测定结果不精密度，可保证比对结果不精密度估计结果有代表性。

（1）用日常工作中质控品检测数据可估计不精密度，应尽可能用累计 6 个月检测数据计算长期变异系数（CV），以保证不精密度估计具有代表性。

（2）比较不同测量系统不精密度大小，确定最大 CV 与最小 CV 间差异是否小于 2 倍。如小于 2 倍使用 WS/T 407 规定比对方案；如大于 2 倍应参照 CLSI EP9-A2 和（或）EP15-A2 确认测量系统间结果可比性。

（3）不同测量系统的 $CV_{合并}$ 值计算见式 5-1：

$$CV_{合并} = [(CV_1^2 + CV_2^2 + ... CV_n^2)/n]^{1/2}　\text{式 5-1}$$

式中：$CV_{合并}$，不同测量系统的合并 CV 值；CV_n，每个测量系统的长期 CV 值；N，参与比对的测量系统数量。

743. 为什么内部比对前需建立比对试验结果可接受标准

答：比对试验可比性验证可接受标准应满足临床需求，同时考虑测量系统性能状况。如测量系统性能无法满足规定比对标准，可比性验证将会经常失败，此时需改进测量系统性能（更换测量系统或优化测量程序）以达到期望比对标准。反之，如基于测量系统不精密度建立标准高于临床要求，临床实验室负责人可根据临床需适当调整可接受标准。

744. 为什么在确定不同检验项目分析质量前要先确认各比对系统不精密度

答：确认参与比对各测量系统不精密度符合要求是确定不同检验项目分析质量前提。应按以下优选顺序确定不同检验项目分析质量要求：①依据临床研究结果得出推荐指标；②依据医师的临床经验提出的建议指标；③依据生物学变异确定的分析质量要求；④依据 EQA 数据设定分析质量要求；⑤依据认可机构设置的最低标准；⑥如无适用外部标准，可依据临床实验室内部长期不精密度数据确定分析质量要求；⑦所选定分析质量要求至少应满足国家或行业标准的要求。

745. 为什么同一医疗机构内应验证同一项目的多个测量系统可比性

答：临床实验室用两套及以上测量系统检测同一项目时，应有比对数据表明检验结果一致性，实验方案可参考 WS/T 407，或比对频次每年至少 1 次，标本数量不少于 20 个，浓度水平应覆盖测量范围；比对结果偏移应不低于国家标准、行业标准、或地方法规要求，如 WS/T 403。临床实验室内测量系统间定期比对要求：标本数 n≥20，浓度应覆盖测量范围，包括医学决定水平，计算回归方程，计算在医学决定性水平下 SE，应<1/2 TEa。比对结果不一致时，应分析原因，并采取必要纠正措施，评估纠正措施的有效性。使用不同参考区间测量系统间不宜进行结果比对。比对记录应由临床实验室负责人审核并签字，保留至少 2 年。

746. 为什么应验证同一血液分析仪不同吸样模式可比性

答：临床实验室对同一血液分析仪不同吸样模式应进行结果比对，以保证在不同吸样模式下对同一标本检验结果的准确性和一致性。同一台血液分析仪不同吸样模式结果可比性应符合表 5-1 的要求（引自 WS/T 406《临床血液学检验常规项目分析质量要求》）。

验证方法：每次校准后，取 5 份临床标本分别使用不同模式进行检测，每份标本各检测 2 次，分别计算两种模式下检验结果均值间相对差异，结果应符合血液分析仪不同吸样模式结果可比性要求。

表 5-1 血液分析仪不同吸样模式结果可比性要求

检验项目	WBC	RBC	Hb	Hct	MCV	PLT
相对差异	≤5.0%	≤2.0%	≤2.0%	≤3.0%	≤3.0%	≤7.0%

747. 为什么在使用新血液分析仪前需做配套测量系统可比性验证

答：新血液分析仪使用前，配套测量系统至少使用 20 份临床标本（浓度要求见下表），每份标本分别使用临床实验室内部规范操作测量系统和比对仪器进行检测，以内部规范操作测量系统的测定结果为标准，计算相对偏差，每个检验项目相对偏差符合表 5-2 要求的比例应≥80%。

表 5-2 血液分析仪检验项目相对偏差要求

检验项目	浓度范围	标本数量所占比例	相对偏差
WBC（$\times 10^9$/L）	<2.0	10%	≤10.0%
	2.0~5.0	10%	≤7.5%
	5.1~11.0	45%	≤7.5%
	11.1~50.0	25%	≤7.5%
	>50.1	10%	≤7.5%
RBC（$\times 10^{12}$/L）	<3.00	5%	≤3.0%

续表

检验项目	浓度范围	标本数量所占比例	相对偏差
	3.00~4.00	15%	≤3.0%
	4.01~6.00	20%	≤3.0%
	>6.01	5%	≤3.0%
Hgb（g/L）	<100.0	10%	≤3.5%
	100~120	15%	≤3.5%
	121~160	60%	≤3.5%
	161~180	10%	≤3.5%
	>181	5%	≤3.5%
Plt（×10^9/L）	<40	10%	≤15.0%
	10~125	20%	≤12.5%
	126~300	40%	≤12.5%
	301~500	20%	≤12.5%
	500~600	5%	≤12.5%
	>601	5%	≤12.5%
Hct	–	–	≤3.5%
MCV	–	–	≤3.5%
MCH	–	–	≤3.5%
MCHC	–	–	≤.5%

注："–"表示对该项目无要求

748. 为什么在使用新血液分析仪前需做非配套测量系统可比性验证

答：新血液分析仪使用前，非配套测量系统按 CLSI EP9-A2 文件与配套系统进行比对，至少使用 40 份临床标本（浓度要求见上表），计算相对偏差，每个检验项目相对偏差符合上表要求的比例应≥80%，再按配套测量系统验证方法进行验证。

749. 为什么回归比对要有文件化方案

答：回归比对采用回归方式，对需比对数据进行分析。回归比对方案：适合于不同方法之间比对，或不同厂商仪器间比对。在新增仪器或改变检验程序（包括校准品、试剂）时进行。以后可每隔 1~2 年进行一次。

（1）检验人员有足够时间熟悉测量系统各环节和评价方案；

（2）保持整个实验过程处于严格的质量控制之下；

（3）至少 3 天，每天至少做 8 份患者标本。分析物含量覆盖范围尽量宽，并使标本分析物的含量在参考区间内部和外部各占 50% 左右；

（4）比对用标本为患者新鲜标本，避免产生干扰。如血细胞分析标本不应有小红细胞、破碎红细胞、巨大血小板等；

（5）每份标本应有足够量，以便进行双份测定。1 份标本不够时可将含量相近的 2 份标本混合，但混合标本不能多于 2 份；

（6）应在 2h 内分别对同批标本开始试验。将标本按 1、2、3、4、5、6、7、8 的正向顺序先测 1 遍，然后按逆向顺序做第 2 次测量；

（7）收集并检查数据。设比对者 A（人、仪器、方法等）测定结果为 x 值（常作为参考值），比对者 B 测定结果为 y 值（常作为待比较值），若有 n 个标本，则有 n 个 x 和 y 成对结果，总计 2n 个数据。检查这些数据，若有显著离群值应予剔除（可用 3σ 法则或其他数理统计法则判断离群值）；

（8）计算比对者 A 和比对者 B 各自总均值，由于是 3 天 6 组数据均值，所以标准差已较小。随机效应影响基本消除，余下是系统效应影响，可真实反映两个比对者间系统偏差；

（9）对 n 个成对均值进行线性回归，得到回归方程 $\hat{y} = a + bx$，其中 a 和 b 分别为回归直线截距和斜率。对直线进行相关性检验，若 $r \geq 0.975$ 或 $r^2 \geq 0.95$，认为该线性拟合满意；

（10）在各医学决定水平浓度 x_c 处，计算两个比对者 A 和 B 之间数据差异：$\text{bias} = |\hat{y}_c - x_c| = |(b-1)x_c + a|$，若每个医学决定水平处，两者偏移均在 1/2 CLIA 88 允许误差范围内，比对结果满意，否则不满意；标准和厂商声称偏移#或偏移%；

（11）若结果不满意，则需分析原因，采取纠正措施。

750. 为什么直接比对要有文件化方案

答：直接比对是采用直接方式，对需比对数据进行分析。直接比对方案：适合于同样设备不同人员、地点之间比对及同型号仪器之间比对。需比对对象比较多时（如有两台以上设备或两个以上人员）也可采用简单比对方案。每年至少 1 次。

（1）确定比对者，可是两个以上。

（2）选择包括高、中、低浓度 3 份标本，各比对者同时按日常标本测定方法在相邻近时间内进行试验，每份标本测定 3 次，每个比对者得到 9 个结果。

（3）两个比对者结果判断：用 F 检验比较两组数据之间分散性是否有显著差异，用 t 检验比较两组数据均值之间是否有显著差异。每一个水平都需做这样比较。

（4）多个比对者结果判断见式 5-2：

$$Z_i = \frac{\overline{y_i} - \overline{\overline{y}}}{s} \qquad \text{式 5-2}$$

其中：Z_i 第 i 个比对者的 Z 比分数值；$\overline{y_i}$ 分别是第 i 个比对者的平均值；$\overline{\overline{y}}$ 总平均值；s 各个比对者试验数据之间的标准偏差，用贝瑟尔公式计算（各个水平的标准偏差要分别计算）。

若 $|Z_i| \leq 2$，则该比对者结果满意；若 $2 < |Z_i| < 3$，则该比对者结果可疑；若 $|Z_i| \geq 3$，则该比对者结果不满意。

参加比对者每个水平的结果都满意才是合格的。

751. 为什么临床免疫学定性检验需做内部比对

答：临床免疫学定性检验，在规定条件下，由多个人员独立进行手工检验项目，不精密度程度相对较大，因此，应制定内部比对程序。如采用手工操作或同一项目使用两套及以上测量系统时，应至少每年1次进行临床实验室内部比对，包括人员和不同方法/测量系统间的比对，至少选择2份阴性标本（至少1份其他标志物阳性的标本）、3份阳性标本（至少含弱阳性2份）进行比对，评价比对结果的可接受性。出现不一致，应分析原因，并采取必要的纠正措施，及评估纠正措施的有效性。有相应的记录。比对记录应由临床实验室负责人审核并签字，并应保留至少2年。

752. 为什么临床体液学检验需做内部比对

答：临床体液学检验是在规定的条件下，由多个人员独立进行的检验项目，不同方法、不同测量系统、不同形态学检验人员，导致不精密度程度相对较大，因此应制定内部比对的程序。

（1）检验同一项目的不同方法、不同测量系统应至少6个月进行结果比对：①尿液分析仪的比对应在确认测量系统的有效性及其性能指标符合要求后，至少使用5份临床标本（含正常和异常水平）进行比对；②定性检测偏差应不超过1个等级，且阴性不可为阳性，阳性不可为阴性；③尿液干化学分析仪、尿液有形成分分析仪如型号不同，则不宜比对。

（2）对于尿液中有形成分检查，尿液干化学分析仪、尿液有形成分分析仪、尿沉渣显微镜检查之间不宜进行比对。

（3）应定期（至少每6个月1次，每次至少5份临床标本）进行形态学检验人员之间结果比对、考核并记录。

（4）比对记录应由临床实验室负责人审核并签字，并应保留至少2年。

753. 为什么临床微生物检验需做内部比对

答：在同一临床微生物实验室，在规定的条件下，由多个人员独立进行的手工检验项目，不精密度程度相对较大，因此应制定内部比对的程序，规定由多个人员进行的手工检验项目比对的方法和判断标准，至少包括显微镜检查、培养结果判读、抑菌圈测量、结果报告，定期（至少每6个月1次，每次至少5份临床标本）进行检验人员的结果比对、考核并记录。

754. 为什么使用不同参考区间测量系统间不宜直接进行比对

答：同一医疗机构内，使用多个测量系统向临床报告检验结果的检验项目均应进行可比性验证，多个测量系统有不同参考区间。而参考区间是从参考下限到参考上限值的区间，通常是参考分布中间95%区间，参考区间验证是性能验证的一部分。WS/T 407指出，每个测量系统在实施结果比对前，应按照CLSI EP9-A2和（或）EP15-A2文件的要求，进行全面的性能评价或验证。

755. 为什么测量系统比对结果不符合可比性要求时需分析原因采取措施

答：WS/T 407规定对于不符合可比性要求的测量系统，应分析原因，必要时采取相应的纠正措施，其后再将该测量系统与规范操作测量系统（如使用配套试剂、用配套校准物定期进行仪器校准、仪器性能良好、规范地开展 IQC、参加 EQA 成绩优良、检测程序规范、人员经过良好培训的测量系统）的结果进行比对，确认比对结果符合分析质量要求。

756. 为什么要评估比对结果不符合时纠正措施有效性

答：当多个测量系统比对结果不符合可比性要求时，需分析原因采取措施，以消除产生不符合的原因，纠正措施应与不符合的影响相适应。并评估纠正措施的有效性。

临床实验室应策划并实施所需的评估和内部审核过程以：①证实检验前、检验、检验后以及支持性过程按照满足用户需求和要求的方式实施；②确保符合质量管理体系要求；③持续改进质量管理体系的有效性。评估和改进活动的结果应输入到管理评审。

（刘遵建）

第四节 量值溯源

757. 为什么对检验结果要进行溯源

答：当患者拿着检验报告，尤其是拿着外院的检验报告单给医师看时，医师和患者有时都难免有疑问，这个报告准确吗？如在不同医院重新检测一次，结果是否还是一样？抱着怀疑的态度，医师有时往往让患者重复检测一次，这也成为多度检查、过度检验的一个问题所在。因此，检验结果的互认成为检验工作者的目标，更是临床诊治疾病的需要。然而，目前各个临床实验室一般都采用商品化的试剂和仪器，对于同一检验项目所采用的检验方法、检测原理、检测仪器以及检测试剂品种多种多样，怎样才能实现检验结果的互认？如可建立和保证不同方法检验结果的计量溯源性，就可实现这一目标，这一过程称为计量学溯源。

758. 为什么溯源性是测量结果属性

答：在临床检验领域，所谓计量学溯源可简单理解为使常规检验与参考系统相联系的过程。溯源性（traceability）的定义是，通过一条具有规定不确定度的连续比较链，使测量结果或测量标准值能与规定的参考标准，通常是与国家测量标准或国际测量标准联系起来的特性。因此，溯源性是测量结果（标准的值一般也是测量结果）的属性，不用于描述测量、测量方法或程序，检验量值的溯源性通过不间断交替出现的测量程序和测量标准（校准物）而建立，这些程序和校准物通常具有不断降低的测量不确定度。在物理测量工作中，连续的比较链很容易理解，计量学级别就是由低到高；在计量学溯源链描述中，则以相反方向的降序校准等级表达，即从最高计量学参考到最终用户结果。

759. 为什么将"国际单位制"放在计量可追溯最高级

答：计量学溯源的理想终点是溯源至 SI 单位，是计量可追溯最高级，比较直观的理解，可参考图 5-1 溯源链，该结构图涵盖了各种可能情况的临床检验量值溯源链。

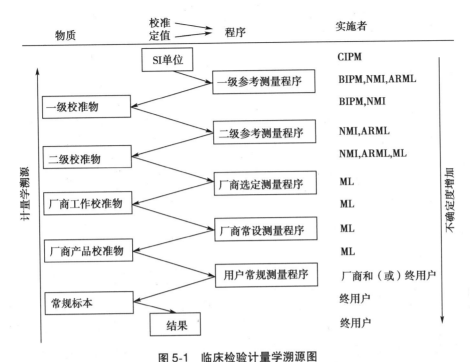

图 5-1 临床检验计量学溯源图

ARML：经认可的参考测量实验室（可是独立的或厂商的实验室）；
BIPM：国际计量局；CIPM：国际计量大会；ML：厂商实验室；NMI：国家计量机构

760. 为什么有些检验项目无法溯源到"国际单位制"单位

答："SI"单位是计量学溯源的理想终点，计量学溯源性应尽量指向 SI 测量单位（基本或导出单位）。要溯源至"SI"单位，须有一级参考测量程序。一级参考测量程序是基于特异、不需同量校准物而能溯源至"SI"单位、低不确定度的测量程序。一级参考测量程序一般由国际或国家计量机构或国际科学组织批准，一般在国际或国家计量机构或经认可的校准实验室内运行。一级参考测量程序的作用是鉴定一级校准物或为一级校准物定值。目前能满足这些条件的检验指标有 25~30 种定义明确的小分子化合物，如某些电解质、代谢产物和底物类、类固醇激素、甲状腺激素等，临床目前开展的大多数项目都无法溯源到"SI"单位。

761. 为什么不能溯源至"国际单位制"单位检验项目也需溯源

答：不同检验指标的计量学溯源水平取决于计量学可能性。目前，临床检验项目有数千种，不是所有的项目都已有参考系统，有参考系统的项目，其计量学级别又有不同，因此，只有具备一级参考测量程序项目才可能溯源至 SI 单位。无法溯源到 SI 单位，并不意味着不需溯源，溯源替代方法大致可分为以下几种：①有国际约定参考测量程序和一种或多种用此参考测量程序定值的国际约定校准物质，如 HbA1c；②有一种国际约定参考测量程序，无国际约定校准物质，如某些凝血因子、血细胞、高密度脂蛋白胆固醇等；③有一种或多种国际约定校准物质及定值方案，但无国际约定参考测量程序，如某些蛋白激素、抗体和肿瘤标志物等；④既无参考测量程序，也无用于校准的参考物质，厂商建立"内部"测量程序和校准物为其产品校准物定值。

762. 为什么酶活性检测溯源至"国际单位制"时需用导出单位

答：酶催化浓度测量是临床检验中一种较特殊的情况，是活性测量，不是物质测量，测量结果依赖于测量程序，因此酶催化浓度不能单用数字和单位描述，还需指明测量程序。关于酶催化浓度检验值溯源问题 ISO 18153 作出具体说明，规定 SI 导出单位"摩尔每秒立方米"［（mol/s）/m³ 或 kat/m³］为溯源链最高等级，要求一级参考测量程序各步骤都有明确定义和描述，能给出标准不确定度。一级参考物质由国际参考实验室用一级参考测量程序定值。近年，IFCC 组织多国实验室合作，对部分酶催化浓度测量程序进行了修改和优化，包括谷丙转氨酶、谷草转氨酶、淀粉酶等，并对原参考物质重新定值，取得了令人满意的结果。

763. 为什么参考物质互通性在临床检验计量学溯源中有重要性

答：互通性（commutability），或称互换性、替换性等，是参考物质的重要属性，是指用不同测量程序测量该物质时，各测量程序所得的测量结果之间的数字关系，与用这些测量程序测量实际临床标本时测量结果的数字关系的一致程度。简言之，互通性是指参考物质生物学和理化性质与实际临床标本的接近程度。制备参考物质时，出于调整浓度、便于储存和运输等目的，有时需对原料进行成分调整（如添加外源性的替代分析物等）和加工（如冻干等），因而使参考物质与实际标本不同，用不同检验程序检验时会得出不同结果。显然在这种情况下，用参考物质校准检验程序或判断检验程序的正确性会得出错误的结果。因此，需验证参考物质的互通性。

764. 为什么校准品计量有可追溯性

答：根据 ISO 17511，常规检验结果的溯源性通过不间断的交替出现的测量程序和测量标准（校准物）而建立，校准品作为溯源链中重要组成部分具有可追溯性。首先一级校准物是测量单位的实物体现，具有可能最小的测量不确定度，一级校准物用一级参考测量程序定值，通常在具有最高计量学能力的实验室内进行，如国际或国家计量机构。一级校准物主要用于二级参考测量程序的校准。二级参考测量程序一般在国家计量机构或经认可的参考测量实验室内建立和运行。二级参考程序可对二级校准物定值，二级校准物可以是基质或常规测量程序所测量的人源标本相似的物质。

厂商选定测量程序是由一种或多种可获得的一级或二级校准物校准的测量程序，是一个二级参考测量程序。厂商工作校准物由厂商选定测量程序进行定值，并用于校准厂商常设测量程序，厂商常设测量程序原理可与常规测量程序相同，但具有较低的不确定度。厂商常设测量程序可对厂商产品校准物进行定值，用于最终用户常规测量程序的校准。

765. 为什么需通过一定程序才能成为参考实验室

答：参考系统是临床检验溯源的基础，临床检验计量学溯源可简单理解为常规检验与参考系统相联系的过程。参考系统是由参考物质、参考测量程序和参考测量实验室组成的测量系统。参考物质是一种材料或物质，其一种或多种特性值足够均匀并被良好确定，用于校准测量系统、评价测量程序或为材料赋值。参考测量程序，有时简称参考方法，是经过充分研究的测量程序，给出的值的测量不确定度适合其预期用途，尤其是评价测量相同量的其他测量程序的正确性和鉴定参考物质方面的用途。参考测量实验室，可简称为参考实验室，是运行参考测量程序、提供有给定不确定度的测量结果的实验室。参考实验室有特定的管理和技术要求，往往需通过一定程序才能成为参考实验室。

766. 为什么把参考系统作为临床检验量值溯源基础

答：溯源链中较高级别测量程序和校准物（参考物质）及从事参考测量实验室称为参考系统，参考系统处于量值溯源顶层，是临床检验量值溯源基础。ISO 15193《体外诊断医学器具－生物源样品中量的测量－参考测量程序的表述》、ISO 15194《体外诊断医学器具－生物源样品中量的测量－参考物质的描述》和 ISO 15195《检验医学－参考测量实验室的要求》，分别对临床检验参考测量程序、参考物质和参考实验室作出说明和要求。这些标准规范了临床检验计量学溯源活动，促成了各个项目参考系统的建立，为临床检验量值溯源奠定了基础。

767. 为什么计量学溯源前提是较低级别测量程序须有足够分析特异性

答：分析特异性问题是免疫分析程序中典型问题，不同厂商在研发同一项目产品时，出于专利等需要，往往自己研发抗原或抗体表位，导致不同测量程序中所用的抗体可能对被测抗原表型的反应活性不同，或作为试剂的抗原可能对被测抗体的反应活性不同，致使不同产品测量结果差异大，甚至根本无法溯源。因此计量学溯源的前提是较低级别的测量程序应具有足够的分析特异性，所测量的量与参考测量程序所测量的量一致。但是对于某些临床检验项目的测定，同时实现简便和特异性尚十分困难，分析特异性仍是目前常规检验中比较突出的问题，也是免疫检验项目可追溯性难的原因之一。

768. 为什么临床检验项目溯源性不仅是项目"单点值"溯源

答：溯源性是检验结果的属性，检验结果由检验程序获得，故检验程序的建立者负责溯源性的建立。目前，绝大多数临床检验常规检验程序（体现为试剂、校准物、仪器、操作参数等）由厂商建立，因此，临床检验结果的溯源性也主要由厂商完成。已建立的溯源性还需经过确认。确认时，需用常规测量程序和参考测量程序同时测量足够数量的、有代表性的、分别取自不同个体的实际新鲜标本；而且，对每份标本要进行重复测量；用线性回归的方法分析两种方法所得结果的接近程度是否可接受。因此，溯源性是指全测量范围内的溯源性，而不是"单点"溯源性，是测量范围内各点的溯源性，而不是平均值的溯源性。

769. 为什么要成立国际检验医学溯源联合委员会

答：国际检验医学溯源联合委员会（Joint Committee on Traceabilityon Laboratory Medicine，JCTLM）是国际上检验医学标准化最权威的组织机构，由国际计量委员会（International Committee for Weights and Measures，CIPM）、IFCC 和 ILAC 联合成立，致力于向全球公布满足其相关技术要求的国际参考物质、参考方法和参考实验室。

JCTLM 设立两个工作组（WG-1 和 WG-2），WG-1 的任务是：建立程序，按一定标准

（ISO 15193 和 ISO 15194）对现有参考测量程序和参考物质进行鉴别和评审，公布符合要求的参考测量程序和参考物质。WG-2 的任务是：收集现有候选参考测量实验室信息，鼓励和促进按检验项目分类的参考测量实验室网络的形成，按 ISO 15195 评审和公布参考测量实验室。

770. 为什么临床检验计量学溯源是临床检验分析质量重要保证

答：临床检验质量保证横向可分检验器具生产、临床实验室检验和 EQA 等环节。溯源性是检验结果与公认参考标准相联系的属性，溯源性一般通过应用参考方法或参考物质而建立，建立和保证检验结果的溯源性是实现检验结果准确、可比的最有效的手段之一，是保证临床检验分析质量的主要内容。

ISO 15189 的 5.3.1.4 提出计量学溯源应追溯至可获得的较高计量学级别的参考物质或参考程序，并注明追溯至高级别参考物质或参考程序的校准溯源文件可由测量系统的厂商提供。随着我国实验室认可工作的进展，各临床实验室更从深层次上理解了溯源在临床分析质量中的重要性。此外临床检验质量保证纵向可分检验前、检验中和检验后等环节，溯源性主要针对检验过程环节，所以溯源性并不是临床检验质量保证的全部。

771. 为什么有了参考物质还要规定参考测量程序

答：参考物质是一种材料或物质，其一种或多种特性值足够均匀并被良好确定，用于校准测量系统、评价测量程序或为材料赋值。参考物质包括校准物和正确性质控品。校准物是在校准函数中其值被用作自变量参考物质，正确性质控品是用于评价一种测量系统测量偏差的参考物质，所以，参考物质有校准和评价测量系统两个主要功能。

参考测量程序，简称参考方法，是经过充分研究测量程序，给出值的测量不确定度适合预期用途，尤其是评价测量相同量、其他测量程序正确性和鉴定参考物质方面用途。可见参考物质应是在规定参考测量程序下才能正确赋值，才能被称为参考物质。

772. 为什么要求不同临床实验室间结果具有可比性

答：各临床实验室对同一检验项目常采用不同测量系统，是造成检验结果有差异重要原因之一。临床实验室通过校准以及由供应商或厂商提供溯源性声明文件，证明本实验室结果可追溯性，但仅校准和溯源活动仍无法估计实验室间差异。不同实验室间检验结果可比性不仅是患者需要，也是临床医师需要，可减少医疗开支，降低医患矛盾。EQA 计划是重要的临床检验质量保证计划，其目的是评价和提高检验结果准确性和实验室室间可比性，因此，实验室可通过参加 EQA 活动获得可比性评价。但是，目前能组织 EQA 机构有限，项目更不能涵盖所有开展检验项目，此时，实验室可自己开展与其他实验室比对活动，缩小实验室间差异，获得可比性评价。

773. 为什么要求测量系统实现可溯源性

答：测量系统是用来对被测特性定量测量或定性评价仪器或量具、标准、操作、方法、夹具、软件、人员、环境和假设集合，用来获得测量结果整个过程。其中，对多数临床检验项目来说，测量系统最重要 3 个要素分别是分析仪器、检测试剂和校准品。对完成一个临床分析项目检测而言，各要素是缺一不可的，整个检验过程是一个完整测量系统，如要对检验结果溯源，则意味着对该检验项目所需整个测量系统溯源。实验室应设计校准测量系统计划，并严格执行，以确保结果可溯源至规定参考物质或更高等级，最好是 SI 单位或参考自然常数或其他规定参考物质。当校准无法在 SI 单位上进行时，实验室应提供适当测量标准的信心，如使用有证标准物质或使用规定方法和（或）协商一致标准。

774. 为什么是测量系统而不是试剂盒追求实现可溯源性

答：测量系统包含最重要 3 个要素，分别是分析仪器、检测试剂和校准品。其中，试剂盒（或检测试剂）是获得测量结果关键，通常在一个试剂盒中会包含检测所需试剂和定标品，试剂盒说明书会标明有关试剂、程序或测量系统溯源性声明文件。定标品，即试剂盒中校准物，属于参考物质一种，有明确定值，且不同测量系统定值并不相同，不能互为通用，定值可通过厂商溯源链进行溯源。需注意的是，定标品作为厂商提供给用户常规测量程序校准物质，定值应与其标明的测量系统实现溯源性，所以试剂盒本身并无溯源性，一定要在对应测量系统使用中才有溯源性，因此，只能说测量系统而不是试剂盒追求可溯源性。

775. 为什么校准品定值是调整出来的

答：经参考实验室赋值的新鲜患者标本是最佳校准品，但出于储存、运输便利性等原因，所有校准品都是处理过标本，与新鲜患者标本有着基质差异。若使用公认参考方法去标化校准品，测定程序是严密的，测定值是可靠的。但使用该测定值去校准常规测量系统时，校准品中被检分析物质反应表现明显不同于新鲜患者标本，不能将参考方法准确度通过校准品传递给患者标本，所以，可用有参考值新鲜患者标本去校准测量系统，测量系统再去检测候选校准品（处理过），得到检测值为初始校准值。以初始校准值反过来再校准测量系统，该测量系统又去检测患者新鲜标本，然后观察患者标本检测值是否和参考方法测定值有良好可比性。实践说明，只有不断地调整校准值，直至用该校准值校准指定测量系统，该测量系统再检测患者标本，得到测定值和患者标本参考方法测定值具有满意可比性（测定值和参考值间偏移≤2%）。此时，校准品定值可确认，因此，校准品定值是被调整出来的。

776. 为什么新鲜血清是传递校准值最好基质

答：化学分析中，基质是标本中分析物以外的组分。基质常对分析物检验过程有显著干扰，并影响分析结果准确性。标本中非测定物质对测定量影响和干扰被称为基质效应。在应用参考物质时，需充分考虑参考物质与标本间差异，目前认为，未添加人工物质新鲜冰冻血清对多数常规方法具有足够互通性。纯物质溶液（标准液）和冻干血清互通性可能会因检验项目和检验方法而异，存在互通性问题可能性较大，除非经论证，一般不宜直接用于常规方法校准或准确性判断。所以，用新鲜血清作为传递校准值是最理想基质，但在制备参考物质时，出于调整浓度、便于储存和运输等目的常需对原料进行成分调整（如添加外源性替代被测物等）和加工（如冻干等）。

777. 为什么会有商品化多值校准品

答：校准品中被检分析物含量无法由称量法和容量法确定，只能依赖于分析方法。校准品定值只能取决于分析方法和测量系统，但所有用于检验的方法、仪器、试剂等都是用来检测患者新鲜标本的，不是用来检测校准品的。所有校准品都是处理过标本，和新鲜标本有着基质差异。因此，专门供应校准品厂商，如朗道、伯乐，为使其产品适用于各种类型、型号仪器和方法，通过对不同测量系统进行赋值，产生了商品化多值校准品。由于各临床实验室所用测量系统，从仪器、试剂、校准品都有各自特点，形成各测量系统差异，所以同一校准品适用于不同测量系统应有不同校准值，该做法充分说明了校准值专用特性。

778. 为什么正确度质控品不能当做校准品用

答：正确度质控品来源同校准品大致相同，厂商可能会根据自己要求添加很多物质，此时，有些物质添加量常达到病理状态高浓度，应用于某一项目时，对该项目来说，基质效应将更大。有些厂商会给自己正确度质控品提供一个定值范围，此定值范围是由厂商联合几家使用同样测量系统临床用户，经多次测定得出均值。校准品赋值是一个复杂过程，如先使用公认参考方法检测患者标本，再以具有参考值患者标本去校准某测量系统。此时，该测量系统在检测其他新鲜患者标本时，这些患者标本结果可溯源至公认参考方法。但具有参考值的新鲜患者标本无法用于常规工作所有方法、仪器、试剂或测量系统校准，只能依靠现有校准品。如何去确定校准品校准值是关键，评价校准值可靠性唯一要求是：被校准品校准后测量系统，对患者标本检验结果和某些指定参考方法对患者标本检验结果具有可比性。因此，虽然正确度质控品和校准品来源大致相同，但赋值过程完全不同，正确度质控品定值过程不具有校准品所有计量学溯源性。

779. 为什么试剂盒中校准品是专用的

答：试剂盒中校准品属厂商产品校准物，在溯源链中处于较低级别校准物，提供给用户用于校准常规测量程序。这种校准品不是标准液，其定值不能用称量法和容量法确定，定值过程是按测量系统进行，使用患者标本，对照参考系统检测定值，不断调整出来的值。在校准品说明书中一般会标明适用仪器型号以及该仪器对应靶值，所以校准品具有专用性，校准品校准值只能取决于分析方法和测量系统，在以往应用中用户往往不注意校准品应用专用性，任何方法或仪器、试剂使用一个校准品，严重影响检验质量。从校准品定值方法中可知，只有在使用了和定值时相同测量系统，得出结果才能同参考方法结果具可比性。

780. 为什么用一级校准品直接校准生化分析仪所测结果并不准确

答：一级参考物质又称国家一级标准物质、一级校准物质，是纯物质参考物质，是由国家权威机构审定标准物质。一级标准物质用一级参考测量定值，或通过用适当分析方法测定物质杂质间接定值，一般用绝对测量法或其他准确可靠方法确定物质含量，准确性为本国最高水平。一级校准物是测量单位实物体现，具有可能最小测量不确定度。一级校准物主要用于二级参考测量程序校准。生化分析仪属用户常规测量程序，只适用于临床标本，配套校准品也和临床标本具有相似性，与一级校准品存在基质上本质差别，所以一级校准品虽具有计量学上最高定量准确性，但由于基质和临床标本显著不同，并不适合于校准生化分析仪等常规测量程序，只适用于二级参考测量程序校准。

781. 为什么将参考物质分为一级参考物质和二级参考物质

答：参考物质因性质、使用范围不同，分为一级参考物质和二级参考物质。一级参考物质（纯物质）主要用于参考方法校准，二级参考物质（基质）主要用于参考方法质控。一级参考物质和二级参考物质最大区别在于基质不同，因此一般不宜互为通用。基质参考物质又大致分为冻干物质和冰冻物质，其中，大部分为冻干物质，冰冻物质多数是个别水平（多数为 1 水平或 2 水平，也有分低、中、高 3 个水平）混合物质（来自多个个体的生物物质混合物），极少数是血清组参考物质（分别来自不同个体的多水平血清组）。出现上述不同参考物质，一方面是由于不同预期应用，另一方面是出于制备、鉴定、储存和运输的方便。

782. 为什么临床检验领域"参考方法"在多数情况下是指二级参考程序

答：参考测量程序按测量不确定度大小简单分为一级参考测量程序和二级参考测量程序。在多数情况下，一级参考测量程序只适合于一级参考物质（纯物质）鉴定，不适合于生物基质标本分析，由于被分析标本为纯物质，测量程序相对简单，测量不确定度相应较小。二级参考测量程序只是计量学上分级，因需一级参考物质进行校准。"二级"并不意味着性能低于"一级"，相反是高特异性、高精密度，所以适合于复杂生物标本测定分析，只是测量不确定度稍大一些。在临床检验领域，分析标本具有基质效应复杂生物标本，一般提到"参考方法"在多数情况下是二级参考测量程序。

783. 为什么解决自建测量系统可靠性非常重要

答：自建测量系统是实验室按自己意愿，选择所需仪器、试剂、操作程序等组合测量系统，用于完成患者标本检验。解决自建系统可靠性和溯源性是一个极大现实问题。首先，要重视仪器定期保养和维护，保证仪器一直处于良好状态；其次，要选择性能良好试剂盒，检验结果质量和分析性能是测量系统的，不是仪器或试剂的。实验室应在获得批准厂商中，挑选适合自己的产品。并一定要经过使用和实验，验证精密度、可报告范围、其他试剂或其他实验室标本对照数据资料，证明分析性能可接受。此外，要确立溯源性目标，一般来讲，实验室校准目标应向原测量系统靠拢，如无原测量系统，可选择在实验室附近、具有可信度测量系统作为目标。最后需谨记，在实现溯源性目标过程中，永远以患者新鲜标本为实验对象，以方法学比较实验方式为验证手段。

784. 为什么临床实验室需对自建测量系统进行性能确认

答：每个临床实验室在引入未做修改的、认可或批准测量系统，在患者标本检测前应做性能指标。至少需核实得到准确度、精密度、可报告范围、证实参考区间适合于本实验室。这种验证过程不仅是对通过认可实验室要求，目前已被检验界广泛认可并实施。而对修改了认可或批准自建测量系统，需对测量系统进行检验程序确认。ISO 15189 的 5.5.1.3

检验程序确认，要求如下：实验室应对以下来源检验程序进行确认：①非标准方法；②实验室设计或制订的方法；③超出预定范围使用标准方法；④修改过确认方法。方法确认应尽可能全面，并通过客观证据（以性能特征形式）证实满足检验预期用途特定要求。检验程序性能特征包括：测量准确度、测量正确度、测量精密度、测量不确定度、分析特异性、分析灵敏度、检出限和定量限、测量区间、诊断特异性和诊断灵敏度。

785. 为什么临床检验结果溯源性主要由厂家建立

答：在临床检验过程中，用户采用常规测量程序一般都用厂商推荐检验程序，检验程序具体体现为试剂、校准物、仪器、操作参数等由厂商建立，因此，临床检验结果溯源性主要由厂商建立。ISO 17511 "体外诊断医学器具-生物标本中量的测量-校准物质和质控物质定值的计量学溯源"、ISO 18153 "体外诊断医学器具-生物标本中量的测量-酶催化浓度校准物质和质控物定值的计量学溯源"、ISO 15193 "体外诊断医学器具-生物标本中量的测量-参考测量程序的表述"、ISO 15194 "体外诊断医学器具-生物标本中量的测量-参考物质的描述" 等一系列标准的对象主要也是厂商。当然，临床实验室需采取适当措施，保证检验结果溯源性。

786. 为什么要对临床宣讲测量不确定度概念

答：测量不确定度从词义上理解，意味着对测量结果可信性、有效性怀疑程度或不肯定程度，是定量说明测量结果质量一个参数。实际上因测量不完善和人们认识不足，所得被测量值具有分散性，即每次测得结果不是同一值，而是以一定概率分散在某个区域内多个值。如患者某次血 GLU 测定值为 6.5mmol/L，但 6.5mmol/L 是否为患者真实结果谁也不能确定，因为真值不可得到，所以需临床医师和患者认识到检测数值有一个浮动区间，如血 GLU 在 6.5mmol/L 水平时，不确定度是±0.2mmol/L，那么检测报告上 6.5mmol/L，真值可能是 6.3~6.7mmol/L 区间任意值。对此不确定度概念，临床医师是缺乏的，会直接影响临床医师对疾病判断，所以也是这些年来不遗余力向临床宣讲的原因之一。

787. 为什么测量不确定度与溯源性关系密切

答：测量不确定度是代表测量结果质量的参数，是经典误差理论发展产物。因此，测量不确定度先在计量领域得到广泛应用，测量不确定出现在临床检验领域，得益于近来计量学溯源活动以及实验室认可活动。溯源性定义指出溯源链中每一步比较都要有给定不确定度，从最高计量学参考到最终用户结果环节，不确定度逐渐增加。所以，在某种意义上不确定度代表溯源性好坏，溯源性建立必然伴随不确定度评定。在关于临床检验量值溯源 ISO 17511 和 ISO 18153 和关于临床检验参考系统 ISO 15193、ISO 15194 和 ISO 15195 中，有关参考物质（校准物、正确性质控品）定值及测量结果要求或描述，亦包含测量不确定度内容。

788. 为什么强调临床实验室应有评定测量不确定度程序

答：测量不确定度评定是一个复杂而严谨过程，在评定测量不确定度时，对给定情况下所有重要不确定度分量，应采用适当分析方法加以考虑。但某些情况下，检验方法性质会妨碍测量不确定度在计量学和统计学上有效计算。此时，实验室至少应努力找出不确定度所有分量，且作出合理评定，并确保结果报告方式不会对不确定度造成误解。合理评定应根据对方法特性理解和测量范围，同时利用诸如过去经验和确认数据。基于以上复杂评定过程，ISO 17025 对临床实验室有关测量不确定要求为：应具有并应用评定测量不确定度程序，从而在制度上保障不确定度评定过程。

789. 为什么要对测量不确定度进行评定和量化

答：不确定度评定一般规则与方法可参考"测量不确定度表示指南"（简称 GUM）。在评定过程中，首先要想到各种不确定度来源，如被测量定义不完整、被测量定义复现不完善、取样代表性不足、对环境条件影响认识不足、读取仪器信号个人偏差、仪器分辨或区别能力有限、测量标准或参考值不确定性、引用常数或其他外部参数值不确定性、测量方法和测量程序中引入近似和假设、在相同条件下重复观察结果变异性等。然后将测量模型化以鉴别不确定度来源，所谓测量模型化即将测量用数学模型表示，目的是鉴别不确定来源，为选择不确定度分量合成方式提供依据，再对各种来源不确定度（不确定度分量）进行评定和量化，最后合成各不确定度分量。

790. 为什么用"自下而上"方法测定测量不确定度

答：自下而上方法（bottom-up）是全面地研究每一种可能影响测量因素，并将这些影响不确定度分量，转变为标准不确定度后合成。自下而上方法是根据方法流程，逐一对分量进行不确定度分析，所以从流程上讲体现了"自下而上"概念，被描述为"自下而上"办法。该法评定不确定度较精确，参考实验室或评定参考物质不确定度时常用该法。GUM 是不确定度评定与表示通用指南，通常 GUM 办法是强调识别对测量结果、变异有贡献诸多因素，然后叙述每个因素方差特性，并合成这些方差来描述最终检验结果不确定度。此外，C51-A 指南中也叙述了"自下而上"办法。"自下而上"办法比较繁琐，但其能引起检验人员对测试方法细节关注，可确定出对总不确定度贡献大参数或操作步骤，因此，可能更合适厂商，有助于其识别或评估对总变异有贡献的各因素，从而抓住改善方法契机。

791. 为什么用"自上而下"方法测定测量不确定度

答：1995 年，英国皇家化学学会分析方法委员会（analytical methods committee，AMC）首先提出自上而下（top-down）评定方法，方法简单，可直接评估某一测量系统由不精密度和偏移引起不确定度，更适合常规实验室。AMC 认为，对化学实验室来说无需分析每个测量程序细节，可用统一公式计算合成不确定度，即 $\mu c = s_{\varepsilon}^2 + \sigma_{run}^2 + \sigma_{lab}^2 + u_b^2$，式中 s_{ε} 为不精密度，σ_{run} 为批间偏移，σ_{lab} 为实验室偏移，u_b 为方法学偏移。此后，越来越多学者重视应用自上而下方法评定不确定度，提出可用来自方法确认、IQC、EQA 数据等评定不确定度。也有学者认为，因统计学和计量学限制，EQA 数据不宜用于不确定度分析。北欧创新中心（nordic innovation center，Nordtest）系统地提出了适用于环境实验室自上而下评定不确定度指南，明确从不精密度和偏移两个方面评定不确定度。CNAS 于 2012

年发表了自上而下方法评定临床实验室不确定度的技术报告。所以"自上而下"办法更适合临床实验室，可从长期 QC 数据和偏移直接评出，简单实用。

792. 为什么在评定测量不确定度时要尽可能找到所有测量不确定分量

答：不确定度概念首先于 1963 年由美国国家标准局计量学家提出，现已得到广泛应用。不确定度在评估时，特别是采用自下而上方法评定时，要尽可能找到所有不确定分量，不确定来源包括采样、标本制备、标本部分选择、校准品、参考物质、加入量、所用设备、环境条件、标本状态和检验人员变更等，应尽量找到所有不确定分量，且作出合理评定才能确认出所有重要不确定度分量来源，合理地合成不确定度。当然，这些不确定度分量，有些各自独立，有些相互关联，不同不确定度之间是否相关，需在不确定度评定与合成中予以考虑，总之，既要考虑到所有影响不确定度分量，又不重复评定才能对不确定度有一个合理评定。

793. 为什么一般不把生物学变异作为测量不确定度分量

答：生物学变异属检验前因素，是否可作为不确定度一个分量值得商榷。因为生物学变异并不受测定因素影响，而由于环境、情绪、基因等复杂因素造成结果差异。如血液分析中 WBC，在清晨安静状态时和午后运动后比较，差异甚至可翻倍，而 WBC 检测 TEa 为 15%，所以，如将生物学差异作为评定不确定度分量显然是不合适的。一般临床检验在评定不确定度时，可参考的信息包括：厂商提供校准物定值溯源性和不确定度报告、IQC 和 EQA 数据、方法验证结果、文献报告检验前变异及干扰、特异性检验结果等。这里要注意，检验前变异指标本离体后变异，而非体内生物学变异。当然，临床医师在读取报告时，如结果与其预期不符合，总是会怀疑结果准确性，此时就一定要分清此种"不符合"是检验结果测量不确定度所致，还是此项目本身生物学变异引起。

794. 为什么实际不用额外实验进行测量不确定度评定

答：不确定度评定目的是对检验结果正确性估计，一般通过实验室质控（内部和外部）数据和方法研究或验证数据等就可评定不确定度，应避免不成比例时间和资源花费。所以，在实际工作中，尤其是对临床实验室，只要可能，一般不通过额外实验进行不确定度评定。GUM 虽是不确定度评定与表示通用指南，但实际工作中，因其操作复杂，评定繁琐而严谨，对参考实验室可能更为适用，而对临床实验室，重要的是在于收集目前现有数据，尤其是天间不精密度和厂商提供溯源性数据就可简单地计算该项目不确定度，通常情况下，统计发现 IQC 数据其实是不确定度最大分量，其他额外实验并不会对最终不确定度数据产生大变量，因此，无必要花费时间和精力做额外工作。

795. 为什么可用测量模型来确定测量不确定分量

答：测量模型化即将测量用数学模型表示，建立测量过程模型，即被测量与各输入量之间函数关系。若 Y 测量结果为 y，输入量 Xi 估计值为 xi，则按式 5-3 计算：

$$y = f(x_1, \ x_2 \dots, \ x_n) \hspace{3cm} 式\ 5\text{-}3$$

输出估计值即测量结果，输入估计值可是测量信号值或引用值。

测量方程以测量结果计算公式为基础。但影响测定结果不仅是公式中所含变量，还有其他因素，测量方程中还应包括影响测量其他主要因素。

796. 为什么要进行测量不确定度 A 类评定

答：A 类评定是通过实验和适当统计处理，对某估计值不确定度进行评定。其做法是：做一系列重复性或复现性实验，取得一系列试验数据称为观测列，用贝瑟尔公式计算标准差，测量不确定度即等于该标准差（标准不确定度）。大多数不确定度分量都可用 A 类评定方法得到。观测次数充分多，才能使 A 类不确定度评定可靠，一般认为观测次数应大于 5，实验室一般取一个月以上质控数值来评定。对输入量 Xi 进行 n 次独立等精度测量，得到测量结果为：

$$x_1 、 x_2 、 \cdots\cdots \ x_n$$

$\bar{x}$ 为其算术平均值。即 $\bar{x} = \dfrac{1}{n} \sum\limits_{i=1}^{n} x_i$

单次测量结果的实验标准差按式 5-4 计算：

$$u(x_i) = s(x_i) = \sqrt{\frac{1}{n-1} \sum_{i=1}^{n} (x_i - \bar{x})^2} \qquad 式 5\text{-}4$$

观测列平均值即估计值的标准不确定度按式 5-5 计算：

$$u(\bar{x}) = s(\bar{x}) = \frac{s(x_i)}{\sqrt{n}} \qquad 式 5\text{-}5$$

797. 为什么要进行测量不确定度 B 类评定

答：B 类评定是利用其他信息对估计值不确定度进行评定。当输入量估计量 x_i 不是由重复观测得到时，其标准差可用对 x_i 有关信息或资料来评估。B 类评估信息来源可来自：校准证书、检定证书、厂商说明书、检测依据标准、引用手册参考数据、以前测量数据、相关材料特性知识等。若资料（如校准证书）给出了 x_i 扩展不确定度 $U(x_i)$ 和包含因子 k，则 x_i 标准不确定度按式 5-6：

$$u_B = u(x_i) = \frac{U(x_i)}{k} \qquad 式 5\text{-}6$$

若资料只给出了 U，无具体指明 k，则可认为 k = 2（取 95% 置信区间）

798. 为什么要计算合成不确定度

答：当测量结果由若干个其他量值求得时，按其他各量方差算得标准不确定度，称为合成标准不确定度（combined standard uncertainty），是测量结果标准偏差估计值，用符号 u_c 表示。在各个输入量、影响量不确定度量化后，需将其合成起来，即成为输出量（被测量）标准不确定度（式 5-7）。

$$u_c(y) = \sqrt{\sum_{i=1}^{n} u^2(x_i)} \qquad 式 5\text{-}7$$

此即计算合成不确定度一般采用方和根法，即将各个标准不确定度分量平方后，求其和再开根。

799. 为什么要计算扩展不确定度

答：扩展不确定度（expanded uncertainty）是确定测量结果区间的量，合理赋予被测量之值分布大部分可望分布于此区间，有时也称为范围不确定度。扩展不确定度由合成标准不确定度倍数表示，用符号 U 表示。通常提供给临床的应是特定包含概率下扩展不确定度，据此告知临床检测和校准结果就在此报告值为中心的包含区间内，扩展不确定度由合成不确定度乘以适当包含因子 k 得到，在不确定度分量较多且大小也比较接近时，可估计为正态分布，当选择置信区间约 95%时，包含因子可取 $k=2$，即 $U=2u_c(y)$；当选择置信区间约为 99%时，$k=3$，即 $U=3u_c(y)$。k 取 2 还是 3 取决于被测量重要性、效益和风险，多数情况下一般临床检验项目 $k=2$。

800. 为什么临床实验室质控数据是计算测量不确定度最重要信息来源

答：不确定度评定注意事项之一是不遗漏主要不确定度来源或分量，也需避免不确定度分量重复评定。在实际评定过程中，不确定度计算是通过针对主要不确定度来源进行合成。对于各个分量，其不确定度评定很多情况下既可选择 A 类评定方法也可选择 B 类评定方法。一般 A 类评定方法更接近自己实验室实际情况，采用重复观察数据（通常是实验室 IQC 数据），具有较高可靠性。当然，如 A 类评定中重复观察数目及代表性不足时，B 类评定方法可能更优于 A 类评定。因此，通常情况下，对临床检验项目一般用 IQC 数据计算不确定度的 A 类评定，厂商校准数据和（或）EQA 数据计算不确定度 B 类评定。由此可见，实验室质控数据（内部和外部）是计算不确定度最重要信息来源。

801. 为什么测量不确定度是一个代表测量结果质量重要指标

答：测量不确定度与溯源性关系密切，不确定度大小反映了溯源可靠性，因此，在建立和保证溯源性同时，应保证不确定度符合检验结果预期用途。不确定度评定一般原则是首先对影响测量各种因素作出分析，以鉴别主要不确定度来源，因此，不确定度评定也是鉴别主要质量问题和改进测量质量重要手段。所以，测量不确定度是一个代表测量结果质量参数，其基本含义是对测量结果"怀疑"，一个测量结果只是某特定被测量值估计（真值是不可知的），估计有好有坏，说明好坏参数可用测量不确定度来表示，这样就不难理解，测量不确定度是反映该项目结果质量重要指标之一。

802. 为什么一般用标准差表示测量不确定度

答：字典中不确定度定义为"变化、不可靠、不确知、不确定"，因此，测量不确定度从词义上理解，意味着对测量结果可信性、有效性怀疑程度或不肯定程度，是定量说明测量结果质量一个参数。实际上，由于测量不完善和人们认识不足，所得被测量值具有分散性，即每次测得结果不是同一值，而是以一定概率分散在某个区域内许多个值。虽然客观存在系统误差是一个不变值，但由于不能完全认知或掌握，只能认为是以某种概率分布存在于某个区域内，而这种概率分布本身也具有分散性。测量不确定度就是说明被测量之值分散性参数，不说明测量结果是否接近真值。为了表征这种分散性，在实际使用中，测量不确定度用标准差或标本标准差来表示，不确定度越小，所述结果与被测量真值越接近，质量越高，水平越高，其使用价值越高；不确定度越大，测量结果质量越低，水平越低，其使用价值也越低。

803. 为什么误差不等同于测量不确定度

答：测量不确定度是一个较新概念，测量领域曾一直使用"误差"概念描述测量结果可靠性。误差分随机误差（RE）和系统误差（SE），RE是测量结果与无限次测量的结果均值之差，SE是无限次测量结果均值与真值之差，误差是RE与SE之和。所以，理论上误差是不可知的，因为真值不可得。测量不确定度与测量误差是完全不同概念，不是误差，也不等于误差，而对测量结果值估计（真值是不可知的），所以，通过不确定度评定过程，不确定度是可估计和计算的。总之，测量不确定度表明赋予被测量之值分散性，是通过对测量过程分析和评定得出一个区间。测量误差则是表明测量结果偏离真值差值。

804. 为什么说测量不确定度是经典误差发展产物

答：概率论、线性代数、积分变换是误差理论数学基础，经几十年发展，误差理论已自成体系。实验标准差是分析误差基本手段，也是不确定度理论基础。因此，从本质上说不确定度理论是在误差理论基础上发展起来的，其基本分析和计算方法是共同的。但在概念上存在比较大差异。所以，测量不确定度概念虽于1960年代就已提出，但1990年代才对不确定度评定和表示形成较一致意见。认识到使用"不确定度"代替"误差"更为科学，从此，不确定度这个术语逐渐在测量领域内被广泛应用。1978年国际计量局提出了实验不确定度表示建议书INC-1。1993年制定《测量不确定度表示指南》得到了BIPM、OIML、ISO、IEC、IUPAC、IUPAP、IFCC七个国际组织的批准，由ISO出版，是国际组织重要权威文献。中国也已于1999年颁布了与之兼容测量不确定度评定与表示计量技术规范。至此，测量不确定度评定成为检测和校准实验室必不可少工作之一。

805. 为什么要制定《测量不确定度表示指南》

答：1993年ISO与七个其他有关国际机构合作出版了《测量不确定度表示指南》。测量不确定度表示指南的原文为"Guide to the Uncertainty in Measurement"，缩写为GUM，所以称其为GUM法。GUM法评定测量不确定度步骤为：①明确被测量定义；②明确测量方法、测量条件以及所用测量标准、测量仪器或测量系统；③建立被测量测量模型，分析对测量结果有明显影响不确定度来源；④评定各输入量标准不确定度；⑤计算合成标准不确定度；⑥确定扩展不确定度；⑦报告测量结果。

806. 为什么要制定《量化分析测量不确定度指南》

答：GUM是测量不确定度表示通用指南，但不同专业不确定度评定各有特点，1995年欧洲分析化学活动中心（A Focus for Analytical Chemistry in Europe）出版了一本用于欧洲区域指导性文件《EURACHEM Guide》，作为在化学分析领域中，检验结果不确定度参考。1997年该组织与国际溯源性分析化学合作组织（Cooperation on

International Traceability in Analytical Chemistry）共同讨论，对该书进行了修订，作为全球性一本指导文件，称为《EURACHEM/CITAC Guide：Quantifying Uncertainty in Analytical Measurement》（简称 QUAM），国内译作《量化分析测量不确定度指南》。QUAM 将不确定度评定分四个步骤，即定义被测量、鉴别不确定度来源、量化不确定度分量及合成不确定度。

（沈　薇）

第六章 检验后过程质量

第一节 检验结果审核

807. 为什么要保证检验后程序质量

答：检验后程序（post-analytical/post-examination processes）是标本检测后检验报告单的发出到临床应用的过程，也称为分析后阶段（post-analytical phase）。检验后程序包括系统性评审、规范格式和解释、授权发布、报告和传送结果，以及保存检验标本。为使检验数据准确、真实、无误，并能为临床提供疾病诊疗信息而确定的措施和方法，称为检验后质量管理。检验后质量管理是临床实验室全程质量控制的最后一道关口，是全面质量控制的进一步完善和检验工作服务于临床的延伸。此阶段质量保证的主要工作包括：检验结果的正确发出、咨询服务和检验标本的保存及处理。

808. 为什么要审核检验报告

答：检验结果是临床医师开展诊疗活动的重要依据，同时也是解决医疗纠纷的重要依据，而检验报告是这些检验结果的传递载体，是检验工作的最终产品。保证检验报告的"完整、准确、及时"，是检验后程序质量保证核心，直接关系到患者能否得到正确和及时的诊断和治疗。检验结果的审核是检验结果在被授权者发布前的全面复核，是检验结束后应做的第一件事情，也是检验后程序质量控制的关键环节，只有检验结果审核符合要求且保证是正确的，该检验结果才能发放。

809. 为什么要建立检验报告审核制度

答：随着检验设备自动化程度的提升，目前临床实验室的检测项目基本由大型自动化分析仪进行检测，这些高通量检测设备在解决临床需求的同时，也对检验结果的审核带来巨大挑战。在这种情况下，报告审核者容易遗漏报告中存在的问题，这就要求我们要更加重视对检验报告的复核。对此，每个实验室需根据实际情况建立相应审核制度，对审核标准进行统一和规范，以降低检测报告差错率，提高审核效率，增强医疗安全。

810. 为什么要对检验报告单系统进行评审

答：检验报告单是临床医师诊治患者的重要依据，从某种意义上讲还具有法律效力，因此通过对检验报告审核，可以发现问题，避免差错的发生。根据临床医生开出的原始检验申请单，可发现标本信息录入错误，包括患者资料、送检科室、临床诊断、标本类型等，并且可以查看检验项目是否已全部检测、是否有漏项。根据对检验结果的审核可以确定检验结果有无异常、有无难以解释的结果，是否需要复查等；当有检验结果超出参考区间或临界值的报告，如不是初诊，可通过 LIS 或 HIS 与检验结果进行回顾性对比，确认复核后发出报告，否则应对检验结果进行重复检测后再作决定。根据对该批次 IQC 监控，可以判断分析系统是否稳定，该批次检验结果是否正确。通过检查标本的采集送检是否合格，处理得当，可以判断该标本有无干扰测试的因素，如血细胞分析时血液未充分混匀、血清分离时纤维蛋白去除不彻底等情况。通过检测仪器工作状态是否正常，以及 SE 是否在可接受范围内；仪器保养是否到位，是否进行定期校准和保养，测量系统在校准后是否进行量值溯源；试剂是否正确无误，是否被污染或存在质量问题，是否在有效期内；校准品使用及校准程序、质控品使用是否正确；检验人员有无更换，技术娴熟，操作规范无差错；实验用水的纯度以及实验室温湿度及其他设备和用品情况是否达标，可以判断分析系统是否稳定。只有对检验报告单系统进行评审，才能对检验结果可靠性进行正确评估。

811. 为什么要通过室内质控判断总体检验结果

答：检验过程通常用质量控制图法或其他质量控制法来判断测量系统是否在控状态。至于判断该批检验结果是否可靠，检验结果可否发出，常根据 IQC 情况来加以判定。在报告审核过程中，如 IQC 在控时，可发出检验结果报告。"失控"时应寻找原因，不应发出结果。在定量分析中，主要采用 Levey-Jennings 质控图法，应用时有两个基本前提：①患者标本有质量保证；②质控图上下控制限范围应小于或等于临床允许误差；根据 Westgard 多规则判断无失控现象，即质控图应符合管理用质控图（亦称"控制用质控图"）要求。在定性分析中，也要用相应质控品判断有无假阳性或假阴性，再决定可否发出该批检验结果。应指出，根据质控有无失控判断可否发出检验结果只是总体上判断，并不代表个别标本结果是否皆可报告，如某些异常结果就属此情况。

812. 为什么要通过室间质评来评价检验结果

答：EQA 是利用实验室间比对来确定实验室能力的活动，实际上是指为确保实验室维持较高检测水平，而对其能力进行考核、监督和确认的一种验证活动。参加 EQA 计划，可为评价实验室所出具的数据是否可靠和有效提供客观证据，可作为实验室质量管理的外部措施，来补充实验室内部质量控制程序；增加患者和临床医师对实验室能力的信任度。通过 EQA 结果比对确定本实验室进行某项特定项目检测的能力，从宏观角度，为检验结果准确性把好关，为检验后质量控制的审核环节提供质量保证。

813. 为什么要审核标本质量

答：在标本采集和运输过程中，检验人员会因未按标本采集和运输规范要求而造成标本污染、溶血、采样量错误、凝固等问题，导致产生不合格标本，影响检验结果。对标本质量进行审核，评估标本采集和送检流程是否符合标本接收和管理程序要求，确认标本无干扰测试因素，否则将无法确认其检验结果是否有意义。在某些特殊情况下，对不符合要求而又进行了检测的标本及结果，则应加以说明；不管结果正常与否，原则上仍应将标本退回并重新采集标本。

814. 为什么要审核患者个人信息

答：患者个人信息包括患者姓名、性别、年龄、临床诊断等。检验结果需与患者有关临床信息的符合程度进行审核，确保检验结果对患者所采集的标本负责。如某些检验项目由于年龄、性别差异，其参考区间不同，需确认该项目参考区间是否对此患者适用，进而对检验结果进行审核；某些特殊检查，如染色体检查，当检验结果与临床信息不符或异常时，需重新核对患者性别及一些其他相关临床信息，并确认两者一致后方可对报告进行审核发出。

815. 为什么检验结果要结合临床诊断进行审核

答：进行结果审核时必须结合申请单提供的临床诊断，当检验结果出现与临床诊断不符时，应及时与临床医师取得联系，或亲临病房了解患者病况，查明原因，以确定检验结果的可靠性。必要时重新取一份标本重新检测，确定无误后方能发出报告；如不是初诊，也可通过 LIS 或 HIS 与历史检查结果进行对比，确认符合后发出报告，否则应重复检查后再做决定。如不进行复核，有可能误导临床诊疗工作，最终导致医疗纠纷。

816. 为什么要复核异常检验结果

答：所谓异常结果并非单纯指高于参考区间上限或低于参考区间下限的检验结果，还包括下列情况：①异常偏高或偏低；②与临床诊断不符；③与以往结果相差过大；④与相关检验结果不符；⑤有争议。这些结果可能会对临床决策产生较大影响。遇到上述情况，应检查当天测量系统可靠性，核查送检标本情况，考虑是否复测原始标本，或重新采集标本复测；或与临床医师联系，必要时查阅病历、查询患者情况。当检验结果有争议而不能决定时，如某些特殊细菌鉴定、寄生虫及细胞识别，或某些难以解释的结果，除上述处理方法外，还可采用外送会诊方法处理。对已发出报告，若发现问题应及时召回，并向临床医师和患者解释；在纠正错误原因后，对原有标本进行再次测定，比对两次测量结果，并分析与病情相关性，同时记录修改报告时间和责任人，在清晰标明修改处后将新报告与原报告一同保存。

817. 为什么要对报告审核人员授权和管理

答：检测报告审核是技术性和责任性都很强的工作，是保证检验科出具检验报告完整可靠的最后一道关口。通过认真细致的审核，可以及时发现问题、分析问题、解决问题，从而提高检测数据质量，促进检验工作不断完善和发展。因此，对报告审核人员进行授权和管理能够增强报告审核人员责任心，提高法律意识，做到科学公正对待检验报告，避免出现非法检验报告。同时授权管理还能提升工作人员技术能力，包括：①相应授权报告审核领域的资格和经验；②能参与监督日常检验报告产生的关键过程；③熟悉检验规范操作与检验程序（包括理论基础知识和技术领域的实践能力）；④能够对检验结果进行科学的分析评价，为临床提供指导意见；⑤熟悉管理体系与质量文件的规定；⑥有足够的时间参与实验室工作，熟悉实验室管理体系和业务工作的开展。只有满足相应条件才能胜任报告审核岗位的工作。

818. 为什么要对报告审核人员进行定期评估

答：报告审核人员是每一份具体检验报告单质量的实际把关者，其直接决定了日常检验的质量，为保证审核人员有能力、有权限并正确履行其职责，报告审核人员应由科室管理层进行授权和管理。通过对承担审核岗位所需要资质条件、相关专业知识和技能水平、职业道德素养、行为特征和检验报告的准确性、检验报告质量及临床投诉情况等进行系统而客观评价，确定报告审核人员的履职能力，当能力评估结果合格时，科室管理层可授予其报告审核权限；当能力评估未达到审核岗位要求时，不能授予其权限，需对报告审核人员进行再培训和再评估，最终确认是否授权。对专业组新进人员、离岗 6 个月以上再岗人员或检验程序、技术有变更时，需进行相应报告审核再培训及再评估，合格后可由科室管理层授予报告审核权限。

819. 为什么检验报告的检验者和审核者不能是同一人

答：为确保受检者医疗安全，检验完成后，需对检验报告进行系统审核，减少错误报告发生。进行检验并形成检验报告是检验者职责，而对检验报告质量的审核是审核者的职责，两者分别扮演执行者和核查者的角色，从管理学的角度看，为确保审核的有效性，审核者应独立于执行者；在实践中，各级医政部门也普遍要求医学实验室对主要的检验项目施行"双人双签"，也就是说，检验和审核应由不同的人担任，并在报告单上分别签名，"双人双签"可以避免检验者自己审核自己工作的情况发生，确保了审核的独立性和有效性；另一方面，检验报告由不同的人进行审核还可以避免由于检验者本人思维盲区存在所产生的疏漏与差错，避免由此产生的不合格报告的发出，确保检验结果准确性和报告单质量。

820. 为什么对已审核报告可进行撤销审核

答：错误的检验报告可能对患者的诊疗安全带来严重影响，当报告审核人在审核过程中发生疏漏或报告审核后检验人员发现检验过程中存在可能影响到结果准确性的问题时，应对报告进行撤销审核。如果报告单已发送到临床，应第一时间通知临床，以免错误的结果报告用于临床决策。检验人员需及时查找原因，对检验结果进行复核，并对原始报告结果进行修改，最后对修改后检验结果进行二次审核，同时对于一次审核结果已用于临床决策的，还需评估其带给患者诊疗的影响，并采取相应措施。当原始报告被修改后，应通知临床并保留关于修改的书面说明，以便：①将修改后报告清晰地标记为修订版，包括参照原报告日期和患者识别；②使用者知晓报告修改；③修改记录可显示修改时间和日期，以及修改人姓名；④修改后，记录中仍保留原始报告条目。已用于临床决策且被修改过的结果应保留在后续累积报告中，并清晰标记为已修改。如报告系统不能显示修改、变更或更正，应保存修改记录。

821. 为什么要审核计算机自动化录入检验结果数据

答：计算机自动化录入是由计算机程序直接接收和存入数据库，并标识不同仪器、日期、标本号等信息。测量系统完成检测后，其实验数据可通过联机接口导入 LIS 数据库。然而，LIS 进行信息采集的过程可能因程序设计的缺陷（如数据修约、数据类型的不一致、ID 缺乏唯一性、波特率过高、校验位的阙如）导致结果传输错误，为防止错误的发生，除了此前要认真进行联机参数设置，并规定控制更改参数权限以及每年定期验证 LIS 系统数据传输的正确性外，还应在结果审核时对结果报告中的数据和仪器原始数据的一致性进行必要的抽查，保证仪器检验结果与 LIS 导入数据正确。

822. 为什么要对手工录入项目检验结果实行双人审核

答：手工录入是各种手工项目检验结果的录入，如细菌、尿沉渣显微镜检查等。结果的手工录入过程是一个易出错的过程，双人审核可大大降低录入过程的出错概率。在实际工作中，根据检验项目不同，可选择一个人录入或双人录入两种模式。一人录入模式下，一人录入结果，另一人负责审核，双人录入模式下，双人在不同的工作站上同时录入，一旦两人录入的内容出现不一致，则计算机系统不能通过，并提示错误信息，使录入者自行改正。双人审核制度可保证手工录入的结果准确。双人审核中有一人为发布人，发布人对结果的审核除需要审核结果与检验结果一致外，还需对患者资料进行再次核对，对检验质控数据进行分析，检验结果与历史记录变化情况进行分析，与临床诊断进行分析。对全部内容都分析通过的情况下，才能审核发出。

823. 为什么某些项目需经授权复核后才可发出报告

答：某些检验项目，如抗 HIV 初筛阳性、初次诊断为白血病和恶性肿瘤、发现罕见病原体、发现高致病性病原微生物等检验结果及一些重要检验结果，这些检验结果具有非常强烈的指示意义，可能会对患者的诊疗安全或者公共安全造成非常重大的影响，必须谨慎对待，因此这样的结果需由实验室主任或实验室主任授权检验人员复核无误，并签名后方可发出。

824. 为什么要对检验结果设置审核规则

答：检验结果审核是检验结果在被授权者发布前的全面复核。审核规则是结果审核的基本依据，建立严谨的审核规则并确保其严格实施对于报告单质量及其重要。无论是人工审核还是自动审核，在审核过程中，审核程序和审核者根据设置的审核规则进行审核，并判断某些检验结果是否存在异常，是否可信。不同检验项目的审核规则不同，每个实验室需根据检验项目的特点和临床需求建立适合本实验室的审核规则。审核规则的制定以检验过程和检验项目的生理/病理学意义为基础分为两类，一类关注检验过程中可能引起检验结果不可信的风险点或重要技术节点、技术参数，如当天的 IQC 结果、环境条件、标本状态等。另一类则关注检验结果本身的临床意义以及与其他检验结果的关系，如极端值/危急值、与临床的一致性、与相关项目的一致性、delta-check 等。实验室需定期对所制定审核规则的合理性、有效性进行分析、评估和验证。

825. 为什么检验结果审核有计算机自动审核和人工审核两种方式

答：检验人员对结果审核分为计算机自动审核和人工审核。2006 年发布了 CLSI

AUTO-10《Autoverification of Clinical Laboratory Test Results》文件，对临床实验室检验结果计算机自动审核确认提出了指导性意见和建议。检验结果自动审核确认的定义是按临床实验室设置标准和逻辑、遵循实验室操作规程，并经评估，由计算机系统自动对检验结果进行审核，并发布检验报告成为医疗记录行为。即在 LIS 中设置检验结果自动审核模块，或将具有复核功能的软件与 LIS 相连。根据预先设定的计算机自动审核规则，对满足审核规则的检验结果，计算机予以审核通过；对不满足审核规则的结果，计算机提示审核未通过原因，帮助检验人员对检验结果进行快速判断和复检。人工审核则是指人工对检验结果进行浏览，审核检验结果的合理性。

826. 为什么检验结果计算机自动审核是临床实验室报告审核趋势

答：在人工审核检验结果时，LIS 仅简单接收标本信息及初步判断结果，检验结果需检验人员逐项审核，既费时费力，又易造成差错。应用自动审核模块可减少人工审核误差，降低人工审核工作量，及时发现检验结果数据异常，帮助检验人员对检验结果快速判断和复检，便于检验人员进行二次审核。更重要的是自动化的审核算法可以完成以往仅仅依靠人工审核无法完成的任务，如多关联项目的多规则审核（如血细胞分析可以对十几个检验项目通过几十条审核规则进行审核，在纯人工审核条件下是完全不可行的），健康大数据和人工智能算法的发展又将为结果的审核开创一个全新的领域，检验结果的可靠性将更高，不可靠结果原因分析更容易，检验结果提供的信息也将更丰富。随着信息技术的发展，自动化的审核对于加快审核速度，减少潜在的不可信报告单提供越来越有力的保障，进一步提高工作效率和医疗质量具有不可估量的意义。

827. 为什么要对自动审核规则进行验证

答：为确保自动审核规则的有效性，使假阴性率保持一个较低水平，以便检出潜在不可信结果，并对自动审核规则有效性进行验证，这也是 ISO 15189、CAP Checklist 和 CLSI AUTO-10 等行业标准有关自动审核条款要求，要求包括：计算机自动审核程序要经验证，并对可接受范围内检验结果进行人工审核和自动审核结果比对，确保自动审核程序有效才可引入使用，该程序每年需验证一次。如测量系统更改影响自动审核逻辑时，要对自动审核程序验证。自动审核程序应经实验室主任批准才能使用。所有使用自动审核的检验项目，必须保证质控在合适时间检测，且结果在控。自动审核程序应对通过自动审核的检验结果进行标记，以便能追踪和辨识，需确定自动审核日期/时间。自动审核程序包含 Delta Check，实验室要检查验证，要确保人工审核结果和自动审核结果一致。当检验方法、分析仪器或自动审核程序出现问题时，检验人员需暂停检验结果的自动审核。

828. 为什么计算机自动审核规则要进行全面测试和优化后才能运行

答：自动审核多应用于临床生化和临床血液分析领域，且没有标准化和规范化自动审核规则。计算机自动审核规则需根据患者人群、实验室仪器、检验程序等综合因素进行设置。首先，根据文献资料、历史数据挖掘、员工建议等方式初步建立某专业自动审核规则，通过实际操作对患者检验结果进行计算机自动审核测试，讨论分析每个标本审核结果是否符合临床要求，并根据未通过率和原因分析，调整和优化审核规则，然后进行试运行，检验人员对每个标本进行人工审核和计算机自动审核比较，如发现问题及时调整规则。试运行至少 1 个月时间，并验证自动审核的通过率和假阳性率，一般认为 70% 检验结果可通过自动审核规则，剩余 30% 检验结果需进行人工审核，且假阴性率不大于 5% 为宜。当计算机自动审核规则符合要求后，经实验室主任批准开始正式运行。

829. 为什么检验报告计算机自动审核不能取代人工审核

答：计算机自动审核仅是检验后程序环节，使用 LIS 完成检验结果初步审核，通过自动审核规则进行审核，任何违反审核规则的检验结果应由检验人员进行二次审核，即人工审核。目前，自动审核只应用到血常规、尿常规、临床生化、临床免疫等部分检验项目，并未完全覆盖所有检验项目，大部分检验结果还需进行人工审核。计算机自动审核是基于仪器能给出正确的检验结果进行判断，由于自动审核规则不能保证 100% 覆盖到实际工作中所有因素，存在系统无法识别问题，造成审核错误，需通过人工进行复核。当遇到专科专病患者检验结果，不合理、不可能检验结果或危急值时，需进行人工审核，如血细胞形态学，血细胞分析仪只是辅助筛选手段，当遇到可疑情况，尤其在病理条件下，需用人工显微镜对血涂片进行复查；尿干化学或尿沉渣结果阳性时，也需人工镜检进行复核等。

830. 为什么有些结果不能通过计算机自动审核

答：计算机自动审核需通过审核规则对检验结果进行审核，当检验结果触发审核规则时，则不能通过审核，这些结果应包括：①危急值：指某项或某类检验异常结果，可能危及患者生命，需及时通知临床；②复检：结果中有关项目出现异常情况，仪器报告各参数间出现矛盾，检验结果出现警示符号，直方图或散点图出现诊断明显不符合情况，结果达到复检标准；③差值：回顾同一患者（采用唯一标识）历史数据，自动将患者本次测定结果与既往结果比对超出设定范围；④极值：超出项目线性范围；⑤警戒：超出系统设定高值或低值；⑥比值：同一标本不同检验项目检验结果间相关性分析，包括同一检验报告单内不同项目，若不符合应有的关联性，则说明结果有误；⑦错项：检验项目少做或多做。

831. 为什么计算机自动审核常同时使用多条审核规则

答：每个实验室需依据审核要求和条件，建立适合自己实验室的自动审核规则，应同时包括：①回顾同一患者（采用唯一标识）历史数据，自动将患者本次测定结果与既往结果比对，如统计数据库中同一患者所有累积测定结果，设定允许变异，若超过此值，即出现提示信息，审核不通过；②根据临床医学决定水平设置某些项目参考区间，当测定值超出设置区间则审核不通过；③检验项目逻辑分析，自动比较审核相关检验项目，包括同一检验报告单内不同项目，若不符合应有的关联性，则说明结果有误，审核不通过，此时需回顾查找错误原因。

832. 为什么计算机自动审核规则需要对整个检验过程进行监控

答：检验结果的可信与否由检验全流程质量保障决定。结果审核过程应包含对检验全流程的评价与回顾。同样，计算机自动审核算法针对的也不仅仅是一个标本、一个检验结果，而是对整个检验过程中（检验前、中、后）所有信息的整合和利用，主要包含：①标本状态，即判断标本状态是否有溶血、脂血、黄疸等情况；②结果类型，包括数值类型结果、指定类型结果和其他类型结果；③结果可靠性，包含 3 方面内容：IQC、试剂情况和仪器报警。分别设置不同提示级别，必要时暂停对检验结果报告。

833. 为什么要对检验数据进行管理

答：临床实验室要建立检验数据管理制度。以便在临床医师或患者对检验结果出现疑问时，或检验人员在审核报告过程中发生差错时，进行查找核对，必要时可作为法律依据。检验报告和延时记录应归档保存。一般检验报告单至少保存 2 年，检验结果至少保存2 年，细胞遗传及 HIV 等检测相关记录保存时间要更长，质控和能力验证记录至少保持 2年，仪器维修和状态记录要保留到仪器使用终身。LIS 中原始数据和报告，IT 部门要定期备份。临床实验室相关数据拷贝至少 3 份，保存在不同地方，以防丢失。

834. 为什么要保证检验结果审核及时性

答：检验结果是临床医师开展诊疗活动的重要依据，保证检验报告的"完整、准确、及时"，结果报告直接关系到患者能否得到正确和及时诊断和治疗，任一个患者在诊疗和检查过程中延误都将影响到诊断和治疗，甚至产生严重后果。在检验结果审核过程中，可能有时会发现异常结果，需要检验人员对此结果进行复核，这就需占用更多的时间，最长可能会是一个新的检验周期，所以保证检验结果审核及时性，可有效缩短检验周期，辅助临床及时开展诊疗工作，提高患者满意度。

835. 为什么检验结果复核要用原始标本

答：检验结果只能代表本次标本的某项指标水平；也就是说，每份检验报告仅对送检标本负责。使用原始标本可避免因标本离心、分装等过程中的错误和污染而造成的异常结果，并且便于复查或与重新采集标本进行比对。当对检验结果提出质疑时，只有对原始标本进行复检，才能说明检验结果是否有误。

836. 为什么检验结果审核后还要储存原始标本

答：检验报告发出后，原始标本至少应保留 48h，目的一是用于复查和原始标本溯源，二是可能需与重新采集标本进行对比。最常见临床标本是血液、尿液、粪便。尿液、粪便标本很少保存，且保存价值不大。血液标本保存又因检验项目内容不同，其保存条件、保存时间也各不相同。用于细胞形态学分析骨髓标本、体液细胞涂片标本等，需以档案片形式长期保存。

不同分析物及稳定性不同。通常血液标本放置 4~8℃保存，临床生化、免疫检验项目标本保存一般不超过 1 周，用于检测抗原、抗体标本可保存较长时间，必要时可冷冻；用于激素类测定标本保存 3 天；一般不保存凝血因子、血细胞、尿液、脑脊液和胸腹水等标本。基因检验、儿科检验标本需保留时间更长。

（孟磊俊）

第二节　检验结果报告

837. 为什么临床检验报告单可有纸质和电子两种格式

答：临床检验报告单常见两种格式：①纸质检验报告单：用于门诊患者。患者凭就诊卡或相关依据到自助查询机打印，或人工查询处打印检验报告；②电子检验报告单：通过HIS或远程互联网，以电子报告单方式将检验结果发给医师，实现检验信息无纸化传送，保护患者隐私，避免检验报告单在实验室内交叉污染。

838. 为什么检验报告完整、准确、及时，保护患者隐私是检验报告规范化管理基本要求

答：检验报告规范化管理基本要求是：

（1）完整：意味着检验报告应包含检验结果的全部信息，如受检者标识、样品标识、样品状态、实验室标识、检验程序、检验结果、参考区间、重要事件点、授权发布人等。不完整的检验报告可能为临床利用检验结果带来不便，甚至对患者的诊疗产生误导。

（2）准确：意味着检验结果可信性，但要保证检验结果准确性受诸多方面因素影响。如标本处理、标本测定、结果处理在实验室进行，其质量由实验室人员通过质量控制来负责监控，而医生申请、患者准备、标本采集、标本运送等步骤是在实验室以外进行的，直接或间接地与医生、护士和患者有关，这些步骤的质量保证也关系到检验报告的准确性，均应引起临床医生和患者的足够重视。

（3）及时：及时地报告意味着更早的临床决策。检验结果不能及时报告，必然导致患者不能得到及时的诊断和治疗。

（4）隐私：原则上所有的检验结果都属于患者隐私的一部分，未经本人同意不能公开。

因此，检验报告的基本要求是：完整、准确、及时，保护患者隐私。

839. 为什么要明确检验报告内容

答：检验报告的完整性对于患者诊疗和临床决策至关重要，为确保检验报告的完整性，必须对报告内容进行明确。每一项检验结果均应准确、清晰、明确并依据检验程序的特定说明报告。实验室应制订程序以保证检验结果正确转录。报告应包括解释检验结果所必需的信息。当检验延误可能影响患者医疗时，实验室应有通知检验申请者的方法。一份完整的检验结果报告单应包含内容有：

（1）检验项目标识：检验项目名称，也可注明测定方法或检验程序。

（2）实验室标识：医院名称、实验室名称或受委托实验室名称，最好有实验室联系方式，如地址、电话等。

（3）患者标识：姓名、年龄（出生年月）、性别、科室、病床号，必要时注明种族等。

（4）检验申请者标识：申请医师姓名、采集日期、时间和采集人。

（5）标本标识：标本种类、采集日期、时间和采集人。

（6）临床实验室接收时间、报告时间。

（7）检验结果及单位、参考区间及异常提示。

（8）结果审核人和报告发布人标识：授权发布的发布人的能力应符合实验室相关岗位规定的要求，并获得实验室负责人的授权。

（9）需要时，对结果进行解释，诊断性检验报告应有必要的描述及有"印象"、"初步诊断"或"诊断"意见，应由执业医师出具诊断性检验报告（乡、民族乡、镇的医疗机构可由执业助理医师出具）。

（10）检验结果如有修正，应提供原始结果和修正后结果。

（11）如需要，报告单上可注明"本检验结果仅对此检验标本负责"字样。

（12）报告单页码及总页数。

840. 为什么要在异常检验报告结果中有明确标识

答：为确保被授权结果审核人员、临床医师和患者能快速、准确地识别出异常检验结果，检验报告中对异常检验结果应加以明确标识。常见异常检验结果有：①高于或低于生物参考区间，可用升高或降低的箭头标识；②与临床诊断不符；③与以往结果相差过大的检验结果；④与相关检验结果不符的检验结果。

841. 为什么临床实验室遇异常检验结果要进行处理

答：检验结果报告是临床实验室日常工作的最终产品，不正确的检验报告可能带来临床的误判，从而对患者的医疗安全带来严重后果。临床实验室如遇与临床诊断不符合的情况、与以往结果相差过大的情况、与相关检验结果不符的情况时，在结果报告前，应检查送检标本是否存在质量问题；或与临床医师联系；必要时查阅病历，查询患者情况，并考虑是否需原标本复查，或重新采集标本复查；检查当天测量系统的可靠性等，确保无误方可发出。

842. 为什么可用质控图法或其他质控方法来判断该批检验结果可否发出

答：在日常工作中，通常根据 IQC 情况来判断检验结果的正确性。即用质控图法或其他质控法来判断该批检验结果可否发出。IQC 结果如是在控状态，可判断该批检验结果可靠，检验结果可发出；"失控"时应寻找原因，原因未找到前，结果暂不发出。在定性检验中，常用相应质控品判断有无假阳性或假阴性情况；定量检验常用 Levey-Jennings 质控图。用 IQC 判定该批检验结果是否可靠有两个前提：①送检患者标本的质量是有保证的；②所用质控图是测定过程完全在控条件下绘制的，即上下控制限范围应小于或等于临床允许误差；可根据 Westgard 多规则判断有无失控现象，即质控图应符合"管理用质控图"要求。

应指出的是，根据质控图有无失控来判断检验结果可否发出，是总体判断，并不代表某一个别标本结果是否可报告，如某些异常结果就属此情况。

843. 为什么要保证检验结果有效性

答：检验报告单是医学实验室的最终产品，也是临床进行医疗决策的重要依据，在经检验前程序、检验程序以及结果的审核获得有效检验结果后，实验室需要满足临床的需要，将结果报告完整、准确、及时、安全地向临床呈现，检验报告的有效性体现以下两个方面：①报告单内容的有效：如报告单格式、缩略语、用词规范、使用国际单位制、内容完整、结果准确、参考区间、受检者标识、样品标识、样品性质、必备的临床信息、实验室标识、申请者标识、报告单送达地址、检验者标识、重要时间点等信息齐全；②报告时间，报告方式的有效性：在合适的 TAT 内送达，报告送达合适的人，必要时采取分级报告、口头报告，以正确的方式报告危急值，以保证报告单能及时用于临床决策。

844. 为什么要建立检验报告单发放制度

答：检验结果最终形成检验报告用于临床决策，为规范检验报告形成的过程，应建立检验报告单发放制度。检验结果报告单发放制度应包括以下几个方面：①实验室管理层应规范检验报告的格式。检验报告的格式（如电子或书面）及其与实验室的传达方式，应与实验室服务对象（如医务部等）讨论后决定；②实验室应确保检验报告在规定周期内送达合适人员，如临床医生、门诊患者等；③规定在检验延迟时通知申请者。

845. 为什么要建立危急值报告制度

答：危急值（critical value）是某些检验结果出现异常时（过高或过低），可能危及患者生命的检验数值，也称为紧急值（panic values）或警告值（alert values）。此时检验结果预示如不及时处理，随时会危及患者生命。遇到此情况时，应迅速将检验结果报告给临床医师，避免贻误对患者诊治，危及患者生命。

为规范危急值报告过程，实验室必须建立明确的危急值报告制度，以确保任何工作人员都能够在任何时候及时、准确地识别并以可靠的方式及时报告给为患者做临床决策的人员。临床实验室"危急值"制度是在发生医疗纠纷时按照《医疗事故处理条例》进行举证的重要内容，也是实验室认可的重要条件之一。我国各级医政管理部门所出台的各种医疗管理相关文件也对危急值报告制度提出了要求。因此，危急值结果及时报告是实验室认可和遵守各种法律法规文件所必须执行的，临床实验室应建立危急值报告制度。

846. 为什么说危急值报告和急诊报告不是一回事

答：危急值报告与急诊报告不要混淆。急诊检验结果无论正常或异常皆应立即报告，但不等于说急诊检验结果是危急值结果。危急值不一定在急诊检验时才出现，日常工作中也可出现，一旦出现危急值，无论急诊与否都应迅速报告。危急值可因年龄不同、测量系统不同而有所区别。如血 GLU 成人参考区间为 $3.9 \sim 6.1mmol/L$。当空腹血 GLU ≥ $7.0mmol/L$ 或任何一次血 GLU ≥ $11.1mmol/L$ 时，临床上要考虑糖尿病诊断。如血 GLU > $22.0mmol/L$ 时，可能产生糖尿病昏迷；当血 GLU < $2.0mmol/L$ 时，可能产生低血糖休克，出现上述血糖值时应及时采取治疗措施，因此，将 $22.0mmol/L$ 和 $2.0mmol/L$ 定为血 GLU 测定危急值，而 $7.0mmol/L$ 或 $11.1mmol/L$ 为诊断糖尿病阈值，临床应考虑相应治疗措施，但不是危急值。

847. 为什么危急值与医学决定性水平不是一回事

答：医学决定水平是临床上应采取措施时检测水平，又称为临床决定值。是临床医师处理患者的"阈值"，检验结果高于或低于该值，医师应制定相应对策，对患者采取适当的治疗措施。危急值与医学决定水平关系是：并不是所有检验项目都有危急值，但有医学决定水平；有危急值的检验项目的医学决定水平并不都是危急值，危急值是医学决定水平中的一个，是危及患者生命的检验值。如 ALT，其升高通常为肝细胞损伤所致，可分为两类，一类是 ALT 极度升高，一般由病毒性肝炎、药物性肝炎或肝性休克所引起大的肝损伤，ALT 测量范围一般在 100~4000U/L 之间；另一类是反映中度肝细胞损伤，通常由酒精性肝炎、传染性单核细胞增多症和多肌炎所引起，ALT 测量范围一般在 30~300U/L 之间。ALT 生物参考区间为 5~40U/L，其医学决定水平则有 3 个，第 1 个决定水平是 300U/L，可区别上述肝细胞损伤的 2 种临床类型，300U/L 以上表示极度肝细胞损伤；第 2 个决定水平是 60U/L，此值比参考值上限高 50% 左右，一般当 ALT 测定值在 40~60U/L 之间时，并不能确定 ALT 升高是否属于病理性改变，许多肥胖者，其 ALT 值就通常浮动在此范围内，只有当 ALT 值>60U/L 时，才可明确诊断为肝细胞损伤，所以它是一个确认值；第 3 个决定水平是 20U/L，这是一个排除值，低于此值可排除许多与 ALT 升高有关的疾病。

848. 为什么要确定危急值

答：危急值的确定要根据医院服务对象和临床诊断指南，由实验室相关人员和临床科室医师共同商定。经双方商定后的检验项目危急值应在使用过程中定期评审，以保证危急值的安全性和有效性。

我国临床实验室可参照原卫生部颁布的《实施患者安全目标指南》中危急值项目，其中 Ca、K、GLU、WBC、PLT、血气、凝血酶原时间、APTT 等为最基本的。对不同医院、不同科室来说，危急值和临界值会有所不同，如肾功能组合对肾内科透析患者与其他患者危急值不同，透析患者危急值相对要高些；血细胞分析中危急值对血液科白血病患者来说，危急值会偏低或偏高，因此在制定危急值时要考虑不同科室的具体需求。

849. 为什么告知危急值报告过程须遵循全程负责制

答：为确保危急值能及时应用于临床决策，必须明确危急值报告责任，防止报告、沟通过程中的漏洞，危急值报告应遵循全程负责制。当发现危急值时，结果审核者必须立即报告临床医师或其他授权人员。常用方式有 3 种：①电话报告：电话通知，随后发出正式检验结果；②电子病历：当 LIS 与 HIS 联网，可通过信息系统进行报告；③手机短信平台模式：自动通知临床。

要求记录危急值报告日期和时间，通知人和被通知人姓名，患者姓名和检验项目等，并要求被通知人复述患者信息和危急值结果，防止信息传递错误发生。护士接到危急值通知后应立即报告临床医师。临床医师接到"危急值"通知后，如确认与患者病理生理状况符合，应立即按诊疗规范进行相关处理，如认为不符合或标本采集有问题时，应重新留取标本进行复查。对危急值结果与临床病理生理状况不符合病例，临床实验室应建立和临床医师的交流沟通机制。

850. 为什么应醒目标识检验报告单危急值

答：检验报告单危急值应醒目标识，目的是为了使检验人员和医护人员能快速、准确识别。危急值标识方法可通过制定连接 LIS、HIS 与仪器识别"危急值"和"特殊结果"规则，进行计算机自动判断，用醒目颜色标识。同时，赋予计算机自动搜索功能，在检验过程中只要出现危急值，LIS 界面就会及时发出警报，提示检验人员对该项目结果及时审核复查，审核通过后通过短信平台或 HIS 立即通知临床科室，保障患者安全。如缺乏上述系统或系统不完善时，则只能靠检验人员在检验过程中或报告审核中筛查，并在报告单上加上危急值醒目标识。

851. 为什么要做好检验报告单危急值报告记录

答：为使临床医师能第一时间获得危及患者生命安全的检验结果，以采取及时有效的救治措施，杜绝患者意外发生，保证患者生命安全。实验室应明确责任，并确保危急值报告程序的严格执行，检验人员应做好相应危急值报告记录和相关人员签字，并在《危急值报告登记本》上详细记录，记录内容应包括：①核实患者信息：姓名、科室、床号；②标本类型；③检验项目及结果；④是否复检（报告单上备注），填写复检记录表；⑤是否提示接电话人该结果是"危急值"，提示接电话人立即通知临床医师；⑥报告时要求对方复述结果；⑦接电话人姓名；⑧报告者姓名（签字）；⑨报告时间。

危急值记录意义为：①提醒报告者在进行危急值报告时必须完成的关键步骤比如结果复核、电话沟通、被通知人的复述等；②记录报告过程中的关键事件以利于追溯；③记录危急值报告中的关键事件点和经手人以利于责任界定。

852. 为什么要规定检验报告周转时间

答：报告周转时间（TAT）也称为结果回报时间，是从临床医师开出检验申请单到接收到报告间的时间间隔。及时检验报告不仅可使患者尽快得到诊治，在危急情况下可帮助临床医师挽救患者生命。实验室应根据临床需求规定每个检验项目 TAT。对平诊或急诊项目报告期限应有规定，并向临床科室公示，有些项目还应向患者公示，如门诊患者。如有特殊情况不能按时发出报告时，应及时与临床医师取得联系，说明原因。同时要建立检验报告单发放制度，明确发放手续、责任，防止检验报告单丢失或发错科室。

对急诊检验项目结果发布的方式及途径应有规定，如立等，由患者陪同者取走或护士取走，电话报告后补发检验报告单，通过信息系统、传真等。

受委托实验室也应公示检验项目、报告时间、报告方式及途径等内容。

853. 为什么要保护患者隐私

答：隐私权是患者基本权利之一。原则上所有检验结果都属个人隐私的一部分，如未征得患者同意，不得公开。《中华人民共和国执业医师法》第二十二条规定："医师应当关心、爱护、尊重患者，保护患者的隐私"。《护士管理办法》第二十四条规定："护士在执业中得悉就医者的隐私，不得泄露，但法律另有规定的除外"。可见，我国法律对医护人员保护患者隐私权的义务做了明确规范。因此，原则上所有检验结果只发送给检验申请者，一般发送至检验申请者所在科室护士站或医师站；如用电子形式发布检验结果，如检验结果上网，患者从触摸屏自动查询等，应有设置密码等保密措施。

854. 为什么要明确规定患者检验结果领取程序

答：门诊患者检验结果，有些立等可取，如血、尿、粪常规检验，可由患者本人或陪同者取走。不能立等可取检验结果，如生化、免疫检验，应有报告单取走程序规定，最好采用现场打印或专门窗口和专人负责此项工作，避免患者自行翻阅和取走，这既保护了患者隐私，也防止检验结果报告单的取错或丢失。

855. 为什么临床实验室应有保护患者隐私权规定及处理程序

答：临床实验室应有保护患者隐私规定及处理程序，应明确规定一般检验结果、特殊检验结果报告方式及途径。但不要复杂化，以免贻误对患者及时诊治及处理。如抗 HIV 阳性、梅毒反应阳性、淋病奈瑟菌阳性；招工、招生时肝炎血清标志物阳性结果，应直接将报告发给申请者本人。必要时，抗 HIV 阳性结果可同时报告给医疗管理部门；发现高致病性病原微生物可同样按上述原则处理。

856. 为什么临床实验室要制定发布检验结果程序

答：为确保检验报告及时、完整、安全地发放到客户，实验室应制定检验报告发布程序。检验报告发布的原则是：①当接到的原始标本质量不适于检验或可能影响检验结果时，应在报告中说明；②当检验结果处于规定的危急值时，应立即通知临床医师，包括送至受委托实验室检验的标本；保存采取措施的记录，包括日期、时间、负责的实验室员工、通知的人员以及在通知时遇到的任何困难；③结果清晰、转录无误，并报告给授权接收和使用信息的人；④如结果以临时报告形式发送，最终报告要发送给检验申请者；⑤应有过程确保经电话或电子方式发布的检验结果只送达至授权接收者。口头提供的结果应跟随一份书面报告。应有所有口头提供结果的记录。

857. 为什么要制定结果自动选择和报告系统文件化程序

答：检验结果的自动选择和报告的原则是：①规定自动选择和报告标准，该标准应经批准、易于获取并可被检验人员理解；②在系统使用前，应确认能正确应用，并对可能影响功能的系统变化进行验证；③有提示功能，如影响检验结果的标本干扰（如溶血、黄疸、脂血）；④适当时，能将分析警示信息从仪器导入自动选择和报告系统中；⑤在发布检验报告前，应可识别自动报告的结果，包括选择日期和时间；⑥有快速暂停自动选择和报告的功能。

858. 为什么临床实验室要建立检验数据管理制度

答：临床实验室主要工作是完成对标本的检验，发出检验报告，因此检验过程中原始数据和原始记录非常重要，这些数据和记录是检验过程的基础信息，也是检验报告的重要依据。

临床实验室要建立检验数据管理制度。检验报告和原始记录应归档保存。一般检验报告单至少保存 2 年，检验结果数据至少保存 2 年，细胞遗传及 HIV 等相关记录保存时间应更长，质控和能力验证记录至少保存 2 年，仪器维修和状态记录要保留到仪器使用终身。信息管理部门要定期备份 LIS 中电子数据和报告。临床实验室应至少拷贝多份，保存在不同地方，以防损失，便于日后查找核对。

859. 为什么要明确对检验报告发布人授权

答：除危急情况或一人值班时（如夜班）外，检验报告单实行"双签字"，即除检验人员签字外，还应由另一位经验丰富、技术水平和业务能力较强检验人员对报告单核查并签字；计算机填写检验报告，由签发者进入审核程序，审核无误后发出报告，签字意味着代表实验室对报告单的真实性负责。因此，为确保报告发布人有能力对报告单负责，实验室必须对其资质和能力有较高的要求，管理层应建立相关的制度和标准评估其资质和能力，并对符合要求的人员在其考核的能力范围内进行授权，只有经管理层授权的工作人员才有资格发布检验报告单。

资质方面，一般来说实习生、进修生、见习人员无权发布报告，需由带教老师签发。检验专业毕业生见习期满后，需经专业考核合格，由临床实验室主任批准后，方可获得相应报告发布权。诊断性检验报告中可能包含结果进行解释和其他必要的描述，并有"印象"、"初步诊断"或"诊断"意见，此类报告应由执业医师出具（乡、镇的医疗机构可由执业助理医师出具）。

860. 为什么重要检验报告接受者要执行签字流程

答：重要报告通常指对患者医疗安全影响较大、原始检验报告单不易复制或法律法规要求不允许复制、报告单信息泄露会带来严重社会后果、检验标本难得、收费昂贵、或者可能对患者社会生活影响较大的检验报告。此类报告必须建立严格的交接流程，一般情况下，患者或授权报告接受人领取报告单应有相应凭据。检验报告送达由签收人在《检验报告送达记录》上签收，以确保检验报告单以正确的方式及时送达正确的接收人。

861. 为什么要建立口头检验报告程序

答：对危急值或急诊检验报告单，可先电话报告检验结果，再补发纸质报告单。口头报告在加快临床医生决策的同时也带来了信息传递过程中口误、听写转录错误的风险，出现问题后责任界定也较困难。因此，实验室应建立严谨的、书面的程序以规范口头报告。程序应对口头报告范围、报告接收人、报告用词（如"1"应读作"幺"）、接收报告后复述确认、口头报告更正等内容进行规范。

鉴于可能存在的高风险，口头报告一般仅限于紧急救护。临床实验室对患者诊疗存在潜在高风险的检验报告（如血型检验报告）、或者结论复杂不适合口头报告的（如形态学），仅通过书面形式发布，不宜使用电话、口头方式发布报告。

862. 为什么要建立临时检验报告程序

答：临时报告见于检验尚未完成，但已完成的部分检验数据或初步结论可以应用与临床决策的情况，这种情况下初步结论可以临时报告的方式先行报告部分检验结果给临床。临时报告可显著提高检验结果的及时性，对于加快临床决策、扩大治疗时间窗口具有非常积极意义。最常见的临时报告就是病原学的分级报告，临时报告可以建立在原始标本涂片染色、细菌培养、鉴定药敏结果的基础上，对于部分细菌感染患者，根据临时报告临床可提前1~2天甚至更长时间采取有效的抗菌治疗，这对很多重症感染患者是生死攸关的。

临时报告发出在全部检验完成前，在临时报告发出时，实验室并不完全掌握全部检验数据，可能会存在初步结论与最终结论发生冲突风险。为充分利用临时报告服务临床并控制这方面的风险，实验室应建立临时报告程序，程序应规范临时报告的范围、格式、对临床的警示，以及与最终结论发生冲突时的处理等。

863. 为什么要建立延迟检验报告程序

答：报告单的及时发放对临床进行及时的医疗决策意义重大，因此，实验室对日常检验及急诊检验项目报告期限应有规定，并向临床科室和患者公示。急诊检验项目应在最短时间内报告；日常检验以不影响临床及时诊断和治疗为原则；为将延迟报告对患者的影响减到最小，实验室应建立延迟检验报告程序，如临床实验室有特殊情况不能按时发出检验报告，应启动延迟报告程序，及时与申请医师或患者取得联系，说明原因，必要时该做其他替代检验项目，或采取其他补救手段，以尽最大努力支持临床，并在《检验报告发布延迟登记本》上记录。

864. 为什么要建立手工填写检验报告修改程序

答：为防止错误的报告被误用，临床实验室要建立手工填写检验报告的修改程序。当发现错误时，在征得签发人员同意后，可采取以下方式对报告进行修改：①报告填写人员在报告中注明错误之处，并在错误之处旁边加注正确内容，然后签字、注明日期和时间，此报告经签发人签字后可发出；②报告填写人员，重新填写一份新的正确报告单，并注明补发原因，然后签字、注明日期和时间，此报告经签发人签字后可发出。

865. 为什么要建立计算机打印检验报告修改程序

答：为防止错误的报告被误用，临床实验室要建立检验报告的修改程序。当计算机打印的检验报告发生错误时，在征得签发人员同意后，其修改原则是：①错误发生在输入计算机前，由输入人员报告该项结果签发人，在征得其同意后，将正确内容输入检验结果报告中；②错误发生在输入计算机后，由检验人员报告结果签发人，由签发人进行修正，并重新签发正确检验报告。

866. 为什么检验结果修改与变更相关内容要写入实验室日志

答：报告单修改可能带来无效检验结果被误用风险，为明确责任，检验结果修改与变更相关内容要写入实验室日志，记录内容应包括：被修改或变更内容、修改或变更内容、修改或变更原因、修改或变更者、修改或变更日期及时间、该项检验报告签发人的签字。如由主任修正报告时，记录中应有主任签字。

867. 为什么需要有多种检验报告查阅方式

答：检验结果查询也是临床实验室服务项目内容之一，为方便临床，实验室通常提供多种检验报告查询方式，常见查阅方式有：①凭就诊卡或检验条码到人工服务台或自助报告打印机现场打印报告；②凭检验条码和填写完整的可邮寄的信封，要求检验科以邮寄形式寄送报告；③在门诊或病房的 HIS 终端，医师可登录有相应账户，查询所管辖患者的检验报告；④网络查询。

868. 为什么网络查询检验报告单方式对患者既高效又便捷

答：网络查询检验报告单的优点是在为患者提供更高效、便捷的医疗服务的同时，能充分保障个人隐私和安全。如门诊患者在医院做完检验后不必在医院等待结果，也无须专程到医院取报告单。医院在检验报告签发后，会以手机短信方式通知患者网上查询。患者只要按短信提供的方式，用手机或计算机登录医院网站检验报告单查询页面，输入患者姓名和就诊卡号，就能直接查到检验结果。所有在线查询项目将保留一定时间，供患者随时查询，不仅可查询近期标本检验结果，还可查询一段时间内或全部检验项目结果。

869. 为什么检验后标本要储存

答：检验后标本的储存是指对检测完毕的标本进行规定期限的保留，以备临床医师、患者对检验结果有疑惑时进行复核。应建立检验后标本处理制度。当对检验结果提出质疑时，只有对原始标本进行复检，才能说明初次检验是否有误。此外，标本保存也有利于回顾性调查科研。标本储存原则是：①建立标本储存制度，明确责任；②标本安全：敏感或重要标本可加锁重点保管；③应做好标本和标识，并有放置规则，将标本原始标识一并保存；④适宜的储存条件，确保标本的完整性；⑤对过期的保存标本定期清除，以减少不必要的资源消耗。

870. 为什么不同检验标本储存条件不同

答：保持标本的完整性是对标本储存条件的一条基本要求，然而根据样品特性和分析物稳定性的不同，不同检验样品具有不同的储存条件。临床检验标本最常见的是以血液、尿液、粪便为主。尿液、粪便因标本易得且分析物不稳定保存价值不大，故很少保存。细胞形态学分析骨髓标本、各种积液细胞涂片标本等，具有一定的保存价值并易于长期保持，故常以档案片形式进行长期保存。

血液保存因检验项目不同而不同，保存条件也各不相同。温度和光照是首要考虑因素。通常标本可 4~8℃ 短期保存，对稳定性较好生化、免疫项目也可分离血清冷冻后长期保存；DNA 样品通常可 -20℃ 长期保存，分离菌种大多可 -20℃ 长期冻存。细胞和组织样品，如需长期保存需在液氮中保存。值得注意的是，某些分析物对光敏感，因此避光也是对标本储存的一个基本要求。

871. 为什么要有标本储存制度

答：检验报告发出后的标本应保留一段时间，以便追加检验项目、复查或缺陷追溯。分析后标本留样时间与标本重要性、分析物稳定性、医政部门监管要求有关，标本保留时间的确定应有临床参与。临床医师对检验结果如有疑问，应在留样时间和分析物稳定期内反馈给临床实验室，以便追溯和复检。留样时间确定的关键是分析物稳定性，不同检验项目、不同标本保存时间和条件是不同的，某些被测物在保存期内会发生变异。表 6-1 为血液分析物在分析标本的稳定性。

表 6-1　血液分析物在分析标本的稳定性

项目名称	2~8℃	−20℃	项目名称	2~8℃	−20℃
ALT	7d	2d	E2	3d	1 年
AST	7d	12 周	HCG	3d	1 年
AMS	7d	1 年	LH	1d	1 年
GGT	7d	数年	凝血酶原时间	1d	1 个月
LD	4d	6 周	APTT	8h	1 个月
CK	7d	4 周	V 因子	4h	1 个月
ALB	3 个月	3 个月	Ⅶ因子	不稳定	不稳定
TP	4 周	数年	Ⅷ因子	4h	2 周
Urea	7d	1 年	D-二聚体	4h	6 个月
Cr	7d	3 个月	IgG	3 个月	6 个月
Glu	7d	/	IgM	3 个月	6 个月
HDL	7d	3 个月	IgA	3 个月	6 个月
LDL	7d	3 个月	C3	8d	8d
Ch	7d	3 个月	C4	2d	/
TG	7d	数年	AFP	7d	3 个月
CTnT	1d	3 个月	CEA	7d	3 个月
Cl	7d	数年	CA125	5d	3 个月
K	1 周	1 年	CA15-3	5d	3 个月
Na	2 周	1 年	CA19-9	30d	3 个月
Ca	3 周	8 个月	SCC	1 个月	1 个月
P	4d	1 年	PSA	30d	3 个月
血气	2h	/	RF	3d	1 个月
FT4	8d	3 个月	ASO	2d	6 个月
FT3	2 周	3 个月			

注：分析标本是指经前处理用于分析的标本，原始标本指采集后送至实验室的标本，如临床生化检验时采取的静脉血为原始标本，离心分离后的血清或血浆为分析标本

872. 为什么临床实验室废弃标本要处理

答：临床实验室检验的标本具有潜在的生物危害性。因此，处理这些标本及容器、检验过程中接触的材料，要符合国家、地区相关法律法规、条例要求。根据《医疗废弃物管

理办法》及《医疗废弃物管理条例》相关规定，建立临床实验室医疗废弃物处理制度，对临床实验室标本、培养物、被污染物贮存于专门设计的、专用的、有明显标识的、生物危险废物贮存袋内，在从实验室取走前进行高温高压或化学法消毒，定期交付给当地有资质的医疗废物处理机构进行处理。保证检验质量，防治污染，保护环境，保护公共安全和检验人员的身体健康。

（朱莉莉）

第三节 检验结果咨询

873. 为什么临床实验室应向服务对象提供检验结果咨询服务

答：临床实验室是否应向服务对象提供咨询服务。此问题在国际上存在过一段时间争论。因为，早期临床实验室仅提供一些简单检测服务，检验项目相对较少；随着检验医学发展，特别是近 20 年来各种先进技术应用到检验领域中，检验项目不断增加，新项目复杂程度不同于传统检验，在进行检验项目选择和应用方面出现一定困难，迫切需要检验科协助。为更好地服务于临床和患者，在提供检验服务时，应同时提供相关咨询服务。我国《医疗机构临床实验室管理办法》第二十条规定：医疗机构临床实验室应当提供临床检验结果的解释和咨询服务。ISO 15189 对临床实验室的定义为：以诊断、预防、治疗人体疾病或评估人体健康为目的，并对所有与实验研究相关的方面提供咨询服务，包括对检验结果的解释、咨询和对进一步的检验提供建议。可见，临床实验室应向服务对象提供结果咨询服务已在国内、外达成了共识。

874. 为什么临床实验室检验人员不能提供诊断结论

答：由于生命活动复杂性，在临床实验室提供的检验项目中，除细菌鉴定、分子生物学检测、血细胞形态学检验结果具有相对明确诊断价值外，大部分检验结果仅有参考价值，可供诊断提供方向性、可能性信息，但并不能仅凭此作出诊断；此外，检验人员通常不掌握患者全面信息，因此仅根据一些检验结果而作出诊断是不恰当的。还需临床医师根据病史、临床表现和其他辅助检查结果作出判断。因此，我国《医疗机构临床实验室管理办法》第十九条规定：诊断性临床检验报告应当由执业医师出具。但检验人员可利用对检验结果临床意义全面了解，深入归纳分析相关检验项目临床意义，挖掘蕴藏的临床线索，提出更好的检验结果分析建议和检验策略，对提高检验结果在临床诊疗中价值也是非常有益的。

875. 为什么应由执业医师出具诊断性检验报告

答：诊断性报告直接用于临床决策，属较高级别循证医学证据，诊断性报告通常需要结合患者的病史、查体或其他检查结果作出，要求报告的出具者有系统的临床医学知识和系统的临床医学训练，按《医疗机构临床实验室管理办法》第十九条明确规定：诊断性临床检验报告应当由执业医师出具。乡、民族乡、镇的医疗机构临床实验室诊断性临床检验报告可由执业助理医师出具。这就是为什么检验科应培养检验医师的理由之一。检验诊断报告的签发者应具有与临床医师同等的资格和教育水准，即有检验医师资格，因其签发构成医疗行为。

876. 为什么检验报告单会有"本报告仅对本次检验标本负责"注释

答：这句话虽对疾病诊断和治疗没有任何价值，却有着深刻的内涵。这句话是检验人员拥有质量意识、安全意识、法律意识的具体体现。检验结果的准确依赖于标本的规范采集、运送、接收、检验、结果报告等诸多环节。其中任一个环节都不能忽视，应严格做到检验前、中、后质量控制。但对检验前环节，大多数标本来源、采集过程、采集背景等临床实验室很难知晓，检验的就是一份标本。对不合格标本，可拒收，但有些异常标本并非肉眼所能辨别，只有在检验过程或检验后才能发现，对于此类情况，要从患者角度出发，以患者为中心，建议重新采集标本进行复检，以保证检验结果能准确反映患者病情。对与已有诊断不相符的，应及时与临床联系，必要时进行复查。有些轻度异常标本即使检验后也不能发现，如患者情绪、状态、生活习惯、饮食药物、内源性干扰（某些患者体内可能存在的抗体、嗜异性抗体、自身免疫抗体、其他抗体、冷球蛋白等）、标本采集时间、甚至采血时体位、止血带都会带来影响，且患者还有昼夜生理节律变化。因此，影响因素多而复杂，很多又是非可控性的。以送检标本质量保证来说，需临床医师、护士、患者参与和相互配合。在诸多非可控因素下出具的报告，备注"本报告仅对本次检验标本负责"对服务对象来说是一种承诺和告知，也是一种负责任的表现。

877. 为什么检验报告单上有时会有"该标本溶血"注释

答：标本溶血是指由各种原因造成标本中红细胞破坏，红细胞内物质进入血清，使血清成红色。由于红细胞内含多种成分，因此溶血会对一些检验项目的结果产生不同程度影响。主要有以下几方面：标本溶血后，红细胞内含量高的成分进入血清，使该项目的检验结果增高，如 LDH、ALT、AST、ALP、K 等。相反，细胞内含量低的成分也可对血液中该成分造成稀释，使结果降低，如 GLU 和 Na 等。另外，红细胞破坏后释放的血红蛋白还可干扰某些实验，如胆红素反应过程、酶联免疫法测定乙肝病毒标志物等。所以，遇到所检验项目会受溶血影响时，检验科会在检验报告上注明"该标本溶血"。如受影响的是诊治疾病的关键项目，最好重新抽血复查。

878. 为什么临床实验室人员组成应有检验医师

答：随着检验医学发展，使临床对检验的依存度越来越高，检验在临床诊断和治疗中地位越来越重要。此时，临床医师单纯地想通过实验诊断学学习就能掌握大量检验项目的临床应用已不现实。这就要求临床实验室应有专门人才，检验医师不仅能独立完成一些有特殊要求的检验工作，还应具备对检验结果的解释和把关、检验项目的推广和合理应用的能力，应能对临床疾病诊断提出新的检验项目和优化组合检验项目，并能从实验室角度参与临床病例讨论和提供临床咨询，为临床医师更好地利用实验数据，对患者进行有效的诊断和治疗提供帮助。《医疗机构临床实验室管理办法》中第十九条：诊断性临床检验报告应当由执业医师出具；第二十条：医疗机构临床实验室应当提供临床检验结果的解释和咨询服务。也明确提出需要这样一群能在检验和临床之间架起桥梁的专业人员。近年来，检验医师——一种既熟悉检验工作，同时又具备临床医师训练的跨学科人才应运而生，他们利用自己的临床医学知识和对检验结果临床意义的全面了解，成为检验技术与临床诊断之间的桥梁，正逐步成为检验诊断领域一股不可或缺的力量。

879. 为什么检验医师应定期参与临床查房

答：检验医师作为一群既有临床专业背景，又有检验知识，能在检验和临床之间架起桥梁的专业人员，对临床工作参与度直接影响检验服务临床的质量与效率。只有检验医师的密切参与，才能最大限度地发挥其专业特长，而定期参与临床查房是检验医师连接检验与临床最有效方式。通过临床查房，检验医师能倾听临床医师、护士对检验工作的意见或建议，不断改进服务态度，提高检验质量，为临床提供及时、准确的检验报告。同时，通过相互沟通，也取得临床医护人员对检验工作的支持和理解。通过参与临床查房和疑难、危重病例会诊，对检验结果作出解释，并依据检验结果对临床诊断和治疗提出建议。根据临床信息，对检验项目选择、检验申请、患者准备、标本采集、运送、保存、处理、检验和结果给予指导、培训、答疑和咨询。掌握检验项目临床意义和临床医师需求，评价检验项目、合理组合、规划和开展新项目，并推动其临床应用。

880. 为什么临床实验室应向服务对象提供检验项目参考区间

答：参考区间是检验报告的重要组成部分。由于各临床实验室所用分析系统不同，针对的服务人群也有很大差异。目前，除少数检验项目具有比较通用的参考区间外，尚有很大一部分检验项目无统一的参考区间。此外，能否合理解释检验结果，非常重要的前提是，各临床实验室是否规范地评估了自己所用的各检验项目的参考区间。理论上，各实验室应建立自己的参考区间，但目前还难以全部做到，为此，临床实验室应经常评估及验证来自文献上或说明书上参考区间，以判断这些参考区间是否适合本地区本实验室，如临床实验室应定期对参考区间进行验证和评估，随后，把经验证的参考区间提供给服务对象。

881. 为什么每个检验项目均应附"参考区间"而非"正常范围"

答：一张检验报告单一般由3部分组成。第一部分是患者和标本相关信息，第二部分是检验项目和结果，第三部分是备注，对报告解释性说明。第二部分是报告主体，包括检验项目名称、参考区间、单位、提示等。其中，参考区间包括定性、定量和半定量，定性参考区间用阴、阳性表示，表示存在或不存在某物质；定量参考区间有一个数值区间；半定量是检验结果大于或小于某个数值。在日常使用中，人们常会使用"正常值"、"正常范围"等表示某项检验结果处于"正常范围"。"正常"理解为健康，若检验结果不在参考区间内，即检验对象有病或不是良好健康状态，亦即"不正常"。事实上无法判断谁是正常人，健康只是相对的，因此，"正常"词义不清。另外，"正常"亦理解为所有数据呈高斯（正态）分布。但生物数据大多不呈高斯分布。参考区间设定通常以95%正常人群的分布区间来确定，还有5%正常个体不在此范围内，或高于上限或低于下限。所以，出现偏低或偏高现象，不一定有病。另外，参考区间也会因性别、年龄、检验方法、测量系统不同而有差异。为使含义精确而少混淆，应不用"正常值"或"正常范围"，而用"参考值"或"参考区间"。

882. 为什么临床实验室应评估检验项目参考区间合理性

答：生物参考区间是解释检验结果、分析检验信息的一个基本尺度和依据。临床实验室向临床提供检验项目可靠的生物参考区间，才能使临床对患者或健康体检者诊断治疗有明确指引。生物参考区间是基于特定参考人群和分析系统的，人群间的变异或分析系统间的不可比可能导致各实验室之间生物参考区间的不通用。临床实验室可使用试剂说明书、权威书刊推荐生物参考区间、或转移其他实验室生物参考区间。但对所引用的参考区间是否适用于本实验室，应进行验证。ISO 15189 亦要求"实验室应慎重建立自己生物参考区间，并定期评审"。

883. 为什么要遵循"有合理理由在正确时间执行正确检验"原则

答：按《医疗机构临床检验项目目录（2013 年版）》检验项目已超过 1500 项，每年有新的检验项目用于临床。作为临床医师面临着巨大的选项选择合适的检验项目的挑战。检验项目选择原则是什么主要考虑下面几个问题：

（1）针对性：主要根据临床所需何种信息来确定检验项目选择。如糖尿病，用于糖尿病诊断，显然检查血 GLU、HbA1c 十分重要；如用于监测糖尿病治疗过程，虽患者或临床均可用血糖仪床旁检验初步监测血糖，既不用于诊断糖尿病，也不用于监测糖尿病治疗"金标准"，而应使用 HbA1c 项目。如怀疑女性患者得乳腺癌，如单独选用各项肿瘤标志物检测不符合循证医学原则；多数肿瘤标志物用于早期肿瘤诊断效果并不理想，但用于确诊肿瘤的疗效观察有一定价值。如观察疾病疗效时，应选择针对其疗效有价值的特定试验，当观察治疗过程中不良反应时需检查有关功能性试验，如肝功能、肾功能、造血功能等有关检验项目。

（2）有效性：主要应考虑该项检验对某病诊断灵敏度及特异性。由于灵敏度和特异性都有一定限度，因此，在不同情况下，侧重点可能有所不同。如人群筛查时，应考虑灵敏度较高检验项目，以避免漏诊；为了确诊，应选用特异性较高试验，以避免误诊。

（3）时效性：强调及时。特殊情况下应有补充措施，如患者疑似急性心肌梗死时，检测 cTnT 或 cTnI，应先用 POCT 检测而同时应作定量测定；对患者标本进行细菌培养前，应同时做涂片镜检，作出初步报告。

（4）经济性：应从成本/效益关系来看，主要从总体考虑患者经济支出。有两方面问题：一是避免不必要的过度检查或质量不可靠的检验项目造成患者检查费用增加；另一是避免该申请而实际未申请做的检查项目，表面上暂时检查费用少了，最终却延长了诊疗时间，患者整个医疗费用可能反而增加。

884. 为什么提出追加检验时间应限于在标本保存有效期内

答：离体的标本在环境中是不稳定的，其中各种成分会随保存时间延长而产生变化，如血细胞酶解作用下，血糖以每小时 5%～15% 速率降解，即使在真空采血管中，保存于较低温度下，每小时也会降低 1.9%，糖酵解产物乳酸和丙酮酸升高；因缺氧红细胞膜通透性增加和溶血加重，红细胞内化学成分发生转移和释放，使血清 P、K、铁等电解质和 LDH、AST、CK 等升高；TC 在酯酶作用下被分解而减少，游离脂肪酸增加；血液标本室温放置 1～2h ACP 活性降低 50%。这些变化所致的差异对临床解释出现影响时，该标本不再适合进行检验项目的附加检验，故申请时必须在标本有效保存期间和检验结果不受影响情况下进行。

885. 为什么临床实验室应向服务对象提供临床咨询服务的种类

答：临床咨询及检验结果解释是临床实验室应尽职责之一。临床实验室应有能力向临床医师提供咨询及各项检验结果解释，确保检验结果得到有效利用，尤其针对新开展检验项目要及时对临床医护人员进行培训。咨询内容至少包括：①向临床科室提供开展检验项目种类、参考区间、临床意义、报告时间等书面文件，含受委托实验室的检验项目；②向临床科室提供标本采集指南等书面文件；③对临床科室根据诊治工作需要，要求开展的新项目积极研究予以回应，条件具备可开展的予以开展，条件不具备或因其他原因暂不开展的应联系委托检验，对开展新项目应主动向临床医师介绍、宣讲；④开展细菌学及抗生素药敏试验的实验室应定期向临床提供近期常见致病菌及耐药情况信息；⑤有医师或相应资格检验人员的实验室，应帮助临床医师选择检验项目和对检验结果作出解释；⑥根据患者病情及检验结果向临床医师提供进一步检查建议等。

886. 为什么临床实验室应向服务对象提供实验室地址和开放时间等信息

答：通常实验室名称加上实验室地址构成了实验室的唯一性标识，提供实验室地址一方面是方便受检者访问的要求，同时也是实验室对检测报告质量承担责任的声明。临床实验室一般是在固定场所和指定时间提供服务，某些实验室可能有多个服务场所（如独立的儿科实验室、不同的院区实验室等）。为明确检测责任，并避免患者找到错误的实验室，应提前明确告知实验室地址。

不同实验室开放时间也不一样。一般提供急诊服务实验室是24h开放、全年无休，但提供检验服务仅限于急诊项目。而非急诊实验室服务时间根据其服务内容不同也不同。某些检验项目对采样时间有严格要求（如某些激素类项目），要求患者根据实验室开放时间，自己安排采样时间，以免延误采样，故实验室应提前告知开放时间。

887. 为什么临床实验室应向服务对象提供标本接收和拒收的标准

答：一份合格临床标本是获得准确检验结果的前提和保证。有调查表明，检验前误差常占整个检验误差60%左右。因此，检验前质量保证是目前检验质量最为关注的方面。检验前质量保证涉及医院和科室管理方面，也涉及患者、医师、护士、检验人员和标本运输人员，潜在因素多，是最易出现问题，最难控制的环节，临床实验室往往难以单方面把握，直接影响检验结果准确性。向服务对象提供标本接收和拒收标准即是让服务对象一起参与检验前质控环节，让其明白什么样的标本是检验科接收的，什么样的标本是检验科拒收的，自觉控制好标本采集、运输的质量，以达到提高检验前质量的目的。

888. 为什么药物会影响检验结果

答：检验是通过生物学、微生物学、免疫学、化学、免疫血液学、血液学、生物物理学、细胞学、病理学等方法对取自人体的标本进行检测。药物通过与机体相互作用产生反应，即药物接触或进入机体后，影响人体生理功能改变或抑制入侵的病原体，协助机体提高抗病能力，达到防治疾病效果。可见药物在体内发挥效应的同时，不可避免地对相关检验项目产生影响。如使用可待因、消炎药等相关药物会引起胆总管开口位置遭受括约肌痉挛，使机体血液、尿液中淀粉酶浓度升高；碘胺类药物、青霉素等抗生素可使血液中尿酸浓度增加。应用磺基水杨酸法来测定尿蛋白，丁胺卡那霉素、左氧氟沙星、磺胺类药物等会致使尿蛋白呈假阳性；激素类药物会造成血脂、血糖代谢发生障碍，使 PLT 和 RBC 数量快速减少，血 Ca 和血 P 降低，且血糖会显著增高，在临床上误诊为糖尿病。

药物对临床检验结果影响是多方面的，包括生物学、物理学、化学、药理学和酶学等方面，可能会导致检验结果与临床不符。为最大限度地避免这一现象，首先是临床医师、检验人员和药剂人员必须研究不同给药途径后药物代谢动力学，判定检验结果时要综合考虑给药途径、药物血浓度水平、药物半衰期、排泄途径和清除率等。在病情允许情况下可提早几天停药，或在检验采样时尽量避开血药高峰期，尽可能排除药物对检验结果影响。

889. 为什么实验室开展新的检验项目应首先与临床医师充分沟通

答：对于临床实验室，一切活动的目的是高质量地服务于临床诊疗，尽可能满足临床诊疗的需要。对是否需要开展新检验项目、该项目应采用何种方法学、检验结果应达到什么性能指标、报告发布周期等，实验室在开展新项目前应与临床医师充分沟通和论证。实验室应主动征求临床医师意见，熟悉和了解临床需求以及对疾病诊断的实用价值，患者对检验费用承受能力，掌握临床对开展新项目的具体要求和期望，根据临床信息决定开展新项目的范围和实施措施。

890. 为什么实验室应定期向临床提供近期常见致病菌信息

答：控制医院感染已成为当前医学发展中的重要环节。抗菌药物广泛使用后，医院感染的病原体已发生了很大变化，病原体多元化和多极化取代了以往较单一的化脓性球菌感染。抗生素不合理使用，使耐药菌株不断出现，从而影响治疗效果。检验科定期向临床科室通报病原菌谱、抗生素耐药性，使临床医师在患者感染发生前或病原菌培养阴性情况下，有的放矢采用预防措施或有效治疗，以指导临床合理用药，防止耐药菌株产生，避免医院感染发生。此外，《医院感染管理规范（试行）》中第 17 条规定：检验科在医院感染管理工作中应履行下列职责：①负责医院感染常规微生物学监测；②开展医院感染病原微生物的培养、分离鉴定、药敏试验及特殊病原体的耐药性监测，定期总结、分析，向有关部门反馈，并向全院公布；③发生医院感染流行或暴发时，承担相关检测工作；第 47 条对抗感染药物的管理应达到的要求亦规定："检验科和药剂科必须分别履行定期公布主要致病菌及其药敏检验结果和定期向临床医务人员提供抗感染药物信息的职责，为合理使用抗感染药物提供依据"。因此，临床实验室应定期向临床提供近期常见致病菌信息。

891. 为什么实验室提供临床咨询需事先获得患者的临床信息

答：相同检验结果所蕴含的临床意义对不同患者可能有很大差异，患者内在或外在因素也会对检验结果造成影响，其影响因素可能包括性别、年龄、遗传背景、药物使用情况等；另一方面分析前、分析中的某些缺陷也可能导致检验结果的不可信。为确保检验结果正确反映患者的实际情况，在结果审核阶段，报告审核者应根据患者的临床信息对上述因素进行甄别。以凝血功能检测为例，凝血因子是一类稳定性较差的活性因子，故凝血功能检查易受外界因素干扰。这些因素主要包括：①标本采集量不准，超过或不到试管划线部分；②未使用规定的抗凝剂（枸橼酸盐与血液 1 ：9），抗凝剂比例及用量不准确；③血样有凝块、溶血、黄疸、脂血或混浊；④血样混匀不当，剧烈混匀产生气泡；⑤使用硅化玻璃或塑料试管来收集血样；⑥患者服用抗凝药物（肝素、华法林等）。其中，患者抗凝药物应用情况是影响结果重要因素。不同用药情况对结果解释可能完全不同。如美国心脏病协会在瓣膜病外科治疗指南中建议，主动脉瓣使用双叶瓣或 Medtronic-Hall 倾碟瓣患者，其 INR 值应保持在 2.0~3.0；使用其他倾碟瓣或球笼瓣患者，其 INR 值应保持在 2.5~3.5；所有二尖瓣位使用机械瓣患者，无论瓣膜种类，其 INR 值应保持在 2.5~3.5；主动脉瓣位使用机械瓣患者，如有高危因素，如血栓史、房颤、高凝或左心室功能不良等，其 INR 值应达 2.5~3.5。而正常人如 INR 达到如此高水平，有出血风险，需要紧急处理。所以，当碰到凝血功能异常者，应询问其临床信息，特别是用药情况。

892. 为什么实验室应向患者提供自采标本的说明

答：自采样本是指由患者自己或在其家属辅助下采集，用于临床实验室检测的样本。通常是一些采样操作简单，不易污染，且有一定隐私性的样本。虽然通常自采样本是相对简单的操作，但是应考虑患者是没有足够医学知识背景的，为了确保采样的正确，应向其提供患者可理解的、充分的采样说明，包括：采样部位、采样时间、采样量、防污染措施，以及样本的保存、送检要求。因整个采样过程是完全脱离实验室控制的，故提供一份详细的自采样本说明更显得必要。

893. 为什么实验室应与临床一起评估有危急值的检验项目及其危急值界限

答：因为危急值是某项或某类检验异常结果，而当这种检验异常结果出现时，表明患者可能正处于有生命危险的边缘状态，临床医生需要及时得到检验信息，并迅速给予患者有效的干预措施或治疗，否则可能危及患者生命。根据《检验危急值在急危重病临床应用的专家共识（成人）》第 4 条危急值项目的选择及危急值界限确定的规定：危急值项目的确定应由医院行政管理部门组织相关科室协商确定，一般情况下，危急值项目选择可由实验室列出"可能危急值项目目录"，然后由临床科室、检验科、护理部、医院行政管理部门等人员共同论证确定，在制定"可能危急值项目目录"时，应首先考虑"其结果严重偏离可提示患者生命处于危险状态"的检验项目，这些检验项目多是"结果异常是疾病发生发展的直接原因"，如 K、Na、Ca、PLT、WBC、血培养、脑脊液微生物、血药浓度等。危急值界限的确定应由医院行政管理部门组织相关科室协商确定，尤其是急诊科、重症医学科、麻醉科、心内科、呼吸科、肾内科、血液科和消化科等科室的临床医师，与检验科就不同部门具体危急项目的界限设置进行讨论并达成共识，经医院行政管理部门签字认可并发布。

894. 为什么实验室应对进一步的检验提供建议

答：现有的检验项目一般提供的是一种提示或线索，有时根据先前的检验结果需要进行进一步的检验，根据《医疗机构临床检验项目目录（2013 年版）》，临床应用的检验项目已超过 1500 项，每年又不断有新的检验项目用于临床。作为临床医师将面临巨大的选择合适检验项目的挑战，急需相关技术人员的协助。而检验医学作为临床医学的一部分已日益体现出其价值。检验专业人员，特别是检验医师专业背景决定其对各种检验项目的适用范围、采样要求、临床意义、数据分析有着更深入的理解，使其有能力胜任这一工作。所以在检验科向临床服务对象提供咨询服务时，应结合具体临床特点和患者其他检验、检查情况，与临床医师一起分析患者病情，并从检验医学角度，给出进一步检验建议。

895. 为什么实验室提供的咨询服务应包括标本采集指南

答：合格标本是获得准确检验结果基础，不合格标本带来误差占整个检验误差 60% 左右。因此，为临床提供标本采集方面咨询对提高检验质量有不可忽视的作用，并可有效利用检验资源、降低医院成本，提高整体检验质量。按 ISO 15189 要求"实验室管理层应对标本正确采集、运输和处理的过程文件化"。提供指导检验人员和医护人员如何正确采集标本的手册，提供完整的标本采集和处理方法和具体要求，该手册应分发到医院所有与标本采集相关的部门。

896. 为什么实验室应定期召开临床沟通会

答：临床实验室向临床提供咨询服务方式通常有：①委派检验医师参与查房、会诊、病例讨论；②为门诊患者设立咨询服务台，就患者采样前注意事项等进行咨询指导；③定期发行《检验通讯》之类的刊物，向临床提供检验项目及相关知识介绍；④给临床医护人员讲课；⑤邀请临床医师为检验人员讲课；⑥召开临床科室沟通会；⑦互派人员实习；⑧举办读片会及学术交流会；⑨电话、网络等电子工具等。其中，定期召开临床沟通会是咨询服务重要内容。因沟通会中可邀请主管院领导、医务部、各临床科主任及护士长参加，并由临床科室就近阶段时间存在的不足向主任、各专业组长反映。对存在问题、各自想法、意见毫不掩饰地提出来，检验人员就相关话题逐一解释，并对存在问题立即商讨解决办法，提出整改意见，真正做到检验与临床互通，促进临床实验室积极配合开展各项检验工作，保证检验质量，真正做到服务于临床、服务于患者。

897. 为什么实验室提供的咨询服务应包含委托检验项目

答：委托检验项目是指某些临床有需求，在本实验室无法实施而转送标本至具有资质的外部实验室进行检验的项目。ISO 15189 规定应由本实验室（而非受委托实验室）负责确保将受委托实验室的检验结果提供给申请者，除非协议中有其他规定。如由委托实验室出具报告，则报告中应包括受委托实验室报告结果的所有必需要素，不应做任何可能影响临床解释的改动。报告应注明由受委托实验室实施的检验。可见，虽然检验结果可由受委托实验室出具，但本实验室仍应对检验质量、结果解释及相关咨询服务承担责任。

898. 为什么实验室提供的咨询服务应包括检验项目性能指标

答：检验项目的性能指标与该项目的预期用途和结果的解释密切相关，因此检验项目性能指标也是临床在进行检验项目的选择和将检验结果应用于临床决策的重要依据，检验科提供包括检验项目性能指标相关的咨询服务。ISO 15189 的 4.7 条款中规定：实验室应建立与用户沟通的以下安排：a）为选择检验和使用服务提供建议，包括所需标本类型、临床指征和检验程序的局限性以及申请检验的频率；在 5.4.2. 条款中规定：k）实验室应为患者和用户提供实验室服务的信息，这些信息应包括：已知对检验性能或结果解释有重要影响的因素的清单；检验项目的性能直接影响到检验结果的质量，进而影响到临床决策，故必要时应该通过咨询服务形式向服务对象提供检验项目的性能资料，如检测灵敏度、特异性、线性范围和临床可报告范围等。

899. 为什么实验室应定期向临床介绍检验项目的相关知识

答：随检验医学高速发展，检验知识迅速更新，检验项目也从过去几百项，发展到至今一千多项，且每年有大量新技术、新项目开展，同时也有一些检验项目因其局限性被淘汰并被更先进、更敏感、更特异指标替代。随着学科分工细化，临床医师在检验知识更新上常有一定滞后性。这种滞后性常导致临床医师无法掌握最新实验诊断工具，无法将当前最优的循证医学证据用于患者诊疗。这就要求临床实验室应定期向临床介绍检验项目的相关知识。

900. 为什么必要时实验室应告知服务对象有关的检验方法

答：由于生物样品的复杂性，基质效应的存在、待测物质的个体差异（如不同的分子亚型、不同的基因变异、不同的免疫学表位等）以及方法学的局限性，不同的检验方法其检验结果和临床意义也可能有很大差异。了解检验的方法学对临床进行检验项目的选择和报告单的解读具有重要意义。随着检验医学高速发展，检验项目不断增加，特别是分子生物学技术、串联质谱等新检验技术应用，临床实验室不仅能提供更多检验项目，其结果精密度、灵敏度等性能指标也远高于传统检验方法。这就要求实验室向临床医师及时介绍这些新方法应用于临床的情况，因这些新方法获得的结果其临床解释很可能有别于传统方法。为便于临床更合理地利用检验数据，必要时也应该告知检验所采用方法。

901. 为什么实验室应成立临床咨询小组

答：临床咨询是检验科向服务对象提供服务的重要内容。成立一支既有临床知识，又有实验室知识的技术骨干组成的临床咨询小组是完成临床咨询工作的重点。检验科所面对的是全院所有科室的服务需求，由于医学亚专业的多样化特征，决定了各临床科室对检验科的需求是多样化的。对这种多样化需求，应由具有相应专业知识背景的人来满足，虽然检验医师的引入可部分满足这种需求，但依靠个别检验医师的知识背景毕竟无法满足全院各种临床需求，所以将具有不同学科背景的检验医师、检验技师联合起来，成立临床咨询小组来共同应对全院不同专业、不同科室的咨询需求，就显得尤为重要。

902. 为什么实验室临床咨询小组成员应有临床医学背景

答：临床咨询小组是完成咨询工作重要保证。而临床咨询小组成员直接决定了咨询工作好坏。目前，我国检验技师培养模式，知识结构主要侧重于检验操作，而临床知识相对匮乏。故近来，各医院大力引进和培养检验医师，并把临床咨询工作主要让检验医师完成，检验技师作为辅助，起到了较好的效果。因为具有临床背景的检验医师接受过正规的临床医学教育，并获得了医师执照，对临床需求易于理解，也更适合和临床沟通；而且，检验医师也在实验室进行了轮转，也参与日常工作，知道实验室应如何满足临床具体需求。由具有临床医学背景的检验医师参与临床咨询小组能真正承担检验与临床之间的桥梁作用。

903. 为什么实验室应提供对检验项目临床意义的咨询

答：按《全国临床检验操作规程》对临床实验室应提供临床咨询内容规定：向临床科室提供开展检验项目种类、参考区间、临床意义、报告时间等书面文件，其中含委托检验的项目。随检验医学发展，各种新检验项目在临床应用，临床医师对新项目临床意义可能并不了解。如口服华法林进行抗凝治疗患者，通过检验 CYP2C9 和 VKORC1 基因多态性，根据基因型不同调整剂量，进行个体化给药以提高药效，降低出血风险，很多临床医师并不完全了解 CYP2C9 和 VKORC1 基因多态性临床意义，要求在出具检验结果同时，将检验项目临床意义提供给临床。具体形式可通过报告单附件、院内网络、宣传彩页等。

904. 为什么不同医院的检验结果有差异

答：患者在不同医院就诊时，常会发现相同检验项目结果在不同医院间有很大差异。首先，不同等级、地区医疗机构，其配备仪器品牌、型号不同，所用试剂生产厂家和批次存在差异，检验结果计量单位和参考区间也有所不同，这是造成不同实验室间结果差异的最主要原因。其次，不同实验室检验人员操作能力不同，通常实力较强的医疗机构人员能力较强，实验室质量管理体系较完善，这也会造成不同实验室间检验结果有一定差异。此外，很多检验项目在不同生理、病理条件下本身有一定生物学变异，即使在同一个实验室，用完全相同方法在不同时间检测的话也有很大变异。但是，提高检验结果在不同医疗机构间的可比性，推动检验结果互认，避免患者在不同医院就诊的重复检查，提高就诊效率，减轻患者经济负担有非常重要的意义，仍是广大检验工作者努力的目标。

905. 为什么实验室应向服务对象公布临床咨询内容及方式

答：长久以来，受各种因素影响，检验科自身很少与临床主动接触，临床医师大多将检验科定位为单纯的、机械的科室。但是，随着新技术、新设备、新方法在检验科使用，使得临床检验发展越来越迅速。要使医学检验能在临床中发挥作用，要求检验科和临床医护人员之间加强沟通和联系，检验科才能更好地为医师提供可靠数据，使患者尽早得到合理诊治。因此，要提高检验工作质量，发挥检验对医疗工作的辅助作用，就要加强检验和临床的沟通。这就要求检验科应向服务对象公布临床咨询内容及方式。

906. 为什么实验室信息系统是提高咨询服务的有效工具

答：LIS 是现代化临床实验室高效运行不可或缺的组成部分。通过 LIS 与临床进行沟通，可大大提高咨询服务效率。如将检验项目的临床意义录入 LIS 以便临床医师实时查看；在 LIS 中对申请检验项目的 TAT 时间进行提示，可使临床医护人员准确掌握标本的采集时间及取报告时间，避免标本采集无法检测和频繁检索报告的情况；正确地采集标本是确保检验结果准确的前提，在打印出的条码上，除患者姓名、住院号和检验项目信息外，还提供标本采集管种类、标本要求等信息，这对护士正确采集标本有重要提示作用，从而在源头上规范标本采集、流转，保证检验结果准确；宣传新的检验项目和介绍检验申请单模块的新功能，对检验部门是一个重要的宣传工作。传统海报形式或讲座形式，宣传效果不佳。LIS 广播功能具有简单、实用、通知范围广等特点，能起到更好的宣传效果。

907. 为什么实验室应书面记录各种临床咨询活动的结果

答：按 ISO 15189 记录控制的要求，实验室应制定文件化程序用于对质量和技术记录进行识别、收集、索引、获取、存放、维护、修改及安全处置。应在对影响检验质量的每一项活动产生结果的同时进行记录。实验室的临床咨询活动是质量活动的一部分，理应对其进行实施情况进行书面记录。此外，书面记录临床咨询情况，有利于实验室进行事后分析和总结，及时发现并纠正问题；实验室也可将一段时间咨询记录进行汇总，寻找共性问题，探讨解决方案，也可就频繁发生的问题进行深入分析，调整应对措施。总之，对临床咨询活动进行书面记录更有助于服务好临床，最终提高检验的质量。

（黄 盛）

第四节 检验结果解释

908. 为什么要对检验结果进行解释

答：临床检验目的是为患者的健康评估、诊断、疗效检测和预后判断提供证据。在整个检验过程中，从检验前至结果报告过程，是获取患者标本、信息，并根据标本物理、化学、生物学特性转变为检验结果（数据）过程。由于不同受检物质在人体中数量、分布及其病理生理学意义不同，其含量变化所带来的诊断价值也有很大差异，再加上检测方法学局限性、生物学变异及每个患者的自身特质的差异，检验结果并不能天然地成为对患者诊疗有效的实验室证据。检验结果解释就是在充分考虑检验项目局限性、生物学变异及受检物质生理、病理学意义的基础上，结合患者实际情况，将检验结果转化为有效实验室证据的过程。

909. 为什么合理解释检验结果是循证医学的要求

答：循证医学核心是收集、评估并利用当前最佳证据来为每个患者作出最佳医疗决策。对临床实验室而言，应为临床决策提供"当前最佳"实验室证据。而"当前最佳"与否，以及如何做到"当前最佳"则不仅涉及检验方法学性能和检验质量保证，更涉及检验项目选择和检验结果解释问题，要求检验医师不仅要了解检验方法和检验项目技术性能（精密度、准确度、检出限等），还应了解诊断性能（灵敏度、特异性、ROC 曲线下面积等）、参考区间等信息，并结合患者具体对检验结果进行合理解释，使之成为可指导临床决策的"最佳实验室证据"。

910. 为什么结果解释是检验科的一项重要工作

答：检验结果解释和咨询是检验科必备功能所在，也是《医疗机构临床实验室管理办法》的要求。随检验医学发展，开展检验项目的增加，检验科在检验结果解释方面的角色日益重要。同一种疾病的诊断常可选择多种不同检验项目，对临床而言常存在检验项目的选择与结果评价困难，这需要检验科协助。另外，检验结果与检验程序密切相关，优缺点、敏感度、特异性、变异系数、干扰因素等这也是检验人员最熟悉的。如临床想要知道：检验结果与疾病的关系如何？诊断准确性怎样根据检验结果进行诊断的话，误诊概率有多少漏诊概率有多少？如诊断同一疾病有多种方法，那么2个检验项目结果有冲突时怎么解释一项指标改变了多少，可认为是病情发生了改善（或恶化）？检验结果与临床不符时怎么解释？检验结果会在多大程度上受到方法学限制影响？上述问题都需要检验科检验人员的协助进行解决。另一方面，结果解释过程也是向临床医师宣传检验医学进展和新知识的机会，积极参与检验结果解释对提高检验科学科水平和在医疗机构中学术地位都有非常直接的促进作用。

911. 为什么解释检验结果可包括通案研究和个案解释两个层次

答：检验结果解释工作包括通案研究和个案解释2类：

（1）通案研究：该层次主要工作是检验项目诊断性能评价，专注于方法学和人群研究。通案研究是个案解释的基础，评价内容包括方法学特性和针对不同疾患者群的诊断准确度、参考区间、测量不确定度等。在通案层次我们主要对方法学分析特性和诊断特性进行系统研究，这些研究的结果对检验结果的解释是非常重要的，为临床正确选择检验项目和检验后的解释工作提供数据支持。

（2）个案解释：是利用通案研究数据和结论，针对具体患者和标本，协助临床医师对检验结果进行解读，使之成为有效诊疗证据的过程，该过程需要临床和检验的密切配合，检验人员由于不掌握患者的全部临床状况，因此，在临床未提供必要有效信息时，检验人员必须注意不宜对检验结果进行过度解读。

912. 为什么解释检验结果离不开检验项目的诊断性能

答：实验诊断价值在于指导临床决策，向临床提供用于患者诊断的当前最佳证据，而结果解释过程正是将实验数据转变为临床决策依据的过程。因此，检验医师必须对检验结果与患者真实生理、病理情况具有全面的了解，以确定检验结果到底对患者的诊疗决策提供多大的支持。如结果阳性在多大概率上说明有病，阴性又有多大概率上排除疾病。问题的核心是检验项目用于诊断的准确性问题，这对结果的解释和临床决策都是至关重要的。

要回答这样的问题，必须进行检验项目的诊断性能研究，通过对诊断明确的患者及对照标本进行测定，通过合理的统计学手段，获得相应的诊断准确度指标，才有可能根据这些准确度指标对患者检验结果的临床意义进行正确解释和咨询。

913. 为什么可从多个层次上评价检验项目诊断性能

答：一个有价值的检验项目首先应在方法学上可靠、有助于诊断并最终使患者和社会受益。基于这一原则，参照 Fryback 等在影像学诊断研究中提出的功效模型，检验项目诊断性能的评价可分为下面六个层次：

第一层，考察检验项目在技术上的功效：即方法学是否可靠？考察检验项目的检出限、线性范围、精密度等指标。

第二层，考察诊断准确性功效：即诊断准确度如何？考察检验项目对特定受检人群的诊断灵敏度、特异性以及 ROC 曲线等指标。

第三层，考察检验项目对临床医师诊断思维的帮助：即知道该检验结果是否能提高临床医师对疾病正确诊断的把握。

第四层，考察检验项目对患者治疗的功效，即使用该检验项目能否缩短诊断时间，从而为患者有效的治疗争取到更多时间。

第五层，考察检验项目对患者结局的影响：即使用该检验项目后是否延长了患者生存率患者生存质量是否改善等。

第六层，考察检验项目的社会功效：即同等医疗投入下，使用该项目是否延长了患者的预期寿命是否减少了患者相关不良并发症。

这个评价模型的特点是：如在高的层级上有效，那么在低的层级上必然有效，反之则不然；从第三到第六个层次涉及的问题较多，且不易量化，通常的研究集中在第一和第二个层次上，对检验结果解释而言，第二个层次——诊断准确性功效尤其重要，是实验室关注的重点。

914. 评价检验项目准确性的指标有哪些

答：检验项目的准确性体现在由检验结果产生的对患者临床特征的判断与患者实际情况的一致性，用于评价检验项目准确性的指标有以下几类：①固有准确度指标：即衡量疾病实际存在时发现疾病的能力的诊断灵敏度，衡量疾病实际不存在时排除该疾病的能力的诊断特异性；②灵敏度和特异性的综合指标：正确度百分率、优势比、Youden 指数；③ROC曲线指标：ROC 曲线下面积；④似然比：阳性似然比、阴性似然比；⑤预测值：阳性预测值、阴性预测值。

915. 为什么在评价检验项目诊断价值过程中需有"金标准"

答：检验诊断本质是通过检验结果对患者进行分类（如有病/无病、敏感/耐药、甲型/乙型等），检验项目诊断价值高低体现在患者正确分类能力上，即尽可能使由检验所得出的结论与患者的真实情况吻合，尽可能地减少漏诊（假阴性）和误诊（假阳性）。显而易见，只有了解患者的真实情况我们才能对检验项目的诊断价值进行评估，因此，为确定患者真实情况，正确区分为"有病"和"无病，需选择一个准确的诊断方法作为"金标准"，作为评价检验项目诊断价值的基础。

916. 如何确定"金标准"

答："金标准"通常是当前临床医学界公认的诊断疾病的最可靠、最准确、最好的诊断方法，临床上常用的"金标准"有组织病理学检查（活检、尸检）、手术发现、影像诊断（CT、磁共振、彩色 B 超）、病原体的分离培养结果、完善或接近完善的诊断试验、长期随访所得的结论，以及公认地综合临床诊断标准。但是，许多疾病状态下，甚至不能建立起一个权威诊断，或出于安全和成本考虑无法使用"金标准"，这种情况下可考虑使用一些当前最佳但仍"不完善"的诊断标准，并结合随访结果、临床转归、专家组结论等作为"金标准"。

917. 为什么使用"不完善金标准"评价检验项目时需校正灵敏度和特异性

答："不完善"的"金标准"不能完全反映患者真实情况，与真正"金标准"相比，假阳性和假阴性仍不能完全避免。使用"不完善金标准"对检验项目诊断价值进行评估时可能会为评价带来偏差（不完善"金标准"误差），通常检验项目独立于"不完善金标准"时检验项目的灵敏度和特异性会被低估，但当检验项目不独立于"不完善金标准"时，偏差的方法不定；此时，检验项目的灵敏度和特异性要通过数学方法（如最大似然法/贝叶斯方法）进行修正。目前，对这种无"金标准"诊断试验评价的主要方法有贝叶斯方法及潜在分类变量模型。

918. 为什么要评价检验项目诊断灵敏度

答：检验诊断的过程实际上是根据检验指标对人群进行分类（有病/无病、敏感/耐药……）过程，但由于人群中存在变异，大多数检验项目无法通过一个阈值将待分的两个人群完全分开。一般，在"无目标疾病"人群中，总有一部分被错误地检测为阳性（假阳性）；在"有目标疾病"人群中，也总有一部分被错误地检测为阴性（假阴性），如图6-1所示。

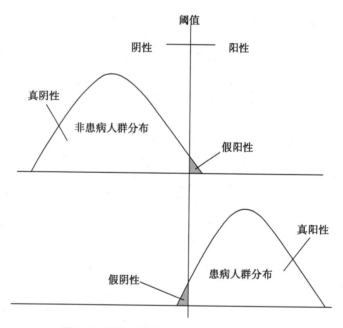

图 6-1　阈值、假阴性、假阳性之间的关系

诊断灵敏度（sensitivity，Sen）又称真阳性率（true positive rate，TP）是指由"金标准"确诊"有目标疾病"组内所检测出阳性病例数的比率（%），其比率越高，则诊断灵敏度越高，漏诊的机会就越少，计算公式为式6-1：

$$诊断灵敏度＝真阳性例数／（真阳性例数＋假阴性例数）\qquad 式6-1$$

对于一个检验项目来讲，灵敏度代表该检验项目检出患病者的能力。检验项目的用途不同，对灵敏度要求不同，一般而言，作为健康人群筛查项目，诊断灵敏度要较高，以便检出尽可能多的疑似病例，以免漏检。

检验医师应了解并评价一个检验项目的灵敏度，并根据项目的灵敏度对检验结果进行合理解释，对于诊断灵敏度低的检验项目，其阴性结果并不能排除疾病的可能，通常需要更多临床和实验证据支持方能作出诊断。

919. 为什么要评价检验项目诊断特异性

答：如图 6-1 所示，诊断特异性（specificity，Spe）又称真阴性率（true negative rate，TN）是指由"金标准"确诊为无病组内所检测出阴性人数的比率（%），特异性越高，发生误诊的机会就越少。计算公式如式 6-2：

$$诊断特异性 = 真阴性 / （真阴性 + 假阳性） \qquad 式 6-2$$

对于一个检验项目而言，特异性代表从人群中排除未患病者的能力。而这种能力对确证试验而言是非常重要的，因此确证试验常具有较高的诊断特异性。评价一个检验项目的诊断特异性对检验结果解释非常有意义，检验医师在进行结果的解释时，应考虑检验项目诊断特异性，对特异性低的检验项目，阳性结果并不一定代表异常，常需要进行确证试验或其他检查对患者进行系统的评估，对于诊断灵敏度低的检验项目，阴性结果不能排除患者患病的可能性。

920. 为什么选择不同阈值时诊断灵敏度和特异性会发生变化且呈负相关

答：对（直接或间接）通过一个连续的量（如浓度、数量、时间、光密度等）进行判断的检验项目，应设一个诊断界值，以区分患者群和非患者群。一个理想的检验项目应能根据检验结果和一个界值能将患者群和非患者群截然分开，这种情况下假阴性和假阳性都不存在，正确度为 100%。现实中检验项目却总是如图 6-1 所示：患者群和非患者群检验结果的分布常存在部分重叠，正确度百分比越高，这种重叠就越小。此时，诊断界值的选择决定的假阴性和假阳性多少，对一个给定的检验项目，假阴性减少常伴随假阳性增加，反之亦然（图 6-2），两者存在负相关。根据检验目的，我们不得不在假阴性和假阳性之间进行平衡和取舍。

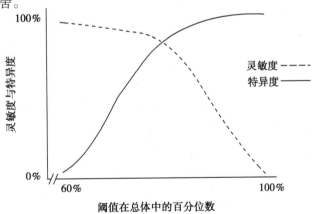

图 6-2　灵敏度和特异性随阈值变化

921. 为什么需平衡一个检验项目诊断灵敏度和诊断特异性

答：临床期望一个检验项目能同时具备较高灵敏度和特异性，但如前所述，两者常难以两全，检验项目诊断灵敏度和特异性之间的取舍主要取决于检验的目的。换句话说，这个问题其实是一个平衡漏诊风险和误诊风险的问题。

对一个筛查试验应更关注漏诊风险，因此期望检验项目有更高的诊断灵敏度；对一个确证试验应更关心误诊风险，因此期望检验项目有更高的诊断特异性。如筛查献血员HIV，漏诊可能产生灾难性后果，因此，应尽可能选择灵敏度高的检测方法；因假阳性结果造成误诊风险会严重打击患者，故要确诊HIV，首要考虑的是确诊试验的诊断特异性。

对检验项目结果判读为阴性或阳性很大程度上取决于阈值设定，对图6-1所示检验项目，当用作筛查时，期待能将所有患者筛选出来，避免漏检。因此，需检验项目有更高灵敏度，会选择一个较低阈值，以减少假阴性，而在此阈值下不可避免的会将大量未患病者纳入进来，导致假阳性率增加，诊断特异性降低。反之，对确证试验，期待尽可能排除未患病者，以减少误诊，因此，需检验项目有更高的特异性。此时，倾向于选择一个较高阈值，以减少假阳性，而此阈值下不可避免将患病者判读为阴性，假阴性增加，从而导致诊断灵敏度降低。

922. 为什么要引入约登指数

答：为了综合判断一个检验项目的诊断准确度，Youden于1950年提出了约登指数概念。这是一个综合指数，体现了检验项目检出真正患者，并排除非患者总能力。计算公式为式6-3：

$$约登指数 = 灵敏度 + 特异性 - 1 \qquad 式6\text{-}3$$

约登指数取值范围在（0，1）之间，其值越接近于1，诊断准确性越好。

可见，约登指数实际上相当于灵敏度和特异性直接加和，其局限性在于：使用本指标时，是假设其假阴性（漏诊率）和假阳性（误诊率）的危害性具有同等意义，事实上通常不是这样的，这与正确度百分比相似。

923. 为什么引入阴性预测值和阳性预测值概念

答：同一检验项目（灵敏度、特异性不变），即便是用于诊断同一疾病，在用于不同人群时，如筛查/确诊，全科患者/专科患者，流行病学调查/高危人群筛查，其价值可能不同。

因为灵敏度和特异性属于一个检验项目的固有准确度指标，也就是说，灵敏度和特异性与待测人群疾病发病率无关。但是，同一疾病在不同人群中发病率是不同的，由此产生的漏诊、误诊风险也不同。为了能较好量化一个检验项目对目标人群的漏诊、误诊风险，需引入阴性预测值（negative predictive value，NPV）和阳性预测值（positive predictive value，PPV）概念。

NPV和PPV这两个指标在检验结果解释中非常有用，可回答临床非常关心的两个问题：NPV可回答"检验结果为阴性时，未患病可能性有多大"问题，而PPV可回答"检验结果为阳性时，患病可能性有多大"问题。

对一个特定目标人群，阴性预测值和阳性预测值计算公式为式6-4、6-5：

阴性预测值=真阴性例数/（真阴性例数+假阴性例数）　　　式 6-4

阳性预测值=真阳性例数/（真阳性例数+假阳性例数）　　　式 6-5

　　NPV 和 PPV 取值范围在（0，1）之间；对相同患病率，NPV 和 PPV 越接近 1，检测方法诊断价值越高。

　　应注意的是，预测值不仅与方法学固有准确性（灵敏度和特异性）有关，而且与受检人群阳性率密切相关，不同人群患病情况往往不一样，因此，在检验项目应用于不同人群时，不能照搬 NPV 和 PPV，如同样的检验项目在社区医院和专科医院应用时，此项目 NPV 和 PPV 并不相同，在社区医院患病率比在专科医院低，故其 PPV 一般低于在专科医院。

924. 为什么用检验项目固有准确度和受检人群目标疾病患病率计算预测值

　　答：预测值一定程度上体现了检验项目实际应用中诊断价值，不仅与方法的固有准确度有关，也与受检人群目标疾病患病率有关，那么如何根据检验项目固有准确度评价检验项目对特定受检人群诊断价值呢？根据 Bayes 定理，阳性预测值、阴性预测值与受检人群患病率、灵敏度和特异性关系可用式 6-6、式 6-7 表示：

$$阳性预测值=\frac{（灵敏度×患病率）}{[灵敏度×患病率+(1-患病率)×(1-特异度)]}$$
$$=\frac{1}{\left[1+\dfrac{(1-特异度)×（1+患病率）}{灵敏度×患病率}\right]}　　　式 6-6$$

$$阴性预测值=\frac{[（特异度×(1-患病率)）]}{[特异度×(1-患病率)+患病率×(1-灵敏度)]}$$
$$=\frac{1}{\left[1+\dfrac{(1-灵敏度)×患病率}{特异度×(1-患病率)}\right]}　　　式 6-7$$

　　由公式可见，对一个诊断试验（灵敏度与特异性为常数时），患病率越高阳性预测值越高，反之阴性预测值越低。可以根据检验项目的固有准确度指标（灵敏度和特异性）计算出特定发病率人群的阴、阳性预测值，进行检验结果的解释。

925. 为什么要评价一个检验项目似然比

　　答：似然比（likelihood ratio，LR）是反映真实性的一个指标，属同时反映灵敏度和特异性复合指标。与约登指数不同，阳性似然比和阴性似然比可分别评价，因此，漏诊风险和误诊风险可得到独立评估，阳性似然比和阴性似然比分别表示检验项目证实疾病的能力和排除疾病的能力。

　　阳性似然比（positive likelihood ratio，LR_+）（式 6-8）

　　　　LR_+=真阳性率/假阳性率=灵敏度/（1-特异性）　　　式 6-8

　　LR_+ 的取值范围为（0，∞），其值越大，检测方法证实疾病的能力越强。

　　阴性似然比（negative likelihood ratio，LR_-）（式 6-9）

　LR_-=假阴性率/真阴性率=（1-真阳性率）/（1-假阳性率）=（1-灵敏度）/特异性

式 6-9

LR 取值范围为（0，∞），其值越小，检测方法排除疾病的能力越好。

926. 为什么比值比可用来评价一个检验项目所代表风险因子

答：比值比（odds ratio，*OR*）又称优势比、交叉乘积比，是阳性似然比与阴性似然比的比值，反映了群体水平上患者较非患者阳性率的差异。在检验项目代表一个暴露风险或保护因素时（如重金属含量、肿瘤相关基因等），可用比值比来衡量暴露因素与疾病（或临床后果）之间关系。对发病率很低的疾病来说，是相对危险度的精确估计值。计算 *OR* 的诊断四格表如表 6-2。

表 6-2　诊断四格表

	暴露	未暴露
疾病	A	B
非疾病	C	D

注：OR=AD/BC。OR 值=1，表示该因素对疾病的发生不起作用；OR 值大于 1，表示该因素是一个危险因素；OR 值小于 1，表示该因素是一个保护因素

927. 为什么受试者工作特性曲线可用来评价检验项目的临床应用价值

答：对一个基于定量数据的检验项目，随决策界值变化，可获得一系列准确度和特异性数值，以试验灵敏度为 Y 轴，假阳性率（1-特异性）为 X 轴，我们绘出的曲线称为受试者工作特性（ROC）曲线，ROC 曲线反映了随诊断灵敏度增加试验假阳性率变化。因曲线包括了所有可能的决策界值，克服了使用单一界值时对灵敏度和特异性限制，成为对检验项目诊断价值描述及多个检验项目诊断价值比较的优良工具。其特点是：

（1）直观反映了不同阈值下诊断灵敏度和特异性变化—增加灵敏度将降低特异性，增加特异性将降低灵敏度

（2）在 ROC 曲线空间，如曲线沿着左边线，然后沿上边线越紧密，则试验准确度越高。

（3）在 ROC 曲线空间，如曲线沿着机会线（45 度对角线）越紧密，则试验准确度越低。

（4）ROC 曲线下面积反映了该检验项目区分"有病"和"无病"的能力，通常曲线下面积 0.90~1.00 为优秀，0.80~0.90 为良好，0.70~0.80 为尚可，0.60~0.70 为较差，0.50~0.60 为无效。

（5）ROC 曲线下面积不随患病率变化，描述了试验区分病例与非病例的固有能力。

（6）在应用于两种诊断方法的比较时，ROC 曲线下面积与结果的度量单位无关，非常适合两个或多个方法在同一张图上进行直观比较。

（7）在诊断界值（cut point）处正切线斜率就是该实验值对应的 LR_+。在 ROC 曲线空间左下角 LR_+ 最大，随曲线从左下往右上方移动，LR_+ 逐渐减小。

928. 为什么可用四格表比较两种检验项目诊断准确度

答：对同一患者群体，在同一横断面，可同时测定并分析两个检验项目配对的检验结果，评估和比较此两种检验项目的诊断准确度。对检验结果为二分类数据（阴性、阳性）

时，两种方法比较见表 6-3。

表 6-3　两种方法比较

		方法 1		
		+	-	合计
方法 2	+	a	b	a+b
	-	c	d	c+d
	合计	a+c	b+d	a+b+c+d

二分类数据诊断准确度比较常可用 McNemar 检验（配对卡方检验），$P<$显著性水平（如 0.05 或 0.01）拒绝 0 假设，认为两种检验项目诊断准确度的差异有显著性。

两种方法诊断一致性比较常用 Kappa 值来衡量，一般认为，当 Kappa≥0.75 时，表明两者一致性较好；0.75>Kappa ≥0.4 时，表明一致性一般；Kappa<0.4 时，表明两者一致性较差。常用统计软件包中，可很方便实现 McNemar 检验和 Kappa 值计算。

对数值型检验结果，诊断准确度常使用各自 ROC 曲线进行比较（当然也可根据各自诊断界值将其转换成二分类数据，用卡方和 Kappa 值进行比较）。这种比较可分为 3 个层级：①两条 ROC 曲线是否完全等价，是否每个点都无显著性差异，如完全等价，那么两种检验诊断准确度是完全等价的；②若两条 ROC 曲线不完全等价，需考察 ROC 曲线上临床特别关心的特定区间是否有显著性差异（本质上是比较固定假阳性率下两种方法各自灵敏度）；③两条 ROC 曲线下面积（或部分面积）比较，因 ROC 曲线下面积反映了一个检验项目综合的诊断准确度，因而，ROC 曲线下面积较大的检验项目常具有较高的诊断价值。

929. 为什么受试者工作特性曲线可以用来辅助诊断界值的确定

答：诊断界值是进行检验诊断决策的基础，诊断阈值选取可根据实际情况权衡后在 ROC 曲线上任一点获得，合适的诊断界值应将漏诊和误诊所带来代价降到最低，体现在拟合（光滑）ROC 曲线上，此最佳点切线斜率应为 m，按式 6-10 计算：

$$M =（假阳性成本-真阴性成本）/（假阴性成本-真阳性成本）\qquad 式 6\text{-}10$$

公式中涉及的成本可从保险公司或其他卫生经济学途径给出估算，实际上较为准确的估计常是非常困难的。在一个简单化模型里，当假定假阳性成本=假阴性成本，真阴性成本=真阳性成本时，诊断界值可选取斜率为 45° 切线切点。

现实中，检验项目并非总是如此，如有的检验项目漏诊后果更严重，而有的诊断误诊的后果更严重，此时就必须在两者中进行权衡，选取一个合适的切线斜率位置作为诊断的界值。

930. 为什么需周密设计检验项目诊断性能研究

答：检验项目的诊断性能需要性能评估、验证实验的数据来证明，应根据检验指标的病理生理意义、拟适用的人群、当前研究阶段等设计性能评估、验证试验，以获得实验数据的支持，但不严谨的试验设计不仅不能正确反映一个检验项目的诊断价值，还可能带来误导，甚至影响患者诊治，设计一个严密的验证试验需考虑很多问题，如：

（1）该检验项目的目的是什么：筛查、确诊、疗效还是预后？

（2）诊断不准确的最大风险是什么：漏诊还是误诊？

（3）检验项目用于筛选哪种人群：体检者、献血员、高危人群、全科患者、专科患者？

（4）如何合理地识别受试者：怎样选择受试者、纳入排除标准是什么、如何抽样、如何确保随机化？

（5）如何确定"金标准"：有无可行的"金标准"、如使用"不完美金标准"、如何评估和校正？

（6）选择何种准确度指标：如何反映检验目的、当前研究阶段目标？

（7）如何识别并谨慎避免实验设计中偏移：哪些步骤可能带来偏移、如何将可能偏移减到最小？

（8）如何平衡性能评价的可信性：评价所需工作量、成本和时效性？

只有充分考虑这些问题并进行周密的试验设计才能够客观、准确地反映一个检验项目的诊断性能。

931. 为什么检验项目诊断性能研究的实验设计一般应包括多个步骤

答：检验项目的诊断性能研究实验设计须进行周密考虑，根据周晓华等推荐，一般而言，诊断准确度研究设计可分为以下 10 个主要步骤：

（1）确定研究目标：识别试验与临床应用，确定研究作用和评价阶段。

（2）识别目标患者总体：说明适用于该检验项目目标患者一般特性，即本检验项目适用人群，可使用症状、体征、范围（献血员、术前筛查、高危人群筛查、全科/专科患者等）、严重程度、病理学、伴随病症等进行定义。

（3）选择患者抽样计划：选择与研究阶段适应抽样计划，并认识其局限性。

（4）选择"金标准"："金标准"对患者总体的诊断是否准确是否可行。

（5）选取准确度指标：准确度指标应与特定的临床应用相适应。

（6）识别目标检验人员总体：使用该技术检验人员的一般特征，需要什么样的培训或资历资质。

（7）选择检验人员抽样计划：制订抽样计划，选取适当的检验人员参与性能验证试验。

（8）计划数据收集：确定应收集的数据、格式、检验时间、检验者。

（9）计划数据分析：指定统计学假设、统计方法、应进行的数据分析与结果报告。

（10）确定标本含量：根据数据分析计划，计算统计所需标本含量。

932. 为什么不同研究阶段有不同抽样方案和不同准确度指标

答：诊断准确度临床研究可分为 3 个阶段：

（1）探索阶段：是对新检验项目或诊断指标诊断能力首次探索，以尽快确定该检验指标是否具有任何诊断价值，以确定是否具有继续研究下去必要，这一阶段通常采用回顾性试验设计，抽样计划常限于典型患者和健康志愿者，抽样量也比较少，通常在 50 例以下，所采用准确度指标为 ROC 曲线下面积，以及对 TPR/FPR 粗略估计，此研究由于抽样方案理想化和较小抽样量所带来的偏移，可导致过高估计准确度的趋势。

（2）挑战阶段：本阶段目的是使用一些不容易分辨的病例组及对照组，对检验项目的准确度进行进一步研究，并与其他诊断试验的诊断性能进行比较。本阶段常采用回顾性研究，但试验设计和抽样将充分考虑可影响检验项目诊断准确性临床常见各种病理情况：如不同患者类型、临床分期、常见合并症与并发症存在情况等，而对照组不仅包括正常人，还应包括不患此类疾病但临床上具有类似症状或体征的其他疾病患者。本阶段典型的标本例数可达 50~100 例，本阶段采用准确度指标可包括 ROC 曲线下面积以及在各种情况下 TPR/FPR 的估计。

（3）临床阶段：本阶段主要采用前瞻性试验设计，考察检验项目在应用于目标受试者总体时的诊断准确性，因此，应选取具有代表性的目标人群，尽可能反映目标人群的总体特征，标本例数可达到 100 例甚至更多（也与发病率相关），所选指标与检验项目的应用有关。

933. 为什么要估算准确度研究所需标本量

答：对准确度而言，在设计阶段需确定研究所需病例和对照数（通常称为标本含量）。理论上，在诊断试验准确度中，标本量越大，检验结果越接近于真值，但由于资源限制和伦理原因，试验对象数量不可能无限大，也不能过小，而需要至少达到建立 95% 置信区间和进行假设检验要求的最多标本大小。

不同诊断试验设计对标本含量的要求不同，一般情况下，配对设计所需的标本量比成组设计所需要的标本含量小很多，重复测量比单次测量需要的标本含量小，连续试验数据比有序分类试验数据所需标本量小。目前，对于诊断试验已提出很多种标本含量估计的公式，主要基于参数方法、非参数方法和稳健方法。实际应用中，根据研究阶段和方法的不同，公式选用也有很大差别，需参考专门的文献。必须注意的是，估算标本量通常只是为达到研究目的所需的最少标本量，实际的试验设计中，通常要使用更多的标本。

934. 为什么要结合测量不确定度解释检验结果

答：所有检验的结果本质上都是基于抽样而对总体的估计：一方面，标本采集过程是一个用少量标本估计整个人体组织的过程，另一方面测量本身也是通过一次测量值对真值的估计。因此，检验结果实际上并不是一个与真值一致的值，而是分布在一个区间内。完整的检验结果不仅包括一个由测定获得的估计值（测量值）还应包括一个代表检验结果离散度的指标，这就是检验结果不确定度。

同一个患者两次检验的结果常会有一定的差异，这个差异到底是来自抽样或检验过程中不确定性？还是患者体内真的发生了变化？这是结果解释过程中常遇到的问题，不确定度有助于我们解释这个问题，不确定度大小可用来估计检验结果真值可能分布区间，帮助我们估计检验结果变化有多大可能是真值发生了改变又有多大可能是检验过程中的不精密所造成的。

935. 为什么分析灵敏度会影响结果解释

答：分析灵敏度体现了测量系统对被测物质所产生稳定信号响应的能力，分析灵敏度可通过检出限、标准曲线 K 值和低值标本离散程度（功能灵敏度）来表示，分析灵敏度一般通过以下几个方面影响检验结果解释：

（1）低值结果的可信性：显而易见，一个低值结果是否可信直接取决于该检验项目功能灵敏度，低于功能灵敏度检验结果其定量意义极其有限，此时应避免过度解释。

（2）高灵敏度分析有时能带来额外信息，典型例子是 CRP 常用作炎症指标，而采用灵敏度更高的方法后，CRP 轻度升高可用于心血管疾病的评估，CRP 的应用范围被扩大了。

（3）有时被测物在人体内有不同存在形式，如结合态与游离态、不同抗原表位、不同同工酶、不同亚型、不同同分异构体等。同一测量系统对被测物不同形式具有不同分析灵敏度，此时结果解释时必须注意方法学限制，考虑低灵敏度组分变化可能产生的结果假阴性。

936. 为什么要考虑分析特异性对检验结果解释影响

答：来自人体标本的基质构成相当复杂，除待测物质外，还可能有其他物质能潜在的与测量系统发生反应，产生非特异性信号。影响分析特异性因素有很多，如 Hgb、维生素 C、谷胱甘肽等可能参与氧化还原反应、脂血可能对比浊法产生影响、"假肌酐"对肌酐测定产生影响、嗜异性抗体对抗原抗体反应干扰等。

测量系统特异性强弱体现在两个方面：一是对常见干扰物质抗干扰能力，另一个是对理化性质或免疫反应性相似物质区别。检验程序应尽量减少非特异性影响，在结果解释时应了解检验程序的方法学限制，对患者与标本可能存在非特异因素的检验结果，或临床存疑的检验结果进行具体分析，必要时重新采集标本或改变检验程序，减少或避免非特异性对结果解释和患者诊疗带来的干扰。

值得注意的是，某些时候非特异性反应也有其有利一面，如梅毒非特异性抗体测定在单独用于梅毒诊断中会出现一定假阳性，但与特异性梅毒抗体结合可用来诊断梅毒活动性，提供了特异性抗体无法提供的信息。

937. 为什么在进行结果解释时必须考虑生物学变异

答：人体生命活动构建在内环境的一系列"稳态"之上，如在一定范围内相对稳定的电解质浓度、血糖水平等，对这些"稳态"检测、监控和重建是进行实验室诊断的基础，也是很多疾病治疗的基础。

由于生命复杂性，这些"稳态"都是相对的，生物学变异始终存在：一方面体现在不同个体间生命活动存在一定差异，另一方面同一个体在不同时间或不同状态下生命活动也存在差异，前者称为个体间生物学变异，后者称为个体内生物学变异。生物学变异可来自多个方面，如遗传因素、饮食、生物节律、应激因素、精神状态、运动与体位等。

生物学变异对检验结果解释非常重要，一方面，在解释、评价一个检验结果时，应有所参照，以便知道检验结果在人群中应处在哪个水平上，由于生物学变异存在，这个群体水平应在一个区间范围内，人群水平 95% 置信区间称为生物参考区间，这个区间其实是个体间变异、个体内变异和测定方法学产生变异总和。

另一方面，当患者两次检验结果不一致时，通过对个体内生物学变异的了解（当然还有方法学变异），可评价检验结果变化到底是由于患者病情发生了变化（即"稳态"被改变）还是生物节律或个体内生物学变异所导致。

938. 为什么解释检验结果时应充分考虑检验前因素

答：检验前因素对结果准确度带来的影响很大，从不合格的标本中不可能得出准确的结果。临床经常发现，很多检验结果与临床不符的情况都能从检验前缺陷中找到解释。影响检验结果解释的检验前因素包括：患者准备、标本采集部位、检材的选取、标本采集容器、抽血的次序、标本放置时间等。在临床实践中，在输液同侧抽血、凝血标本受肝素污染、标本为溶血或脂血等屡见不鲜。尤其是，相当一部分不合格标本在标本签收检查阶段常无法发现，而且，检验前因素问题大多无法在实验室的 IQC 中得到反映，从而将问题遗留到检验后过程。对未出现极端值、又无历史结果可进行比较患者，检验前因素造成的缺陷在审核阶段也很易通过。结合患者具体情况进行结果解释可说是检验结果应用于临床前的最后一道屏障，因此，在结果解释阶段，发现并正确评估检验前因素对检验结果的影响，对正确应用检验结果、保证患者的医疗安全均非常重要。

939. 为什么不同检验程序会影响检验结果解释

答：即使在测定同一种物质，由于方法学原理、量值溯源、基质效应不同，不同检验程序间的检验结果仍可有较大的差异。在结果解释时，应注意这种差异的存在。否则，对在两次在不同测量系统上检验结果进行比较时，系统间差异可能对患者疾病进展的评估产生严重干扰和误导。实验室应对不同检验程序间结果一致性进行比对，CLSI 也专门给出了相关指南（EP9），方法间比对能检出并量化这种差异，当这种差异超出允许范围时，结果解释应意识到两种方法获得的结果是没有横向可比性，两种方法应分别建立各自的生物参考区间，检验结果只能在同一种方法内部进行比较。

940. 为什么可用荟萃分析评价检验项目诊断准确度

答：对于某一个诊断试验，过去已有多个研究者进行了研究，但由于这些研究具有不同的随机抽样误差，且各自采用的诊断界点也往往不同，因此，获得的诊断试验准确度评价指标，如灵敏度与特异性也往往不同。为正确评价这些准确度数据，需要采用系统评价方法—荟萃分析（Meta analysis）。

诊断试验 Meta 分析可按以下步骤进行：①决定 Meta 分析研究的目的及范围。明确所研究的诊断试验、对应疾病和"金标准"是什么，该疾病临床问题和背景又如何；②文献复习，总结关键词，弄清文献进入和剔除标准；③使用 QUADAS 量表评价文献质量；④从文献中提取相关数据；⑤估计综合的诊断试验准确度。最常用方法是综合受试者工作特征（summary receiver operating characteristic，SROC）分析，网上有专门软件包（meta disc 等）提供。

荟萃分析是建立在广泛搜集文献、按特定纳入排除标准筛选文章、评价研究质量，并进行定性描述或定量统计分析基础上。高质量荟萃分析获得综合结论，是诊断试验最高级证据。

941. 为什么会有灰区结果及如何解读

答：定性检验项目，临床通常期望可通过检验结果将患者分成两群，即阴性/阳性或反应性/非反应性，用于阴阳性判定界值通常被称作临界值（cutoff 值）。

如将大于某一数值者判为阳性，此值称为阳性 cutoff 值；反之小于某一数值者判为阴性，此值称为阴性 cutoff 值。典型的阳性 cutoff 值和阴性 cutoff 值可通过分别计算阳性人群和阴性人群各自测量值单侧 95% 置信区间进行确定：以阳性人群左侧 95% 置信区间界值为阳性 cutoff 值，大于阳性 cutoff 值为阳性；以阴性人群右侧 95% 置信区间界值为阴性 cutoff 值，小于阴性 cutoff 值为阴性。而介于阴性 cutoff 值和阳性 cutoff 值之间者即为灰区。

灰区存在两种情况：第一种情况是灰区结果同时被排除在阳性、阴性 95% 置信区间之外，这种情况下，灰区结果统计学上既不能归为阴性也不能归为阳性；第二种情况是同时被包括在阳性、阴性 95% 置信区间内，此时，灰区结果统计学上既可能是阴性也可能是阳性。总之，灰区结果可认为是位于阴、阳性间的临界数据，无法确定其阴性或阳性。

在结果解释过程中，临床是无法接受既是阳性又是阴性，或既不是阳性又不是阴性的解释，所以当遇到灰区结果，实验室应选择复检或同临床进行积极沟通，有条件可重新采集标本定期复检或换用其他检验方法对患者状态进行确认，避免草率作出结论。

942. 为什么检验结果在参考区间外并不一定代表不正常

答：尽管生物参考区间是定量项目进行结果判断重要参考，并不意味着参考区间就一定能为判断疾病是否存在依据。因为参考区间建立通常是基于参考人群检验结果分布 95% 置信区间，只与人群结果分布有关，而与疾病或医学决定水平没有必然关系。某些检验项目，如电解质参考区间距离医学决定水平较近，但更多检验项目检验结果在超出参考范围相当多的时候都不会对健康产生影响，不能仅依靠一个超出参考区间检验结果来对临床作出诊断，因此，检验结果超出参考区间并不一定代表患者有不正常，更不一定是有病。也正是这个原因，近十几年来"正常值范围"这个词已被"参考区间"所取代。

943. 为什么不宜直接使用文献报道参考区间解读检验结果

答：参考区间是参考人群检验结果分布 95% 置信区间，与参考人群结果的集中趋势（均值或中位数）、个体间生物学变异、个体内生物学变异、测量系统总的准确度有关。决定一个检验项目参考区间核心是参考人群和测量系统。事实上，每个实验室服务人群和所用测量系统都有所不同，因此，不能直接使用文献报道参考区间。通常，当实验室确认文献给出的参考区间参考人群、测量系统与本实验室相同或相似时，可考虑引用，在引用前应进行评估和验证，确认所引用参考区间适用于本实验室所使用的测量系统和服务的患者人群。

944. 为什么要明确生物参考区间来源

答：建立适合本实验室检测人群的生物参考区间对检验结果解释是至关重要的，但生物参考区间的从头建立常是一件繁重的工作，因此，通常各实验室不是自己从头建立自己的生物参考区间而是引用其他人已建立好的参考区间。

参考区间与参考人群、参考人群分层（分组）、检验程序密切相关。而受这些方面影响程度又和被测物在人体内的病理生理学意义以及分析特征相关，另外来源可靠性也是应考虑的问题，因此，选择参考区间应重点关注以下几个方面：

（1）参考人群相似度：参考人群是否具有相似的民族、种族、地域、环境特征，相关病史、药物史、家族史、生活习惯等，应尽可能选择相似度高的参考区间来源，当然，完全一致是很难的，但由于不同的检验项目对这些因素的敏感性不同，应根据这些因素可能对结果的影响对重点因素进行考察，如对 Hgb，相对于民族差异会更关注高原地区和平原地区差异。

（2）分层特征的相似度：在检测人群检验结果异质性较强（如受性别、年龄、月经周期等影响较大）时候，参考区间恰当的分层对检验结果解释非常重要，对同一个检验项目，不同医院因其服务人群不同需要分层方式也不同，如对某些激素，儿科医院对婴幼儿阶段的年龄分层更加关注，而对妇产科医院可能更关注根据月经周期分层。因此，应尽可能选择引用参考区间分层适合本实验室服务人群的参考区间来源。

（3）检验程序的相似度：不同的检验程序获得的结果是有差异的，尤其在测定原理不同、溯源顶点不同时这种差异会很大（如一些免疫学或酶学试验），相应会有不同生物参考区间，因此，应引用与本实验室相似度最高检验程序，必要时应参照 EP9 要求对两种方法进行比对，比对通过方可引用其参考区间。

（4）来源的可靠性：如本实验室已有进行该检验项目的其他测量系统，而且其参考区间是经临床应用证实是有效的，那么最好方式，就是将新测量系统与原有系统进行比对，如系统偏移在允许范围内则可引用原有参考区间。否则，引用参考值首选来自权威指南、权威教科书和提供详细参考人群信息的厂商推荐。

事实上，能满足所有需要的参考值引用是很难得到的，实验室应对检验项目的临床意义和方法学特性充分了解，才能有所取舍的选择最合适引用参考值。

945. 为什么要选用一定方法解释无合适参考区间的检验结果

答：对于一个定量项目，参考区间是对检验结果进行判读的重要依据，在没有合适参考区间情况下，可考虑以下方式对结果进行解释：

（1）自建参考区间：首先收集适宜参考个体或根据现有历史数据按 CLSI C28-A3 建立自己参考区间，这无疑是最好的办法，但自建参考区间并非容易，尤其是参考个体或来自参考个体标本难以得到时，如罕见病、新生儿、特殊生理时期的个体，事实上，实验室遇到没有合适参考区间报道的检验项目多属于此类。

（2）动态比较：即连续监测该指标随病程和治疗过程变化，根据这种变化推测疾病进展、评估疗效或据此对疾病初步诊断给出质疑或支持。这种方式最常用，由于是患者自身与自身比较，常可提供更加丰富的诊断信息，但时效性差，不适用于疾病的早期发现，且多次重复测定也给带来较高的医疗成本。

（3）与临床约定的医学决定水平：检验结果达到这个决定水平时或复检或提醒临床，由临床决定采取进一步的检测或干预措施。决定水平的建立常可根据病理或生理学知识，同时也可总结以前测定过病例，从而识别明显偏离正常生理水平的值，从而对患者情况作出评估。显然这是一种基于经验的模式，非常不严密，会带来相当数量的漏诊或误诊，常还需要通过定期复检进一步进行动态比较或用其他试验进行确认。决定值设立取决于检验与临床约定，并应定期评估这一检验项目和决定水平对患者诊疗的贡献，根据实际情况进行调整。

946. 为什么有时检验结果会与临床表现不符

答：检验结果与临床表现不符情况时有发生，不符产生原因分为三类：

（1）检验前或检验中存在缺陷，如标本采集不当、测量系统不稳定、检验过程中人为失误等。

（2）方法学局限性，如灰区存在、假阴性、假阳性存在等。

（3）患者本身生物学变异或对治疗措施响应，如待检物受生物节律（如激素）以及药物影响。

第一类原因通常通过对检验前、中质量控制以及检验后结果审核过程来进行控制；而第二类和第三类原因应通过解释和咨询使临床正确认识到检验结果的意义及局限性，从而采取正确的临床决策。

947. 为什么不同标本来源同一物质测定结果有不同意义

答：在检验结果解释过程中，有一种情况应引起重视，那就是即使是同一种被测物，在不同来源标本中测定结果解释是不同的，存在有以下两种情况：

第一种情况是标本组织来源不同，同一物质在人体不同组织中浓度分布不同，这种情况下不同标本来源通常具有不同参考区间。其临床意义对有些检验项目而言有可能是相似的，如血糖和尿糖，毛细血管血和静脉血血细胞计数以及一些生化检测；而对另外一些项目两种不同标本的临床意义则可能完全不同，如血肌酐用于衡量肾脏功能，而尿肌酐异常常与代谢类疾病相关，全血 Hgb 主要用于贫血诊断，而尿中 Hgb 常是泌尿系统炎症指标。必须注意的是，不同组织来源的同一物质测定有时可带来附加信息，如代谢器官能力和屏障功能，如血/尿肌酐同时测定可用于计算肌酐清除率用于评价肾功能，而血液与脑脊液或浆膜腔积液的蛋白质测定可分别用于评价血脑屏障或毛细血管完整性（如鉴别渗出液与漏出液）。

另一种情况是标本尽管来自同一组织来源，但受处理因素或生物节律影响导致不同时间点存在浓度差异，如空腹血糖和餐后血糖，月经周期中不同时间性激素等，这样的检验结果的意义也是不同的。另外，抗凝剂或添加剂不同也会所导致结果不同，这也是在解释不同来源标本检验结果时应该注意的。

948.. 为什么人工智能算法可用于检验结果解释

答：随着检验项目的持续不断增加，对同一种疾病诊断试验可能有数十种之多，基于经验的检验项目选择与结果解释已无法满足临床的需要，基于计算机的人工智能算法（也称为专家系统或临床决策支持系统）的结果解释系统应运而生。早在 1960 年代人工智能发展早期，就已开始人工智能用于检验结果尝试，迄今为止已经历了三个阶段：

第一阶段：是简单推理阶段。典型代表是 1970 年代斯坦福大学设计的一套用于细菌鉴定和抗生素使用指导的专家系统"Mycin"，该系统运行在分时系统中（当时尚无个人计算机），通过提问、回答方式输入鉴定试验和患者信息，系统基于设定的约 600 条规则，经逻辑运算给出可能细菌种类及可能有效抗生素。Mycin 指导抗生素治疗有效率达 69%，有效率甚至超过使用同样规则临床微生物学专家水平。这种算法高度依赖于专家经验所总结的推理规则，属于经验医学的范畴，仅适用于一个非常特定的用途，但对变量较少、规则相对明确的结果解释，该算法简单有效。因此，类似算法在某些微生物培养鉴定仪、血气分析仪等设备内置的软件中仍在运用。

第二阶段：是"知识决策系统"阶段。此类系统常包括有一个基于案例或文献整理所得的一个庞大的"知识库"，按贝叶斯模型条件做成的知识决策模型，从而得到一个检验组合，或在特定临床条件下，某检验结果所代表临床事件发生概率。典型系统是 1980 年代犹他大学开发的 ILIAD 系统。"知识决策系统"更符合循证医学理念，且较简单推理模型具有更高的灵活性。但这一算法仍不具备自主学习的能力，且受制于人为建立"知识库"，在处理复杂医学问题时，结果常是不可信的，如曾在 1980 年代风靡一时的基于血流变数据和贝叶斯模型建立的"中风预测"系统。知识决策系统现在主要应用于某些微生物学鉴定领域。

第三阶段：是目前正在兴起的人工智能阶段。在此阶段中，神经网络算法、决策网络、生物大数据分析、深度学习等技术开始成为人工智能的主流，人工智能进入模拟人脑自主学习阶段。这些算法已广泛应用于形态学识别、质谱结果、芯片检验结果、多重肿瘤标志物测定、基因测序数据解析等检验结果解释，成为复杂检验数据解释必不可少辅助工具。

人工智能用于检验结果解释方面目前尚在尝试阶段，远不能代替医学专家的判断。一方面，能为结果解释提供强大支持，另一方面，不严谨的算法也可能给临床带来严重误导。为规范人工智能在辅助诊断领域应用，2009 年卫生部印发了《人工智能辅助诊断技术管理规范（试行）》。随人工智能发展，相信在不久将来，人工智能必将成为检验结果解释，甚至患者综合诊断和评估的有力工具。

（马 展）

参考文献

1. 丛玉隆，黄柏兴，霍子凌. 临床检验装备大全［M］. 第 2 卷，设备与设备. 北京：科学出版社，2015.

2. 尚红，王毓三，申子瑜. 全国临床检验操作规程［M］. 第 4 版. 北京：人民卫生出版社，2015.

3. 许文荣. 临床基础检验学技术［M］. 北京：人民卫生出版社，2015.

4. 杨惠，王成彬. 临床实验室管理［M］. 北京：人民卫生出版社，2015.

5. 丛玉隆. 检验医学高级教程［M］. 北京：人民军医出版社，2014.

6. 王华梁，吕元，钟建明. 检验医学实验室质量管理指南［M］. 上海：上海科学技术文献出版社，2014.

7. 龚道元. 临床实验室管理学［M］. 武汉：华中科技大学出版社，2014.

8. 王治国. 临床检验质量控制技术［M］. 第 3 版. 北京：人民卫生出版社，2014.

9. 虞惠霞. 实验室认可 380 问［M］. 北京：中国质检出版社中国标准出版社，2014.

10. 丛玉隆. 实用检验医学［M］. 第 2 版. 北京：人民军医出版社，2013.

11. 李艳，李山. 临床实验室管理学［M］. 第 3 版. 北京：人民卫生出版社，2012.

12. 吕建新. 临床分子生物学检验［M］. 第 3 版. 北京：人民卫生出版社，2012.

13. 沈继龙. 临床寄生虫学检验［M］. 第 4 版. 北京：人民卫生出版社，2012.

14. 世界卫生组织. 采血指南：静脉采血的最佳操作［M］. 北京：人民卫生出版社，2012.

15. 王惠民. 临床实验室管理学［M］. 北京：高等教育出版社，2012.

16. WS/T 407-2012 医疗机构定量检验结果的可比性验证指南［S］. 北京：中国标准出版社，2012.

17. 张曼，尚红. 检验专科医师培训与管理［M］. 北京：人民卫生出版社，2011.

18. WS/T 348-2011 尿液样本的收集与处理指南［S］. 北京：中国标准出版社，2011.

19. WS/T 359-2011 血液凝固实验血液样本的采集及处理指南［S］. 北京：中国标准出版社，2011.

20. 丛玉隆，王前. 临床实验室管理［M］. 北京：中国医药科技出版社，2010.

21. 杨志寅. 汉英诊断学大辞典［M］. 北京：人民卫生出版社，2010.

22. 樊绮诗. 临床检验样本检验前质量保证手册［M］. 上海：上海科学技术出版社，2009.

23. 伍爱. 质量管理学［M］. 第 3 版. 广州：暨南大学出版社，2009.

24. 丛玉隆，秦小玲，邓新立. 现代医学实验室管理与实践［M］. 北京：人民军医出版社，2008.

25. 冯仁丰. 临床检验质量管理技术基础［M］. 上海：上海科学技术文献出版社，2008.

26. 石凌波. 检验医学分析前质量控制［M］. 北京：人民军医出版社，2008.

27. GB/T 6682-2008. 分析实验室用水规格和试验方法［S］. 中华人民共和国国家质量监督检验检疫总局，2008.

28. JJG 1036-2008. 电子天平［S］. 中华人民共和国国家质量监督检验检疫总局，2008.

29. YY/T 0657-2008. 医用离心机［S］. 中华人民共和国国家质量监督检验检疫总局，2008.

30. 申子瑜，李萍. 临床实验室管理学［M］. 第 2 版. 北京：人民卫生出版社，2007.

31. 张曼，申子瑜，尚红. 国际临床检验医师的教育培训和准入体系［M］. 北京：人民卫生出版社，2007.

32. 李萍. 临床实验室管理学［M］. 第 3 版. 北京：高等教育出版社，2006.

33. 卫医发〔2006〕73 号. 医疗机构临床实验室管理办法 ［M］. 中华人民共和国国家卫生和计划生育委员会. 2006.

34. JJG 646-2006. 移液器 ［S］. 中华人民共和国国家质量监督检验检疫总局. 2006

35. 王鸿利. 实验诊断学 ［M］. 北京：人民卫生出版社，2005.

36. 周晓华. 诊断医学统计学 ［M］. 北京：人民卫生出版社，2005.

37. 世界卫生组织. 实验室生物安全手册 ［M］. 第 3 版. 2004.

38. 方积乾，陆盈. 现代医学统计学 ［M］. 北京：人民卫生出版社，2002.

39. WS/T 225-2002. 临床化学检验血液样本的收集与处理 ［S］. 北京：中国标准出版社，2002.

40. WS/T 224-2002. 真空采血管及其添加剂 ［S］. 北京：中国标准出版社，2002.

41. Westgard JO. 临床实验室质量控制实践基础 ［M］. 第 3 版. 上海：上海科学技术出版社，2015.

42. JCI. Joint Commission International Accreditation Standards for Hospital ［S］. 5th. Joint Commission Resources，2014.

43. ISO 15189. Medical laboratories-Requirements for quality and competence ［S］. Geneva：International Organization for Standardization，2012.

缩略词

AACC	American Association of Clinical Chemistry	美国临床化学协会
ABP	the American Board of Pathology	美国病理学会
AMC	analytical methods committee	英国皇家化学学会分析方法委员会
AMR	analytical measurement range	分析测量范围
ANSI	American National Standards Institute	美国国家标准学会
APLAC	Asia Pacific Laboratory Accreditation Cooperation	亚太实验室认可合作组织
ASCLS	American Society for Clinical Laboratory Science	美国临床实验室科学学会
ATCC	American Type Culture Collection	美国典型菌种保藏中心
BIPM	the Bureau International des Poids et Mesures	国际计量局
BLD	biologic limit of detection	生物检测限
BSC	biological safety cabinets	生物安全柜
BSL	biosafety level	生物安全防护水平
CAP	College of American Pathologist	美国病理学家协会
CAP-LAP	College of American Pathologists Laboratory Accreditation Program	美国病理学家协会实验室认可计划
CEA	cost-effectiveness analysis	成本-效益分析
CIPM	International Committee for Weights and Measures	国际计量委员会
CLIA 88	Clinical Laboratory Improvement Amendments of 88	《临床实验室改进修正案》
CLSI	Clinical and Laboratory Standards Institute	临床和实验室标准协会
CMS	Centers for Medicare and Medicaid Services	美国医保与医助服务中心
CNAS	China National Accreditation Service for Conformity Assessment	中国合格评定国家认可委员会
CRM	certified reference material	有证参考物质
CRR	clinical reportable range	临床可报告范围
EFLM	European Federation of Clinical Chemistry and Laboratory Medicine	欧洲检验医学联合会

EQA	external quality assessment	室间质量评价
ERP	enterprise resource planning	企业资源计划
FS	functional sensitivity	功能灵敏度
GSP	good supply practice	经营质量管理规范
HEPA	high-efficiency particulate air filter	高效空气过滤器
HIS	hospital information system	医院信息管理系统
ID	identification	身份号
IFBLS	International Federation of Biomedical Laboratory Science	国际生物医学实验科学联合会
IFCC	International Federation of Clinical Chemistry and Laboratory Medicine	国际临床化学和检验医学联合会
ILAC	International Laboratory Accreditation Cooperation	国际实验室认可合作组织
IQC	internal quality control	室内质量控制
ISO	International Organization for Standardization	国际标准化组织
IUPAC	International Union of Pure and Applied Chemistry	国际理论和应用化学联合会
JCAHO	The Joint Commission on Accreditation of Health Care Organization	美国医疗机构评审联合委员会
JCI	Joint Commission International	国际联合委员会
JCTLM	Joint Committee on Traceabilityon Laboratory Medicine	国际检验医学溯源联合委员会
LAS	laboratory automation system	自动化流水线系统
LDT	laboratory developed tests	临床实验室自建检验项目
LIMS	laboratory information management system	实验室信息管理系统
LIS	laboratory information system	实验室信息系统
LLD	lower limit of detection	检测低限
LoB	limit of blank	空白限
LoD	limit of detection	检出限
LoQ	limit of quantitation	定量检出限
LR_+	positive likelihood ratio	阳性似然比
LR_-	negative likelihood ratio	阴性似然比
LR	likelihood ratio	似然比
MDL	medicine decide level	医学决定水平
MIS	management information system	管理信息系统
MRA	mutual recognition arrangement	多边相互承认协议
NCCLS	National Committee for Clinical Laboratory Standards	美国临床实验室标准委员会

NCTC	National Center for Typical Culture Collection	英国国家典型菌种保藏中心
NIST	National Institute of Standards and Technology	美国国家标准与技术研究院
NPV	negative predictive value	阴性预测值
ODBC	open database connectivity	开放式数据库互接
OIML	Organisation Internationale de Métrologie Legale	国际法制计量组织
OPSpecs	operational process specifications	操作过程规范
OR	odds ratio	比值比
PAQM	pre-analysis quality management	检验前质量管理
Ped	probability for error detection	误差检出概率
Pfr	probability for false rejection	假失控概率
PICC	peripherally inserted central venous catheters	经外周静脉穿刺中心置管导管
POCT	point of care testing	床旁检验
PPE	personal protective equipment	个人防护装备
PPV	positive predictive value	阳性预测值
PT	proficiency testing	能力验证
QA	quality assurance	质量保证
QC	quality control	质量控制
QI	quality improvement	质量改进
QLP	quality laboratory process	质量实验室过程
QMS	quality management system	质量管理体系
QP	quality planning	质量计划
RCPSC	the Royal College of Physicians and Surgeons of Canada	皇家内科医师和外科医师学会
RE	random error	随机误差
ROC curve	receiver operating characteristic curve	受试者工作特征曲线
R	range	极差
SE	systematic error	系统误差
SI	Systeme International Unites	国际单位制
SOP	standard operating procedure	标准操作程序
SPAM	sample pre-analytical modular system	标本前处理系统
SROC	summary receiver operating characteristic	综合受试者工作特征
STS	sample transportation system	标本运输系统
TEa	allowable total error	允许总误差
TE	total error	总误差

TLA	total laboratory automation	全实验室自动化
TN	true negative rate	真阴性率
TP	true positive rate	真阳性率
TV	target value	靶值
UPS	uninterruptible power system	不间断电源系统
WHO	World Health Organization	世界卫生组织